高等医学教育"十二五"规划教材

全国高等医药院校规划教材

供临床、预防、基础、口腔、麻醉、影像、药学、检验、护理、法医等专业使用

局部解剖学

主　　编　张绍祥

副主编　李瑞锡　李七渝

编　　者　（以姓氏笔画为序）

王　玮	福建医科大学	吴开云	苏州大学
刘　军	西安交通大学	张传森	第二军医大学
孙善全	重庆医科大学	张绍祥	第三军医大学
李七渝	第三军医大学	张雅芳	哈尔滨医科大学
李金莲	第四军医大学	欧阳钧	南方医科大学
李振平	山东大学	韩　卉	安徽医科大学
李瑞锡	复旦大学		

学术秘书　方彬吉　第三军医大学

绘　　图　朱丽萍　山东大学

科学出版社

北　京

内 容 简 介

本书为面向全国高等医药院校,供临床、基础、口腔、麻醉、影像、法医等专业使用的高等医学教育"十二五"规划教材。全书除绪论外,分下肢、上肢、头部、颈部、胸部、腹部、盆部与会阴、脊柱区共八章。教材内容包括:①为学生指明章学习重点的学习目标;②全面系统介绍正常人体局部结构、层次和毗邻关系;③简明扼要、条理清楚的局部解剖操作步骤;④每章配有该局部重要断面的断面解剖;⑤在每一章的末尾列出临床应用,突出局部解剖学与临床的密切联系,注重实用性,并提出具有启发性的复习思考题。

本书配有精美插图近 400 幅,图注均采用中、英文双语标注,为学习专业外语提供了极大的方便。

本书既是临床医学五、六年制本科局部解剖学课程专用教材,又适宜临床医学七年制(本、硕连读)及八年制(本、硕、博)医学生选择使用,本书亦是医学院校解剖学教师的专业用书和临床医生的备用参考书。

图书在版编目(CIP)数据

局部解剖学 / 张绍祥主编 . —北京:科学出版社,2012.6
高等医学教育"十二五"规划教材·全国高等医药院校规划教材
ISBN 978-7-03-034592-9

Ⅰ.局… Ⅱ.张… Ⅲ.局部解剖学-高等学校-教材 Ⅳ.R323

中国版本图书馆 CIP 数据核字(2012)第 115624 号

责任编辑:王 颖 李国红 / 责任校对:张怡君
责任印制:赵 博 / 封面设计:范璧合

科学出版社 出版

北京东黄城根北街 16 号
邮政编码:100717
http://www.sciencep.com

涿州市殷润文化传播有限公司印刷
科学出版社发行 各地新华书店经销

*

2012 年 6 月第 一 版 开本:850×1168 1/16
2025 年 1 月第四次印刷 印张:18
字数:546 000

定价:**79.80 元**
(如有印装质量问题,我社负责调换)

前　言

《局部解剖学》是由科学出版社组织编写的高等医学教育"十二五"规划教材。

本教材于 2011 年 4 月和 8 月分别在重庆、贵阳召开了编委会、定稿会。教材定位以五年制医学本科生为主要对象,教材编写突出"三基"(基础理论、基本知识、基本技能)和体现"五性"(思想性、科学性、先进性、启发性、实用性)。本教材按照满足国家执业医师资格考试和硕士研究生入学考试两大需求,本着知识点明确,学生好学,教师好教的原则编写而成,注重创新能力和实践能力培养,为学生知识、素质、能力协调发展创造条件;同时我们将教学改革成果和教学经验融入教材,使学生在尽可能短的时间内掌握所学课程的知识点。

教材章节编写顺序根据解剖操作从易到难编排,同时考虑到解剖操作的方便性和解剖结构保存的特点,除绪论外,循序确定为下肢、上肢、头部、颈部、胸部、腹部、盆部与会阴、脊柱区八章。鉴于有的院校未开设断层解剖学课程,而临床医生又需要掌握必备的断层解剖学知识,本教材在每章专列一节论述各局部重要的断层解剖,并配有相应 MRI 图片。

本教材编写框架:在每一章的开头列出【学习目标】,为学生指明该章的学习重点内容;正文除了描述每个局部的层次关系,器官和结构的形态、位置、毗邻,还简明扼要、条理清楚地介绍了局部解剖操作步骤;在每一章的末尾列出具有临床重要意义的临床应用和若干条【复习思考题】,便于学生早期接触临床和总结、复习。

全书配有插图近 400 幅,尽量采用彩色图片,清晰明了。图注均采用中、英文双语标注。专用名词后标注有英文名词,为学习专业外语提供了极大的方便。解剖学名词以国家自然科学名词审定委员会公布的《人体解剖学名词》(科学出版社,1991 年版)为准。

本书编委来自全国各地的 12 所高等医学院校,他们均为国内解剖学界的知名专家,并长期工作在人体解剖学教学一线,为本书的编撰付出了大量心血,编写中融入了他们对人体解剖学的深厚造诣和丰富的教学经验。本书断层解剖学部分的撰写工作由山东大学李振平教授完成,全部 MRI 影像资料由西安交通大学刘军教授提供,第三军医大学李七渝副教授承担了全书的统稿工作。全体编者对培养高素质医学人才满腔热忱的工作态度和一丝不苟、精益求精的工作精神令人感动。我们衷心希望本教材能够适应新时期我国医学教育发展的需要,满足局部解剖学教学的实际需求。但由于水平受限,不当之处在所难免,望广大读者批评指正。

张绍祥

2011 年 12 月于重庆

目　　录

绪　论

局部解剖学 topographic anatomy 是按照人体的局部分区，研究各区域内器官与结构的位置、形态、毗邻、层次关系和临床应用的科学。局部解剖学是解剖学的分科之一，它是在学习了系统解剖学基础上，通过实地尸体解剖和观察，掌握人体各重要部位器官与结构的位置、形态、毗邻和层次关系，同时巩固系统解剖学的知识，为进一步学习临床课程和临床实践打下良好的基础。因此，局部解剖学是基础医学与临床医学之间重要的桥梁课程。

一、人体的层次和基本结构

人体可分为头，颈，躯干（包括胸部、腹部、盆部与会阴），上肢和下肢五个部分。头与躯干的基本结构大致相同，均由皮肤、浅筋膜、深筋膜、肌和骨骼等共同构成腔或管，容纳并保护中枢神经、感觉器官、心血管和内脏器官等。四肢以骨骼为支架，肌跨越关节附着于骨，深筋膜包盖着肌，浅筋膜位于皮下。人体各局部均有血管、淋巴管和神经分布。

（一）皮肤

皮肤 skin 被覆于全身表面，并借结缔组织的纤维束与深面的浅筋膜相连；由浅层上皮性的表皮和深层结缔组织性的真皮组成，真皮有许多突起的乳头嵌入表皮深面。人体各部的皮肤厚薄不一，厚者可达 4mm，薄者不足 1mm。一般而言，腹侧面皮肤较薄，背侧面皮肤较厚，但在手和足则相反。项部、背部、手掌和足底处皮肤最厚，而腋窝和面部的皮肤最薄。另外，全身皮肤的纹理也不一致，做皮肤切口时应注意上述特点。

（二）浅筋膜

浅筋膜 superficial fascia 位于皮下，又称皮下组织或皮下脂肪，属于疏松结缔组织，富有脂肪，遍布全身。浅筋膜的厚度在不同的部位差别较大，除眼睑、乳头和男性外生殖器等处的浅筋膜内不含脂肪外，其余各部均含有或多或少的脂肪。儿童、妇女和肥胖者浅筋膜较厚；老年、男性和瘦弱者则较薄。浅筋膜内纤维束的强弱和松紧，关系着皮肤移动性的大小，以及解剖时剥离皮肤的难易。头皮、项、背、手掌和足底等部位的浅筋膜致密，使皮肤紧密连接于深部结构，其他部位的浅筋膜较疏松并有弹性。

浅筋膜内有皮神经，浅动、静脉和淋巴管分布。皮神经穿出深筋膜后，走行于浅筋膜内，并以细支分布于皮肤。浅动脉细小，而浅静脉较粗大，一般不与动脉伴行，多互相吻合，最后穿深筋膜注入深静脉。浅筋膜内有丰富的淋巴管，但均细小，壁薄透明，不易辨认。另外，在头、颈、腋窝和腹股沟等部的浅筋膜内可见到成群的淋巴结。

（三）深筋膜

深筋膜 deep fascia 又称固有筋膜，是位于浅筋膜深面包裹着肌的一层纤维组织膜。在四肢，深筋膜还深入肌群之间，附着于骨，构成肌间隔。深筋膜包裹肌形成肌鞘，包裹血管和神经形成血管神经鞘，包裹腺体形成筋膜鞘或囊。在某些部位，如腕部和踝部，深筋膜在局部横行增厚，且两端固定于骨性突起上形成支持带，能约束其深面的肌腱。另外，深筋膜、肌间隔与骨和骨膜之间可形成骨筋膜鞘或筋膜间隙，内有疏松结缔组织充填，感染时脓液可在间隙中蓄积蔓延。解剖时应注意各处深筋膜的厚薄及其与肌的关系。

（四）肌

肌 muscle 包括平滑肌、心肌和骨骼肌。骨骼肌一般由肌腹和肌腱两部分组成。肌腹由肌纤维构成的肌束组成，具有收缩功能；肌腱呈索条状或带状，由胶原纤维束构成，肌以腱附着于骨面或筋膜上。某些肌或腱与骨、关节囊和筋膜的接触处，往往有滑膜囊形成，以减少摩擦力。另外，在手足一些与骨面邻贴的长腱上，深筋膜与滑膜囊共同形成双层管状的腱鞘。每块肌均由邻近的动脉分支营养，动脉多与支配该肌的神经伴行，经神经、血管"门"进入。解剖肌时应先使之紧张，并认清其边界，然后沿肌束的方向清除结缔组织，进行分离。

（五）血管

解剖操作时所能见到的血管是动脉和静脉。在尸体上，动脉 artery 与其伴行静脉相比则管径

1

细,壁厚腔圆且富有弹性,颜色发白,腔内空虚,不含血液;静脉 vein 则管径较粗,壁薄且弹性差,腔内常含有凝固的血块,呈紫蓝色。静脉属支多,彼此之间多吻合。浅静脉多单独走行,而深静脉多以两支与动脉伴行,走行于动脉两侧。

胚胎时期,血管在发育过程中,由于某种因素的影响,血管的起始或汇入、分支、管径、数目和行程常有不同变化。所以,血管系统的形态、数值并非完全一致,有时可出现变异,甚至畸形。

(六) 淋巴管与淋巴结

1. 淋巴管 lymphatic vessel　形态结构与静脉相似,但管腔细,壁薄透明呈乳白色,除淋巴导管和淋巴干以及位于淋巴结附近的淋巴管较易解剖暴露外,其他部位的淋巴管解剖时不易辨认。

2. 淋巴结 lymph node　为大小不一的圆形或椭圆形小体,呈灰红色。淋巴结常沿血管配布,多位于人体的凹窝或较隐蔽处,如腋窝、腹肌沟及胸、腹、盆腔内的大血管周围。

(七) 神经

神经 nerve 呈白色条索状,除皮神经之外,常与血管伴行,由结缔组织包绕形成血管神经束。脏器周围的自主神经常缠绕在脏器和血管壁上形成自主神经丛,随血管分布,解剖时较难分离。

(八) 骨与骨连结

骨 bone 是人体重要的器官之一,全身各骨借骨连结构成骨骼,形成人体的支架,赋予人体基本形态,并具有支持体重、保护器官的作用。骨为骨骼肌所附着,在神经系统的支配下,骨骼肌有序地收缩、舒张,以关节为支点改变骨的位置与角度,产生运动。

骨连结分为直接骨连结和间接骨连结,后者又称为关节。关节由关节面、关节囊和关节腔组成,另有一些辅助结构,如韧带、关节盘、关节唇、滑膜襞和滑膜囊等。

二、解剖器械及其使用

(一) 解剖刀

解剖刀 scalpel 为常用器械之一。常以刀刃切开皮肤、切断肌和其他软组织;以刀尖修洁血管和神经;以刀柄钝性分离组织等。一般用右手持刀,方式可随不同需要而异。切皮时可用抓持法,即将刀柄捏于拇指与中、环和小指 3 指之间,示指指腹压于刀背上,用均衡的腕力切开皮肤;修洁神经、血管和其他结构时,可采用执笔法,即用拇、示和中指 3 指捏持刀柄前部,犹如执笔(绪论图 1),多用手指指间关节和掌指关节的小幅度运动,沿血管和神经走行方向进行修洁。

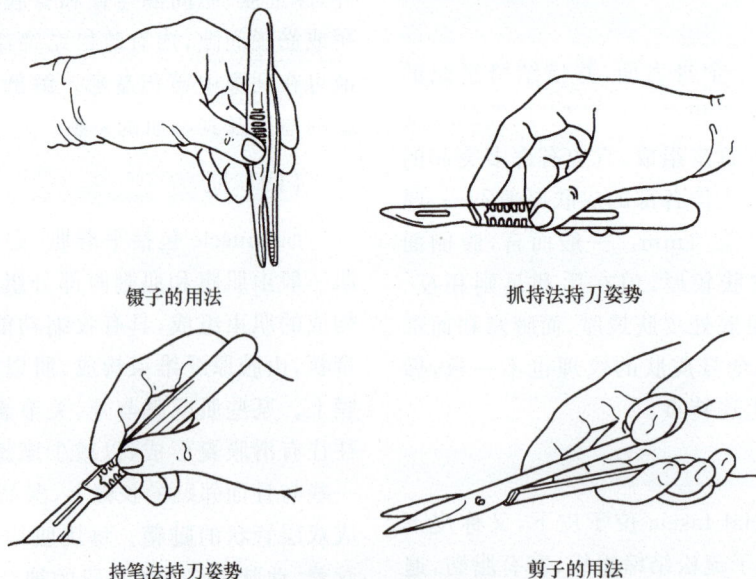

镊子的用法　　　　　　　　抓持法持刀姿势

持笔法持刀姿势　　　　　　剪子的用法

绪论图 1　解剖器械使用方法

为保持刀刃锋利,保证解剖的效果和效率,要及时磨刀。磨刀时,先在磨石上加水,握稳刀柄,使刀刃与磨石面平行,往返移动,磨至锋利为止。同时,要注意保护刀刃的锋利,勿用解剖刀切割坚韧的结构和材料。用刀时应该谨防误伤自己或他人。

(二) 镊子

镊子 forceps 分有齿镊和无齿镊两种。前者用于夹持皮肤或较坚韧的结构；后者用于夹持神经、血管和肌等软组织。切忌用有齿镊夹持神经、血管和肌，以防损伤上述结构。一般用左手持镊，将镊子夹于拇指与示、中指指腹之间，用手指力量捏紧，也可两手同时持镊进行神经、血管的追踪和组织分离。

（三）剪

剪 scissors 有直剪和弯剪两种，并有圆头和尖头及长、短之分。圆头剪一般用于剪开、分离组织和修洁血管；尖头剪常用于剪断较坚韧结构，如肌腱、韧带、线、绳等物。正确的持剪方法是将拇指和无名指伸入剪柄的环内，中指放在剪环的前方，示指压在剪刀轴处，这样能起到稳定和定向的作用。

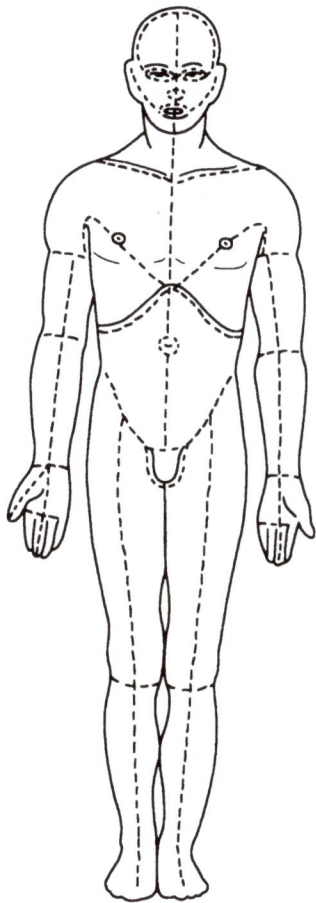

（四）血管钳

血管钳 hemostatic forceps 通常用于分离软组织及神经、血管等，在解剖时也可钳夹肌腱、韧带和皮肤等，作牵引固定之用。持握方法与剪相同。

三、解剖操作基本技术

（一）解剖皮肤

按各局部规定切口切开皮肤（绪论图 2），切口深度以切透皮肤，但不伤及筋膜为宜。可先在尸体皮肤上，按拟作切口用刀尖背划一线痕，然后沿该线将刀刃与皮肤呈 45°角切开皮肤。用有齿镊牵起切开皮肤一角，用刀刃将皮肤与皮下组织划割开，将皮肤剥离、翻起。勿使过多的皮下组织附于皮片。

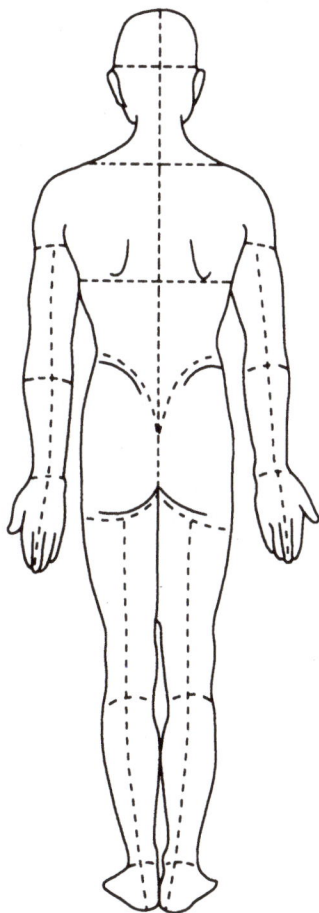

绪论图 2　全身皮肤切口

（二）解剖浅筋膜

解剖浅筋膜主要是剖露浅静脉、皮神经，并清除纤维脂肪组织。浅静脉位于浅筋膜之中，沿其走行方向切开浅筋膜，暴露并分离之。皮神经先在浅筋膜深面走行，后逐渐分支浅出。于皮神经穿出深筋膜处开始，沿其走向剖查分离之。浅筋膜内，在某些部位有浅淋巴结，用刀尖分离脂肪组织，寻找淋巴结，观察与淋巴结相连的输入和输出淋巴管。将解剖出的主要浅静脉和皮神经保留，其余纤维脂肪组织、淋巴结及小静脉观察后一律清除，暴露深筋膜。

（三）解剖深筋膜

深筋膜覆盖在肌表面，解剖时用镊子提起筋膜，沿肌纤维方向，使刀刃平贴肌表面，将筋膜从肌表面分离并切除之。腰背部及四肢的深筋膜厚而致密，可成层切除或切开翻起；躯干部深筋膜大部分与肌层结合紧密，因此，只能小片切除；某些部位的深筋膜形成腱纤维鞘或作为肌的起点，则无需除去。

（四）解剖血管、神经

深部的血管、神经均走行于肌与肌之间、肌群与肌群之间，或位于脏器周围的结缔组织内，特别是脏器的门，如肝门、肺门等处。解剖时，应先用刀尖沿血管、神经主干的走向，划开包绕它们的由筋膜形成的血管神经鞘，显露出血管、神经的主干，然后用镊子提起血管、神经，沿其两侧用刀尖背面或剪刀仔细作钝性分离，剔除周围的结缔组织、脂肪，以及缠绕在血管壁上的自主神经丛，沿血管、神经的主干，找出其分支并按上述方法分离之。

（五）解剖肌

沿肌纤维的方向切开并剥离肌表面的深筋膜，修出肌的境界，然后进行观察。注意肌的位置、形态、起止、肌质与腱质的配布、肌纤维的方向及血管和神经的分布。有时需按规定将肌切断，以便观察深层结构。切断肌时，先将其边界完全分清，并用刀柄或手指伸入肌的深面，将其与深面的结构分离，然后用剪刀将肌剪断；或在肌下垫一刀柄，用刀将肌横断，以免伤及深层结构。

（六）解剖脏器

打开胸、腹腔后，首先原位暴露脏器，观察其所在位置、体表投影、毗邻关系、浆膜配布等；然后剖查其血管、神经；或根据操作要求切断神经、血管及有关固定装置，取出脏器进一步解剖观察；或切开脏器观察其腔内结构或腔壁。

四、解剖操作注意事项

学习局部解剖学是在学习了系统解剖学的基础上进行的，只有在掌握了各局部区域的器官配布情况后，才能更好地进行解剖操作，故在进行解剖操作之前应做好预习；认真阅读局部解剖学的有关内容，以及系统解剖学的有关章节。

尸体解剖是学习局部解剖学最重要的方法，也是外科手术基本功的重要培养途径，故解剖时应勤于动手，善于观察，不断总结，做到理论联系实际，充分利用所解剖尸体学好局部解剖学。

要严格按照操作要求由浅入深逐层解剖。解剖时要主次分明，先剖查主要结构，再追寻次要结构；对主要结构要加以保护，必要时可切断，但不能切除。对于妨碍操作的次要结构，如伴行静脉、淋巴结等虽可切除，但应按操作要求进行，不可乱割乱切。

尸体解剖时不可能人人同时操作，故每次解剖操作之前应明确分工，如主刀、助手、阅读指导、查图等，其他同学应仔细观察所解剖出的每一结构，认真总结记录。

每次解剖操作结束时，应把解剖器械擦洗干净，妥善保存；把尸体盖好，不得暴露在外，以防干燥，将解剖下来的组织碎片收拾干净，保持实验室清洁卫生。

（第三军医大学 张绍祥）

第一章 下 肢

【学习目标】

1. 基于功能理解下肢的基本形态，说出下肢的层次结构。

2. 明确下肢肌的基本配布，运动下肢各主要关节的肌肉；明确股动脉、坐骨神经和闭孔神经的起始、行程、分支和分布范围。

3. 阐述下列关键部位的主要结构：股三角、收肌管、臀肌间隙、梨状肌上孔、梨状肌下孔、腘窝、踝管的位置、构成及内含结构。

4. 阐述下肢相关名词术语的基本概念：阔筋膜、髂胫束、股鞘、股管、肌腔隙、血管腔隙、腱板、腘绳肌、髌脂体。

5. 描述大隐静脉和小隐静脉的走行、属支及临床意义；阐述髋、膝、踝三关节，足弓的临床意义；说出钩状足、"马蹄"内翻足形成的解剖学基础。

第一节 概 述

下肢 lower limb 具承重和运动双重功能，是人行走的主要器官，并能维持身体直立和平衡。因此，下肢比上肢更强壮和稳定：①骨骼方面，其结构特征是骨粗大、关节面也大，借助带骨与躯干骨连接紧密，形成一个完整的骨环。如骨盆，有利于负重。②关节方面，其结构特征是关节复杂、粗大，以保证其稳定性和灵活性。如髋关节，其特征为关节盂深，关节的附属结构特殊：有一段股骨颈露在外面，因而在临床上有囊内骨折、囊外骨折和混合骨折之分；还有一些特殊结构，如髋关节内的髋臼横韧带、股骨头韧带，膝关节内的前、后交叉韧带等囊内韧带，以及一些囊外韧带等。③肌的组成方面，其特征是数目少，但每一块肌强大、发达；筋膜厚，形成阔筋膜，使肌收缩有力；臀部肌肉和小腿后面的肌肉发达，以适应人体的直立姿势，有利于负重，使重心保持稳定。这些特点是人类四肢区别于动物四肢的鲜明特征。

一、境界和分区

下肢与躯干下部相连，上界前方以腹股沟与腹部分界；后外方以髂嵴与腰、骶部分界；两下肢内侧与会阴部为邻。

下肢分为臀部、股部、膝部、小腿部、踝部和足部。进而，股部又分为股前内侧区和股后区；膝部分为膝前区和膝后区；小腿部分为小腿前外侧区和小腿后区；踝部分为踝前区和踝后区；足部则分为足背与足底。为保持结构的完整性和利于解剖操作，将臀部与股后区一并叙述。

二、表面解剖

（一）体表标志

在进行体格检查和外科手术时，骨性标志常被作定点、定位之用。下肢各部可触摸的主要结构如下：

1. 臀部与股部的骨性标志 髂嵴位于皮下，易于触摸，在其前端可触及髂前上棘，后端有髂后上棘，左、右髂嵴最高点的连线，平第4腰椎棘突。临床上，当行腰椎穿刺术以获取脑脊液时，常以此平面为标志。髂结节是髂嵴最宽部位的标志，位于髂前上棘后上方5～6cm处；在其下方约10cm处能触及股骨大转子。屈髋时，臀下部内侧可触及坐骨结节。腹股沟区可触摸到耻骨体，其明显的前缘为耻骨嵴，两侧耻骨嵴连线中点稍下方为耻骨联合上缘。耻骨联合外侧约2.5cm处为耻骨结节，是定位腹股沟浅环的标志，也是诊断和修复腹股沟疝和股疝的重要标志。

2. 膝部与小腿部的标志性结构 在膝关节的前面皮下可扪及髌骨和下方的髌韧带，其下端可触摸到胫骨粗隆。股骨髁在皮下，分别在膝内、外侧可触摸到股骨内侧髁和股骨外侧髁，在髁上方的突出部分为股骨内、外上髁。在股骨内上髁后上方可触及收肌结节。在髌韧带的两侧可触摸到胫骨内侧髁和胫骨外侧髁。屈膝时，在胫骨粗隆的后外方可触摸到腓骨小头及下方的腓骨颈，沿胫骨粗隆向下很易触摸到胫骨前缘和皮下扁平的前内侧面。

3. 踝与足部的标志性结构 踝关节的内、外侧可看到并扣及**内踝**和**外踝**，后方可扣及**跟腱**，自此向下还可触及足部后端的**跟骨结节**、足内缘中点稍后处的**舟骨粗隆**和足外缘中点处的**第5跖骨粗隆**等。

（二）结构参数

临床上为了诊断股骨骨折或髋关节脱位，常用Nelaton线或Kaplan点作为标准进行判断。

1. Nelaton 线 侧卧，髋关节屈90°～120°，自坐骨结节至髂前上棘的连线称**Nelaton 线**。正常情况下，此线恰经过股骨大转子尖，当股骨颈骨折或髋关节脱位时，大转子尖可向上移位超过此线（图1-1）。

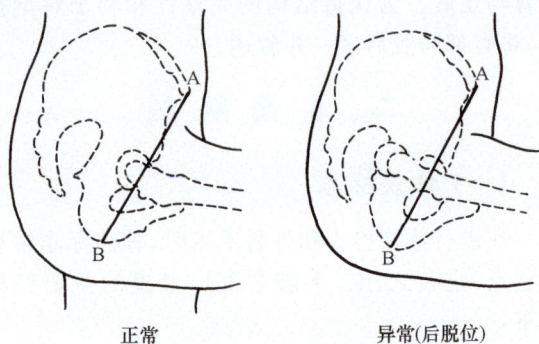

正常　　　　　　　　异常（后脱位）

图 1-1　Nelaton 线

A. 髂前上棘；B. 坐骨结节

2. Kaplan 点 仰卧位，两下肢并拢伸直，两髂前上棘在同一水平面，从左、右大转子尖经同侧髂前上棘各作一条延长线。正常情况下，两线在脐或脐上相交，其交点称Kaplan点。当一侧大转子因股骨颈骨折或髋关节脱位时，此交点常偏移至脐下，并偏向健侧（图1-2）。

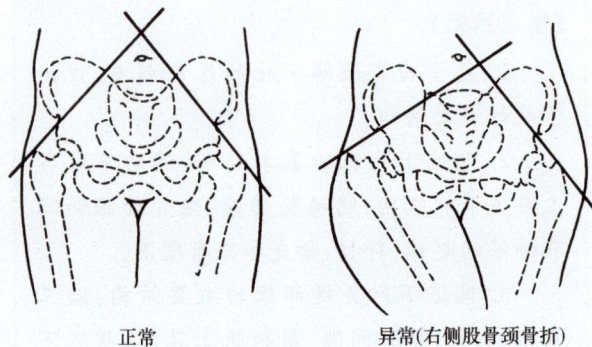

正常　　　　　　　异常（右侧股骨颈骨折）

图 1-2　Kaplan 点

（三）颈干角、膝外翻和膝内翻

股骨颈与股骨干的长轴之间向内形成的角度称为颈干角，又称内倾角（图1-3）。正常成人约110°～140°。此夹角常随年龄、性别以及股骨的发育（如股骨颈骨化的先天性缺损）而变化。当夹角变小时，即为髋内翻；而当夹角变大时，则为髋外翻。髋内翻可使下肢轻微变短，并限制髋关节被动外展。

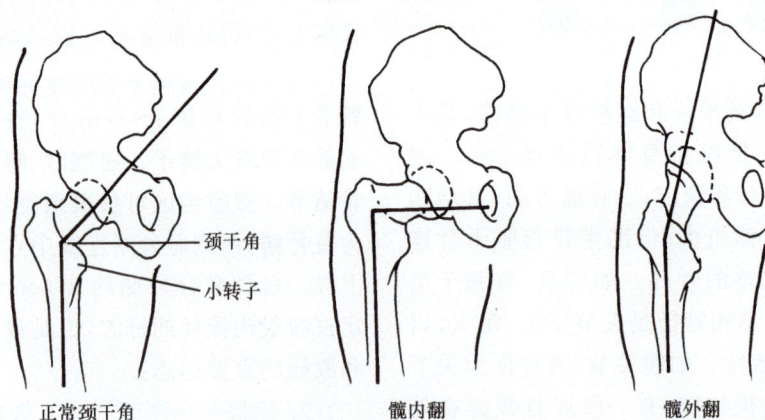

正常颈干角　　　　　　髋内翻　　　　　　髋外翻

图 1-3　股骨颈干角

股骨位置倾斜，股骨体的长轴线与胫骨长轴线在膝关节处相交成向外的夹角，称为膝外翻角，正常时约170°。因先天发育畸形或者膝关节病导致该角度偏离正常值时，就产生了外翻和内翻畸形。小于此角度为膝外翻，呈"X"形腿，大于此角度为膝内翻，呈"O"形腿或弓形腿（图1-4）。

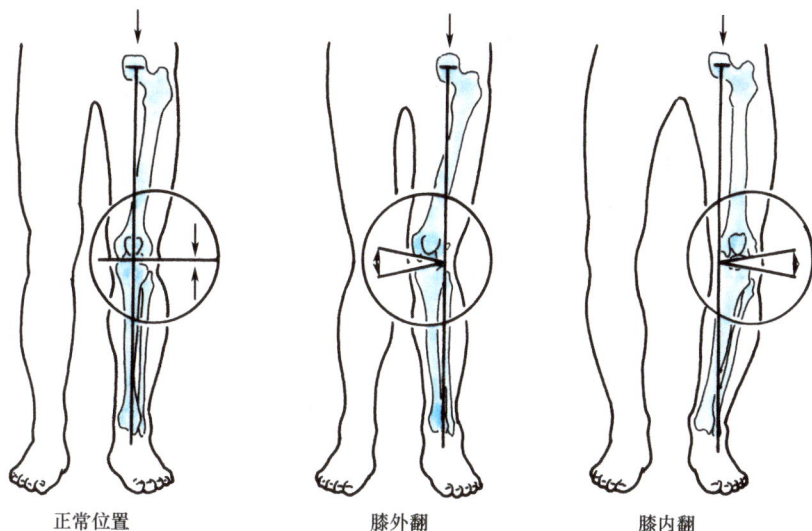

正常位置　　　　　膝外翻　　　　　膝内翻

图 1-4　膝外翻角

（第四军医大学　李金莲）

第二节　臀　　部

臀部位于髂嵴平面与臀大肌下缘之间骨盆的后面，上界为髂嵴，下界为臀沟，内侧界为骶、尾骨的外侧缘，外侧界为髂前上棘至大转子间的连线。臀中间沟将左、右侧臀部分隔开。

一、浅　层　结　构

臀部皮肤较厚，具有丰富的皮脂腺和汗腺。

臀部浅筋膜发达，富含脂肪组织，其后下部厚而致密，形成较厚的脂肪垫，坐位时可承受压力。臀部浅筋膜上方与腰背部浅筋膜相移行，下部及外侧部与股部浅筋膜相续，但在内侧的骶骨后面及髂后上棘附近浅筋膜很薄，如长期卧床受压时，此处易形成褥疮。臀部浅筋膜内包含有浅动、静脉，淋巴管及皮神经。

浅动脉包括皮动脉和肌皮动脉两部分，上部的皮动脉来源于第 4 腰动脉，下部来源于臀下动脉，内侧者来源于骶外侧动脉的分支。肌皮动脉来自臀上、下动脉，其皮支在浅筋膜内呈放射状分支，吻合成网，以臀中部较多。以上浅动脉均有浅静脉伴行。

浅筋膜内的皮神经分为以下 3 组（图 1-5）：

1. 臀上皮神经superior clunial nerve　来自第 1～3 腰神经后支的外侧支，有 3 支，在第 3、4 腰椎棘突平面穿出竖脊肌外缘后，行经竖脊肌与髂嵴交点处的骨纤维管后，分布于臀上部皮肤。

2. 臀中皮神经medial clunial nerve　来自第 1～3 骶神经的后支，在髂后上棘与尾骨尖连线的中 1/3 处穿出深筋膜，分布于臀内侧和骶骨表面的皮肤。

3. 臀下皮神经inferior clunial nerve　来自骶丛的股后皮神经，有 2～3 支，在臀大肌下缘中部穿出，绕臀大肌下缘，分布于臀下部皮肤。

此外，臀部外上方还有**髂腹下神经**iliohypo-gastric nerve 的外侧皮支分布。

二、深　层　结　构

（一）深筋膜

臀部的深筋膜又称**臀筋膜**gluteal fascia，薄而致密，向上附于髂嵴，向下与股后区的深筋膜相续。在臀大肌上缘，臀筋膜分两层包绕臀大肌，并发出许多纤维小隔伸入肌束间分隔肌肉。内侧部附于骶、尾骨背面，向外下连于髂胫束。臀筋膜损伤时可引起腰腿痛，临床上称作臀筋膜综合征。

（二）臀肌

臀肌属于髋部后群肌，分为 3 层（图 1-6）。浅层有臀大肌 gluteus maximus 和阔筋膜张肌 tensor fascia lata；中层由上向下依次为臀中肌 gluteus medius、梨状肌 piriformis、上孖肌 gemellus superior、闭孔内肌 obturator internus，下孖肌 gemellus inferior 和股方肌 quadratus femoris；深层有臀小肌 gluteus minimus 和闭孔外肌 obturator externus（表 1-1）。其中臀大肌、臀中肌和臀小肌是 3 块较大的臀肌，为髋关节的主要伸肌和外旋肌；其余的臀肌较小，被臀大肌下半覆盖，是髋关节的外旋肌。这些肌肉通过加固髋臼内的股骨头而稳定髋关节。

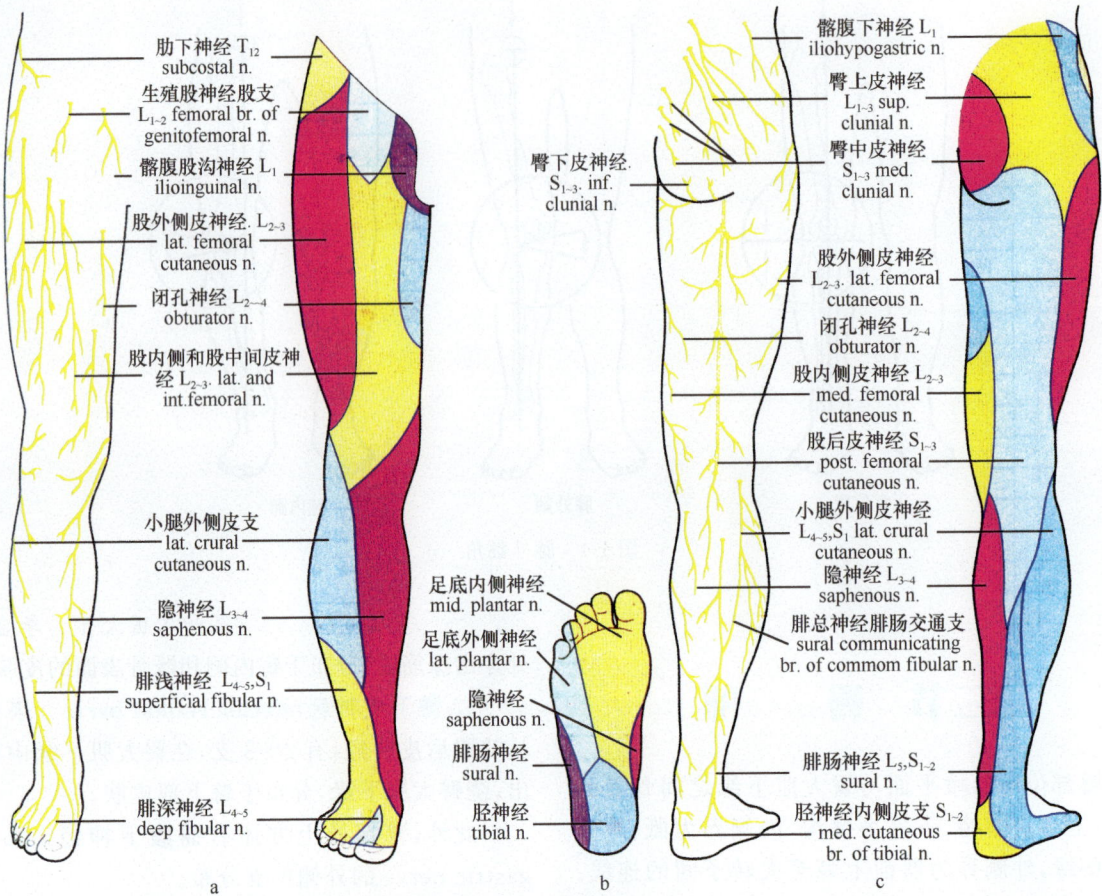

肋下神经 T₁₂
subcostal n.

生殖股神经股支
L₁₋₂ femoral br. of
genitofemoral n.

髂腹股沟神经 L₁
ilioinguinal n.

股外侧皮神经 L₂₋₃
lat. femoral
cutaneous n.

闭孔神经 L₂₋₄
obturator n.

股内侧和股中间皮神
经 L₂₋₃. lat. and
int.femoral n.

小腿外侧皮支
lat. crural
cutaneous n.

隐神经 L₃₋₄
saphenous n.

腓浅神经 L₄₋₅,S₁
superficial fibular n.

腓深神经 L₄₋₅
deep fibular n.

臀下皮神经
S₁₋₃. inf.
clunial n.

足底内侧神经
mid. plantar n.

足底外侧神经
lat. plantar n.

隐神经
saphenous n.

腓肠神经
sural n.

胫神经
tibial n.

髂腹下神经 L₁
iliohypogastric n.

臀上皮神经
L₁₋₃ sup.
clunial n.

臀中皮神经
S₁₋₃ med.
clunial n.

股外侧皮神经
L₂₋₃. lat. femoral
cutaneous n.

闭孔神经 L₂₋₄
obturator n.

股内侧皮神经 L₂₋₃
med. femoral
cutaneous n.

股后皮神经 S₁₋₃
post. femoral
cutaneous n.

小腿外侧皮神经
L₄₋₅,S₁ lat. crural
cutaneous n.

隐神经 L₃₋₄
saphenous n.

腓总神经腓肠交通支
sural communicating
br. of commom fibular n.

腓肠神经 L₅,S₁₋₂
sural n.

胫神经内侧皮支 S₁₋₂
med. cutaneous
br. of tibial n.

图 1-5　下肢皮神经

a. 右下肢前面观；b. 足底前面观；c. 右下肢后面观

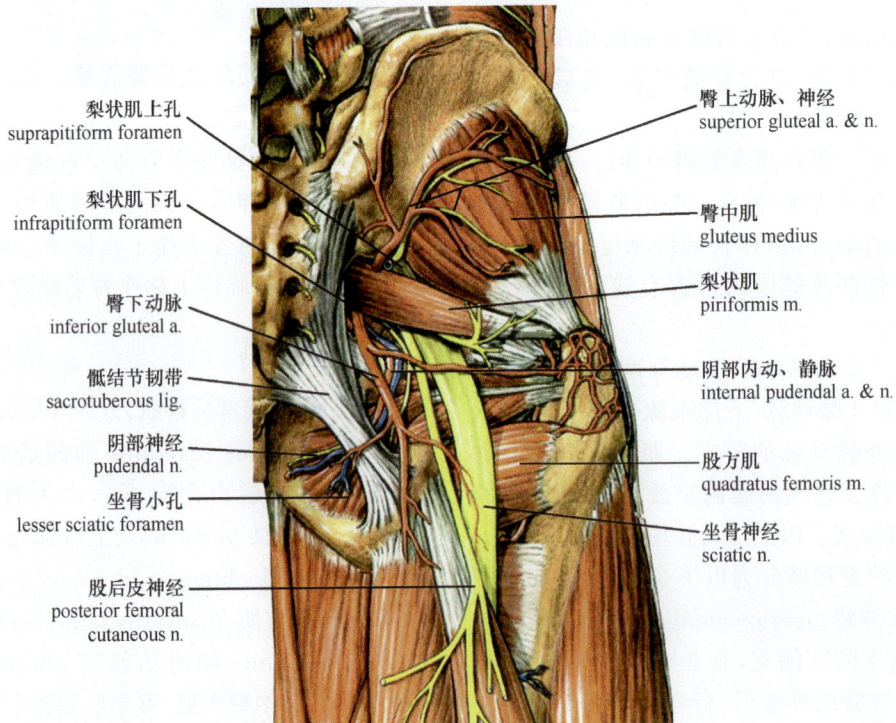

梨状肌上孔
suprapitiform foramen

梨状肌下孔
infrapitiform foramen

臀下动脉
inferior gluteal a.

骶结节韧带
sacrotuberous lig.

阴部神经
pudendal n.

坐骨小孔
lesser sciatic foramen

股后皮神经
posterior femoral
cutaneous n.

臀上动脉、神经
superior gluteal a. & n.

臀中肌
gluteus medius

梨状肌
piriformis m.

阴部内动、静脉
internal pudendal a. & n.

股方肌
quadratus femoris m.

坐骨神经
sciatic n.

图 1-6　臀肌间隙及梨状肌上、下孔

表 1-1 臀肌

肌肉名称	起点	止点	主要作用	神经支配
臀大肌	髂骨翼外面,骶骨和尾骨背面,骶结节韧带	髂胫束和臀肌粗隆	后伸、外旋髋关节	臀下神经(L_4-S_2)
阔筋膜张肌	髂前上棘及髂嵴前份	经髂胫束至胫骨外侧髁	紧张阔筋膜,并屈和外展髋关节	臀上神经(L_4-S_1)
臀中肌	髂骨翼外面	股骨大转子外侧面	前部:内旋髋关节 后部:外旋髋关节	臀上神经(L_4-S_1)
梨状肌	骶骨前面和骶结节韧带	股骨大转子上缘	外展、外旋髋关节	梨状肌神经(S_1-S_2)
上孖肌	坐骨小切迹附近	股骨转子间窝	外旋髋关节	骶丛 L_4-S_1 的分支
闭孔内肌	闭孔膜内面及周围骨面	股骨转子间窝	外旋髋关节	骶丛 L_4-S_1 的分支
下孖肌	坐骨小切迹附近	股骨转子间窝	外旋髋关节	骶丛 L_4-S_1 的分支
股方肌	坐骨结节外侧缘	股骨转子间嵴	外旋髋关节	骶丛 L_4-S_1 的分支
臀小肌	髂骨翼外面	股骨大转子	前部:内旋髋关节 后部:外旋髋关节	臀上神经(L_4-S_1)
闭孔外肌	闭孔膜外面及周围骨面	股骨转子间窝	外旋髋关节	闭孔神经(L_2-L_4)
髂肌	髂窝	股骨小转子	前屈、外旋髋关节	腰丛 L_1-L_4 的分支
腰大肌	腰椎体侧面和横突	股骨小转子	前屈、外旋髋关节	腰丛 L_1-L_4 的分支

臀肌之间,有许多由滑膜所围成的膜性囊,将臀大肌与邻近结构分隔开。在臀大肌与坐骨结节之间有**臀大肌坐骨囊**sciatic bursa of gluteus maximus,将臀大肌下部与坐骨结节分隔开;在臀大肌外下方与大转子间有**臀大肌转子囊**trochanteric bursa of gluteus maximus,将臀大肌上部纤维与大转子分隔开,通常较大;在臀肌粗隆附近与臀大肌肌腱之间有**臀大肌股骨囊**gluteus maximus of gluteus maximus,将髂胫束与股外侧肌近端附着处的上部分隔开。

臀肌之间还形成许多臀肌间隙,内填以脂肪、疏松结缔组织和神经血管(图 1-6)。其中在臀大肌与深部肌之间的臀大肌下间隙较广泛,可沿神经、血管经梨状肌上、下孔与盆腔相通,借坐骨小孔与坐骨直肠窝相通,向下沿坐骨神经通至股后区。由于臀肌间隙沿神经、血管互相连通,故发生感染时,炎症和液体均可相互蔓延。

(三)梨状肌上、下孔及其穿行结构

梨状肌起于第 2~4 骶前孔外侧,向外穿坐骨大孔至臀部,止于股骨大转子。梨状肌穿坐骨大孔时将其分成上、下孔,孔内各自有重要的血管和神经通过。

1. 梨状肌上孔 suprapiriform foramen 位于梨状肌上缘与坐骨大孔上缘之间的一个间隙,由疏松结缔组织填充。穿经梨状肌上孔的结构自内侧向外侧依次为臀上静脉、臀上动脉和臀上神经(图 1-6)。

2. 梨状肌下孔infrapiriform foramen 位于梨状肌下缘与坐骨大孔下缘之间的一个间隙,穿经梨状肌下孔的结构自内侧向外侧依次为:阴部神经、阴部内静脉、阴部内动脉、臀下静脉、臀下动脉、臀下神经、股后皮神经和坐骨神经(图 1-6)。

(四)坐骨小孔及穿行结构

坐骨小孔lesser sciatic foramen 由骶棘韧带、坐骨小切迹和骶结节韧带共同围成。穿经此孔的结构由内向外依次为:阴部神经、阴部静脉和阴部动脉。这些结构穿经坐骨小孔入坐骨直肠窝,分布于会阴部皮肤及其他结构(图 1-6)。

(五)血管和神经

1. 臀部的动脉 起自髂内动脉,有臀上动脉、臀下动脉及阴部内动脉(图 1-6)。

(1)臀上动脉superior gluteal artery:为髂内动脉的最大分支,由梨状肌上孔穿出后,分为浅、深两支:浅支行于臀大肌与臀中肌之间,供应臀大肌及其附近的皮肤;深支行于臀中肌与臀小肌之间,供应臀中肌、臀小肌和阔筋膜张肌。

(2)臀下动脉inferior gluteal artery:较粗大,由梨状肌下孔穿出后,供应臀下部及股后部上份的结构。

(3)阴部内动脉internal pudendal artery:出梨状肌下孔后进入臀部,立即绕坐骨棘及骶棘韧带,经坐骨小孔再入坐骨直肠窝,分布于会阴部。

2. 臀部的静脉 臀部深静脉与同名动脉伴行

（图 1-6），汇入髂内静脉。

臀上静脉superior gluteal vein 和**臀下静脉**inferior gluteal vein 分别在梨状肌的上、下孔与相应的动脉伴行穿过坐骨大孔，与股静脉的属支相交通。因此，如果股静脉阻塞或被结扎，下肢的血液亦可通过交通支而回流。**阴部内静脉**与阴部内动脉伴行，回流外生殖器或阴部的血液。

3. 臀部的神经　臀深部的神经均来自骶丛，通过坐骨大孔离开骨盆。除臀上神经外，其余均在梨状肌下孔穿出（图 1-6）。

（1）**臀上神经**superior gluteal nerve：起自 $L_4\sim S_1$ 前支，与臀上动、静脉伴行。由梨状肌上孔出盆腔后，行于臀中肌与臀小肌之间，继与臀上动脉深支伴行，支配臀中肌、臀小肌和阔筋膜张肌。

（2）**臀下神经**inferior gluteal nerve：起自 $L_4\sim S_2$ 前支，与臀下动、静脉伴行。由梨状肌下孔穿出后，支配臀大肌。

（3）**股后皮神经**posterior femoral cutaneous nerve：起自骶丛（$S_1\sim S_3$），经梨状肌下孔出盆腔后，同臀下神经和血管及坐骨神经一起离开骨盆。其中来自 S_1 和 S_2 的纤维从主干发出分支分布于臀下部皮肤和会阴部皮肤；股后皮神经主干继续下

行，分布于股后区和小腿近侧部皮肤。与大多数皮神经不同，此神经主干的大部分位于深筋膜深面，只有其终末分支穿到皮下组织分布于皮肤。

（4）**坐骨神经**sciatic nerve：全身最大的神经，为骶丛主要部分的延续，起自 $L_4\sim S_3$ 的前支。多数以一主干经梨状肌下孔出盆腔至臀部，在梨状肌下孔穿出的所有结构中，坐骨神经位于最外侧，其内侧为臀下神经和血管、阴部内血管和阴部神经。坐骨神经出盆腔后，在臀大肌深面经坐骨结节与大转子之间下降到股后部。

坐骨神经自盆腔穿出时与梨状肌的关系有多种类型，如图 1-7 所示，有时坐骨神经分为两股，即腓总神经与胫神经，一股穿过梨状肌，另一股出梨状肌下孔；或一股出梨状肌上孔，另一股穿梨状肌或穿梨状肌下孔，或以一干穿梨状肌肌质。由于神经的全部或其一部分穿过梨状肌，梨状肌任何形式的损伤，包括梨状肌炎，均会影响坐骨神经，会引起腰腿痛，称为梨状肌综合征。

（5）**阴部神经**pudendal nerve：起自 $S_2\sim S_4$ 前支，出梨状肌下孔后与阴部内动、静脉伴行，经坐骨小孔入坐骨直肠窝，分布于会阴部皮肤及其他结构。

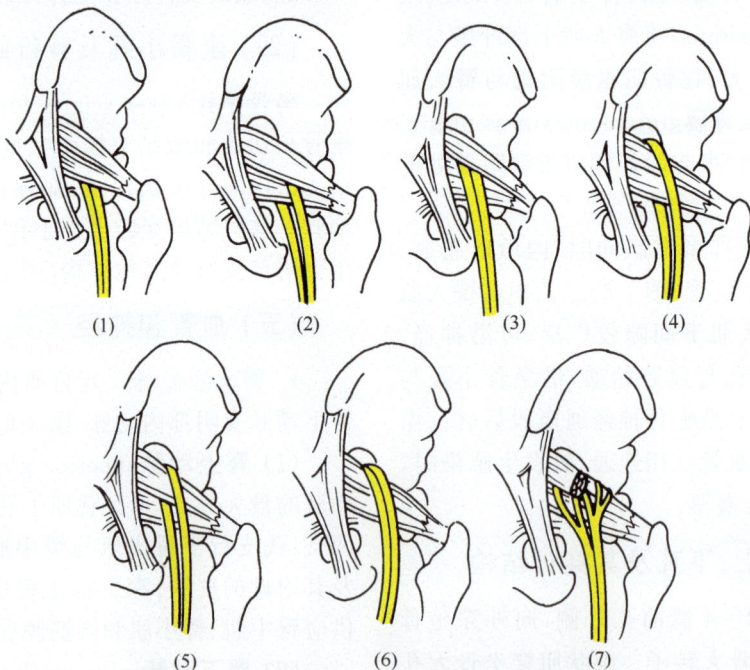

（1）　　　　（2）　　　　（3）　　　　（4）

（5）　　　　（6）　　　　（7）

图 1-7　坐骨神经与梨状肌的关系类型
(1)占 66.3%；(2)占 27.3%；(3)～(7)占 6.4%

4. 髋关节周围动脉网　髋关节周围有闭孔动脉，臀上、下动脉，旋股内、外侧动脉和第 1 穿动脉等分布，并形成丰富的动脉吻合网（图 1-8）。在股

骨近转子窝处有转子间吻合。该吻合由旋股内侧动脉升支，臀上、下动脉降支，旋股外侧动脉和股深第 1 穿动脉吻合而成，形成一个囊外股骨颈动脉

环,主要供应股骨头。在臀大肌深面,股方肌与大转子附近有通常所称的"臀部十字吻合",其组成包括两侧的旋股内、外侧动脉,上部的臀上、下动脉,下部的股深动脉的第1穿动脉;以及近髋关节盆侧壁处的旋髂深动脉、髂腰动脉、骶外侧动脉、骶正中动脉等的吻合支。

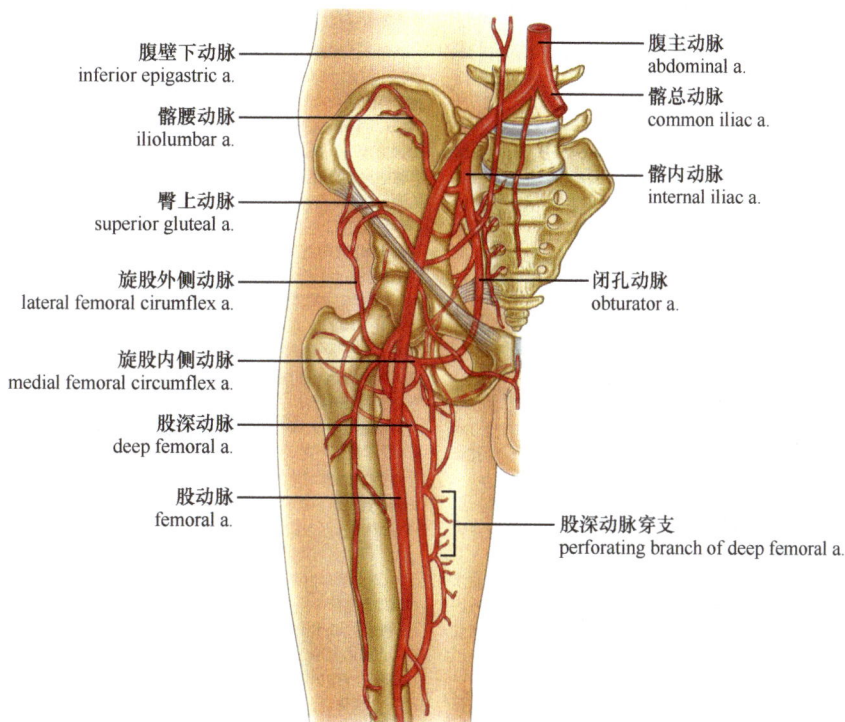

图 1-8　髋关节周围动脉网

(第四军医大学　李金莲)

第三节　股　部

股部前上方借腹股沟与腹部分界,后方以臀沟与臀部分界,内侧与会阴相邻,股部分为股前内侧区和股后区。

一、股前内侧区

(一) 皮肤

股前内侧区内侧份的皮肤薄而柔软,皮脂腺较多;而外侧份皮肤较厚,移动性小。

(二) 浅层结构

浅筋膜厚薄不一,内含脂肪较多。在近腹股沟处分为两层,浅层为脂肪层,深层为膜性层,分别与腹前壁的 Camper 筋膜和 Scarpa 筋膜相延续,且膜性层在腹股沟韧带稍下方,附着于阔筋膜。浅筋膜内有浅血管、皮神经、浅淋巴管和浅淋巴结。

1. 浅动脉

(1) **腹壁浅动脉** superficial epigastric artery:在腹股沟韧带稍下方由股动脉发出,于卵圆窝上部穿筛筋膜行向上内。与同名静脉伴行,分布于腹前壁下部的皮肤及浅筋膜。

(2) **旋髂浅动脉** superficial iliac circumflex artery:在腹股沟韧带下方由股动脉发出,自卵圆窝穿出,并与同名静脉伴行,沿腹股沟韧带下缘向外上斜行,至髂前上棘附近,分布于腹前壁下外侧部。

(3) **阴部外动脉** external pudendal artery:邻近上述两条动脉起点处发自股动脉,穿阔筋膜或卵圆窝,与同名静脉伴行,分布于外生殖器。

这些浅动脉是制备带蒂皮瓣的重要血管。

2. 浅静脉

大隐静脉 great saphenous vein:人体最长的浅静脉(图 1-9)。起自足背静脉弓的内侧端,经内踝前方沿小腿内侧、膝部后内侧及大腿前内侧上行,在耻骨结节外下约 3cm 处,穿**隐静脉裂孔** saphenous hiatus 注入股静脉,注入处称隐股点。大隐静脉除收纳足背及小腿内侧浅层的静脉外,在隐静脉裂孔附近还通过 5 条属支分别收纳来自股前部、股内侧部、外阴及腹前壁下部的浅静脉。这 5 条属支分别为:**腹壁浅静脉** superficial epigastric vein 与腹壁浅动脉伴行，来自脐以下腹前壁浅层，从内上方斜向外下；**旋髂浅静脉**superficial iliac circumflex vein 起于髂前上棘附近，与旋髂浅动脉伴行，从外上方斜向内下；**阴部外静脉**external pudendal vein 与阴部外动脉伴行，收纳来自外生殖器的静脉血；**股内侧浅静脉** superficial medial femoral vein 来自股内侧部；**股外侧浅静脉** superficial lateral femoral vein 来自股前外侧部。

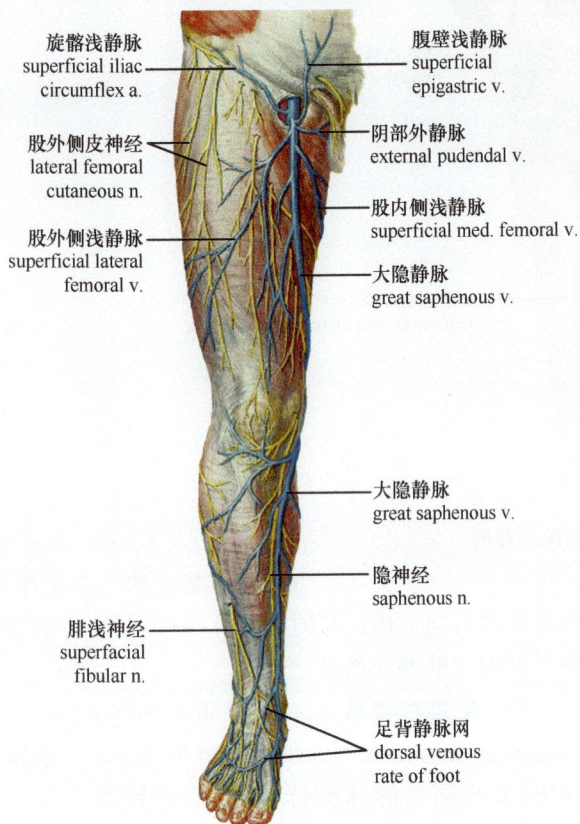

旋髂浅静脉
superficial iliac
circumflex a.

腹壁浅静脉
superficial
epigastric v.

股外侧皮神经
lateral femoral
cutaneous n.

阴部外静脉
external pudendal v.

股外侧浅静脉
superficial lateral
femoral v.

股内侧浅静脉
superficial med. femoral v.

大隐静脉
great saphenous v.

大隐静脉
great saphenous v.

隐神经
saphenous n.

腓浅神经
superfacial
fibular n.

足背静脉网
dorsal venous
rate of foot

图 1-9　下肢的浅静脉

上述 5 条属支汇入大隐静脉的形式多样，但相互间侧支吻合丰富。大隐静脉由于其行程长且位置表浅，是静脉曲张的好发部位。行大隐静脉高位结扎切除术时，必须分别结扎各属支，以防复发。大隐静脉在内踝前方这一段位置表浅，是常用的静脉穿刺或切开部位。

大隐静脉约有 9～10 对静脉瓣，通常两瓣相对成袋状，以保证血液向心性流动，防止倒流。其中大隐静脉汇入股静脉处的静脉瓣比较恒定，作用较为重要。大隐静脉在行程中，有许多交通支与深部静脉及小隐静脉联系。交通支的静脉瓣开向深静脉，以防止深静脉的血液倒流入浅静脉。大隐静脉交通支静脉瓣的功能缺陷是造成大隐静脉曲张的主要原因。

3. 皮神经

（1）**股外侧皮神经**lateral femoral cutaneous nerve：发自腰丛，于髂前上棘内侧穿腹股沟韧带外侧份的深面，继经缝匠肌的深面，于髂前上棘下方 5～10cm 处穿出深筋膜，分布于股外侧部及臀外侧部皮肤（图 1-5）。

（2）**股中间皮神经**intermediate femoral cutaneous nerve：发自股神经，常为两支，于大腿前面中线的上、中 1/3 交界处穿出深筋膜下行，分布于股前部皮肤。

（3）**股内侧皮神经**medial femoral cutaneous nerve：发自股神经，常为两支，于大腿内侧下 1/3 处穿出深筋膜，分布于股中、下部内侧部皮肤。

（4）**闭孔神经皮支**cutaneous branch of obturator nerve：发自闭孔神经，于股内侧部的上、中 1/3 交界处穿出股部深筋膜，分布于股内侧上、中部皮肤。

此外，尚有腰丛发出的髂腹股沟神经和生殖股神经的股支，分布于股前区上部中、内侧皮肤。

4. 腹股沟浅淋巴结 superficial inguinal lymph nodes

可分为上、下两群。上群约有 2～6 个，位于腹股沟韧带下方与其平行排列，收纳脐以下腹壁浅层、会阴、外生殖器、臀部及肛管下端、子宫的部分淋巴；下群约有 2～7 个，沿大隐静脉末段两侧纵行排列，收纳足、小腿前内侧及大腿、会阴、外生殖器的浅淋巴。其输出管注入沿股静脉排列的腹股沟深淋巴结，或行经股管注入髂外淋巴结。

（三）深层结构

1. 深筋膜　股部的深筋膜厚而坚韧，称为**阔筋膜**fascia lata 或大腿固有筋膜。为全身最厚的筋膜，呈筒状包裹在大腿及臀部表面，上方与臀筋膜和会阴筋膜相续，下方与腘筋膜和小腿筋膜相续。阔筋膜的外侧部特别增厚，呈带状，称为髂胫束。

（1）**髂胫束**iliotibial tract：起自髂嵴前份的外侧唇，其上端附于腹股沟韧带和髂嵴，下端附于胫骨外侧髁、腓骨头和膝关节囊下部。髂胫束的上 1/3 分为两层，包裹阔筋膜张肌并与之紧密结合不易分离。临床上常用髂胫束作为体壁缺损、薄弱部或膝关节交叉韧带等修补重建的材料。

（2）**隐静脉裂孔**saphenous hiatus：又称**卵圆窝** fossa ovalis，位于耻骨结节外下方，为在腹股沟韧带内端下方约一横指处阔筋膜形成的一个卵圆形凹陷，其表面被覆一层较薄的筋膜，且有神经、血管及淋巴管穿行，形似筛状，故名**筛筋膜**cribriform fascia，有大隐静脉及其属支穿入。隐静脉裂孔的外侧缘锐利,称为镰状缘。

(3) **骨筋膜鞘** aponeurosis of investment:阔筋膜向大腿深部发出股内侧、股外侧和股后3个肌间隔,深入肌群之间并附着于股骨粗线,形成3个骨筋膜鞘,分别称为内侧骨筋膜鞘、前骨筋膜鞘和后骨筋膜鞘,容纳相应的肌群、血管及神经等。

2. 肌 包括股前群肌和股内侧群肌(图1-10)。

(1) 股前群肌:位于前骨筋膜鞘内,包括髂腰肌、缝匠肌和股四头肌。

1) **髂腰肌** iliopsoas:由**腰大肌** psoas major 和**髂肌** iliacus 汇合而成。腰大肌起于腰椎体侧面及横突,髂肌起于髂窝,二肌向下结合成髂腰肌,经腹股沟韧带深面入股部,位于耻骨肌的外侧,止于股骨小转子。髂腰肌的主要作用是屈髋关节,下肢固定时可使躯干前屈。腰大肌受腰丛($L_1 \sim L_3$)支配,髂肌受股神经($L_2 \sim L_3$)支配。

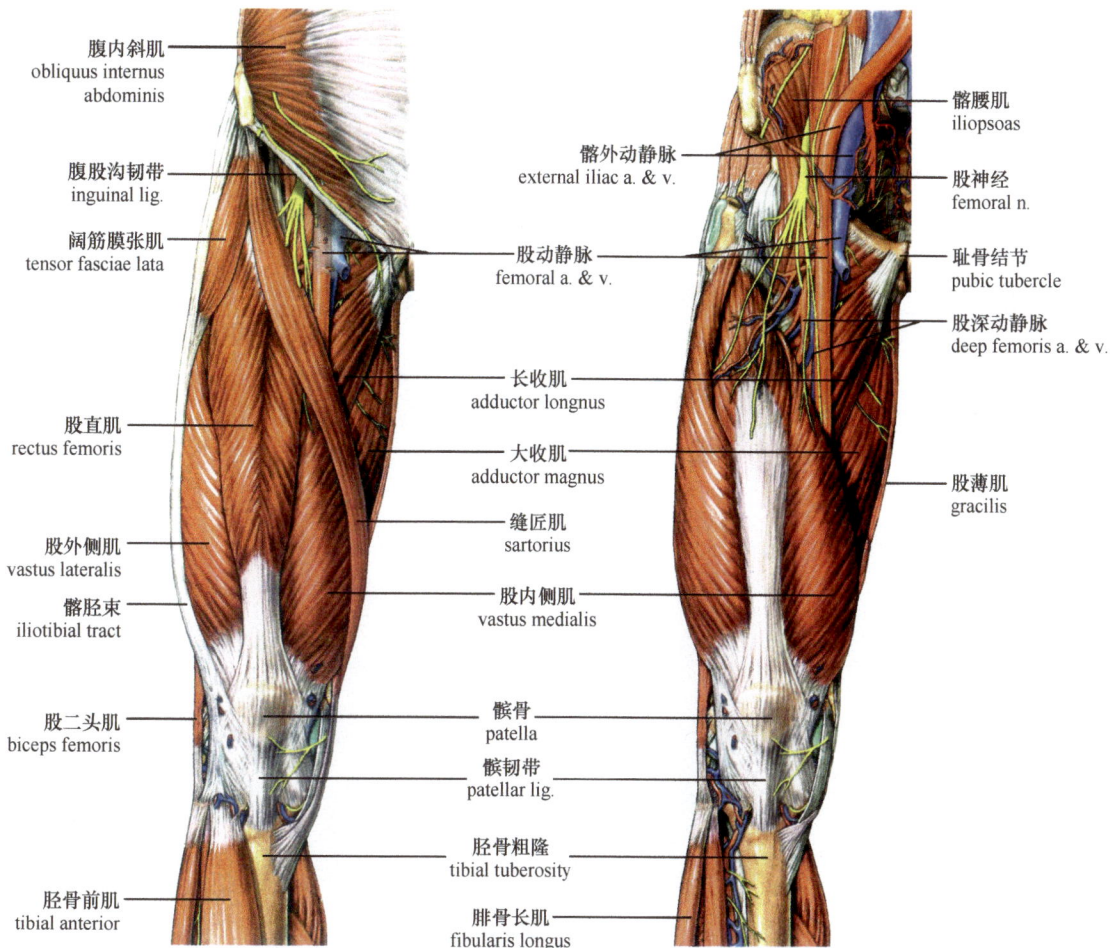

图 1-10 股前内侧区浅层肌及血管神经

2) **缝匠肌** sartorius:为人体最长的扁带状肌,起自髂前上棘,斜向下内,绕过股骨内侧髁的后方,止于胫骨体上端内侧面。该肌收缩可屈髋、屈膝,形成缝鞋匠坐小板凳工作的体位姿势,该肌由此而得名。该肌还可使已屈的膝关节旋内,受股神经($L_2 \sim L_3$)支配。

3) **股四头肌** quadriceps femoris:顾名思义有四个"头",整块肌肉硕大而强劲。四个"头"分别称为股直肌、股内侧肌、股外侧肌和股中间肌。股直肌起自髂前下棘及髋臼上缘;股中间肌位于股直肌

深面,起自股骨体前面;股内侧肌和股外侧肌分别起自股骨粗线的内、外侧唇,由后向前分别包于股骨的内、外侧,形成股部内、外侧的肌性膨隆。四个"头"向下共同集成一强大肌腱,包绕髌骨后向下止于胫骨粗隆,髌骨下缘至胫骨粗隆的一段称为**髌韧带** patellar ligament。股四头肌的作用为伸膝关节,股直肌还有屈髋关节的作用,受股神经($L_2 \sim L_4$)支配。

(2) 股内侧群肌:又称股内收肌群,位于内侧骨筋膜鞘内,共有5块,可分浅、深两层。浅层由内

向外依次为股薄肌、长收肌和耻骨肌,深层由上向下依次为是短收肌和大收肌(图1-10,图1-11)。这些肌的附着点、神经支配及作用见表1-2。

3. 肌腔隙与血管腔隙 为位于腹股沟韧带深面与髋骨之间的间隙,由**髂耻弓**iliopectineal arch 将其分隔为外侧的肌腔隙和内侧的血管腔隙。两腔隙是腹、盆腔与股前区的主要通路(图1-12)。

表 1-2　股内侧群肌

肌肉名称	起点	止点	主要作用	神经支配
股薄肌	耻骨下支前面	胫骨粗隆内侧	内收髋关节、屈膝关节并使小腿内旋	闭孔神经的分支(L₂～L₃)
长收肌	耻骨体和耻骨上支	股骨粗线中1/3	内收、外旋、微屈髋关节	闭孔神经的分支(L₂～L₄)
耻骨肌	耻骨梳附近	股骨耻骨肌线	内收、外旋、微屈髋关节	闭孔神经与股神经(L₂～L₄)
短收肌	耻骨体和耻骨下支	股骨粗线上1/3	内收、外旋、微屈髋关节	闭孔神经的分支(L₂～L₄)
大收肌	耻骨下支、坐骨支	股骨粗线上2/3	内收、微屈髋关节	闭孔神经的分支(L₂～L₄)
	坐骨结节	收肌结节	伸髋关节	坐骨神经内侧分支(L₄～L₅)

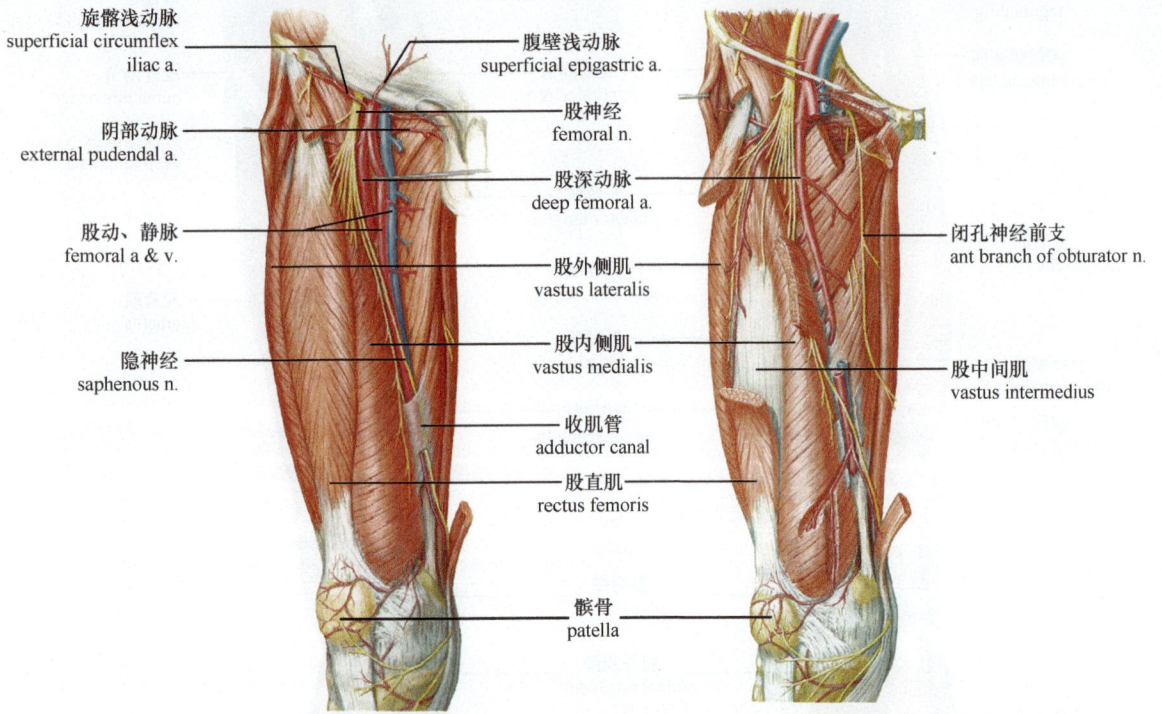

图 1-11　股前内侧区深层肌及血管神经

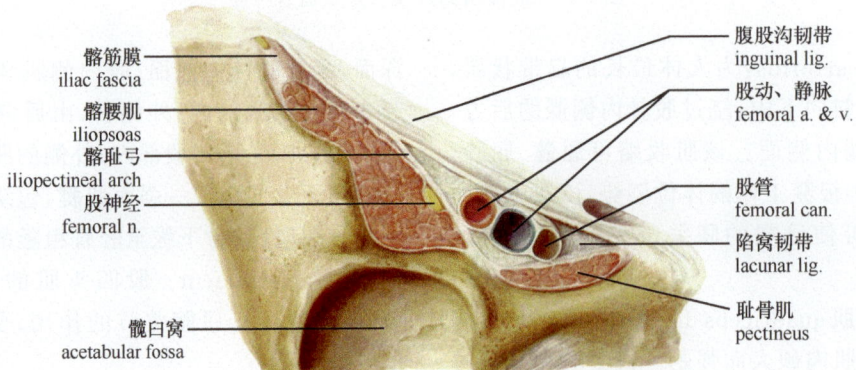

图 1-12　肌腔隙与血管腔隙

（1）**肌腔隙** lacuna musculorum：前界为腹股沟韧带外侧部，后界为髂骨，内侧界为髂耻弓。腔隙内有髂腰肌和股神经通过。当患腰椎结核形成脓肿时，脓液可沿腰大肌及其筋膜经此间隙扩散至大腿根部，并可刺激股神经引起疼痛。

（2）**血管腔隙** lacuna vasorum：前界为腹股沟韧带内侧部，后界为耻骨梳和**耻骨梳韧带** pectineal ligament，内侧界为**腔隙韧带** lacunar ligament（陷窝韧带），外侧界为髂耻弓。血管腔隙内有股鞘，股动、静脉，生殖股神经股支及淋巴管通过。

4. 股三角　股三角 femoral triangle 位于股前

内侧区上 1/3 部，为一个三角形凹陷，下续收肌管。三角的底边向上，为腹股沟韧带；尖向下，为缝匠肌与长收肌的交角，其外侧界为缝匠肌内侧缘，内侧界为长收肌的内侧缘，前壁为阔筋膜，后壁凹陷，自外向内依次为髂腰肌、耻骨肌和长收肌及其表面的筋膜（图 1-13）。

股三角内的结构由外侧向内侧依次为股神经、股鞘及其包含的股动脉及其分支、股静脉及其属支、股管和股深淋巴结等。股动脉居中，外侧为股神经，内侧为股静脉。

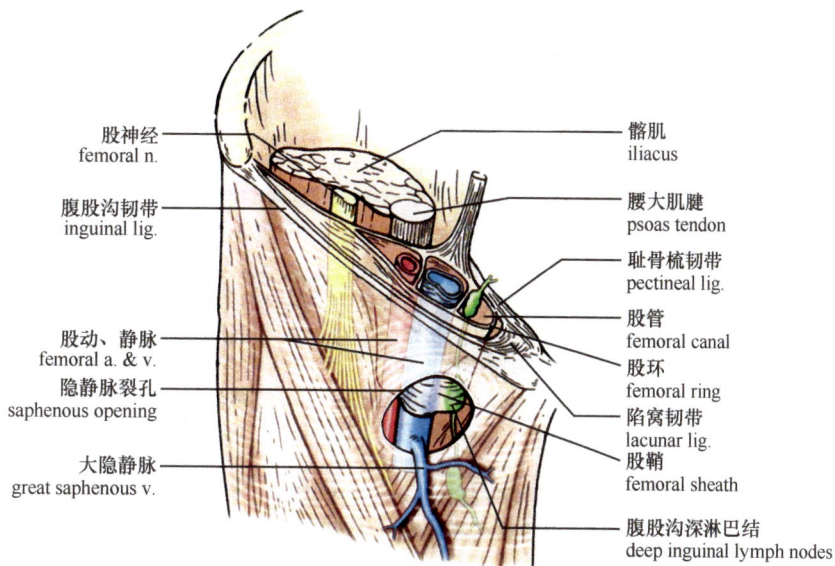

图 1-13　股三角、股鞘与股管

（1）**股鞘** femoral sheath（图 1-13）：为腹横筋膜及髂筋膜向下延续包绕股动、静脉所形成的筋膜鞘。呈漏斗形，长约 3～4cm，由两个纵行纤维隔将鞘腔分为外、中、内三个腔。外侧者容纳股动脉，中间者容纳股静脉、内侧者即股管。

（2）**股管** femoral canal（图 1-13）：长约 1～2cm，位于股鞘的内侧份，管内有少许脂肪、疏松结缔组织和数条淋巴管及 1～2 个淋巴结。股管的上口称**股环** femoral ring，其前界为腹股沟韧带，后界为耻骨梳韧带，内侧界为陷窝韧带，外侧界借纤维隔与股静脉相邻。股环是股管上通腹腔的通道，被覆薄层疏松结缔组织，称为**股环隔** femoral septum 或内筛板，并形成一个位于腹股沟韧带下方的小凹称**股凹** femoral foveae。股管的四界基本与股环相同，但后壁大部为耻骨肌及其筋膜，前壁大部为阔筋膜。股管的下端为盲端，对向卵圆窝。当腹压增高时，腹腔内容物可经股环入股管，甚至自卵圆窝突出于皮下，形成股疝（图 1-14）。女性骨盆较宽，

股环相应较大，再加其他因素（如妊娠、老年等），故较易发生股疝。由于股环的内、前、后三面均为韧带结构，特别是内侧的陷窝韧带的边缘较坚锐，故股疝容易发生嵌顿。另外，股环上方常有来自腹壁下动脉的闭孔支或异常的闭孔动脉经过陷窝韧带附近，故行股疝修补术时，应特别注意避免损伤此动脉。

5. 收肌管　收肌管 adductor canal 又称 Hunter 管（图 1-11），位于股前内侧区中 1/3 段，缝匠肌深面，是一个长约 15～17cm、断面呈三角形的管状间隙。前壁为缝匠肌及架于大收肌与股内侧肌间的腱纤维板，外侧壁为股内侧肌，后壁为长收肌及大收肌。收肌管的上口与股三角尖相通，下口为**收肌腱裂孔** adductor tendinous opening，通向腘窝，故又称股腘管。管内通过的结构由前向后有股神经的股内侧肌支和隐神经、股动脉、股静脉以及淋巴管和疏松结缔组织。其中，隐神经与膝降动脉伴行自前壁的下段穿出。

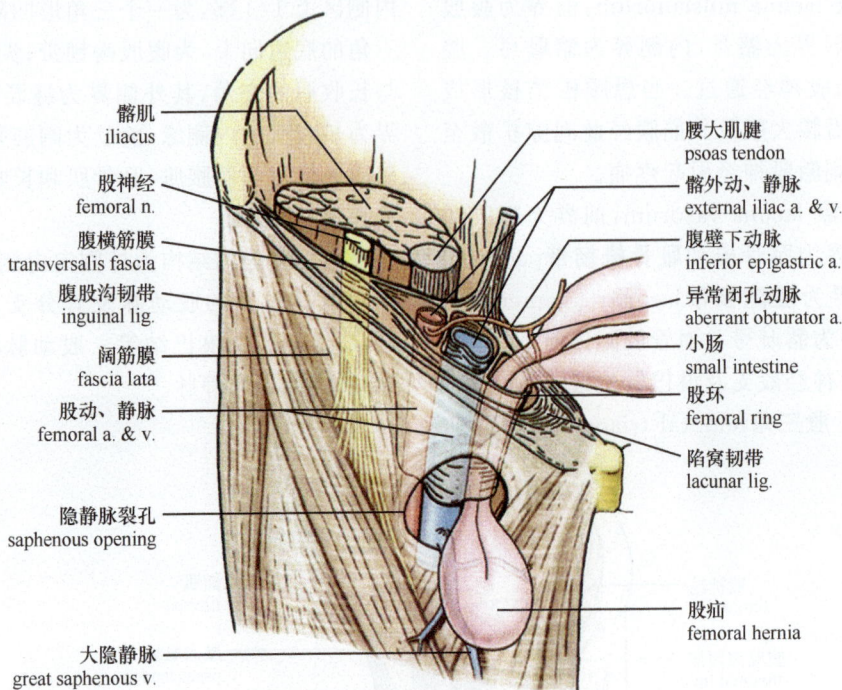

图 1-14 股鞘、股管与股疝

6. 血管、神经和淋巴结 股前区主要为股动脉、股静脉和股神经,股内侧区为闭孔血管和闭孔神经。

(1) **股动脉** femoral artery:是髂外动脉的直接延续,始于腹股沟韧带中点后,并在其深面入股三角(图 1-10,图 1-11)。在股三角内,股动脉先位于股静脉的外侧,逐渐从外侧跨到股静脉的前方,下行入收肌管,再穿收肌腱裂孔至腘窝,移行为腘动脉。股动脉的体表投影:在大腿稍屈和外展外旋位置时,由腹股沟中点到内收肌结节绘一直线,该线的上 2/3 是股动脉的表面投影线。股动脉在腹股沟中点处位置表浅,紧按其下方可触摸到搏动,是临床上急救压迫止血和进行穿刺的部位。

股动脉起始处发出 3 条浅动脉:即腹壁浅动脉、旋髂浅动脉及阴部外动脉(见浅层结构),这些动脉均与同名静脉伴行。股动脉的其他分支包括股深动脉和膝降动脉。

1) **股深动脉** deep femoral artery:是股动脉的最大分支,在腹股沟韧带下方约 3～5cm 处发自股动脉的后外侧壁。先在股动脉的外侧,继而行于股动脉和股静脉的深面,至长收肌后方继续下行,终止于大腿的下 1/3(图 1-11)。沿途发出的主要分支有:

旋股外侧动脉 lateral femoral circumflex artery 发自股深动脉根部的外侧壁,在缝匠肌与股直肌深面行向外侧,分为升、降两支。升支经阔筋膜张肌深面上行,营养髋关节和邻近诸肌。降支沿股外侧肌前缘下行,营养邻近诸肌。

旋股内侧动脉 medial femoral circumflex artery 起于股深动脉后内侧,行向后内,在耻骨肌与髂腰肌之间进入深部,绕行股骨颈内侧到达臀部,营养髋关节及邻近诸肌。

穿动脉 perforating artery 多为 3 条,自上而下依次称为第 1、第 2 和第 3 穿动脉,它们分别于短收肌近端、前方和远端起于股深动脉,贴近股骨内侧向后穿大收肌至股后部,营养股后群肌。股深动脉的终支若在长收肌下方穿大收肌至股后部,则称为第 4 穿动脉。穿动脉在内收肌群和股骨嵴附近形成双重吻合。

2) **膝降动脉** desending genicular artery:又称膝最上动脉,是股动脉的远端分支,在收肌管开口近端起自股动脉,伴隐神经穿收肌管前壁腱纤维板,肌支供应股内侧肌和大收肌,关节支供应膝关节。

(2) **股静脉** femoral nerve 为腘静脉向上的延续,在股三角内位于股动脉的内侧,继而穿过血管腔隙,在腹股沟韧带深面移行为髂外静脉。股静脉收纳与股动脉分支同名的静脉属支(如穿静脉、股深静脉等)和大隐静脉的血液(图 1-10)。

(3) **股神经** femoral nerve(L₁～L₄):为腰丛最

大的分支，在腰大肌与髂肌之间下行，经肌腔隙于股动脉的外侧进入股三角，随即分为数支。肌支分布至耻骨肌、股四头肌和缝匠肌；关节支分布至髋关节和膝关节；皮支有股中间皮神经和股内侧皮神经（见浅层结构）。股神经的终支为隐神经（图1-11），伴股动脉下行入收肌管，随膝降动脉穿收肌管前壁的腱纤维板，在膝内侧于缝匠肌和股薄肌抵止腱间穿深筋膜至皮下，伴大隐静脉分布至髌骨下方、小腿前内侧面及足内侧缘皮肤。

（4）**闭孔动脉和静脉** obturator artery and vein：起自髂内动脉，穿闭膜管出骨盆后分为前、后两终支。前支营养内收肌群，后支营养髋关节和股方肌等。闭孔静脉与同名静脉伴行，回流至髂内静脉。

（5）**闭孔神经** obturator nerve：起自腰丛（L_2～L_4），在腰大肌内侧缘、髂总血管的深面入盆腔，伴闭孔血管穿经闭膜管出盆腔后，分为前、后两支。前支位于短收肌浅面，分支至长收肌、股薄肌、短收肌、耻骨肌及髋、膝关节。后支位于短收肌深面，支配闭孔外肌和大收肌。另外，前支的末梢穿阔筋膜分布于股内侧皮肤。

（6）**腹股沟深淋巴结** deep inguinal lymph nodes：约有3～5个，在股静脉根部周围及股管内，收纳来自下肢和会阴部深淋巴管和腹股沟浅淋巴管，其输出淋巴管注入髂外淋巴结。

二、股 后 区

（一）浅层结构

皮肤薄，浅筋膜较股前内侧区厚。**股后皮神经** posterior femoral cutaneous nerve 为骶丛分支，出梨状肌下孔后，行于臀大肌深面，入股后区后行于阔筋膜与股二头肌之间，下行至腘窝上角时浅出至皮下，沿途发出分支分布于股后区和腘窝皮肤，在臀沟处发出返支，即臀下皮神经，分布于臀下部皮肤。

（二）深层结构

1. 后骨筋膜鞘 由阔筋膜的后份向股后区发出的肌间隔，包绕股后群肌、坐骨神经、深淋巴结和淋巴管。鞘内的结缔组织间隙上通臀大肌间隙，下连腘窝，两处的炎症可沿此间隙内的血管、神经束互相蔓延。

2. 股后群肌 包括股二头肌、半腱肌和半膜肌（图1-15），三肌合称**腘绳肌** hamstrings，均起自坐骨结节，向下跨过髋关节和膝关节，受坐骨神经支配。当运动员在跑动或用力蹬腿时，肌肉的剧烈收缩可造成腘绳肌腱的近端附着点的部分撕裂而引起剧痛。

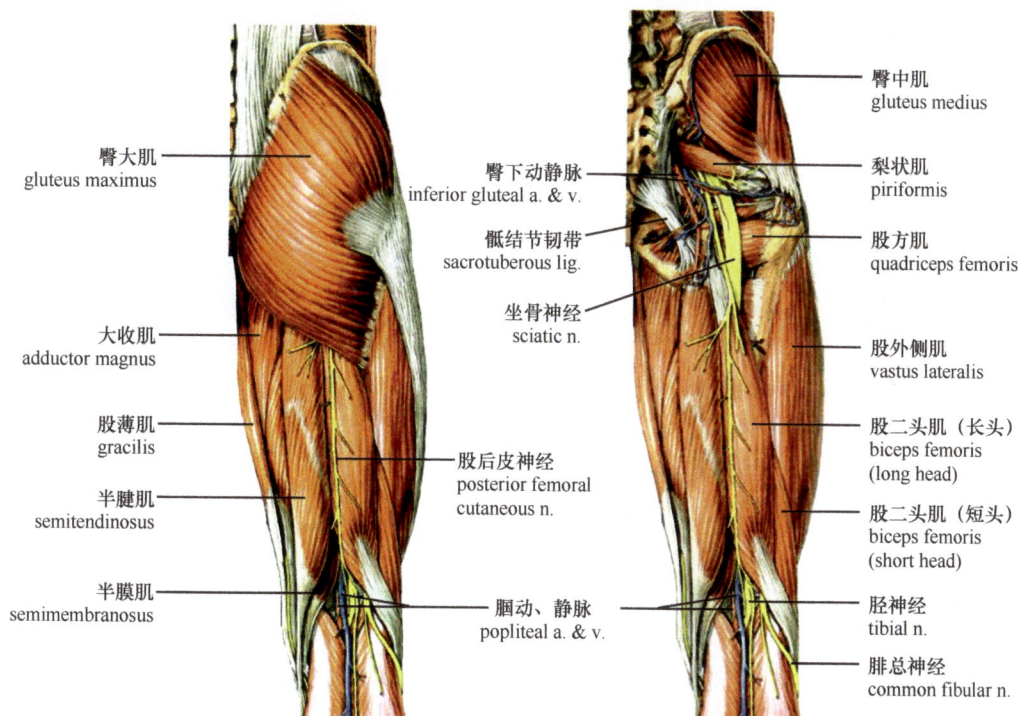

图1-15 臀部和股后部浅、深层肌，血管及神经

（1）**股二头肌**biceps femoris：位于股后区的外侧份，有长、短二头。长头起自坐骨结节，短头起自股骨粗线外侧唇，两头汇合后，以长腱止于腓骨头。

（2）**半腱肌**semitendinosus 和**半膜肌**semi-membranosus：位于股后区的内侧，半腱肌位于半膜肌的浅面。此二肌均起自坐骨结节，半腱肌为三角肌的扁肌，肌束向下逐渐集中移行于一长腱，向内下止于胫骨上端的内侧。半膜肌为梭形肌，上部是扁薄的腱膜，下端以腱止于胫骨内侧髁的后面。

后群3块肌通常共同作用，能够伸髋关节、屈膝关节，但不能同时伸髋又屈膝。当屈膝关节时，股二头肌能使小腿轻度旋外；而半腱肌和半膜肌能使小腿轻度旋内。

3. 血管和神经

（1）股后区的动脉：股后区没有纵行的动脉主干。该区的血供来自股深动脉的穿动脉，各穿动脉之间彼此吻合（见股动脉）。

（2）坐骨神经（图1-15）：自梨状孔下孔出骨盆后，位于臀大肌深面，经股骨大转子和坐骨结节之间下降至股后部，继而沿中线于股二头肌长头与大收肌之间的深面下行至腘窝上角处，分为内侧的胫神经和外侧的腓总神经两终末支。在臀大肌下缘与股二头肌长头外侧缘的夹角处，坐

骨神经的浅面仅有皮肤及筋膜覆盖，是检查坐骨神经压痛点的常用部位。另外，坐骨神经可因某些因素的影响，形成坐骨神经痛。

在股后区，坐骨神经在内侧发出肌支支配股二头肌长头、半腱肌与半膜肌；而股二头肌短头则由腓总神经支配。故手术显露坐骨神经时，应沿其外侧缘分离，以免损伤上述分支。

（第四军医大学　李金莲）

第四节　膝　部

膝部knee（简称**膝**）是以膝关节为主体构成的下肢三大运动枢纽之一。膝的上界为髌以上5cm处平面，与股部下端共界；下界是胫骨粗隆平面，与小腿上端共界。膝可进而分为**膝前区**和**膝后区**，两者以股骨内、外上髁之间的虚拟冠状面为界。

一、膝 前 区

膝前区的体表可观察并触摸到股四头肌肌腱、髌骨和髌韧带。髌韧带两侧可见微弱隆起，深面含**髌下脂肪垫**infrapatellar fat pad，屈膝时该处则变为浅凹，是关节腔穿刺的常用部位（图1-16）。

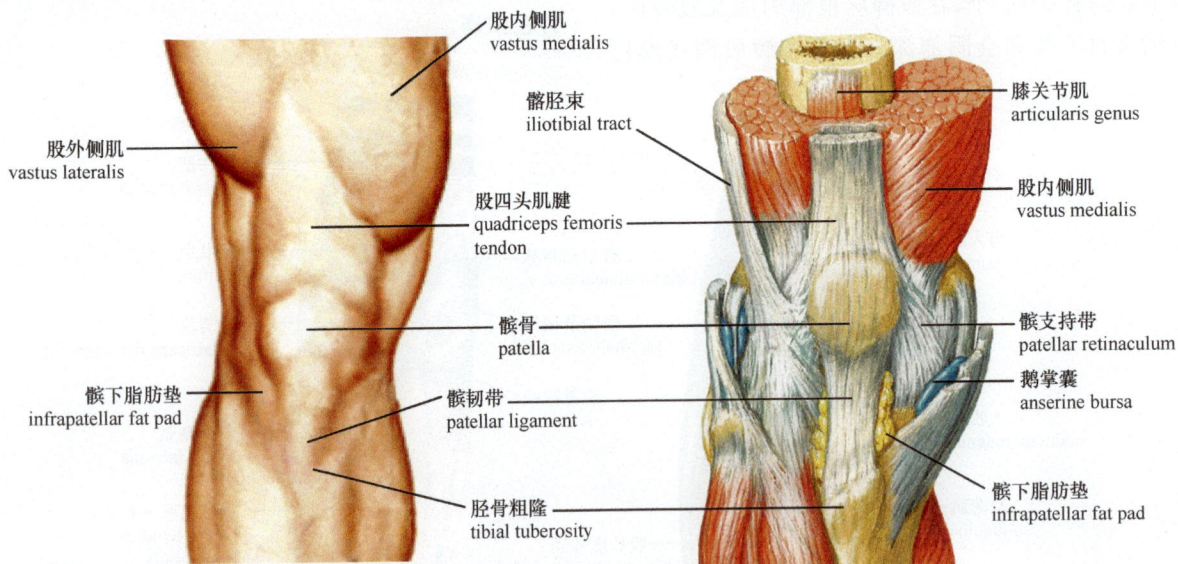

股内侧肌 vastus medialis
髂胫束 iliotibial tract
股外侧肌 vastus lateralis
股四头肌腱 quadriceps femoris tendon
髌骨 patella
髌下脂肪垫 infrapatellar fat pad
髌韧带 patellar ligament
胫骨粗隆 tibial tuberosity
膝关节肌 articularis genus
股内侧肌 vastus medialis
髌支持带 patellar retinaculum
鹅掌囊 anserine bursa
髌下脂肪垫 infrapatellar fat pad

图1-16　膝前区

（一）浅层结构

膝前区的皮肤薄而松弛，移动性大，皮下脂肪少。皮肤与髌韧带之间有一滑膜囊，称**髌前皮下囊**subcutaneous prepatellar bursa。膝前区皮肤的皮

神经支配来自大腿皮神经的末梢和小腿上部皮神经的分支。其中，股外侧皮神经的末梢分布于膝前区外上部，股中间皮神经和股内侧皮神经的末梢分布于膝前区的上部和内侧部，隐神经从膝部内侧下降时，发出髌下支分布到髌骨前内侧的皮肤；来自

小腿的腓肠外侧皮神经的分子分布于膝前区的下外侧部。此区的浅静脉主要为大隐静脉与小隐静脉之间的交通支，常不发达。

（二）深层结构

膝前区的深筋膜是大腿阔筋膜的延续，深筋膜与深面的肌腱紧密结合。膝的外侧有髂胫束，向下止于胫骨外侧髁；内侧有缝匠肌和股薄肌的肌腱，向下止于胫骨上部；中间有股四头肌的肌腱包绕着髌骨，髌骨以下股四头肌腱改称为**髌韧带**patellar ligament，止于胫骨粗隆。髌韧带是临床医生用做膝反射检查时叩击的部位。髌骨和髌韧带把股四头肌各头的拉力集中成合力，能最大限度地发挥伸膝功能。髌骨两侧股四头肌腱的纤维与阔筋膜交织形成**髌支持带**patellar retinaculum，向下附着于髌韧带的侧缘和胫骨髁，有加固关节囊的作用，并能防止髌骨左右移位。股四头肌腱的深面与股骨之间，有一大的滑膜囊，称**髌上囊**suprapatellar bursa，向下与膝关节腔相通。髌上囊囊腔宽大，囊壁松弛。囊壁上端的外面有一薄肌，称膝关节肌，向上牵拉。该肌起自股骨下端的前面，止于髌上囊上端的外面，肌收缩拉紧囊壁，可防止膝关节运动时囊壁受压。膝关节积液时，液体可充入囊内，触及髌骨时有浮动感。此时可在髌骨两侧穿刺抽液。沿髌韧带两侧的浅凹向后可扪及膝关节间隙，是半月板的部位。半月板损伤时，膝关节间隙有压痛。

二、膝 后 区

膝后区的主要结构是**腘窝**popliteal fossa 和腘窝内结构（图 1-17）。腘窝呈菱形，屈膝时，筋膜松弛，腘窝的四界清晰可辨。伸膝时，腘窝平坦，外形不明显。

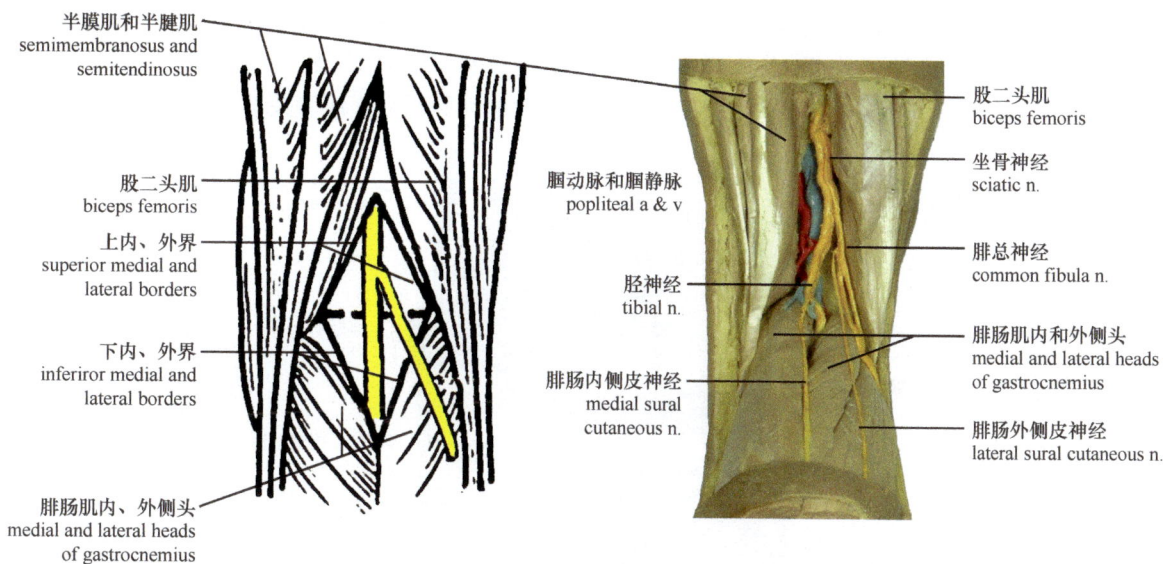

图 1-17 腘窝及其内容

（一）浅层结构

膝后区的皮肤较薄，受股后皮神经的末梢、隐神经、腓肠外侧皮神经的分支支配。小隐静脉的末段穿小腿上部后面的深筋膜入腘窝，向深方注入腘静脉。腘窝的浅淋巴结位于小隐静脉末端的周围。

（二）深层结构

膝后区的深筋膜称**腘筋膜**popliteal fascia，厚而坚韧，扩张性差。由于这一解剖学特点，腘窝囊肿或腘动脉瘤等占位性病变常导致膝部严重胀痛。

1. 腘窝的概念和境界 腘窝是膝关节后方的菱形凹陷。有上内、上外、下内、下外四个边和一顶、一底。腘窝的上外侧界是股二头肌，上内侧界为半腱肌和半膜肌；下内侧界和下外侧界分别为腓肠肌的内侧头和外侧头。腘窝的顶为腘筋膜；底是股骨的腘面、膝关节囊、腘肌及其筋膜。

2. 腘窝的内容 腘窝内由后向前依次为胫神经、腘静脉和腘动脉。人体内较大血管神经主干并行时，位置排列关系由浅入深一般为静脉（V）、动脉（A）、神经（N），构成 VAN 结构，典型部位有锁骨下方和腹股沟韧带下方的 VAN。而这三者的位置关系在腘窝却是例外。腘窝外上界处有腓总神经，腘血管周围有腘深淋巴结。各结构之间由脂肪组织充填。

（1）**胫神经**tibial nerve（$L_{4~5}$，$S_{1~3}$）：坐骨神经的直接延续。由腘窝上角下行至下角，经腓肠肌两头之间进入小腿后区。在腘窝内胫神经大部分位于腘血管浅面。由于腘血管束从腘窝的上内方略向下外倾斜，所以胫神经在腘窝的上份位于腘血管的外侧，在腘窝下份则位于腘血管的稍内侧。胫神经在腘窝上份发出关节支，与腘动脉的关节支伴行分布到膝关节；在腘窝下份发出肌支和皮支，肌支支配腓肠肌、跖肌、比目鱼肌和腘肌；皮支，称**腓肠内侧皮神经**medial sural cutaneous nerve，与腓总神经发出的腓肠外侧皮神经合并后下行分布至小腿后面的皮肤。

（2）**腓总神经**common peroneal nerve（$L_{4~5}$，$S_{1~2}$）：靠近腘窝外上界，从坐骨神经分出后，沿股二头肌及其肌腱的内侧缘行向下外离开腘窝，经腓骨头后方至腓骨颈外侧，分为腓浅神经和腓深神经。在腘窝内腓总神经发出**腓肠外侧皮神经**lateral sural cutaneous nerve 和关节支，前者与腓肠内侧皮神经吻合成**腓肠神经**sural nerve，下行分布至小腿后面的皮肤。关节支分布于膝关节。

（3）**腘静脉**popliteal vein：与腘动脉伴行位于其后，包裹于结缔组织形成的腘血管鞘内。腘静脉在收肌腱裂孔处位于动脉的后外侧，在腘窝内位于动脉的后面，在腘窝下角附近转至动脉内侧。腘静脉收纳小腿部和足部除大隐静脉以外的所有静脉血。

（4）**腘动脉**popliteal artery：在收肌腱裂孔处续接股动脉，初居半膜肌深面，沿腘窝底向外下斜行，至股骨两髁中间垂直下行。在腘肌下缘分为胫前动脉和胫后动脉两个终支，分别分布到小腿的前外侧区和后区。腘动脉在腘窝内发出肌支和关节支，肌支主要供应腓肠肌内侧头和外侧头；关节支供应膝关节。研究表明腘动脉有 7 个关节支，分别是膝上内、外侧动脉，膝下内、外侧动脉，膝后内、外侧动脉和膝中动脉（图 1-18）。腘动脉的关节支与邻近的动脉吻合形成膝关节动脉网。

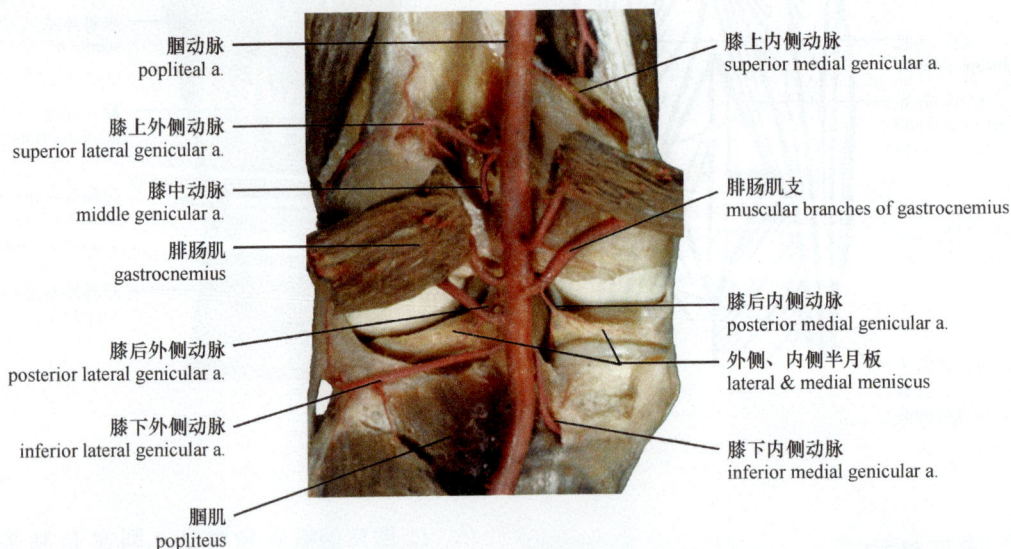

图 1-18　腘动脉的分支

腘动脉 popliteal a.
膝上外侧动脉 superior lateral genicular a.
膝中动脉 middle genicular a.
腓肠肌 gastrocnemius
膝后外侧动脉 posterior lateral genicular a.
膝下外侧动脉 inferior lateral genicular a.
腘肌 popliteus
膝上内侧动脉 superior medial genicular a.
腓肠肌支 muscular branches of gastrocnemius
膝后内侧动脉 posterior medial genicular a.
外侧、内侧半月板 lateral & medial meniscus
膝下内侧动脉 inferior medial genicular a.

（5）**腘淋巴结**popliteal lymph nodes：位于腘血管鞘附近的脂肪内，有 4～5 个，一般较小，常不易辨认。腘淋巴结收纳足外侧缘及小腿后外侧部的浅淋巴管和足与小腿的深淋巴管。输出管与股血管伴行，向上注入腹股沟深淋巴结。

三、膝关节动脉网

膝关节血供丰富，动脉众多，并彼此吻合形成立体的膝关节动脉网。参与构成关节动脉网的动脉有：腘动脉的 7 条关节支（膝上内、外侧动脉；膝下内、外侧动脉；膝后内、外侧和膝中动脉），股动脉的膝降动脉，旋股外侧动脉的降支以及胫前动脉的胫前返动脉等（图 1-19）。当腘动脉近侧段被阻塞，或部分关节支被阻时，此动脉网将发挥重要代偿作用。

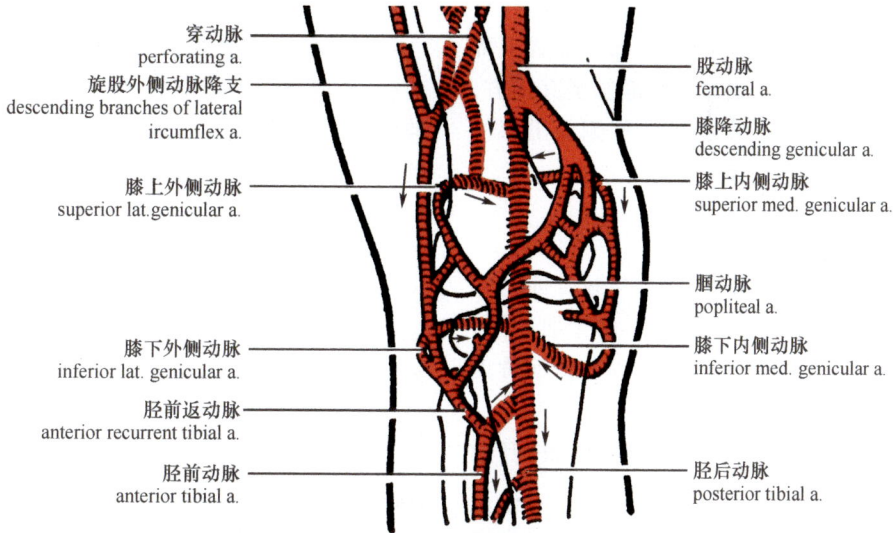

穿动脉　perforating a.
旋股外侧动脉降支　descending branches of lateral ircumflex a.
膝上外侧动脉　superior lat.genicular a.
膝下外侧动脉　inferior lat. genicular a.
胫前返动脉　anterior recurrent tibial a.
胫前动脉　anterior tibial a.

股动脉　femoral a.
膝降动脉　descending genicular a.
膝上内侧动脉　superior med. genicular a.
腘动脉　popliteal a.
膝下内侧动脉　inferior med. genicular a.
胫后动脉　posterior tibial a.

图 1-19　股部动脉与膝关节动脉网

（复旦大学　李瑞锡）

第五节　小　腿　部

小腿部上界与膝部下端共界，下界是内、外踝基部的环线。小腿的深筋膜、肌间隔、胫骨、腓骨及骨间膜共同围成三个骨筋膜鞘，分别称前骨筋膜鞘、外侧骨筋膜鞘和后骨筋膜鞘。肌和神经血管束位于这三个筋膜鞘中，小腿也相应地分为前区、外侧和后区（图 1-20）。

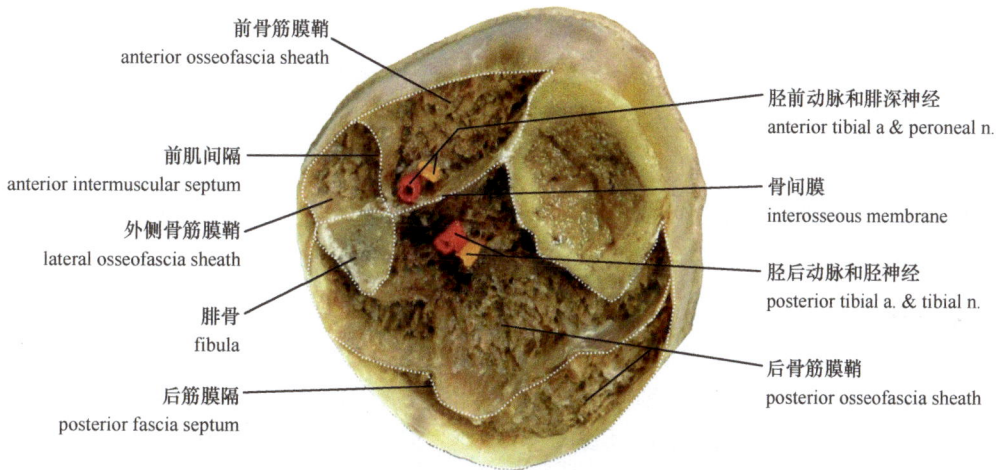

前骨筋膜鞘　anterior osseofascia sheath
前肌间隔　anterior intermuscular septum
外侧骨筋膜鞘　lateral osseofascia sheath
腓骨　fibula
后筋膜隔　posterior fascia septum

胫前动脉和腓深神经　anterior tibial a & peroneal n.
骨间膜　interosseous membrane
胫后动脉和胫神经　posterior tibial a. & tibial n.
后骨筋膜鞘　posterior osseofascia sheath

图 1-20　小腿中部骨横断面

一、小腿前区和外侧区

小腿前区内有小腿前肌群、腓深神经和胫前动脉及其伴行的同名静脉。前肌群的肌腱、神经和血管都经踝关节前面及伸肌支持带深面至足背。小腿外侧区内有小腿外侧群肌和腓浅神经。两区合称小腿前外侧区。

（一）浅层结构

小腿前外侧区的皮肤移动性小，血液供应相对较差，损伤后创口愈合较慢。浅筋膜疏松且较薄，仅含少量脂肪，弹性较差。胫骨前嵴及其前内侧的胫骨体与皮肤和浅筋膜直接相贴，胫骨体受撞击时，易造成骨膜出血，形成皮下淤血包块。临床上检测机体浮肿时，多在内踝上方按压胫骨下端前内侧的皮肤，即是轻度浮肿，便可呈现指压痕。小腿前外侧区的浅层内结构有大隐静脉及其属支、隐神经和腓浅神经的皮支。大隐静脉起自足背动脉网的内侧，向上经内踝前方上行至膝部内侧，居髌骨内侧约一掌的宽度的后方。隐神经在小腿上部与大隐静脉伴行居其后方，在小腿上端发出髌下支，分布至髌骨下部的皮肤，在小腿下部隐神经绕过大隐静脉至其前方。腓浅神经从小腿中、下 1/3 交界处的外侧穿出深筋膜至皮下，下行经踝部至足背。

（二）深层结构

小腿前区的深筋膜较致密，内侧与胫骨前内侧面的骨膜紧密愈合，外侧则发出前、后两个肌间隔，附着于腓骨前、后缘的骨膜。由此形成小腿前骨筋膜鞘和外侧骨筋膜鞘。

1. 小腿前骨筋膜鞘　内有小腿前群肌，胫前

动、静脉及腓深神经等。

（1）**小腿前群肌**：共 4 块，位于小腿骨间膜的前面，由内侧向外依次为胫骨前肌、踇长伸肌、趾长伸肌和第 3 腓骨肌（缺如率约 2.6%）。各肌肌腹的近端愈合，起自胫骨、腓骨和小腿骨间膜，浅面则起于深筋膜。在小腿中下部各肌肌腹分开并逐渐形成肌腱，在踝前部经小腿支持带的深面至足部，以上各肌分别止于第一楔骨、踇趾末节、第 2～5 趾的末节趾骨和第 5 趾骨底。小腿前群肌的主要功能是伸踝关节（背屈）、伸趾。胫骨前肌可使足内翻，第 3 腓骨肌可协助足外翻（表 1-3）。

表 1-3　小腿肌

肌群	名称		起点	止点	作用	神经支配
前群	胫骨前肌		胫骨上半外侧面，小腿骨间膜	内侧楔骨和第 1 跖骨的足底面	背屈踝关节、足内翻	腓深神经 L$_4$～S$_2$
	趾长伸肌		腓骨和小腿骨间膜	第 2～5 趾的中、远节趾骨底	背屈踝关节、伸趾	
	踇长伸肌		腓骨内侧面及小腿骨间膜	踇趾远节趾骨底	伸踇趾、背屈踝关节、足内翻	
外侧群	腓骨长肌		腓骨外侧面上 2/3	内侧楔骨和第 1 跖骨底的足底面	跖屈踝关节、足外翻	腓浅神经 L$_5$～S$_1$
	腓骨短肌		腓骨外侧面下 1/3	第 5 跖骨粗隆		
后群	浅层	腓肠肌	股骨内、外侧髁后面	跟骨结节	跖屈踝关节、屈膝关节（比目鱼肌除外）	胫神经 L$_4$～S$_3$
		比目鱼肌	胫、腓骨后面上部及比目鱼肌腱弓			
		跖肌	腘平面外下部			
		腘肌	股骨外侧髁外侧面上缘	胫骨比目鱼肌线以上骨面	屈内旋膝关节	
	深层	趾长屈肌	胫骨后面中 1/3	第 2～5 趾远节趾骨底	屈趾、跖屈踝关节、足内翻	
		踇长屈肌	腓骨后面下 2/3	踇趾远节趾骨底	屈踇趾、跖屈踝关节	
		胫骨后肌	胫、腓骨后面及小腿骨间膜	足舟骨粗隆和第 1～3 楔骨的足底面	跖屈踝关节、足内翻	

（2）**胫前动脉**anterior tibial artery：腘动脉的两终止之一，在腘肌下缘发自腘动脉，穿经小腿骨间膜上端进入前骨筋膜鞘。入鞘后立即发出胫前返动脉，向上参与膝关节网的形成。胫前动脉本干下行，先贴骨间膜行于胫骨前肌与趾长伸肌之间，在小腿中部则行于胫骨前肌与踇长伸肌之间，至踝关节上方，行于踇长伸肌深面，至踝关节前方改名为足背动脉，进入足背。胫前动脉沿途分支供应小腿前群肌、膝关节和踝关节（图 1-21）。

（3）**胫前静脉**anterior tibial vein：有 2 支，伴行于动脉两侧，两支之间有交通支连接。各属支与动脉同名。

（4）**腓深神经**：deep peroneal nerve：在腓骨头下内侧起自腓总神经。向前下穿腓骨长肌起始部

和前肌间隔，进入前骨筋膜鞘，与胫前血管伴行。在小腿的中上部发出肌支支配小腿前群肌，在踝部发出关节支分布到踝关节，在足背发出肌支支配足背肌。终支变为皮支，在踇趾与第 2 趾之间的趾蹼处浅出，分为趾背神经，分布于第 1～2 趾背相对缘和踇趾内侧缘的皮肤。腓深神经损伤，所支配的肌不能伸踝，不能伸趾。

2. 小腿外侧骨筋膜鞘　主要结构有小腿外侧群肌和腓浅神经。

（1）**小腿外侧群肌**：即**腓骨长肌和腓骨短肌**peroneus longus and brevis，两者起自腓骨，经外踝后方下行，止于跖骨和跖骨的下面。功能为屈踝关节、使足外翻。腓骨长肌腱和胫骨前肌腱在足底共同形成"腱环"，有维护足横弓的作用。

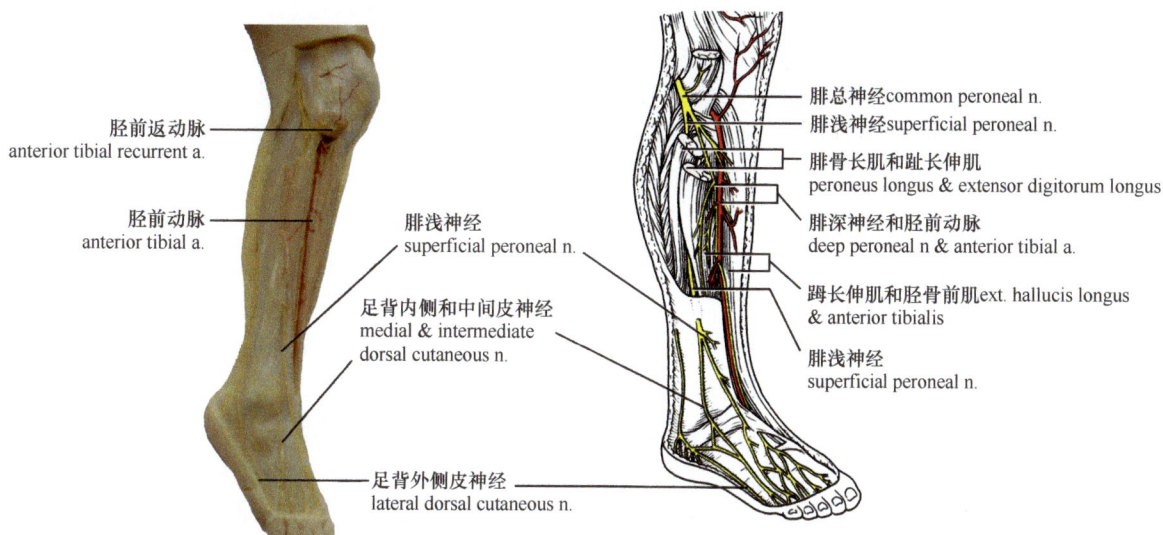

图 1-21　小腿前外侧区

胫前返动脉 anterior tibial recurrent a.

胫前动脉 anterior tibial a.

腓浅神经 superficial peroneal n.

足背内侧和中间皮神经 medial & intermediate dorsal cutaneous n.

足背外侧皮神经 lateral dorsal cutaneous n.

腓总神经 common peroneal n.

腓浅神经 superficial peroneal n.

腓骨长肌和趾长伸肌 peroneus longus & extensor digitorum longus

腓深神经和胫前动脉 deep peroneal n & anterior tibial a.

踇长伸肌和胫骨前肌 ext. hallucis longus & anterior tibialis

腓浅神经 superficial peroneal n.

（2）**腓浅神经** superficial peroneal nerve：于腓骨头下方起自腓总神经，在腓骨长肌和腓骨短肌之间下行，分支支配该 2 肌，终支在小腿中、下 1/3 交界处从腓骨长肌的前缘穿出深筋膜至皮下，分布于小腿外侧及足背和趾背的皮肤（图 1-21）。腓浅神经损伤，足不能外翻，小腿下部外侧和足背的皮肤感觉缺失。

二、小腿后区

（一）浅层结构

小腿后区皮肤质地好，有弹性，血供丰富。该区的皮肤隐匿，面积大，可供吻接的血管多，是良好的供皮区，适合作较大面积的带蒂或游离皮瓣。浅筋膜较薄，其内有小隐静脉、腓肠内侧皮神经、腓肠外侧皮神经和腓肠神经等。

1. 小隐静脉 lesser saphenous vein　起于足背静脉弓的外侧，经外踝后方上行至小腿后区。在小腿下部的中线处与腓肠神经伴行，上行至腘窝穿入腘筋膜，再沿腓肠肌内、外侧头之间上行注入腘静脉。小隐静脉全长总共有 7～8 对静脉瓣，而末端的一对发育良好，能有效地防止腘静脉的血液返流入小隐静脉。小隐静脉与大隐静脉之间有诸多交通支，还有穿静脉与深静脉相通。穿静脉把静脉血由小隐静脉浅静脉导入深静脉，穿静脉一般有 3 对静脉瓣，多位于靠近深静脉处。静脉瓣开向深静脉，阻止血液向浅静脉反流。某些原因致静脉过度扩张，静脉瓣关闭不全，血液逆流于浅静脉，便淤积形成下肢静脉曲张，小隐静脉曲张多见于小腿后面

中部。曲张的静脉常以手术切除，手术时须避免损伤伴行的皮神经。

2. 皮神经 cutaneous nerve　主要有腓肠内侧皮神经、腓肠外侧皮神经和腓肠神经。

（1）**腓肠内侧皮神经** medial peroneal cutaneous nerve：在腘窝下份发自胫神经，与小隐静脉末端伴行于腓肠肌内、外侧头之间的深筋膜下，在小腿中份穿深筋膜浅出。主干伴小隐静脉下行，经外踝后方行向足背外侧缘，改名为足背外侧皮神经（图 1-21），分布于足背外侧缘和小趾外侧缘的皮肤。

（2）**腓肠外侧皮神经** lateral peroneal cutaneous nerve：在腘窝内由腓总神经发出，于腘窝外侧角穿出深筋膜，向下分布于小腿后外上部的皮肤。并发出 1 条交通支与腓肠内侧皮神经吻合。

（3）**腓肠神经**：由来自腓肠内侧皮神和腓肠外侧皮神经发出的交通支吻合而成。分支分布于小腿后面下部皮肤，腓肠内、外侧皮神经和腓肠神经之间的编排关系变异很多，或三者并存，或某支缺如。

（二）深层结构

1. 深筋膜　此区深筋膜与小腿后肌间隔、骨间膜、胫骨与腓骨的后面围成后骨筋膜鞘（图 1-20）。此鞘被位于小腿后群浅、深两层肌之间的小腿后筋膜隔分为浅、深两个筋膜鞘。

2. 肌　小腿后骨筋膜鞘的浅部含小腿三头肌，深部容纳小腿后群深层肌及腘肌（图 1-20）。

（1）浅层肌：称**小腿三头肌** triceps surae，由浅

层的腓肠肌和深面的比目鱼肌构成。前者分别以腓肠肌内侧头和外侧头起自股骨内、外侧髁，比目鱼肌则起自胫骨和腓骨上端的后面。三头会合在小腿的上部形成膨大的肌腹，俗称小腿肚，向下逐渐变细形成跟腱，止于跟骨结节。该肌的功能为屈小腿和上提足跟。踮起脚后跟就是该肌收缩的结果。站立时，该肌能固定踝关节和膝关节，防止身体向前倾倒。

（2）深层肌：共有3块。由外侧向内依次为**蹈长屈肌**flexor pollicis longus，**胫骨后肌**tibialis posterior和**趾长屈肌**flexor digitorum longus。各肌在小腿的下部形成肌腱，向内踝后方集中进入踝管。在内踝后上方，趾长屈肌腱越胫骨后肌腱浅面向外侧，在足底与蹈长屈肌腱形成"腱交叉"。三肌分别止于蹈趾末节、足舟骨和第2～5趾的末节趾骨。三肌均屈踝关节。趾长屈肌和蹈长屈肌分别屈2～4趾蹈趾，胫骨后肌使足内翻（表1-3）。

3. 血管和神经 小腿后区的血管、神经为：胫后动脉、胫后静脉和胫神经。三者形成血管神经束。

（1）**胫后血管**：**胫后动脉**和**胫后静**脉posterior tibial artery & vein，胫后动脉是腘动脉的两终支之一。在腘肌下缘起始后经比目鱼肌腱弓的深面，至小腿后面浅、深两层肌之间下降，继而沿跟腱内侧缘的前方至内踝后方，于屈肌支持带的深面入踝管，在踝管内分成足底内动脉和足底外侧动脉。胫后动脉在内踝后方位置表浅，故可摸到其搏动。胫后动脉在小腿上端发出粗大的肌支供应腓肠肌内侧头和外侧头。胫后动脉的重要分支是**腓动脉**peroneal artery，较粗，在胫后动脉的上端发出，先经胫骨后肌的前面斜向下外方，后沿腓骨内侧缘下行，至蹈长屈肌深面，紧贴腓骨下降，从外踝后上方浅出，分支参与踝关节网的构成。腓动脉分支供应小腿后群肌和外侧群肌，还发出腓骨滋养动脉供应腓骨，临床上常以腓骨滋养动脉制作带蒂腓骨骨瓣。胫后静脉为两条，包绕胫后动脉伴行。两条胫后静脉之间有诸多吻合支。

（2）**胫神经**tibial nerve（$L_{4\sim5}$、$S_{1\sim3}$）（图1-22）：自腘窝向下与胫后动脉及其静脉伴行，在比目鱼肌深面，先位于胫后动脉的内侧，随后与动脉交叉，至小腿下部则行于动脉外侧，到屈肌支持带深面的踝管内分为足底内侧神经和足底外侧神经，伴足底的同名动脉分布于足底。胫神经在腘窝发出分支与动脉伴行，进入腓肠肌内侧头和外侧头，稍下再发出分支支配比目鱼肌、跖肌和小腿肌后群的深层肌。此外，还发出腓肠内侧皮神经。

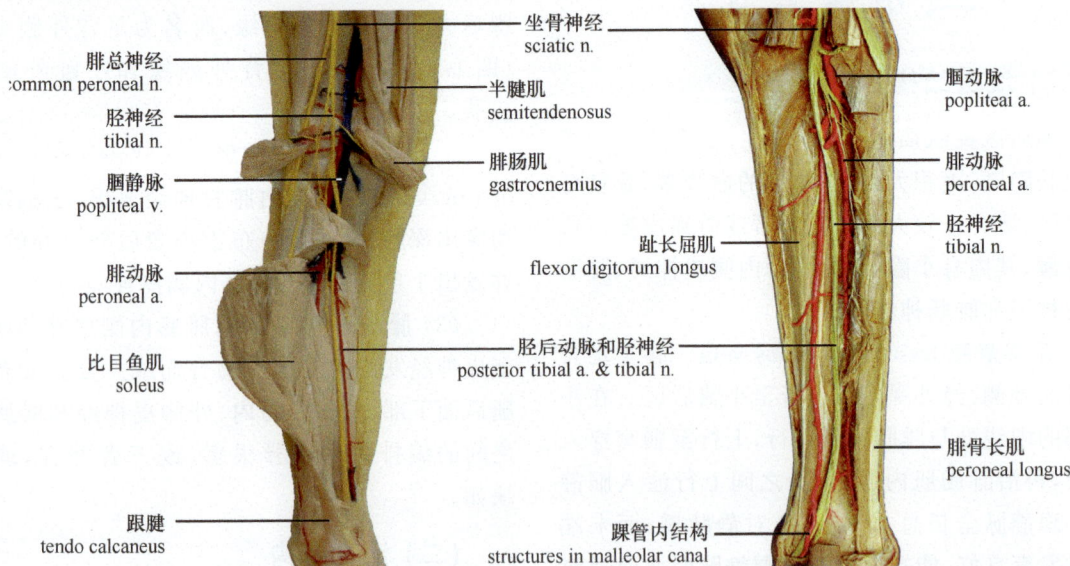

图1-22 小腿后区

（复旦大学 李瑞锡）

第六节 踝部与足部

踝部上界是内、外踝基底的环线，与小腿下端共界；下界为过内、外踝尖的环线。踝的远侧为足部。踝部又以内、外踝之间的虚拟冠状面分为踝前区和踝后区。足部又分为足背和足底，足背和足底的前方为趾，趾又分趾的跖面和趾背。为便于描述和学习,分别将踝前区、足背和趾背;踝后区、足底和趾底一起记述。

一、踝前区与足背

踝前区与足背呈直角相交相续,足背的两侧界为足内侧缘和外侧缘,远侧界为各趾根部的连线。趾背位于足背的前方。

在活体,小腿前群的肌收缩时,踝前区和足背可见清晰的肌腱。由外侧向内分别是趾长伸肌肌腱、鉧长伸肌腱及胫骨前肌腱。前二者之间可扪及足背动脉搏动,内踝前方有大隐静脉。

(一)浅层结构

踝前区与足背及趾背的皮肤薄,移动性大。浅筋膜疏松,内含浅静脉及皮神经。机体若发生水肿,足背和趾背最早发生变化,出现组织肿胀、皮肤泛亮。足背静脉弓呈弓形位于足背远侧,弓的凹侧朝向足背近侧。静脉弓的内、外侧两端分别续于大隐静脉和小隐静脉。

踝前区与足背趾背的皮神经有4条。支配踝前区与足背内侧近端皮肤的神经为隐神经的末梢;支配足背外侧部皮肤的神经称足背外侧皮神经,为腓肠神经的末梢;分布于足背中央与内侧部的皮神经分别称足背中间皮神经和足背内侧皮神经,两者为腓来自浅神经(图1-20)。第1和第2趾背相对缘及其对应的趾蹼处的皮肤由腓深神经皮支支配。

(二)深层结构

踝前区深筋膜致密坚韧,结缔组织纤维呈横向分布。踝部的深筋膜增厚,形成数条支持带。计有伸肌上支持带、伸肌下支持带和腓骨肌上支持带、腓骨下支持带,屈肌支持带等。各支持带向深部发出纤维隔连于骨面,形成骨纤维管。肌腱被限制在骨纤维管中,有利于各肌的独立运动。

1. 伸肌上支持带 superior extensor retinaculum 又称小腿横韧带(图1-23),位于小腿下端与踝部交界处,由小腿下端前面的深筋膜增厚而成。伸肌上支持带的内侧附着于胫骨前缘,外侧附着于腓骨前缘。

2. 伸肌下支持带 inferior extensor retinaculum 又名小腿十字韧带(图1-23),位于伸肌上支持带的下方、踝前区与足背的交界处,呈横置的"Y"形,由局部的深筋膜增厚而成。伸肌下支持带的"Y"干附着于跟骨的外面,纤维向内绕过踝前区,在内踝前方分出"Y"的两臂。上臂附着于内踝,下臂绕过足的内侧缘,续于足底深筋膜。伸肌下支持带向深面发出纤维隔,形成3个骨纤维管。其中内侧管含胫骨前肌肌腱及其腱鞘;中间管含鉧长伸肌肌腱及其腱鞘、足背血管和腓深神经;外侧管含趾长伸肌肌腱及其腱鞘和第3腓骨肌肌腱。

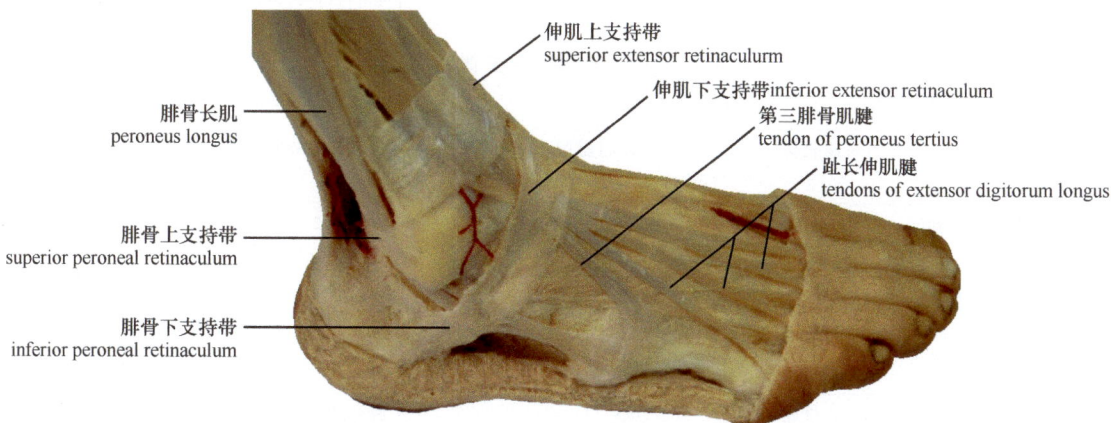

图1-23　踝前部的支持带和足背的肌腱

3. 足背动脉 dorsal artery of foot 胫前动脉的直接延续。在鉧长伸肌腱的外侧前行,至第1跖骨间隙处,分成足底深动脉和第1趾背动脉两个终支。前者穿第1跖骨间隙入足底,参与构成足底弓,后者分支至鉧趾内侧缘和第1、2趾相对缘的背面。足背动脉在足背分出**跗内侧动脉**

media tarsal artery,**跗外侧动脉**lateral tarsal artery 和**弓状动脉** arcuate artery,前二者分布于足背。弓状动脉自第1跖骨底转向外侧,发出第2～4 **跖背动脉**dorsal metatarsal artery,至各趾的基底部各分为2支**趾背动脉**dorsal digital artery,分布于第2～5趾背的相对缘,其中第4跖背动脉还发出分支供应第5趾的外侧缘(图1-24)。弓状动脉常缺如,此时足趾的血供由足底的动脉代偿。

4. 腓深神经 deep peroneal nerve 居足背动脉内侧。经伸肌下支持带深面行于蹞长伸肌腱和蹞短伸肌之间,在足背分为内、外两个终支。内侧支前行分支分布到第1趾的内侧,第1趾和第2趾相对面的皮肤与对应的趾蹼;外侧支行于蹞短伸肌深面,支配足背肌、跗跖和跖趾各关节。

5. 足背肌 muscle on dorsum of foot 足背肌共2块,即蹞短伸肌和趾短伸肌,二肌均为片状薄肌,位于足背部肌腱的深面。足背肌的作用分别是伸蹞趾、伸第2~4趾(表1-4)。

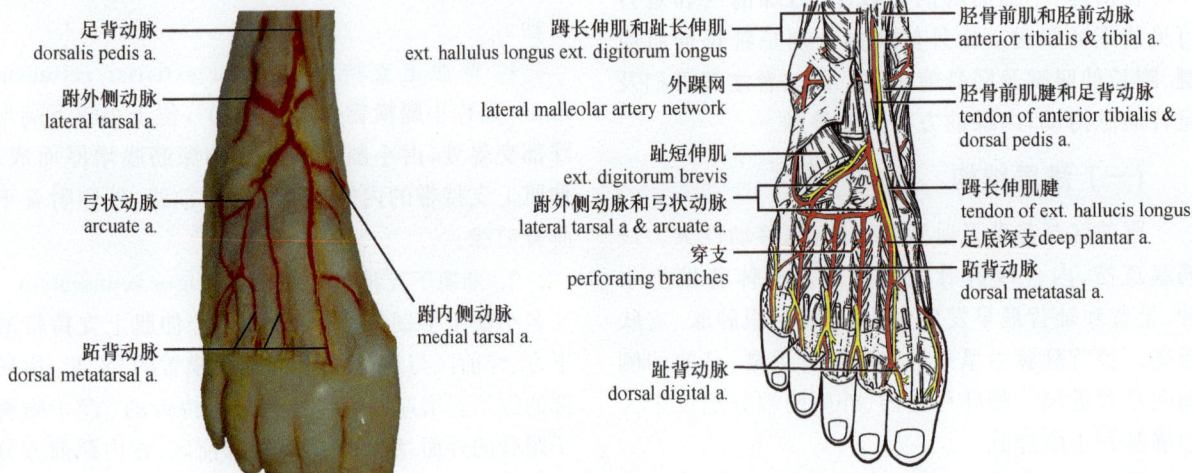

图1-24　踝前区和足背

表1-4　足肌

肌群	名称		起点	止点	功能	神经支配
足背肌	蹞短伸肌		跟骨前端上面和外侧面	蹞趾近节跖骨底	伸蹞趾	腓深神经 $L_4\sim S_2$
	趾短伸肌			第2~4趾近节趾骨底	伸第2~4趾	
足底肌	内侧群	蹞收肌	第2~4跖骨底	蹞趾近节跖骨底	屈和内收蹞趾	足底外侧神经($S_{1\sim2}$)
		蹞短屈肌	内侧楔骨		屈蹞趾	足底内侧神经($L_4\sim_5$)
		蹞展肌	跟骨、屈肌支持带		外展蹞趾	
	中间群	趾短屈肌	跟骨	第2~5趾中节趾骨底	屈第2~5趾	足底内侧神经($L_4\sim_5$)
		足底方肌	跟骨	趾长屈肌腱		足底外侧神经($S_{1\sim2}$)
		蚓状肌	趾长屈肌腱	趾背腱膜	屈跖趾关节伸趾骨间关节	足底内、外侧神经 ($L_4\sim S_2$)
		骨间跖底肌	第3~5跖骨内侧面	第3~5趾近节趾骨底、趾背腱膜	内收第3~5趾	足底外侧神经($S_{1\sim2}$)
		骨间背侧肌	第1~5跖骨相对面	第2~4趾近节趾骨底、趾背腱膜	外展第2~4趾	
	外侧群	小趾展肌	跟骨	小趾近节趾骨底	屈、外展小趾	足底外侧神经($S_{1\sim2}$)
		小趾短屈肌	第5趾骨底		屈小趾	

注:足底肌的层次关系见正文

二、踝 后 区

踝后区的上界为踝部的上界,与小腿下端共界;前界为从踝部上界分别经内踝尖和外踝尖至足底的连线。此区后正中的皮下有跟腱,跟腱向下附着于跟骨结节。跟腱与内、外踝之间各有一浅沟。内侧沟的深面是肌腱、小腿后区血管、神经进入足底的通道;外侧沟的皮下有小隐静脉和腓肠神经,深面有腓骨长肌肌腱和腓骨短肌肌腱。跟腱与皮肤之间有跟腱皮下囊;跟腱末端与跟骨之间有跟腱囊。

（一）浅层结构

踝后区的皮肤薄移动性大，足跟部皮肤较厚，活动度减小，表明角化层增厚。浅筋膜由上向下逐渐由疏松变致密。跟腱的两侧脂肪较多。

（二）深层结构

踝后区深层的重要结构有踝管及其内含物以及腓骨支持带。

1. 踝管 malleolar canal　由**屈肌支持带** flexor retinaculum 附着于内踝后下部与跟骨内侧面所形成的间隙，是小腿后区进入足底的通道（图 1-25）。屈肌支持带是局部深筋膜的增厚，整体呈扇形。屈肌支持带向深部发出 3 个纤维隔，将踝管分隔成 4 个骨纤维管。管内结构由前向后依次为：①胫骨后肌腱及其腱鞘；②趾长屈肌肌腱及其腱鞘；③神经血管束（胫后动脉及其伴行静脉，胫神经）；④姆长屈肌肌腱及其腱鞘。踝管内各结构之间填以疏松结缔组织，是小腿后区通向足底的潜在性筋膜路径。小腿或足底的感染，可经踝管相互蔓延。踝后区的外伤、出血或肿胀均可压迫踝管内的结构，引起踝管综合征。

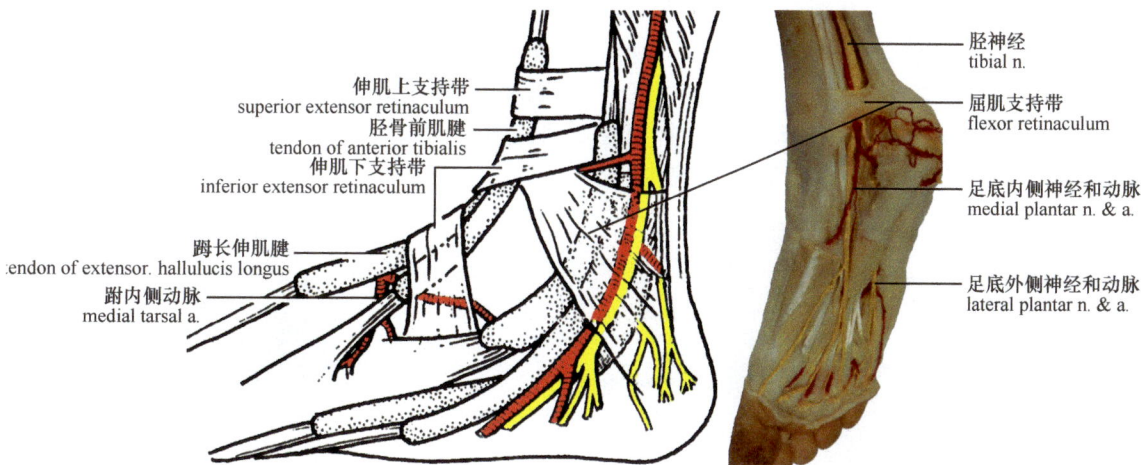

图 1-25　踝部内侧面与踝管

2. 腓骨肌上支持带和下支持带　superior & inferior peroneal retinaculum 由外踝外侧的深筋膜增厚而成。腓骨肌上支持带附着于外踝后缘与跟骨外侧面之间，将腓骨长肌肌腱和腓骨短肌肌腱限制于外踝后下方；腓骨肌下支持带上方续于伸肌下支持带，后下方附着于跟骨外侧面的前部，将腓骨长肌肌腱和腓骨短肌肌腱限制于跟骨的外侧面（图 1-24）。二肌的肌腱由一总腱鞘包绕穿行于两支持带的深面。腓骨上支持带损伤，会削弱其对肌腱的约束能力，突然用力踮起脚后跟时，腓骨长、短二肌的肌腱易被绷出至外踝表面。这种情况在芭蕾舞演员中时有发生。

三、足　　底

足底与足背相对应而朝向地面，包括跟骨的前下面、跗骨、跖骨的下面。趾的下面也一并记述。

（一）浅层结构

足底趾底的皮肤厚而坚韧，移动性小。足跟、足外侧缘和姆趾基底部等着地受力部的皮肤尤为厚韧。这些部位因支撑体重和摩擦，常形成胼胝。足底与趾底的皮肤易受真菌感染，形成脚癣，俗称"脚气"。浅筋膜内致密的纤维束将皮肤与足底深筋膜连成整体，可防止皮肤滑动，有利于人体站立时的稳定。

（二）深层结构

足底深层结构主要为足底筋膜和足底的神经与血管。深筋膜分为浅深两层：浅层覆于足底肌表面，两侧薄，中间厚，称跖腱膜（又称足底腱膜），相当于手掌的掌腱膜；深层覆于骨间肌的下表面，又称骨间跖侧筋膜。

1. 跖腱膜 plantar aponeurosis　为三角形致密纤维板层，后端窄，附于跟结节前缘内侧部，前端增宽，分成五个纤维束止于 1～5 趾底。跖筋膜的两侧缘向深部发出肌间隔，止于第 1 和 5 跖骨体，由此深筋膜在足底形成了内、中、外 3 个骨筋膜鞘。

（1）内侧骨筋膜鞘：居第 1 跖骨内侧，容纳姆展肌、蹬短屈肌、蹬长屈肌腱。

（2）中间骨筋膜鞘：居第1～5跖骨的跖面，容纳趾短屈肌、足底方肌、蹬收肌、趾长屈肌腱、蚓状肌、骨间跖底肌和骨间背侧肌以及足底弓和足底外侧神经及其分支。

（3）外侧骨筋膜鞘：位于第5跖骨外侧，容纳小趾展肌、小趾短屈肌，足底外侧血管和神经。

这些筋膜鞘中的肌和小腿后肌群来的肌腱在足底排为4层。第1层肌有蹬展肌、趾短屈肌和小指展肌；第2层包括跖方肌、蚓状肌、趾长屈肌肌腱和蹬长屈肌肌腱；第3层包括蹬趾短屈肌、蹬收肌横头和斜头，以及小指短屈肌；第4层包括3块骨间跖底肌和4块骨间背侧肌。

2. 足底的血管和神经　胫后动脉和胫神经在踝管内，各自分为足底内、外侧动脉和足底内、外侧神经。**足底内侧动脉**medial plantar artery 较外侧者细，伴同名静脉和神经沿足底内侧缘前行，分布于邻近组织，末端与第1～3跖足底动脉吻合。**足底外侧动脉**lateral plantar artery 较粗，伴同名静脉和神经斜向前外，穿趾短屈肌深面至足底外侧缘，分支分布于邻近组织，终支在第5跖骨间隙处转向内，末端与足背动脉的足底深支吻合成**足底深弓** deep plantar arch。由弓发出4个跖底动脉，前行至趾蹼处，各分为2个趾跖侧固有动脉，分布于各趾相对缘的跖侧。**足底内侧神经** medial plantar nerve 支配足底内侧部的肌和关节、足底内侧半及内侧三个半趾跖侧的皮肤。**足底外侧神经**lateral plantar nerve 支配足底外侧部的肌和关节、足底外侧半及外侧一个半趾跖侧的皮肤（图1-26）。

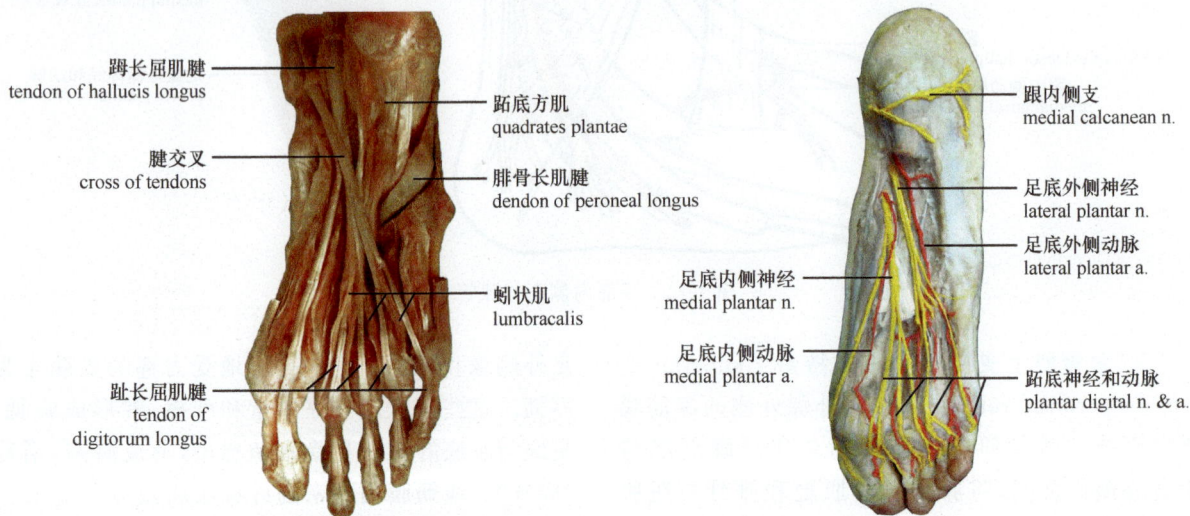

图1-26　足底肌和神经血管

（三）足弓

足弓arch of foot 由跗骨与跖骨借关节和韧带连结而成，分为内侧纵弓、外侧纵弓和横弓。

足弓的维持主要靠韧带、肌腱和足底肌。胫骨后肌腱、趾长屈肌腱、蹬长屈肌腱、足底方肌、足底腱膜及跟舟足底韧带等结构主要维持内侧纵弓；腓骨长肌腱、足底长韧带及跟骰足底韧带等结构参与维持外侧纵弓；而腓骨长肌腱、胫骨前肌腱及蹬收肌横头等结构主要维持横弓。

足弓是人体直立、行走及负重时的减震装置。良好的足弓弹性能有效缓冲人体运动时的震动，同时还可保护足底的血管和神经免受压迫。足弓发育不良或维持装置受损，可引起足弓塌陷，形成扁平足。

（复旦大学　李瑞锡）

第七节　下肢的断层影像解剖

一、经右髋关节的横断面

经右髋关节的横断面影像解剖，见图1-27。

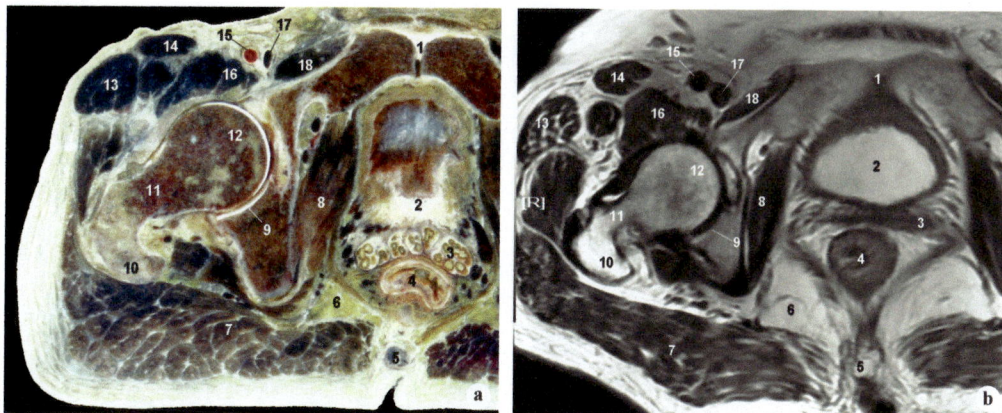

图 1-27 经右髋关节的横断面

a. 断层标本；b. MRI T2

1. 耻骨联合 pubic symphysis；2. 膀胱 urinary bladder；3. 精囊 seminal vesicle；4. 直肠 rectum；5. 尾骨 coccyx；6. 坐骨肛门窝 ischiorectal fossa；7. 臀大肌 gluteus maximus；8. 闭孔内肌 obturator internus；9. 髋臼 acetabulum；10. 股骨大转子 greater trochanter；11. 股骨颈 neck of femur；12. 股骨头 head of femur；13. 阔筋膜张肌 tensor fasciae latae；14. 缝匠肌 sartorius；15. 股动脉 femoral a. ；16. 髂腰肌 iliopsoas；17. 股静脉 femoral v. ；18. 耻骨肌 pectineus

二、经右股部中份的横断面

经右股部中份的横断面影像解剖，见图 1-28。

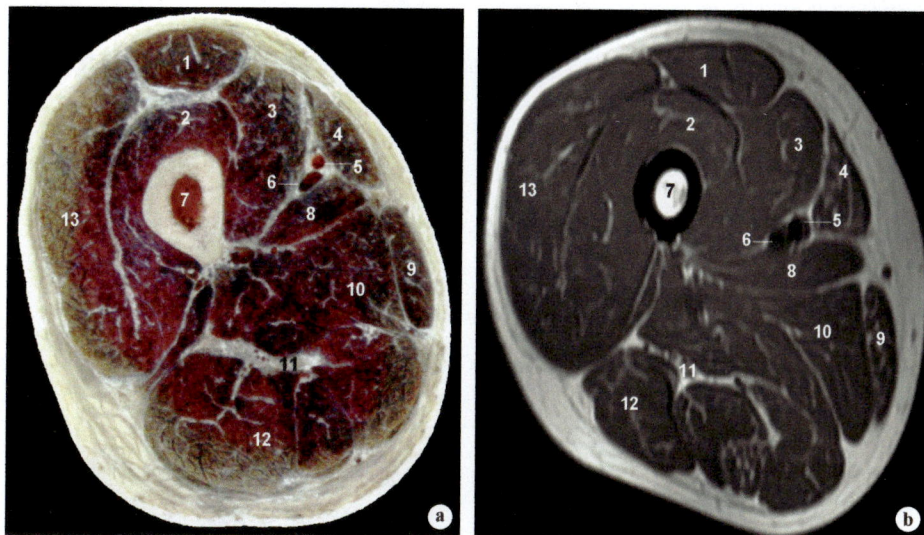

图 1-28 经右股部中份的横断面

a. 断层标本；b. MRI

1. 股直肌 rectus femoris；2. 股中间肌 vastus intermedius；3. 股内侧肌 vastus medialis；4. 缝匠肌 sartorius；5. 股动脉 femoral a. ；6. 股静脉 femoral v. ；7. 股骨 femur；8. 长收肌 adductor longus；9. 股薄肌 gracilis；10. 大收肌 adductor magnus；11. 坐骨神经 sciatic n. ；12. 股二头肌 biceps femoris；13. 股外侧肌 vastus lateralis

三、经右膝关节的正中矢状断面

经右膝关节的正中矢状断面影像解剖，见图 1-29。

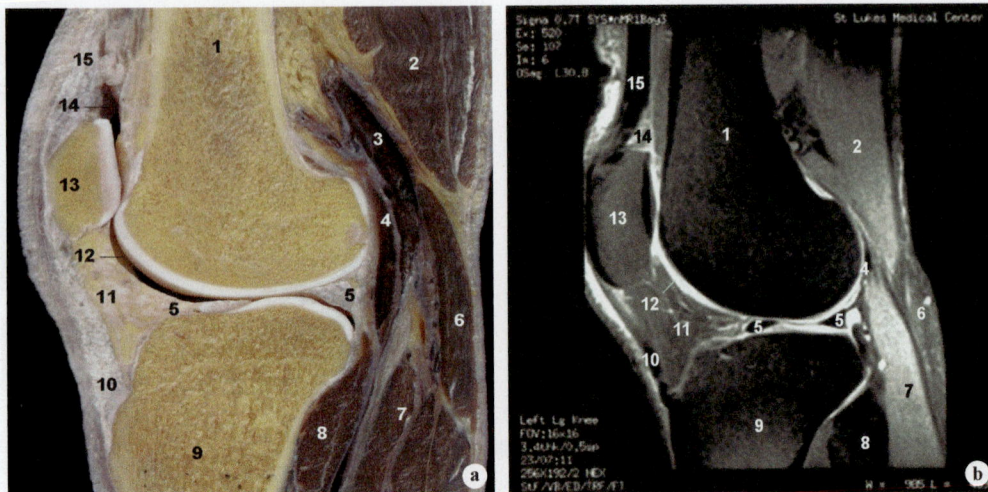

图 1-29　经右膝关节的正中矢状面

a. 断层标本；b. MRI T2

1. 股骨 femur；2. 股二头肌 biceps femoris；3. 腘静脉 popliteal v. ；4. 腘动脉 popliteal a. ；5. 半月板 meniscus；6. 腓肠肌 gastrocnemius；7. 比目鱼肌 soleus；8. 腘肌 popliteus；9. 胫骨 tibia；10. 髌韧带 patellar lig. ；11. 髌下脂肪垫及翼状襞 down on the fat pad and plicae alares；12. 膝关节腔 knee cavity；13. 髌骨 patella；14. 髌上囊 suprapatellar bursa；15. 股四头肌腱 tendon of quadriceps femoris

四、经右膝关节的冠状断面

经右膝关节的冠状断面影像解剖，见图 1-30。

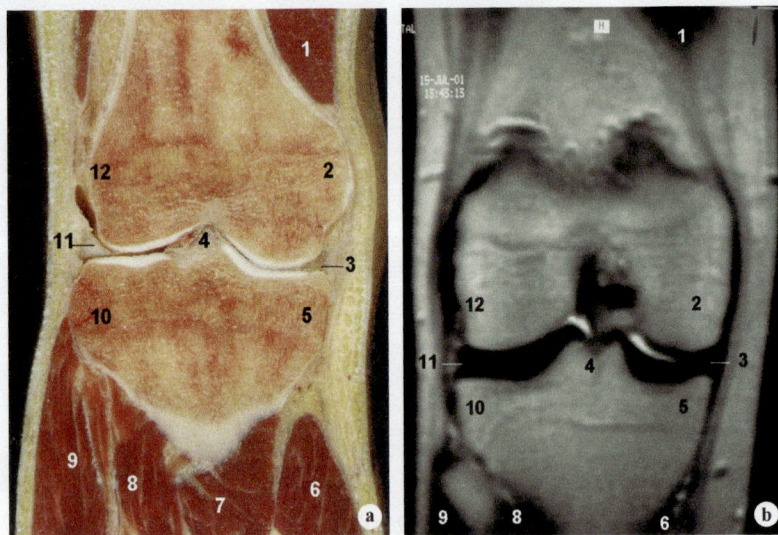

图 1-30　经右膝关节的冠状断面

a. 断层标本；b. MRI

1. 股内侧肌 vastus medialis；2. 股骨内侧髁 condylus medialis；3. 内侧半月板 medial meniscus；4. 髁间隆起 intercondylar eminence；5. 胫骨内侧髁 medial tibia fractures；6. 腓肠肌内侧头 medial head of gastrocnemius；7. 比目鱼肌 soleus；8. 胫骨前肌 tibialis anterior；9. 腓骨长肌 peroneus longus；10. 胫骨外侧髁 lateral condyle tibia；11. 外侧半月板 lateral meniscus；12. 股骨外侧髁 condylus lateralis

五、经右小腿中份的横断面

经右小腿中份的横断面影像解剖，见图 1-31。

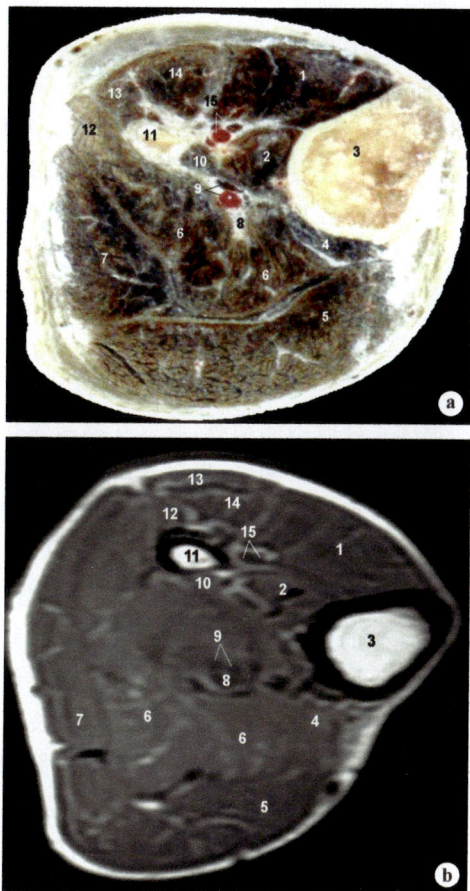

图 1-31　经右小腿中份的横断面
a. 断层标本；b. MRI T2

1. 胫骨前肌 tibialis anterior；2. 胫骨后肌 tibialis posterior；3. 胫骨 tibia；4. 趾长屈肌 flexor digitorum longus；5. 腓肠肌内侧头 medial head of gastrocnemius；6. 比目鱼肌 soleus；7. 腓肠肌外侧头 lateral head of gastrocnemius；8. 胫神经 tibial n.；9. 胫后动、静脉 posterior tibial a./v.；10. 蹈长屈肌 flexor hallucis longus；11. 腓骨 fibula；12. 腓骨短肌 peroneus brevis；13. 腓骨长肌 peroneus longus；14. 趾长伸肌 extensor digitorum longus；15. 胫前动、静脉 tibial a./v.

（山东大学　李振平）

第八节　下肢的解剖操作

为了方便操作，下肢解剖的顺序与理论描述略有不同。通常是由前向后；自上而下。下肢前面的解剖依次是股前内侧区、膝前区、小腿前外侧区，踝前区和足背趾背；后面的顺序是臀区、股后区、膝后区（腘窝）、小腿后区、踝后区和足底趾底。由于篇幅所限，膝前区、踝前区、下肢各关节等不安排单独解剖叙述，相关内容可参阅理论记述和示教标本。

一、股前内侧区

（一）切口

将尸体置于仰卧位，作 3 个切口：①从髂前上棘切至耻骨结节；②经胫骨粗隆水平切至小腿的内、外侧；③由上切口中点向下沿大腿前面纵切，经髌骨中线至下切口。各切口所经过的皮肤均较薄，勿深切。自切口的交界处开始，向两侧翻起皮片，注意保护浅筋膜中的血管神经。

（二）层次解剖

1. 解剖浅筋膜内结构

（1）解剖大隐静脉及其属支与浅动脉：一般情况下，大腿的皮肤翻开后，便可见浅静脉。在大腿的中部左手用镊子夹住所见到的浅静脉，轻轻上提，右手用剪刀分离静脉周边的脂肪组织。直到完全剖露大隐静脉及其在大腿部的股内侧和骨外侧浅静脉。顺大隐静脉向下，在股骨内侧髁后缘出用剪刀分离脂肪组织，找出与大隐静脉伴行的隐神经，用同样的方法，用剪刀分离神经周边的脂肪组织，直至神经的末端。向上分离大隐静脉，追溯至腹股沟韧带的下方。观察大隐静脉末端在隐静脉裂孔处穿过深筋膜注入股静脉的状况。用镊子轻提大隐静脉上端，在大隐静脉的深面可清楚地观察到隐静脉裂孔的边缘，即镰缘。在隐静脉裂孔的外上方、上方和内侧分别找出大隐静脉的另外 3 个属支，旋髂浅静脉、腹壁浅静脉和阴部外浅静脉，注意辨认各自伴行同名动脉。这 3 条与浅静脉伴行的小动脉属于皮动脉，起自股动脉。可暂不追踪其起点。注意阴部外浅动脉常行于大隐静脉末段与股静脉之间，临床上常以该动脉作为标志，确定大隐静脉的根部。全面观察大隐静脉 5 条属支。提起大隐静脉，观察其与深静脉的交通支。必要时，可纵行剖开一段大隐静脉，观察静脉瓣。

（2）观察腹股沟浅淋巴结：在腹股沟韧带下方及大隐静脉近端的脂肪中，寻找观察腹股沟浅淋巴结。一般情况下，即便其他部位的淋巴结不易观察，而腹股沟部的淋巴结则常常容易观察。应以腹股沟区作为观察淋巴结的代表区，观察淋巴结的外形，借助放大镜观察淋巴结的输入淋巴管和输出淋巴管，用手捏摸感知淋巴结的硬度和质地。观察结束后可去除。

（3）解剖皮神经：用剪刀分离大腿的前面的脂肪组织，寻找下列皮神经：①股外侧皮神经。可在大腿中部外侧缘的脂肪中找到,找出后向上追溯到其从深筋膜的穿出点,此穿出点一般位于髂前上棘下方5~10cm处。②股神经前皮支和内侧皮支,各1~2支。分别在大腿前面和大腿内侧的脂肪组织中可找到。③闭孔神经皮支,于大腿内侧上部的脂肪组织中可找出。尽量将这些皮神经从穿出处深筋膜中追溯至远端,并保留。但不必花过多时间寻找所有的皮神经。

2. 解剖深筋膜　保留浅血管和皮神经,去除浅筋膜。暴露深筋膜,即阔筋膜。观察可见,阔筋膜组织实密,坚韧,自大腿内侧向外由薄变厚。在大腿的外侧面阔筋膜显著增厚,叫髂胫束,上端起自髂嵴,分两层包裹着阔筋膜张肌,两层在阔筋膜张肌的下端合并,向下止于胫骨外侧髁。髂胫束上端的后缘有臀大肌附着(以后观察)。自腹股沟韧带中点稍下向下纵行切开阔筋膜,伸入手指将其与深层组织分离,翻向两侧。勿损伤深面的结构。沿髂胫束的前缘纵切阔筋膜,保留髂胫束。

3. 解剖股前群肌　清除阔筋膜,去除缝匠肌和股四头肌表面的结缔组织。观察股四头肌各部的位置和纤维排列方向。向下修洁并检查股四头肌腱,观察其包绕髌骨后形成髌韧带的情况。向下观察髌韧带在胫骨粗隆上的止点。检查观察缝匠肌的起、止点。体会大腿前群肌对髋关节和膝关节的作用。

4. 解剖股三角及其内容

(1)观察股三角及其内含结构:确认股三角的3个边界。上界为腹股沟韧带,暂不必剖露,修洁并确认外侧界和内侧界,即缝匠肌的内侧缘和长收肌的内侧缘。去除三角内股鞘周围的结缔组织,观察股鞘。股鞘为包绕股血管上端的漏斗形筋膜鞘。用解剖刀剔除股鞘前壁,暴露鞘内结构。从外向内依次可见股动脉、股静脉和股管。股管为潜在性腔隙,是为股静脉过分扩张时预留的空间,管内含少量疏松结缔组织和淋巴结。

(2)解剖股动脉及主要分支:用解剖剪分离股动脉周围的结缔组织和股静脉。向上清理至股三角的上界,即腹股沟韧带,向下追踪至股三角的尖,即缝匠肌与长收肌的交叉处。在股三角的下角股动脉伴股静脉进入缝匠肌的深面,继而进入收肌管,暂不追溯。在股动脉主干上部后外侧,腹股沟韧带下方约3~5cm处,分离解剖出股动脉的主要分支之一股深动脉。再从股深动脉的起始端分离解剖出旋股外侧动脉和旋股内侧动脉。旋股外侧

动脉一般从股深动脉外侧发出,从缝匠肌和股直肌深面外行。将手指插入缝匠肌上端的深面游离该肌,用同样的方法游离股直肌中部,在其深面追溯旋股外侧动脉。用分离并去除动脉的伴行静脉,使动脉清晰易辨。旋股外侧动脉分为升、横、降3支,一一分离确认。在股深动脉内侧分离解剖出旋股内侧动脉,该动脉从髂腰肌和耻骨肌之间穿向深面。不必深追。沿股深动脉本干向下分离清理,追溯找到1~2支穿动脉。通常穿动脉有3~4支,向后分布至大腿后面。观察它们穿过收肌群至大腿后部的情况。旋股内侧动脉、旋股外侧动脉和股深动脉既可单独发自股动脉,也可某两支共干起自股动脉。注意观察自己标本这些动脉的起始类型。

(3)解剖股静脉、观察腹股沟深淋巴结:解剖股动脉时,股静脉已经暴露,进一步确认该静脉,体会它与股动脉的位置关系:股静脉与股动脉紧密相伴,先位于股动脉内侧,至股三角尖走向股动脉后方。为便于观察动脉,可切除股静脉的属支。腹股沟深淋巴结沿股静脉近段排列,位于股静脉周围的结缔组织中,有时不易辨认,不必花工夫寻找。

(4)探查股管:股管位于股静脉内侧,是一潜在性漏斗型间隙,内有淋巴结和脂肪。管长约1.5cm,股管上口叫股环,是一覆以腹膜的浅凹,称股凹,解剖腹部时要注意观察。用解剖刀柄或手指插入股管向上探至股环,确认股环的4壁:前壁,腹股沟韧带;后壁,耻骨肌筋膜;内侧壁,腔隙韧带;外侧壁,股静脉。体会假如股静脉回流增多过度扩张时,股管对股静脉的减压作用。股管下端的结缔组织与股血管的外膜愈合,使股管成为盲端,高度约平隐静脉裂孔。

(5)解剖股神经:在股动脉的外侧分离覆盖于髂腰肌表面的髂腰筋膜,找出股神经。追踪修洁股神经的分支,分别追溯其肌支至耻骨肌、缝匠肌、股四头肌的入肌点;再次确认其皮支。仔细追溯与股动脉伴行进入收肌管的隐神经。隐神经是小腿的重要感觉神经之一,末端可达踝部。要注意保护该神经。

5. 解剖收肌管及其内容　收肌管是股三角通向腘窝的通道。先将缝匠肌从中部切断,向下翻开。若大腿的皮神经穿经此肌,可将神经拉出。缝匠肌下段与深面的组织结合紧密不易分离,左手拉紧该肌,右手用解剖刀仔细划切肌深面的组织。将该肌翻至膝关节内侧。缝匠肌翻开后,显露出的致密结缔组织叫腱板。腱板架于股内侧肌与长收肌

和大收肌之间,深方形成三角形长隙。腱板和缝匠肌共同组成收肌管的前壁。用解剖剪纵行剪分腱板,暴露收肌管内的 4 个结构:股神经的股内侧肌支、隐神经、股动脉和股静脉。分离股动脉、股静脉和隐神经。观察它们的位置关系:股动脉在收肌管内逐渐跨向股静脉的前内侧,两者伴行通过收肌腱裂孔进入腘窝;隐神经从外侧跨过股动脉前方至内侧。在收肌管的下部可找出隐神经发出的髌下支;同时找出股动脉发出的膝降动脉(或称膝最上动脉)。隐神经的髌下支与膝降动脉伴行,从股薄肌与缝匠肌腱之间浅出,分布于膝内侧。详细情况,在膝部解剖时观察。

6. 解剖股内侧肌群及闭孔神经 在大腿内侧修洁股薄肌,用手插入股薄肌深面,游离该肌。确认长收肌。在长收肌的上缘辨认耻骨肌。在长收肌下部的内侧缘分离该肌,从分离的间隙中插入手指将长收肌与深面的大收肌彻底分离。在长收肌上端起点下约 3～5cm 处切断该肌,向下翻开,暴露深部的短收肌。透过短收肌表明的筋膜,可看到闭孔神经前支,用镊子提起闭孔神经前支,用解剖剪分离神经周围的筋膜,使之更清晰。在短收肌的内侧缘将其与后面的大收肌分离,向前牵拉短收肌,可见长收肌表面的闭孔神经后支,见到即可,不必深究。清理短收肌后下方的大收肌,观察该肌下部的收肌腱裂孔及通过裂孔的股动、静脉血管束。

膝前区不安排解剖,相关内容参看理论记述。

二、小腿前外侧区与足背

(一) 皮肤切口

为同时解剖小腿前外侧区和足背,作 3 条皮肤切口。

(1) 从内踝横切至外踝。

(2) 从蹬趾根部内侧缘沿趾蹼横切至小趾根部外侧缘。

(3) 从胫骨粗隆延小腿前面纵切,过踝部中线,至第 3 趾末端。

踝部、足背的皮肤较薄,切口要浅。从纵、横切口的交界处提起皮片,将皮肤翻剥向两侧。翻皮时,勿损伤浅筋膜内的浅静脉和皮神经。

(二) 层次解剖

1. 解剖浅筋膜

(1) 解剖小腿前外侧区浅筋膜内结构

1) 解剖大隐静脉和隐神经:在大腿,大隐静脉

和隐神经已被剖出。自上向下追溯分离隐神经,最远可追至踝部。在膝关节的内侧,再次确认在收肌管已剖出的髌下支,观察其在胫骨粗隆附近的分布情况。

向下追溯和修洁大隐静脉至足背。注意提拉大隐静脉,观察其与深静脉之间的交通支。交通支的静脉瓣关闭不全是导致深静脉血反流至大隐静脉形成静脉曲张的重要原因。观察大隐静脉与内踝的关系,思考为什么临床上常以内踝作为寻找大隐静脉的标记?循足背静脉弓的外侧端找出小隐静脉,往上追踪至外踝的后下方。观察小隐静脉与外踝的关系。比较大隐静脉、小隐静脉与内踝、外踝关系的不同。

2) 解剖腓浅神经:在小腿外侧下部的浅筋膜内分离找出腓浅神经的皮支,向下追踪修洁至足背远端,观察其分别范围。

(2) 解剖足背浅层结构:修洁足背静脉弓,观察其形态,足背静脉弓的形态因人而异,观察比较其他标本足背静脉弓的不同。从外侧端清理出随小隐静脉伴行至足背的腓肠神经终支——足背外侧皮神经。在足背正中部位找出并修洁腓浅神经的两个终支——足背内侧和足背中间皮神经。在第 1、2 趾蹼处用解剖剪分离浅筋膜,找出腓深神经的终末皮支。最后综合观察足背的皮神经分布。

2. 解剖深筋膜 保留已剖出的皮神经和浅静脉,清除浅筋膜,暴露小腿及足背的深筋膜。深筋膜各部厚度不同,小腿上部的深筋膜较厚,深面有肌肉附着不易剥离;小腿中部深筋膜稍薄,与肌疏松结合,容易从肌表面分离;小腿下部和踝关节上方的深筋膜纤维显著增厚,形成伸肌上支持带(小腿横韧带)。踝关节前下方,深筋膜又明显增厚,呈横位的"Y"型,Y 干于外,两臂向内。形成伸肌下支持带(小腿十字韧带)。修整各支持带的边界,观察各支持带的附着部位。保留伸肌支持带,去除其他部位的深筋膜。小腿上 1/3 的深筋膜供肌附着,不易剥离,可保留。

3. 解剖小腿前外侧区的深层结构

(1) 解剖小腿前群肌和外侧群肌:在小腿下部,用解剖剪分离各肌及其肌腱,自内侧向外依次辨认胫骨前肌、蹬长伸肌、趾长伸肌和第三腓骨肌。若分离辨认这些肌有困难,可纵向切断伸肌上支持带。小腿上部各肌肌腹愈合,并附着于小腿的深筋膜不易分离,不必强分。在小腿外侧,修洁腓骨长、短肌。该二肌紧密相贴成为一个整体。可于外踝

的稍上方,找出腓骨长肌的肌腱,提起该肌腱,向上分离二肌至小腿的中上部。清除多余的深筋膜。在伸肌上支持带及腓骨肌支持带深面观察腱滑液鞘。

(2) 解剖胫前动脉和胫前静脉:分离胫骨前肌与趾长伸肌,在两肌之间的骨间膜前面找到胫前动脉及其伴行静脉,分离除去静脉,保留动脉。向上尽量分离胫骨前肌与趾长伸肌,在胫骨粗隆水平处横行切断胫骨前肌,剥除胫骨前肌上部残端的肌纤维,沿胫前动脉向上追溯,找出紧贴于胫骨外侧髁的胫前返动脉和伴行的胫前返神经,两者分布于膝关节,不必深追。在小腿下份腓骨内侧,切开伸肌上支持带,于第三腓骨肌外侧找出腓动脉的穿支。该支有时较粗大,可代替胫前动脉的末端延续为足背动脉。

(3) 解剖腓浅神经和腓深神经 在腓骨头稍下方的腓骨颈高度,自外上向内下用解剖刀斜行切开腓骨长肌。一边切一边用左手的拇指与示指分离切口,找到腓总神经。换用解剖剪分离扩大切口,找出腓总神经的3个分支:胫前返神经、腓浅神经和腓深神经。胫前返神经与胫前返动脉伴行;腓浅神经在腓骨长、短肌之间下行,从下部向上分离腓骨长肌,寻找腓浅神经支配两肌的肌支,观察肌支入肌点的部位。向下追溯腓浅神经至其穿出深筋膜处,穿出深筋膜后成为皮神经,在浅层已观察。再度对该神经的全貌作观察。修洁腓深神经。观察腓深神经与胫前血管伴行的情况,追溯其到底达踝部。

4. 解剖足背的结构 提拉分离𝆏长伸肌腱和趾长伸肌腱,使其完全游离松解。分离辨认肌腱深面的𝆏短伸肌和趾短伸肌。二肌均为薄片状,𝆏短伸肌止于𝆏趾,趾短伸肌分出4个腱分别止于2~5趾。在趾跟部横行切断𝆏长、短伸肌腱及趾长、短伸肌腱,翻向近侧。在踝关节前方找出足背动脉和足背静脉。追踪修洁足背动脉,找出该动脉在足背发出的跗内侧动脉、跗外侧动脉和弓状动脉,在第1跖间隙近侧端,找出第1跖背动脉和足底深支。在踝关节前方确认腓深神经,在足背找出支配𝆏短伸肌与趾短伸肌的肌支。追溯腓深神经主干至第1趾蹼处,在此腓深神经变为皮神经,已经剖出。再次整体观察腓深神经,体会其来龙去脉。

三、臀部和股后区

置尸体于俯卧位。为便于解剖观察,将臀部和股后区作为一个整体解剖。统一皮肤切口,统一解剖观察相同层次的结构。

(一) 皮肤切口

作4个切口。

(1) 从髂前上棘沿髂嵴弧形切到髂后上棘,再向下内侧切至骶正中,继而纵切至尾骨尖。

(2) 沿臀沟作弧形切口至臀部外侧。

(3) 在腘窝下方(相当于胫骨粗隆水平)作一横切口。也可在腘窝稍上方(相当于髌骨上缘水平)再加一个横切口。

(4) 由第2切口中点向下沿股后正中线纵切至膝部的横切口。

将臀部的皮肤翻由内向外侧翻起。臀部皮肤厚韧,与筋膜连接紧密。翻皮时易连同筋膜一起翻起,要注意确认皮肤的厚度,勿伤及深层结构。

将股后区的皮肤翻向两侧。切口与翻皮不宜深。以免损伤浅筋膜中的血管、神经。

(二) 层次解剖

1. 解剖浅筋膜内的结构 臀部皮神经的分布特点是3组9条皮神经支配臀部。分别是臀上皮神经3条,自腰部越过髂嵴向下分布于臀上份;臀中皮神经3条,从骶部向外分布至臀内侧份;臀下皮神经3条,从臀大肌下缘反折向上分布至臀下份。由于臀部筋膜致密,皮神经细小,难以全部找出。根据臀区皮神经的分布特点,找出其中的几条即可,不必花过多的时间全找出。除去臀部的浅筋膜。去筋膜的过程中,可能会发现这些皮神经。

用解剖剪在大腿的后正中线上纵行剪开浅筋膜,横向分离切口,找出股后皮神经。争取剖出该神经的全貌。最后除去除股后区的浅筋膜。

2. 解剖深筋膜 先观察臀筋膜的各方延续:向上附着于髂嵴,向外下移行于阔筋膜,向下移行于股后深筋膜。臀部深筋膜发达,发出大量纤维束深入到臀大肌肌束内,不易清理,可沿肌纤维方向仔细剥离并清除,但不要求花太多时间清理,重点将臀大肌上、下缘的深筋膜清理干净,以便于确定臀大肌的边界轮廓。

3. 解剖深层结构

(1) 解剖臀大肌及股后皮神经:修洁臀大肌的上、下缘。在臀大肌的上缘将该肌与臀中肌分离,把手指插入臀大肌与臀中肌之间将臀大肌从深面游离。用手指感知进入臀大肌的血管神经。沿臀大肌起点(内侧端)约3~5cm处切开臀大肌,切口方向与肌纤维方向垂直。边切边用左手的拇指和示指分离切口,注意不要损伤其深面的血管、神经。切开后,尽量向两侧翻开臀大肌,用解剖剪在外侧半臀大肌上清理进入臀大肌上部的臀上动、静脉的浅支和进入臀大肌下部的臀下动脉、臀下静脉和臀下神经。将臀大肌向外侧翻开,可见此肌与股骨大转子之间的滑液囊,有时有黏液流出。

（2）解剖梨状肌上孔的结构:梨状肌是臀大肌深面的重要标志性结构。清理梨状肌的上、下缘。使之与臀中肌和上孖肌分离。从臀中肌的中份弧形切断臀中肌,向下翻开,可见深面的臀小肌。观察臀中肌和臀小肌的肌纤维方向,并与臀大肌的肌纤维方向作比较,分析各肌对髋关节的作用。用解剖剪分离梨状肌上孔穿出的血管神经束,找出并修洁臀上动脉,清除臀上静脉,分离出臀上神经。检查臀上动脉的浅、深两支。追溯浅支至臀大肌,观察其分布的范围。追溯深支和臀上神经,观察二者伴行进入臀中肌和臀小肌的入肌点。

（3）解剖梨状肌下孔的结构:清理辨认梨状肌,在梨状肌下缘,可见粗大的坐骨神经,其内侧为股后皮神经和臀下动脉、臀下静脉和臀下神经。去除臀下静脉,修洁臀下动脉和臀下神经,追溯二者在臀大肌上的入肌点,观察臀下动脉的分布范围。向内侧分离臀大肌,剖出阴部内动脉及其伴行静脉、阴部神经和闭孔内肌神经。这些结构行径隐蔽,穿出梨状肌下孔后,立即进入坐骨小孔,然后走向坐骨直肠窝至会阴部。为清晰地显示这些结构,要将臀大肌的内侧部分充分翻向内,彻底暴露骶结节韧带,必要时可切断此韧带,观察并辨认位于韧带深面的这些结构,但不必再追。在梨状肌下缘分离上孖肌、闭孔内肌腱和下孖肌。通常上孖肌和下孖肌形成两个横向的肌束,用解剖剪分离上、下孖肌,便可显露亮滑的闭孔内肌肌腱。

（4）观察坐骨神经:坐骨神经是臀部的重要结构,需仔细观察并注意其毗邻关系。用解剖剪充分清理坐骨神经周围的结缔组织,观察该神经自梨状肌下孔到坐骨结节与大转子之间的一段。坐骨神经起始部与梨状肌的关系有多种类型,参照理论描述中的分类类型图,观察自己标本的类型,并观察其他标本。在臀大肌下缘与股二头肌长头之间,坐骨神经位于坐骨结节与大转子之间,位置表浅。提起坐骨神经,其深面可见股方肌。垂直切断股方肌可见到深面的闭孔外肌腱。有时因肢体位置关系,坐骨结节与大转子之间距离较近,即使切断股方肌

也不易暴露闭孔外肌肌腱。

（5）解剖观察股后区的结构:股后区的肌为半腱肌、半膜肌和股二头肌,此三肌合称腘绳肌。各肌表面的筋膜疏松,极易清除。在股二头肌深面,追踪坐骨神经及支配股后群肌和部分大收肌的肌支。注意观察坐骨神经的肌支发出的高低有所不同,但大多从神经的一侧发出,而坐骨神经的另一侧则少有分支发出。对外科手术而言,这就形成了坐骨神经的危险侧和安全侧。沿坐骨神经寻找来自股深动脉的穿动脉,观察体会穿动脉穿过短收肌和大收肌和在股后区的分布情况。

四、腘窝及小腿后区

腘窝属膝部的膝后区,小腿后区属小腿部。两者统一皮肤切口,统一解剖观察同一层次中的结构。

（一）皮肤切口

借用股后区在膝后的切口,再作 2 个切口:①从内踝切至外踝;②从小腿后正中切至踝部切口。

把小腿后面的皮肤翻向两侧。此区皮肤较薄,切口和翻皮均不宜过深。

（二）层次解剖

1. 解剖浅筋膜内的结构　在外踝后下方的浅筋膜中确认已剖出的小隐静脉,用镊子和解剖剪向上分离小隐静脉,直至腘窝注入腘静脉处。追溯过程中,在小腿后面中、下份提拉小隐静脉,观察小隐静脉与深静脉的交通支或称穿支和与大隐静脉之间的吻合支。小隐静脉与深静脉之间交通支的瓣膜是防止静脉血从深静脉反流的重要装置,交通支瓣膜的功能缺陷,是小隐静脉曲张的主要原因。在小隐静脉的附近分离浅筋膜,找到与小隐静脉伴行的腓肠神经,向上分离追溯,注意观察腓肠神经的形成方式。该神经通常由来自胫神经的腓肠内侧皮神经和来自腓总神经的腓肠外侧皮神经组合而成。追溯该神经至其深筋膜的穿出处。

2. 解剖深筋膜　腘窝的深筋膜称腘筋膜,厚且坚韧。顺小隐静脉末端分离腘筋膜,有时可见到1～2 个腘淋巴结。修洁腘窝的边界,去除小腿后区的深筋膜。沿腓肠神经向上分离,找到并观察由胫神经发出的腓肠内侧皮神经。在腓骨头后方约5cm 处,找出由腓总神经发出的腓肠外侧皮神经和腓神经交通支。观察自己和临近标本腓肠神经的

形成方式,并作比较。

3. 解剖深层结构

(1) 解剖观察腘窝境界:腘窝的上内侧界是半膜肌和半腱肌;上外侧界是股二头肌;下内侧界和下外侧界分别是腓肠肌内、外侧头。逐一清理观察确认。

(2) 解剖腘窝结构:在股二头肌的内侧缘找出腓总神经,追踪至腘窝外侧角,继而向下分离,直至小腿前外侧面已剖出的部分。观察腓总神经与腓骨颈的关系,考虑其临床意义。清理胫神经,找出其与动脉伴行的分支,追溯到小腿三头肌。胫神经还发出很细的关节支,行向深面,分布到膝关节,须注意辨认。

修洁腓肠肌,用刀柄或手指插入腓肠肌两头的深面,钝性分离该肌,使之与深面的跖肌、比目鱼肌和腘肌分开。在腓肠肌内、外侧头起点的下方约5cm处(胫神经分支入肌点以下)切断该肌,翻下,用解剖剪分离腘动脉和腘静脉。把腘静脉拉向一侧,解剖观察深面的腘动脉。解剖确认腘动脉的7关节支:①膝上内侧动脉;②膝上外侧动脉;③膝中动脉;④膝下外侧动脉;⑤膝下内侧动脉;⑥膝后内侧动脉;⑦膝后外侧动脉。寻找确认这些关节支的基本原则:一是根据动脉的名字在相应的部位寻找,如膝上外侧动脉在膝关节的外上部找,膝后内侧动脉在膝关节后方内侧找,如此类推;二是贴近骨面找,因为关节支均紧贴骨面或关节囊行走,这与走行表浅的肌支,截然不同。

(3) 解剖小腿后区的结构:修洁比目鱼肌。比目鱼肌上缘呈腱性,自外上斜向内下。在跨越神经血管束处,比目鱼肌的上缘形成"U"形腱弓。结合观察上肢的旋前圆肌腱弓,理解腱弓对神经血管束的保护作用。从骨面上分离比目鱼肌上缘的内侧部,向外侧翻开。深面为小腿深筋膜隔,分隔着小腿后面浅、深两个肌群。清理腘肌表面的筋膜,显露腘肌。在小腿的下部,从肌腱分离深层各肌,然后尽量向上分离。自胫侧向腓侧依次观察辨认趾长屈肌、胫骨后肌和踇长屈肌。向下追溯,观察三者的肌腱在内踝上部与下部腱交叉的位置关系。

在胫骨后肌表面,清理胫神经和胫后动脉及其伴行静脉,为显示神经和动脉,可去除胫后静脉。在腘肌下缘,清理出腘动脉的分支——胫前动脉和胫后动脉。修洁胫前动脉,追至穿骨间膜处。修洁胫后动脉,找出胫后动脉的肌支,追踪修洁胫后动脉至内踝的屈肌支持带深面。在腘肌下缘胫后动

脉起点稍下方,寻找腓动脉及伴行静脉,向下追踪腓动脉至腓骨肌支持带。分离胫神经在小腿后面的分支,向下追踪至屈肌支持带。

(4) 解剖踝管:踝管是小腿进入足底的通道,位于跟骨、跟腱与内踝之间的屈肌支持带深面。在内踝与跟骨之间纵行切开屈肌支持带,踝管便被打开。观察由支持带向深面发出的纤维隔所形成的4个骨纤维管。观察踝管内的结构,从前向后依次为胫骨后肌腱、趾长屈肌腱、胫后动脉及伴行静脉、胫神经和踇长屈肌腱。

五、足　　底

在踝前垫一木枕,尽量使足底朝上。

(一) 皮肤切口

在足底作如下皮肤切口:①从足跟沿足底正中线纵切至中趾末端;②沿趾根部从足底内侧横切至足底外侧;③在各趾跖面正中做纵行皮肤切口。

足底的皮肤厚、硬、韧。足跟部、足外侧部及各趾根部等着力点尤甚。做皮肤切口时,需注意防止解剖刀片断裂伤及自己。剥离足底皮肤时,若不易剥离,可从足跟向内踝和外踝各加一个切口。

(二) 层次解剖

1. 解剖足底浅、深筋膜　足底浅筋膜纤维致密,坚韧,脂肪组织少,趾蹼处横行纤维发达。用解剖刀去除浅筋膜,暴露深筋膜。可见深筋膜的内侧部较薄,外侧部较厚,而中间部最厚,特称足底腱膜,如同手掌的腱膜。修去内、外侧部的筋膜,保留足底腱膜。观察足底腱膜,该膜向前分成5束,至于五趾,两侧向深部发出内侧肌间隔和外侧肌间隔,分别附于第1跖骨和第5跖骨。在趾蹼处仔细横行切断足底腱膜,向后翻向足跟。为防止其弹回,可用细绳固定。小心清除深层的脂肪,显露足底的神经和血管。

2. 解剖足底浅层结构　首先解剖观察足底的第1层肌,自内侧向外依次是踇展肌、趾短屈肌和小趾展肌,修洁并确认这些肌。在趾短屈肌的内侧找出并修洁足底内侧神经和足底内侧动脉,在其外侧找出足底外侧神经及血管。清除伴行静脉保留动脉的神经,寻找出它们的分支。

3. 解剖足底中层结构　在近跟骨处,横行切断趾短屈肌肌腹,翻向远侧。其深面可见踇长屈肌腱及趾长屈肌腱。观察两肌腱在足底内侧的交叉。观察并辨认第2层肌——跖方肌和4个蚓状肌,观

察各肌的起止部位。跖方肌收缩可矫正趾长屈肌肌腱在2~4趾上的作用方向,防止趾长屈肌收缩时"拉偏"。观察趾长屈肌肌腱的作用方向,体会跖方肌的作用。观察跖方肌浅面的足底外侧神经、足底外侧血管及其分支;观察踇展肌与趾短屈肌之间的足底内侧神经和足底内侧血管及其分支。清除伴行静脉,修洁动脉和神经。

4. 解剖足底深结构 在跟结节前方切断跖方肌、趾长屈肌肌腱及踇长屈肌肌腱,翻向远侧,暴露并确认足底第3层肌——踇短屈肌、踇收肌和小趾短屈肌。在近端切断踇展肌起端,翻向远侧,露出胫骨后肌腱。在足底外侧切断小趾展肌止端,翻向近侧,露出腓骨长肌腱。分析胫骨后肌腱和腓骨长肌腱对维持足弓的作用。切断踇收肌斜头和横头的起端,翻向内前方,暴露足底动脉弓和由弓发出的跖底动脉和足底外侧神经深支。在此平面观察足底的第4层肌——3块骨间跖底肌和4块骨间背侧肌(仅观察不必区分)。

(复旦大学 李瑞锡)

第九节 临床应用

1. 股疝 Femoral hernia 股管是股静脉内侧、腹股沟韧带后方的潜在性腔隙,是为股静脉过分充盈时留出的膨胀空间。然而某些原因可致腹腔内脏器或组织经股管突入大腿前面,形成股疝。女性骨盆的耻骨结节相对较高,腹股沟韧带附着于耻骨结节,其深面的间隙较大,发生股疝的几率更大。股疝回纳后,对疝孔的修补多采取将腹股沟韧带、腔隙韧带与耻骨梳韧带缝合术,以封闭股环;亦可将腹内斜肌、腹横肌、腹横筋膜以及联合肌腱缝于耻骨梳韧带,将股管封闭。

2. 髋臼骨折与股骨颈骨折 fracture of acetabulum and femoral neck 发育中的儿童髋臼唇外上部存在轻微可动性。先天性髋臼脱位的患儿,若此部髋臼唇突入关节腔,会影响股骨头复位。成人髋臼上部的骨质坚硬,是有力的体重支撑部。但髋臼中央部髋臼窝底的骨质较薄弱,股骨大转子受暴力冲击时,股骨头撞击髋臼,可能造成髋臼骨折而形成髋关节的中心脱位。髋关节脱位以手术切开复位时,须注意不要切除髋臼唇,不要损伤髋臼横韧带,以免影响关节的稳定性。

股骨颈骨折多发生于老年人,女性居多。这是由于老年人均有不同程度的骨质疏松,因而容易发生骨折。而女性由生理代谢引起的骨质疏松发生较早,且活动相对较男性少,即使不是重伤,也可能发生骨折。股骨颈的血供不够丰富,骨折后常愈合不佳。

3. 髋关节痛与膝关节牵扯痛 pain in hip joint and referred pain in knee joint 关节牵扯痛是常见的临床现象,其解剖学基础是两个不同部位的关节受同一神经支配,当一个关节疼痛时,另一个关节也会产生疼痛错觉。由于支配髋关节的股神经和闭孔神经还发出分支同时支配膝关节,因此,当髋关节发生病变而疼痛时,患者常感觉膝关节也有疼痛。临床上以闭孔神经前支切断术治疗髋关节痛,有一定效果。但髋关节具有多源性神经支配,有时治疗效果并不理想。

4. 交叉韧带与半月板损伤 injure of anterior cruciate ligament and meniscus 交叉韧带和半月板是膝关节的重要稳定装置,膝部创伤常造成交叉韧带和半月板的损伤。交叉韧带的损伤以前交叉韧带损伤居多。前叉韧带损伤后,对胫骨的限制减弱,出现关节不稳。前交叉韧带的损伤常发生于屈膝外翻、外旋、膝过伸等体位下的暴力冲击。多发于足球、篮球、滑雪、拔河、跳马、跳箱运动中。膝部受损后,患者仰卧屈膝约90°,检查者坐在患者足背上使足固定,用手向前牵拉患侧胫骨上端。胫骨结节向前移位大于5mm者为前抽屉试验阳性,说明前交叉韧带损伤。前交叉韧带损伤后需手术治疗,以避免因关节不稳造成继发性关节损伤。

半月板损伤多由扭转外力引起,当一腿承重,膝关节处于半屈外展位时,身体猛然内旋,内侧半月板在股骨与胫骨之间受到旋转压力,而撕裂。外侧半月板损伤的作用力方向与内侧者相反。破裂的半月板碎片若游离于关节腔内,将妨碍关节活动,常使关节"交锁"。半月板损伤可发生在前角、后角、中部或边缘部。损伤的形状可为横裂、纵裂、水平裂或不规则。严重的膝关节创伤,常发生半月板,交叉韧带韧带和侧副韧带同时损伤。

5. 梨状肌损伤 injure of piriformis 梨状肌占居坐骨大孔,肌的上下缘与坐骨大孔分别形成梨状肌上孔和梨状肌下孔,是盆内神经血管进入臀部与下肢后面的通道。梨状肌受损而发生充血、水肿、肥厚或痉挛、挛缩,使梨状肌上孔和(或)下孔变窄。

孔内神经、血管受挤压,伤者出现一系列临床症状和体征,称为梨状肌损伤综合征。臀上神经和臀下神经受压,产生臀区疼痛;坐骨神经受压则出现小腿外侧及后面麻木、疼痛或腓总神经麻痹等症状和体征。具体疼痛特征与坐骨神经起始部的变异以及与梨状肌的毗邻关系有关。

6. 跟腱撕裂calcaneal tendon rupture　跟腱是小腿三头肌的肌腱,附着于跟结节。跟腱极其坚韧,但仍存在撕裂的风险。跟腱撕裂常见于运动员或演员。长期高强度、大幅度的跳跃、蹬腿等动作,可使跟腱劳损,力度降低。当运动动作不协调,或用力过猛时,跟腱可被拉断,或从附着部撕脱。跟腱部出现淤血、肿胀、踝关节活动受限,不能蹬地;"小腿肚子"挛缩上提。需手术缝合断裂的肌腱,并做适当的康复训练。

7. 下肢外伤易损伤的神经sites where injuries might damage the nerves in lower limb　神经的走行表浅或靠近骨,神经常被直接损伤或因骨折而损伤。①股外侧皮神经主干在髂前上棘外下方浅出。髂前上棘附近的外伤或骨折,易损伤股外侧皮神经,造成股前外侧部皮肤感觉障碍。②坐骨神经与髋关节关系密切,髋关节后脱位易造成坐骨神经损伤,依脱位对神经损伤程度和部位的不同,出现坐骨神经损伤的不同临床症状。③腓神经离开腘窝后,经腓骨颈向前,进入小腿的前区和外侧区。腓骨颈部骨折,易造成腓总神经损伤,形成"马蹄"内翻足。④膝部以下,隐神经与大隐静脉伴行。膝部内侧大隐静脉手术,易损伤隐神经,造成小腿内侧皮肤感觉障碍。

（第四军医大学　李金莲）

（复旦大学　李瑞锡）

【复习思考题】

1. 临床上诊断下肢骨折或关节脱位时,常用哪些测量线和测量点?

2. 什么是颈干角和膝外翻角?有何临床意义?

3. 试述大隐静脉的起始、行径、属支等解剖特点和临床意义。

4. 临床上常用的下肢动脉摸脉点和动脉止血点在哪里?为什么选择这些点?

5. 试述髋关节和膝关节动脉网的构成。

6. 简述股管的位置和结构特点,分析解释股疝易嵌顿的原因。股疝手术时应注意哪些解剖学相关问题?

7. 说出梨状肌上、下孔通过的结构及其位置关系。

8. 试述髋关节的主要运动肌及其神经支配。

9. 描述肌腔隙、血管腔隙、股三角、收肌管的位置、境界、构成及所通过的结构。

10. 说出阔筋膜的结构特点及其形成物。

11. 试述大腿前、后、内侧骨筋膜鞘内的肌、各肌的营养血管和神经支配。

12. 试述腘窝的构成、内容及其毗邻关系。

13. 腓骨颈骨折最易损伤何神经?损伤后临床表现如何?为什么?

14. 简述小腿后群肌的神经支配,运用解剖学知识说明神经损伤后可能会出现的症状。

15. 以踝管的解剖结构解释发生踝管综合征时,可能影响哪些结构?

第二章 上 肢

第一节 概 述

上肢为人体运动灵活的部位,与下肢相比,其骨骼轻巧,关节囊薄而松弛,韧带相对薄弱,肌形小但数目较多,从而与其功能相适应。

一、境界与分区

上肢与颈、胸、脊柱区相连,以锁骨上缘外 1/3、肩峰至第 7 颈椎棘突的连线与颈部为界;以三角肌前、后缘上端与腋前襞、腋后襞下缘中点的连线与胸和脊柱区为界。

上肢可分为肩部、臂部、肘部、前臂部、腕部和手部等 6 部分。各部之间相互移行并又分为若干区。其中肩部与颈部、胸部和脊柱区相接。

二、表面解剖

(一) 体表标志

1. 肩部 肩峰是肩部最上方的骨性标志。肩峰与锁骨外侧端相接。沿肩峰向前内可触及**锁骨**全长,向后内可触及近横行的**肩胛冈**。在锁骨中、外 1/3 交界处的下方可触及**喙突**。在上肢下垂时,**肩胛骨下角**平对第 7 肋或第 7 肋间隙。**肱骨大结节**突出于肩峰的前外侧。三角肌覆盖于肩峰及肱骨头的表面。**腋前襞**anterior axillary fold 和**腋后襞**posterior axillary fold 分别为腋窝前界、后界的皮肤皱襞,其深方分别有胸大肌下缘、大圆肌和背阔肌下缘。

2. 臂部 在臂前区,屈肩、屈肘时可见明显隆起的**肱二头肌**。**肱二头肌内侧沟**medial bicipital groove、**肱二头肌外侧沟**lateral bicipital groove 分别位于肱二头肌内、外侧缘。

3. 肘部 **肱骨内、外上髁**为肘部向内、外侧突出的骨性隆起,在肘关节半屈位时更易于摸到。**尺骨鹰嘴**是肘后部最明显的骨性突起。肘关节伸直时,肱骨内、外上髁与尺骨鹰嘴位于同一条直线上。肘关节屈成直角时肱骨内、外上髁和尺骨鹰嘴之间形成一个等腰三角形,称**肘后三角**posterior cubital triangle。当肘关节脱位或肱骨内、外上髁骨折时，此三点的比例关系发生改变。从侧面观桡骨头、外上髁与鹰嘴之间也形成一个等腰三角形，称**肘外侧三角**lateral cubital triangle，其尖指向前方。此三角的中心正对肘关节腔，临床上可经此做穿刺。肱骨内上髁与尺骨鹰嘴之间可触及**肘后内侧沟**cubital posteromedial sulcus，其深方为**尺神经沟**。另外屈肘时，在肘关节的前方可触及紧张的**肱二头肌腱**。

4. 前臂部　**尺骨**全长和**桡骨**下部可在皮下触及。

5. 腕部　腕桡侧的骨性突起是**桡骨茎突**。尺侧偏后方近似圆形的骨性隆起为**尺骨头**，其后内下方为**尺骨茎突**。腕前区有3条皮肤皱纹即**腕近侧纹**、**腕中间纹**、**腕远侧纹**。握拳屈腕时，腕前区有3条肌腱隆起，中线上为**掌长肌腱**，其深面有正中神经通过；桡侧为**桡侧腕屈肌腱**，与桡骨茎突之间有桡动脉，是临床上常用的切脉点；尺侧是**尺侧腕屈肌腱**。解剖学"**鼻烟窝**"anatomical snuffbox是腕后区的三角形凹窝，在拇指外展并后伸时明显。

6. 手部　全部**掌骨**和**指骨**均可触及。**鱼际**是手掌桡侧的肌性隆起，**小鱼际**是尺侧略小的肌性隆起。两隆起间的三角形凹陷区为**掌心**。**鱼际纹**斜行于鱼际尺侧，**掌中纹**斜行于掌心，**掌远纹**适对第3～5掌指关节的连线。指端掌面为**指腹**，有丰富的神经末梢。指腹皮肤上有细密的沟、嵴，它们排列成弧形或旋涡状的复杂花纹，称**指纹**fingerprint。指纹的形状个体差异很大，且终生不变，故指纹可以作为个体鉴定的标志。指端背面有**指甲**，其深方的真皮称**甲床**nail bed。围绕指甲两侧的皮肤皱襞为**甲襞**nail fold（**甲廓**），常因损伤感染而引起甲沟炎。

（二）上肢的长度、轴线与提携角

1. 上肢的长度　测量上肢的长度时，须保持身体左、右侧对称，并进行两侧对比，以求得到准确结果。上肢全长是指由肩峰至中指尖的长度。臂长是由肩峰至肱骨外上髁的长度。前臂长是由肱骨外上髁至桡骨茎突的长度。

2. 上肢的轴线与提携角

（1）上肢轴线：为自肱骨头中心起始，经肱骨小头至尺骨头中心的连线。经过肱骨长轴的线称为**臂轴**，经过尺骨长轴的线称为**前臂轴**。

（2）提携角carrying angle：正常前臂伸直时，臂轴与前臂轴不在一条直线上，两轴线的延长线构成向外开放的角，约为165°～170°，其补角为10°～15°，称为提携角。提携角在0°～10°之间时为**直肘**，小于0°为**肘内翻**cubitus varus，大于20°为**肘外翻**cubitus valgus（图2-1）。

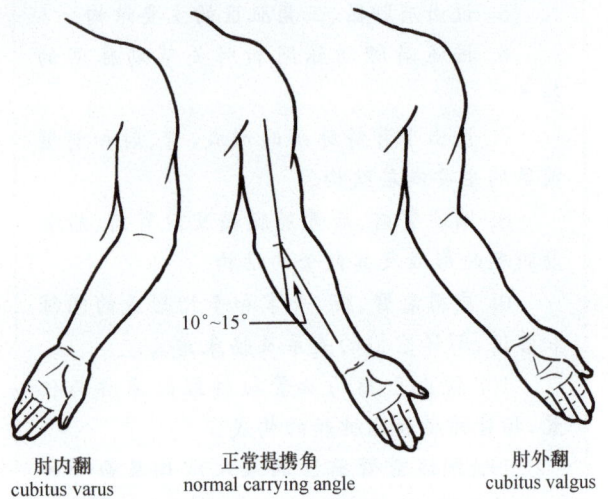

10°～15°

肘内翻　正常提携角　肘外翻
cubitus varus　normal carrying angle　cubitus valgus

图2-1　提携角

（三）体表投影

临床上作某些检查或技术操作时，需要了解一些主要动脉干和神经干在体表的投影位置。此时，应使上肢呈外展90°，肘关节伸直，掌心向上的姿势（图2-2）。

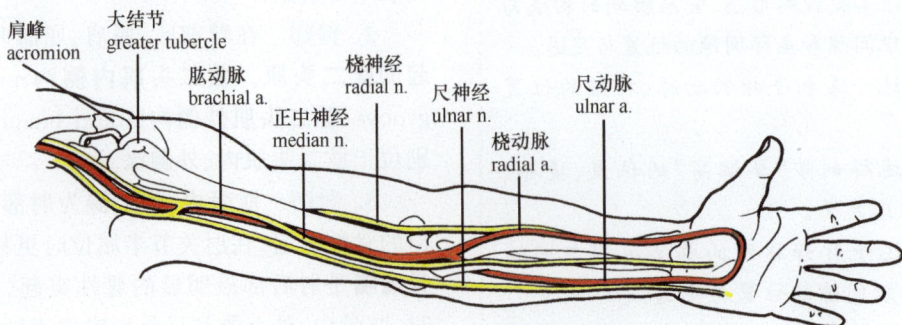

肩峰　大结节　　桡神经　　　尺神经　　尺动脉
acromion　greater tubercle　radial n.　ulnar n.　ulnar a.
　　　肱动脉　　正中神经　　　桡动脉
　　　brachial a.　median n.　　radial a.

图2-2　上肢的动脉与神经的体表投影

1. **腋动脉和肱动脉**　在锁骨中点至肘前横纹中点远侧 2cm 处的连线上，两者以大圆肌和背阔肌下缘为界，两肌下缘以上为腋动脉，以下为肱动脉。

2. **桡动脉和尺动脉**　肘前横纹中点远侧 2cm 处至桡骨茎突前方的连线为桡动脉的投影，至豌豆骨桡侧的连线为尺动脉的投影。

3. **正中神经**　在臂部与肱动脉体表投影一致，位于肱二头肌内侧沟内；在前臂位于从肱骨内上髁与肱二头肌腱连线中点至腕远侧纹中点略偏外的连线上；在手掌位于鱼际纹深面。

4. **尺神经**　在臂部位于从腋窝顶至肘后内侧沟的连线上；在前臂位于从肘后内侧沟至豌豆骨桡侧的连线上。

5. **桡神经**　在臂部位于自腋后襞下缘外侧端与臂外侧中、下 1/3 交界处起，向下斜过肱骨的后方，至肱骨外上髁的连线上；其浅支位于自肱骨外上髁至桡骨茎突的连线上，深支位于肱骨外上髁至前臂背面中线的中、下 1/3 交点处的连线上。

（哈尔滨医科大学　张雅芳）

第二节　肩　部

肩部位于上肢的上部，其与相连的颈部、胸部和脊柱区的分界同上肢，与臂部的分界为腋前、后襞下缘水平的环行线。肩部包括腋区、三角肌区和肩胛区。

一、腋　区

腋区 axillary region 位于肩关节的下方，臂上部与胸前外侧壁上部之间。上肢外展时，腋区呈向上膨隆的窝状，故名**腋窝** axillary fossa。腋窝表面的皮肤较薄，其内含有大量的皮脂腺和汗腺。

（一）腋窝的构成

腋窝向深部形成一锥体形的腔，由一顶、一底和四壁围成（图 2-3）。

1. **顶**　由锁骨中部、第一肋外缘和肩胛骨上缘围成，是腋窝的上口，向上通颈根部。

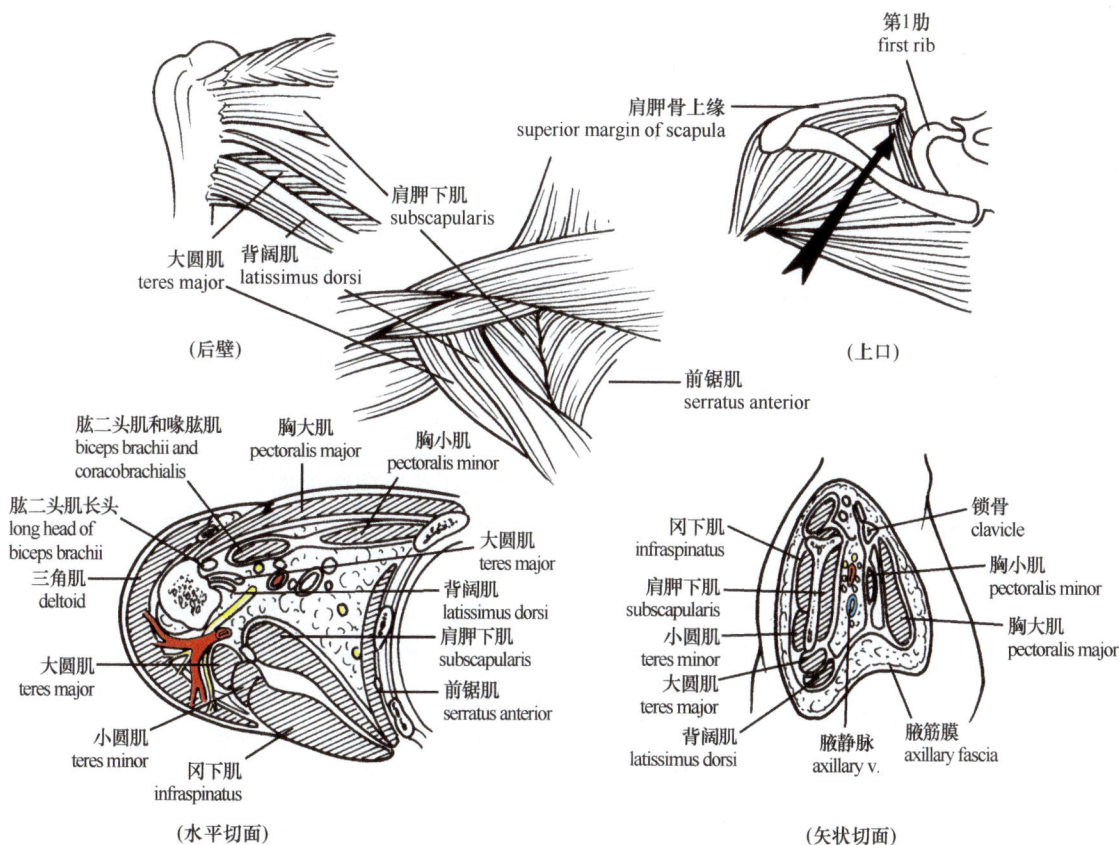

图 2-3　腋窝的构成

2. **底**　由皮肤、浅筋膜和腋筋膜共同构成。**腋筋膜** axillary fascia 是腋窝底的深筋膜，与胸肌表面和臂部的深筋膜相延续。腋筋膜的中央有皮神经、血管和浅淋巴管等穿过，使其呈筛状，故又称

筛状筋膜。

3. 壁 有前壁、后壁、内侧壁和外侧壁。

(1)前壁:由胸大肌、胸小肌、锁骨下肌和锁胸筋膜构成。**锁胸筋膜**clavipectoral fascia 是紧张于喙突、锁骨下肌和胸小肌上缘之间的深筋膜,有头静脉、胸肩峰动脉、胸肩峰静脉和胸外侧神经穿过。胸小肌下缘以下的深筋膜与腋筋膜相连,称为**腋悬韧带**(图2-4)。

(2)后壁:由肩胛下肌、大圆肌、背阔肌和肩胛骨构成。肱三头肌长头在大圆肌的后方和小圆肌的前方之间穿过,在腋窝后壁上形成2个肌间隙。内侧者称为**三边孔**trilateral foramen,其上界为小圆肌和肩胛下肌,下界为大圆肌和背阔肌,外侧界为肱三头肌长头,内有旋肩胛动、静脉通过;外侧者称为**四边孔**quadrilateral foramen,其上界和下界与三边孔相同,内侧界为肱三头肌长头,外侧界为肱骨外科颈,内有旋肱后动、静脉和腋神经通过(图2-8)。

(3)内侧壁:由前锯肌、上位4个肋骨及肋间肌构成。

(4)外侧壁:由喙肱肌、肱二头肌长、短头和肱骨的结节间沟构成。

(二)腋窝的内容

腋窝内有腋动脉及其分支、腋静脉及其属支、臂丛及其分支、腋淋巴结群和疏松结缔组织等(图2-4,图2-5)。

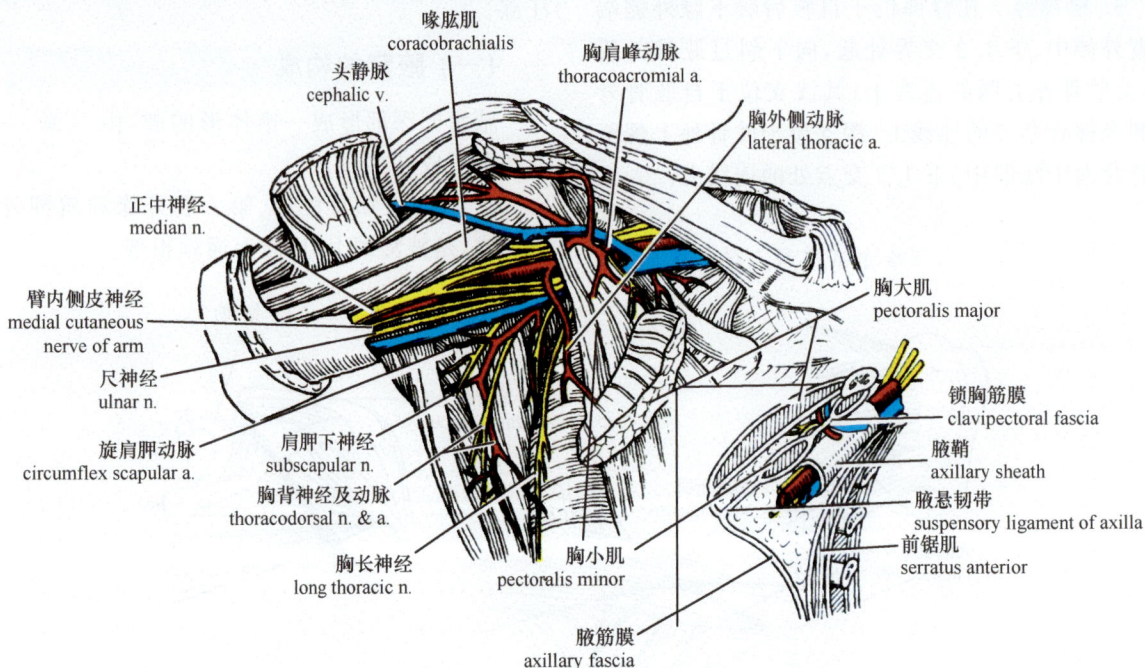

图 2-4　腋窝内容(1)

1. 腋动脉 axillary artery 自第1肋外缘接续锁骨下动脉,至大圆肌和背阔肌的下缘延续为肱动脉。腋动脉的前方被胸小肌覆盖,故以胸小肌为界分为3段。腋动脉是腋窝内较深层的结构,其各段的毗邻关系不完全相同,每段有较为恒定的分支(图2-4~图2-6)。

(1)第一段:位置最深,自第1肋外缘至胸小肌上缘。前方有胸大肌、锁胸筋膜及穿过该筋膜的结构;后方有臂丛内侧束、胸长神经、前锯肌和第1肋间隙等;内侧有腋静脉;外侧有臂丛外侧束和后束。该段发出**胸上动脉**superior thoracic artery,分布于第1、2肋间隙前部。

(2)第二段:位于胸小肌的后方。前方为胸大肌和胸小肌;后方为臂丛后束和肩胛下肌;内侧为腋静脉和臂丛内侧束;外侧为臂丛外侧束。该段发出**胸肩峰动脉**thoracoacromial artery和**胸外侧动脉**lateral thoracic artery。胸肩峰动脉的起始处被胸小肌覆盖,后沿胸小肌上内侧缘走形,然后穿锁胸筋膜分为肩峰支、三角肌支、胸肌支和锁骨支,并分布于相应区域;胸外侧动脉发出后沿前锯肌表面下行,分布于前锯肌、胸大肌、胸小肌和女性乳房。

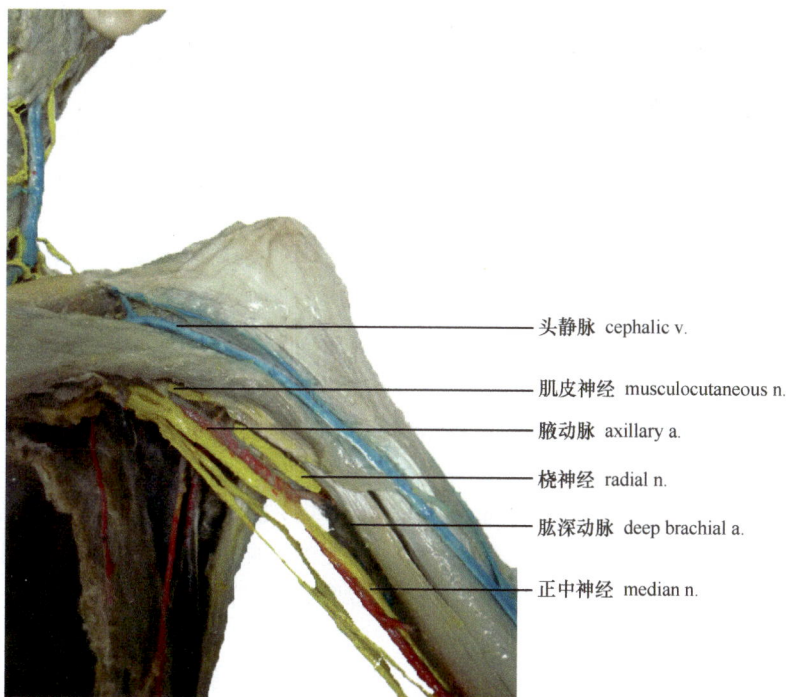

图 2-5　腋窝内容(2)

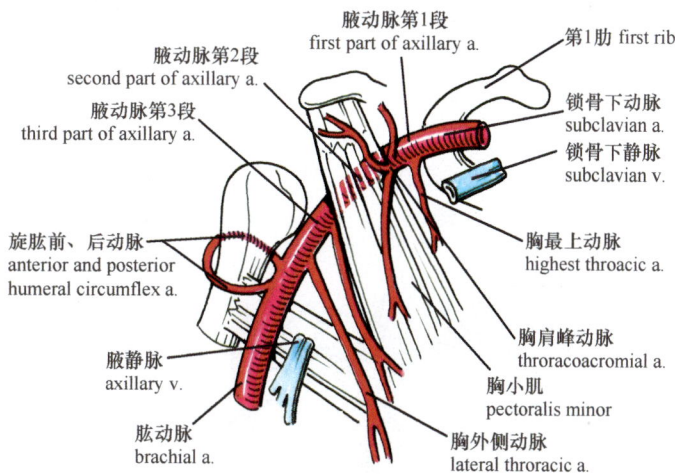

图 2-6　腋动脉的分段与分支

（3）第三段：最长，自胸小肌下缘至大圆肌和背阔肌的下缘。前方为正中神经内侧根和胸大肌；后方为腋神经、桡神经、肩胛下肌、背阔肌和大圆肌腱；内侧有腋静脉、前臂内侧皮神经、尺神经；外侧有正中神经外侧根、肌皮神经、肱二头肌短头和喙肱肌。此段腋动脉表浅，仅被以皮肤、浅筋膜和深筋膜，最易剖露。该段的分支有：**肩胛下动脉**subscapular artery，**旋肱前动脉**anterior humeral circumflex artery 和**旋肱后动脉**posterior humeral circumflex artery。肩胛下动脉为腋动脉最大的分支，通常在肩胛下肌下外侧缘处发出，约在动脉发起点下方 4cm 处分为**旋肩胛动脉** circumflex scap-

ular artery 和胸背动脉 2 终支。旋肩胛动脉经三边孔穿出至肩胛区，分布于肩带肌并参与构成肩胛动脉网。胸背动脉与胸背神经伴行，至背阔肌；旋肱前动脉较细小，起于腋动脉的外侧壁，水平向外侧走行，绕过肱骨外科颈前方与旋肱后动脉吻合；旋肱后动脉较粗大，多数与旋肱前动脉在同一水平起始，伴腋神经向后绕行，经四边孔穿出，在肱骨外科颈后方与旋肱前动脉吻合。

2. 腋静脉 axillary vein　位于腋动脉内侧，两者之间有臂丛内侧束、尺神经及前臂内侧皮神经等，内侧有臂内侧皮神经，远端有腋淋巴结的外侧群排列，近端有腋淋巴结的尖群排列，并有头静脉汇入。当上肢外展时,腋静脉位于腋动脉的前方。腋静脉的属支与腋动脉的分支同名并伴行。腋静脉的管壁与腋鞘和锁胸筋膜愈着,使其管腔保持扩张状态,损伤后易开放而发生空气栓塞。

3. 臂丛 brachial plexus　位于腋窝内的部分为锁骨下部,围绕在腋动脉周围,形成内、外侧束和后束。在腋动脉的第一段,3束都位于其后外侧,在腋动脉的第二段,臂丛的内侧束、外侧束和后束相应的位于腋动脉的内侧、外侧和后方。在腋动脉的第三段,臂丛的各束发出分支(图2-4,图2-5)。此外,起自臂丛的锁骨上部**胸长神经**long thoracic nerve沿前锯肌表面下行,并支配该肌;起自臂丛上干的**肩胛上神经**suprascapular nerve分布于冈上肌、冈下肌和肩关节。

(1) **肌皮神经**musculocutaneous nerve:自外侧束发出,位于腋动脉的外侧,穿过喙肱肌后行向外下方。

(2) **胸外侧神经**lateral thoracic nerve:起自外侧束,伴胸肩峰动、静脉穿过锁胸筋膜,贴胸大肌深面走行,进入该肌。

(3) **正中神经**median nerve:以内、外侧根分别起自内、外侧束,在腋动脉的前方或外侧合成一条正中神经下行。

(4) **尺神经**ulnar nerve:起于内侧束,先在腋动脉、腋静脉之间下行,继而行向腋动脉内侧。

(5) **胸内侧神经**medial thoracic nerve:起于内侧束,在腋动脉、腋静脉之间穿出,进入胸小肌深面,分布于此肌,并有分支至胸大肌。

(6) **前臂内侧皮神经**medial antebrachial cutaneous nerve:起自内侧束,于腋动脉、腋静脉之间的前方下行。

(7) **臂内侧皮神经**medial brachial cutaneous nerve:较细小,从内侧束的较高部位发出,行于腋静脉内侧。

(8) **桡神经**radial nerve:起自后束,在腋动脉后方经肩胛下肌、背阔肌及大圆肌的前面下行,至臂后部进入肱骨肌管。

(9) **腋神经**axillary nerve:发自后束,位于桡神经的外侧,腋动脉的后方,向外下方走行,伴旋肱后血管穿四边孔,绕肱骨外科颈向后进入三角肌区。

(10) **肩胛下神经**subscapular nerve:发自后束,贴肩胛下肌前面下行,分布于该肌和大圆肌。

(11) **胸背神经**thoracodorsal nerve:起自后束,随肩胛下血管和胸背血管下行于背阔肌前面,并支配该肌。

4. 腋淋巴结 axillary lymph nodes　位于腋动脉及其分支和腋静脉及其属支周围的疏松结缔组织中,分为5群(图2-7)。

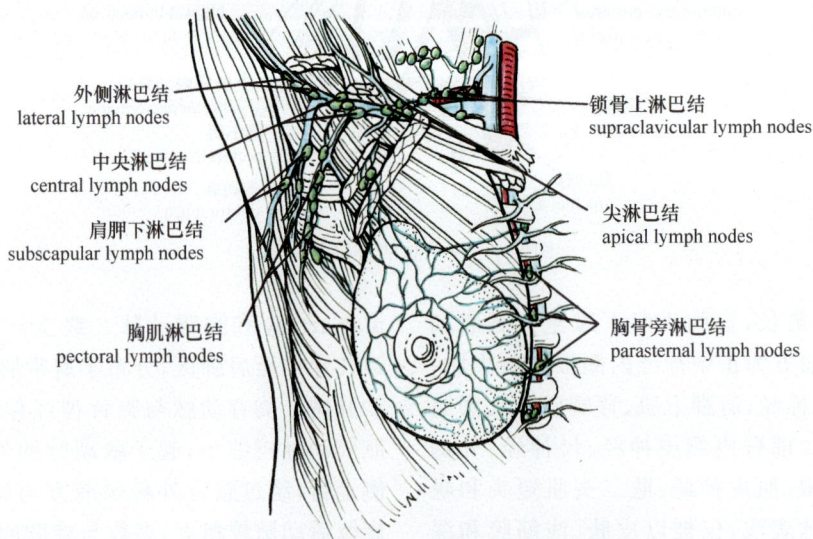

图2-7　腋淋巴结

外侧淋巴结 lateral lymph nodes
中央淋巴结 central lymph nodes
肩胛下淋巴结 subscapular lymph nodes
胸肌淋巴结 pectoral lymph nodes
锁骨上淋巴结 supraclavicular lymph nodes
尖淋巴结 apical lymph nodes
胸骨旁淋巴结 parasternal lymph nodes

(1) **外侧淋巴结**lateral lymph nodes(外侧群):沿腋静脉远端排列,收纳上肢的淋巴,其输出管部分注入中央淋巴结和尖淋巴结,部分至颈深下淋巴结群。

(2) **胸肌淋巴结**pectoral lymph nodes(前群):在胸大肌深面、胸小肌下缘,沿胸外侧血管排列,收纳胸前外侧壁、乳房外侧部的淋巴,其输出管注入中央淋巴结和尖淋巴结。

（3）**肩胛下淋巴结**subscapular lymph nodes（后群）：位于腋后壁，沿肩胛下血管和神经排列，收纳背部、肩部及胸后壁的淋巴，其输出管注入中央淋巴结和尖淋巴结。

（4）**中央淋巴结**central lymph nodes（中央群）：位于腋窝底的脂肪组织中，收纳上述3群淋巴结的输出管，其输出管注入尖淋巴结。

（5）**尖淋巴结**apical lymph nodes（尖群）：位于胸小肌与锁骨之间，锁胸筋膜的深面，沿腋静脉近端排列，收纳中央群及其他各群淋巴结的输出管，以及乳房上部的淋巴。其输出管合成锁骨下干，左侧注入胸导管，右侧注入右淋巴导管。

腋淋巴结接收乳房75%以上的淋巴。目前，腋淋巴结在临床应用上分为3站，即胸小肌上缘以上腋静脉周围淋巴结为第三站，胸小肌后方腋静脉周围淋巴结为第二站，胸小肌下缘以外的淋巴结为第一站。尖淋巴结相当于第三站淋巴结，中央淋巴结相当于第二站淋巴结，其余相当于第一站淋巴结。**哨位淋巴结**sentinel lymph node（**SLN**）（临床通常称为前哨淋巴结）为癌细胞首先转移的淋巴结。乳腺癌的SLN与癌肿的位置有关，多数位于第一站淋巴结，少数位于胸骨旁淋巴结（临床称内乳淋巴结）。目前，前哨淋巴结活检已经在乳腺癌的临床治疗中开始应用，若前哨淋巴结活检阴性则可避免腋淋巴结的清扫，从而可最大限度地避免由于腋窝淋巴结清扫带来的疼痛、麻木及上肢淋巴水肿。

5. 腋鞘及腋窝蜂窝组织 包裹腋动脉、腋静脉和臂丛周围的结缔组织膜称为**腋鞘**axillary sheath，亦称**颈腋管**，向上与颈部椎前筋膜相延续。

腋窝内除有被腋鞘包裹的血管神经束外，还充填有大量疏松结缔组织，称为**腋窝蜂窝组织**。腋窝蜂窝组织随腋鞘及血管神经可达邻近部位。故腋窝内的感染沿着蜂窝组织间隙和腋鞘，向上可蔓延至颈根部，向下可达臂部，向后经三边孔和四边孔蔓延至肩胛区、三角肌区，向前可通胸肌间隙。颈部的椎前间隙脓肿，也可沿锁骨下血管和腋鞘蔓延到腋腔内，形成腋腔脓肿。

二、三角肌区和肩胛区

（一）三角肌区

三角肌区 deltoid region 是指三角肌所在的区域。

1. 浅层结构 皮肤较薄，浅筋膜较致密且少有脂肪。在浅筋膜内，有腋神经的皮支即臂外侧上皮神经自三角肌后缘处浅出，分布于其表面的皮肤。

2. 深层结构 在深筋膜下方为三角肌，其从前方、后方和外侧包绕肩关节，属于肩带肌。三角肌的起、止点及作用等见表2-1。腋神经随旋肱后动脉和静脉由四边孔穿出后分布于三角肌、肩关节和肱骨等。腋神经在三角肌的深面分前、后2支进入该肌，前支的肌支支配三角肌的前中部，后支的肌支支配三角肌后部和小圆肌，皮支分布于三角肌表面的皮肤。旋肱后动脉绕肱骨外科颈与旋肱前动脉吻合（图2-8）。临床上肱骨外科颈骨折时可伤及腋神经和旋肱前、后血管，造成三角肌瘫痪和深部血肿。如长期三角肌瘫痪、肩不能外展，可出现"方肩"外形。

表 2-1 肩带肌

名称	起点	止点		作用	神经支配
三角肌	锁骨外侧段、肩峰、肩胛冈	三角肌粗隆		外展、前屈、后伸肩关节	腋神经
冈上肌	冈上窝	大结节	上部	外展肩关节	肩胛上神经
冈下肌	冈下窝		中部	内收、旋外肩关节	
小圆肌	冈下窝下部		下部		腋神经
大圆肌	肩胛骨下角背面	小结节嵴		内收、旋内、后伸肩关节	肩胛下神经
肩胛下肌	肩胛下窝	小结节			

（二）肩胛区

肩胛区 scapular region 是指肩胛骨后面的区域。

1. 浅层结构 皮肤厚，浅筋膜致密，内有来自颈丛的锁骨上神经分布。

2. 深层结构 深筋膜下方有背部浅层肌的斜方肌覆盖，其深方为冈上肌、冈下肌、小圆肌和大圆肌，属于肩带肌。它们的起、止点及作用等见表2-1。肌的深面为肩胛骨。肩胛骨上缘的肩胛切迹的上方有肩胛上横韧带连于切迹的两端。肩胛上动脉经该韧带的上方进入肩胛区,分布于冈上肌和冈下肌。肩胛上神经在该韧带的下方进入肩胛区,支配冈上肌和冈下肌等结构。旋肩胛动脉经三边孔穿出后,与肩胛上动脉吻合(图2-8)。

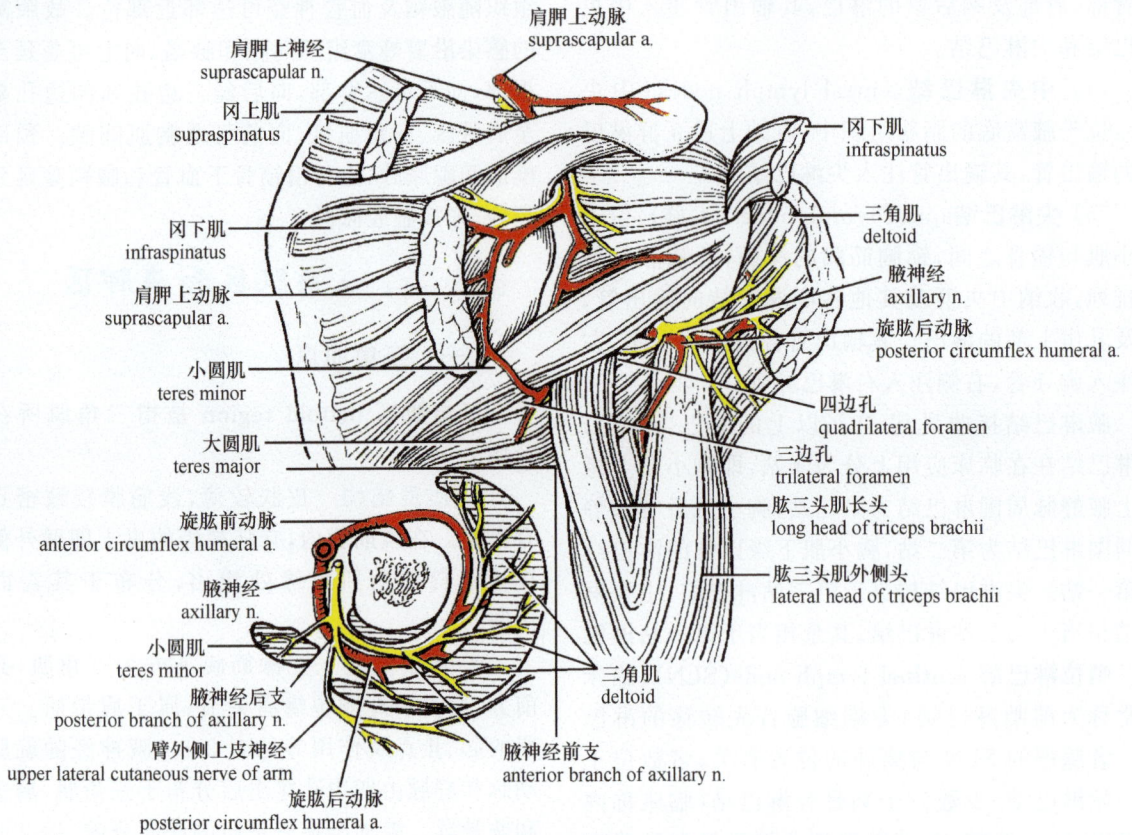

图2-8 三角肌区及肩胛区的结构

（三）肩胛动脉网

肩胛动脉网scapular arterial network位于肩胛骨周围,由锁骨下动脉与腋动脉的分支相互吻合形成。参与构成动脉网的主要动脉有来自锁骨下动脉的分支肩胛上动脉和肩胛背动脉,以及来自腋动脉发出的肩胛下动脉的分支旋肩胛动脉(图2-9)。

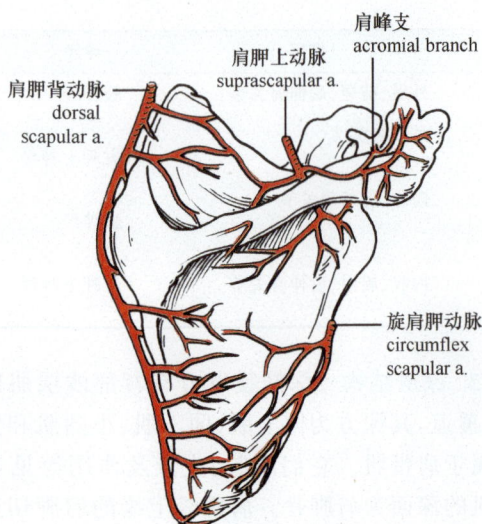

图2-9 肩胛动脉网

（四）肩关节和肌腱袖

1. 肩关节 由肱骨头和肩胛骨的关节盂组成,其关节囊薄而松弛,近端附着于肩胛骨关节盂的周缘,远端附着于肱骨解剖颈,内侧可达外科颈。关节囊的纤维层被肌腱袖加强,关节囊的滑膜层可膨出形成滑液鞘或滑膜囊,如在肩峰与冈上肌腱之间有肩峰下囊,臂外展时起滑动作用。肱二头肌长头腱在结节间的滑液鞘内穿过。关节囊前壁有盂肱韧带加强,上部有喙肱韧带加强。因此,下壁最为薄弱。肩关节脱位时,肱骨头常从下壁脱出。另外,在肩关节的上方,喙肩韧带与喙突、肩峰共同形成一弓状骨和韧带的结构,称为喙肩弓。喙肩弓和喙肱韧带共同防止肱骨头向上脱位。

2. 肩关节的血液供应与神经支配 肩关节的血液供应主要来自肩胛上动脉和旋肱前动脉、旋肱后动脉的分支;神经分布来自与肩胛上动脉伴行的肩胛上神经和腋神经的分支(图2-10)。

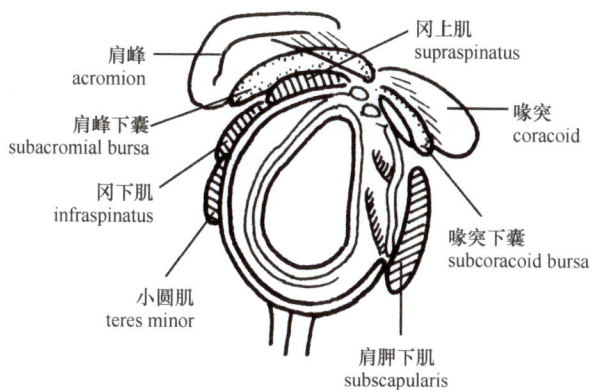

图 2-10　肌腱袖

3. 肌腱袖　肩带肌中的冈上肌、冈下肌、小圆肌和肩胛下肌的肌腱经过肩关节的上方、后方和前方，与关节囊纤维层愈着，并互相连接形成一接近环形的腱板，围绕肩关节称为**肌腱袖**myotendinous cuff，也称**肩袖**shoulder cuff（图 2-10）。肌腱袖加强了肩关节稳定性。当肩关节脱位或扭伤时，常导致肌腱袖撕裂。

（哈尔滨医科大学　张雅芳）

第三节　臂　　部

臂部上续肩部、下连肘部。它的上界为肩部下界，与肘部的分界为肱骨内、外上髁上方两横指处的环形线，借肱骨和臂内侧肌间隔、臂外侧肌间隔分为臂前区和臂后区。

一、臂　前　区

臂前区anterior brachial region 是指肱骨和臂内侧肌间隔、臂外侧肌间隔之前的部分，主要包括臂肌前群、血管及神经等结构。

（一）浅层结构

臂前区的皮肤较薄。浅筋膜薄而疏松，其内有皮神经和浅静脉分布（图 2-11）。

1. 头静脉 cephalic vein　起自手背静脉网的桡侧，在臂前区行于肱二头肌外侧沟内，向上进入三角肌胸大肌间沟，穿锁胸筋膜注入腋静脉或锁骨下静脉，或以 2 支分别注入上述静脉，末端可有吻合支连于颈外静脉。头静脉在臂部无较大属支。

2. 贵要静脉 basilic vein　起自手背静脉网的尺侧，在臂前区于肱二头肌内侧沟上行，约在臂的中点稍下方穿深筋膜后注入肱静脉或腋静脉。

3. 皮神经　臂外侧上、下部皮肤分别由腋神经发出的**臂外侧上皮神经**superior lateral brachial cutaneous nerve 和桡神经发出的**臂外侧下皮神经**inferior lateral brachial cutaneous nerve 分布；**肋间臂神经**intercostobrachial nerve 来自第 2 肋间神经的外侧皮支，分布于臂内侧上半部皮肤；发自臂丛内侧束的**臂内侧皮神经**medial brachial cutaneous nerve 分布于臂内侧下半部皮肤；发自臂丛内侧束的前臂内侧皮神经在贵要静脉穿入深筋膜处浅出，分为前、后 2 支伴行于贵要静脉两侧，下行至前臂内侧份。

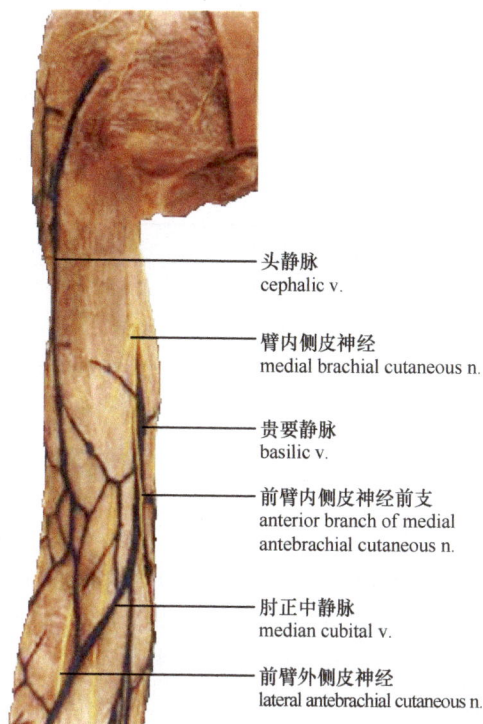

- 头静脉 cephalic v.
- 臂内侧皮神经 medial brachial cutaneous n.
- 贵要静脉 basilic v.
- 前臂内侧皮神经前支 anterior branch of medial antebrachial cutaneous n.
- 肘正中静脉 median cubital v.
- 前臂外侧皮神经 lateral antebrachial cutaneous n.

图 2-11　臂前区浅层结构

（二）深层结构

1. 深筋膜　臂部的深筋膜称为**臂筋膜**brachial fascia，前部较薄，向上移行为腋筋膜、三角肌筋膜和胸肌筋膜，向下移行为前臂筋膜。臂筋膜在臂肌的前、后群之间向深方发出**臂内侧肌间隔**medial brachial intermuscular septum 和**臂外侧肌间隔**lateral brachial intermuscular septum，分别附着于肱骨干内、外侧缘至肱骨内、外上髁。**臂前骨筋膜鞘**anterior osseofascial compartment of arm 由臂筋膜前部、臂内侧肌间隔、臂外侧肌间隔和肱骨围成，其内容纳肱二头肌、喙肱肌、肱肌、肱动脉、肱静脉、肌皮神经、正中神经和尺神经（图 2-12）。

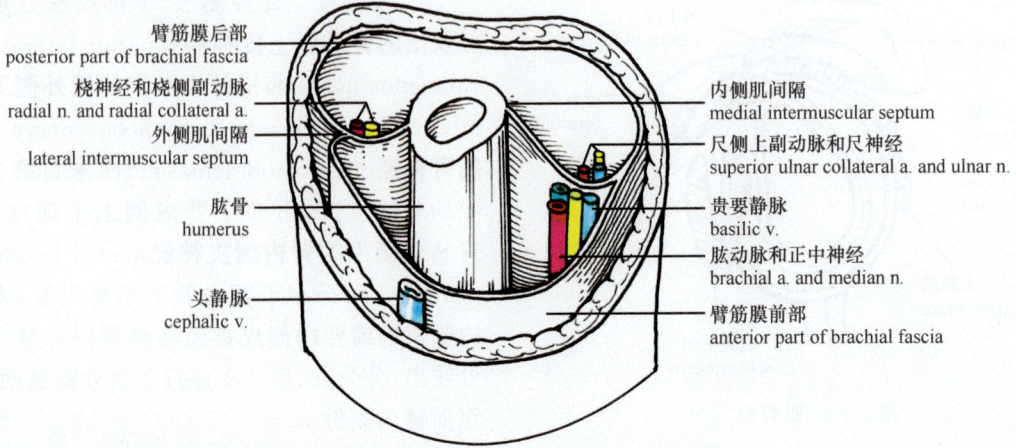

图 2-12 臂部骨筋膜鞘

2. 臂肌前群 前群分为浅、深两层。浅层为 及作用等见表 2-2。
肱二头肌,深层为喙肱肌和肱肌。各肌的起、止点

表 2-2 臂肌

肌群	名称	起点	止点	作用	神经支配
前群	肱二头肌	盂上结节、喙突	桡骨粗隆	屈肘、前臂旋后	肌皮神经
	喙肱肌	喙突	肱骨中段	内收、屈肩关节	
	肱肌	肱骨前面下半	尺骨粗隆	屈肘关节	
后群	肱三头肌	盂下结节 肱骨后面	鹰嘴	伸肘关节	桡神经

3. 臂前区血管

(1) **肱动脉**brachial artery:在大圆肌和背阔肌下缘续于腋动脉,沿肱二头肌内侧沟下行,至肘窝上部,约在桡骨颈平面分为桡动脉和尺动脉。其表面有皮肤、浅筋膜和深筋膜覆盖。肱动脉在臂上份居肱骨内侧,后方有桡神经和肱二头肌长头,前外侧有正中神经,内侧有尺神经;肱动脉在臂中份居前内方,下份居前方。

肱动脉除在行程中发出肌支营养邻近各肌外,其他主要分支有:①**肱深动脉**deep brachial artery在大圆肌腱的下方起自肱动脉后内侧壁,与桡神经伴行进入肱骨肌管,分支营养肱三头肌和肱肌;②**尺侧上副动脉**superior ulnar collateral artery在肱深动脉起点的稍下方发自肱动脉,伴随尺神经穿过臂内侧肌间隔至臂后区,参与肘关节网的构成;③**尺侧下副动脉**inferior ulnar collateral artery约在肱骨内上髁上方 5cm 处起自肱动脉,经肱肌前面行向内侧,分为前、后 2 支参与组成肘关节网(图 2-13,图 2-14)。

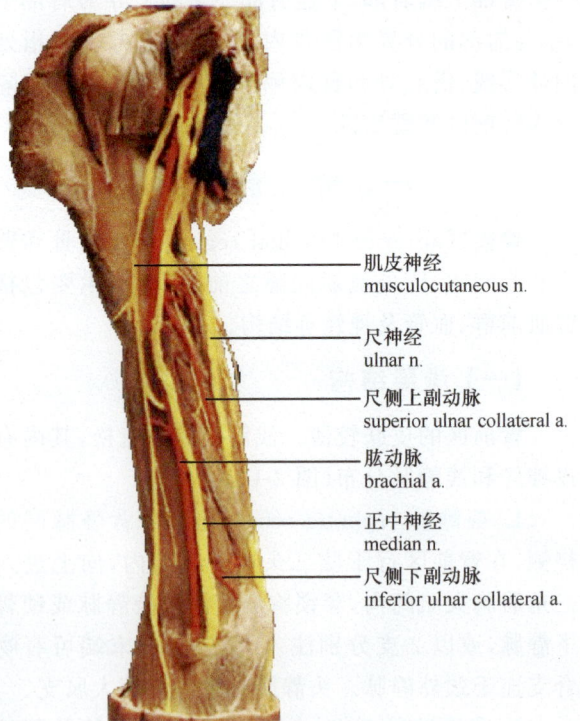

图 2-13 臂前区深层结构

（2）**肱静脉**brachial vein：有2条，伴行于肱动脉的两侧，在臂中部有贵要静脉注入。

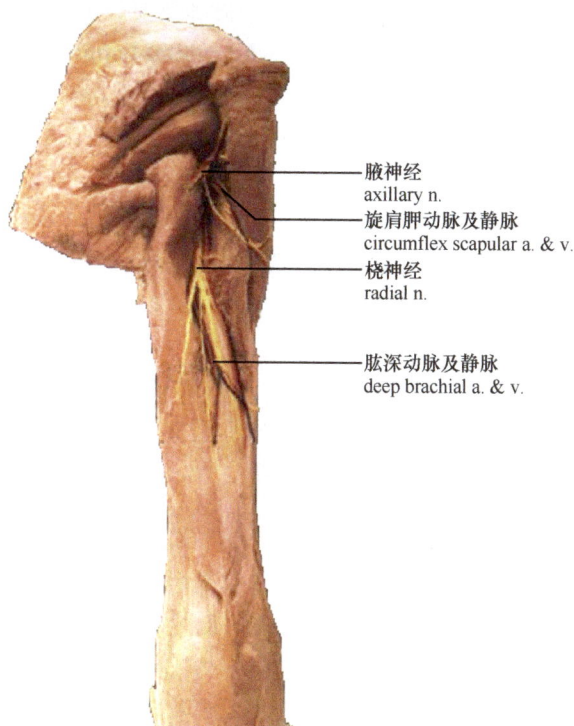

图 2-14 臂后区深层结构

4. 臂前区神经

（1）正中神经：伴肱动脉和肱静脉走行于肱二头肌内侧沟，在臂上部先行于血管的外侧，约在喙肱肌止点处斜过血管的前方至其内侧，下行至肘窝。正中神经在臂部无分支。

（2）尺神经：在臂上部行于肱血管的内侧，至臂中点附近与尺侧上副动脉伴行离开肱动脉，向后穿过臂内侧肌间隔至臂后区，进入尺神经沟。尺神经在臂部无分支。

（3）肌皮神经：在肱二头肌与肱肌之间行向外下方，行程中发出肌支支配这两块。其终末支于肱二头肌外侧沟下部浅出，易名为前臂外侧皮神经。

（4）桡神经：在臂上部行于肱动脉后方，继而与肱深动脉伴行，向后进入肱骨肌管至臂后区（图2-14）。

二、臂 后 区

臂后区posterior brachial region 指肱骨和臂内侧肌间隔、臂外侧肌间隔之后的部分，主要包括臂肌后群、血管和神经等结构（图2-14）。

（一）浅层结构

1. 皮肤和浅筋膜 臂后区皮肤较厚。浅筋膜致密。

2. 浅静脉 多从臂内、外侧转向前面，注入贵要静脉或头静脉。

3. 皮神经 臂后区有臂外侧上皮神经（腋神经分支）和臂外侧下皮神经（桡神经分支），分别分布于臂外侧区上部和下部的皮肤；肋间臂神经和臂内侧皮神经的终止分布于臂后区内侧上、下半部皮肤；在腋窝处由桡神经发出的**臂后皮神经**posterior brachial cutaneous nerve 越过肋间臂神经后方，分布于臂后区的皮肤。

（二）深层结构

1. 深筋膜 臂后区臂筋膜较臂前区为厚，向上续于三角肌筋膜，向下移行为前臂后区的深筋膜。**臂后骨筋膜鞘**posterior osseofascial compartment of arm 由臂后区深筋膜、臂内侧肌间隔、臂外侧肌间隔和肱骨围成，其内有肱三头肌、肱深动脉、肱深静脉、桡神经和尺神经等（图2-12）。

2. 臂肌后群 只有肱三头肌，其起、止点及作用等见表2-2。该肌的3个头与肱骨的桡神经沟共同构成自内上斜向外下、绕肱骨干中份后外侧面的一个供血管神经束通行的管道，称为**肱骨肌管**humeromuscular tunnel，又名**桡神经管**tunnel of radial nerve，管内通过桡神经及伴行的肱深血管（图2-12）。

3. 桡血管神经束 由肱深动脉、肱深静脉和桡神经组成，行于肱骨肌管内。

（1）肱深动脉：伴随桡神经，在肱骨肌管内分为前、后2支。前支较粗大，是肱深动脉的终支，称为**桡侧副动脉**radial collateral artery，与桡神经一起穿过外侧肌间隔到达臂前区。后支较细小，称为**中副动脉**middle collateral artery，在臂后区下行。

（2）**肱深静脉**deep brachial vein：有2条，收受臂部肌肉的静脉血，伴行于肱深动脉的两侧，注入肱静脉。

（3）桡神经：在肱骨肌管内紧贴桡神经沟骨面走行，穿过臂外侧肌间隔，经肱肌与肱桡肌之间，向肘前外侧区走行，至肱骨外上髁前面分为浅、深2支。桡神经在肱骨肌管内发出支配肱三头肌的肌支，在穿过外侧肌间隔后发出支配肱桡肌和桡侧腕长伸肌、桡侧腕短伸肌的肌支。

4. 尺神经 与尺侧上副动脉伴行，自臂内侧肌间隔穿出后，沿肱三头肌内侧头前面下降至肘后区。

（哈尔滨医科大学 张雅芳）

第四节　肘　　部

肘部介于臂与前臂之间,肱骨内、外上髁连线上、下各两横指的环行线为其上、下界;借通过内、外上髁的冠状面分为肘前区和肘后区。

一、肘　前　区

肘前区 anterior cubital region 指通过肱骨内、外上髁的冠状面以前的部分,主要包括臂肌前群的远段,前臂肌前群的近段,肘肌和血管、神经等结构。

(一)浅层结构

皮肤薄而柔软。浅筋膜薄而疏松,脂肪少,内有浅静脉、皮神经和淋巴结等结构(图 2-15)。其中浅静脉常见的有头静脉、贵要静脉和肘正中静脉,但类型个体差异很大。

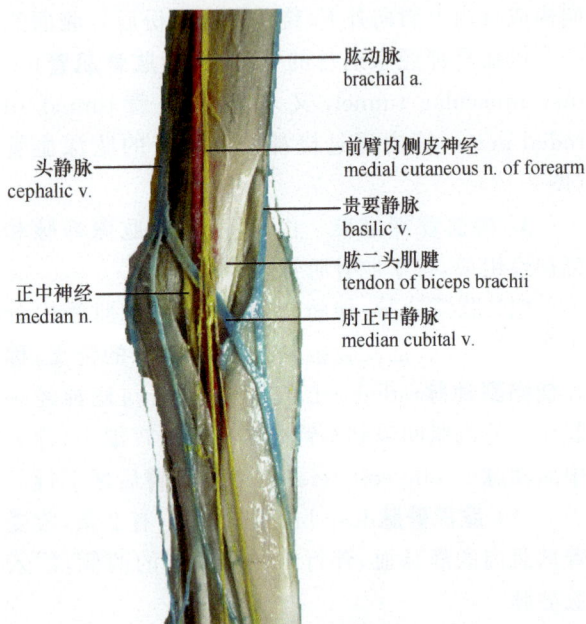

头静脉
cephalic v.

正中神经
median n.

肱动脉
brachial a.

前臂内侧皮神经
medial cutaneous n. of forearm

贵要静脉
basilic v.

肱二头肌腱
tendon of biceps brachii

肘正中静脉
median cubital v.

图 2-15　肘前区浅层结构

1. 头静脉 cephalic vein　经前臂外侧皮神经的前方,行于肱二头肌腱的外侧。

2. 贵要静脉 basilic vein　与前臂内侧皮神经相伴,行于肱二头肌腱的内侧。

3. 肘正中静脉 median cubital vein　较粗大,是外下方连于头静脉,然后斜向内上方注入贵要静脉的吻合支。肘正中静脉在肘窝中部与深静脉之间有交通支。因为该静脉位置表浅,并且比较固定,管径较大,无神经伴行,所以临床上常在此穿刺

采血、输血或插管等处置。

4. 前臂正中静脉 median antebrachial vein　在肘前区常呈“Y”形汇入头静脉和贵要静脉。

5. 肘浅淋巴结 superfacial cubital lymph nodes　位于肱骨内上髁上方,贵要静脉附近,有 1～2 个,收纳手与前臂尺侧半浅部的淋巴,其输出管注入腋淋巴结的外侧群。

6. 前臂外侧皮神经 lateral antebrachial cutaneous nerve　在肱二头肌腱的外侧、肱肌的浅面穿深筋膜浅出,行于头静脉的后方,分布于前臂外侧皮肤。

7. 前臂内侧皮神经　在肘部分为前支和后支。前支行于贵要静脉的外侧,后支行于贵要静脉的内侧,分布于前臂内侧皮肤。

(二)深层结构

1. 深筋膜　肘前区深筋膜是臂筋膜和前臂筋膜之间的部分。肱二头肌腱内侧的**肱二头肌腱膜** bicipital aponeurosis 斜向内下方与深筋膜愈着。肱二头肌腱与腱膜的交角处是触及肱动脉搏动和测量血压的听诊部位。

2. 肘窝 cubital fossa　是肘前区略呈三角形凹陷区,其尖指向上肢远端(图 2-16)。

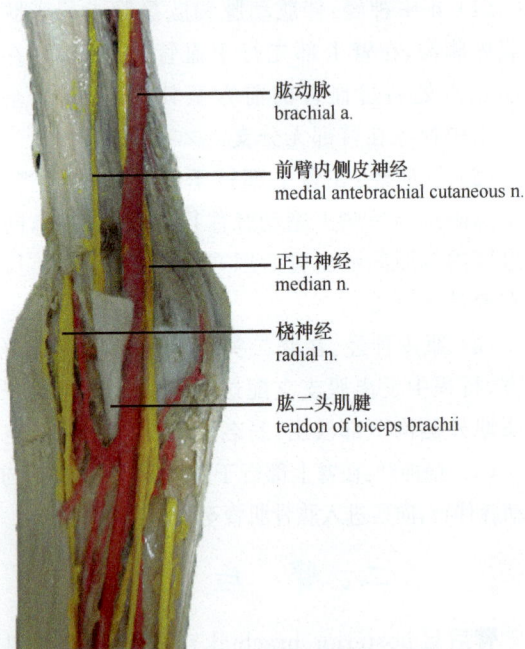

肱动脉
brachial a.

前臂内侧皮神经
medial antebrachial cutaneous n.

正中神经
median n.

桡神经
radial n.

肱二头肌腱
tendon of biceps brachii

图 2-16　肘窝内容

(1)境界:上界为肱骨内、外上髁的连线;下外侧界为肱桡肌;下内侧界为旋前圆肌;顶由浅入深依次为皮肤、浅筋膜、深筋膜及肱二头肌腱膜;底由肱肌、旋后肌和肘关节囊构成。

（2）内容：从尺侧向桡侧依此为正中神经、肱动脉末端及尺动脉和桡动脉的起始段及其他们伴行的静脉、肱二头肌腱、位于肱桡肌深方的桡神经，以及位于血管附近的淋巴结等。

1）正中神经：在肘窝上部位于肱动脉内侧，下行中越过尺血管的前方穿过旋前圆肌两头之间，进入前臂。

2）肱动脉：位于肱二头肌腱的内侧，至肘窝的远端约平桡骨颈高度分为桡动脉和尺动脉。桡动脉在起始段的 1cm 以内发出**桡侧返动脉 radial recurrent artery**，之后于肘窝尖处进入肱桡肌与桡侧腕屈肌之间下行至前臂。**尺动脉**ulnar artery 比桡动脉稍粗大，约在起始后的 2cm 处发出**尺侧返动脉**ulnar recurrent artery，之后经旋前圆肌深面进入前臂浅层肌与深层肌之间。

3）肱静脉：伴行肱动脉，有 2 条，在肘窝内由桡静脉和尺静脉汇合而成。

4）肱二头肌腱：在肘窝正中，屈肘时明显，是寻找神经血管的标志性结构。

5）桡神经：位于肘窝外侧，在肱肌与肱桡肌之间走行。于肱骨外上髁前方分为浅、深 2 支。**桡神经浅支**经肱桡肌深面达前臂，**桡神经深支**经旋后肌至前臂后区，改称为骨间后神经。

6）**肘深淋巴结**deep cubital lymph nodes：位于肱动脉分叉处，有 2～3 个，收纳手和前臂深层的淋巴，其输出管注入腋淋巴结。

二、肘 后 区

肘后区 posterior cubital region 指通过肱骨内、外上髁的冠状面以后的部分，主要包括肱三头肌腱、血管和神经等结构。

（一）浅层结构

皮肤厚而松弛，移动性很大，浅筋膜不甚发达。在皮肤与鹰嘴筋膜之间有黏液囊，称鹰嘴皮下囊，与关节腔不相通。当有炎症或出血时黏液囊可肿大。

（二）深层结构

1. 深筋膜 肘后区的深筋膜与肱骨下端和尺骨上端的骨膜紧密结合。

2. 肱三头肌腱 附着于尺骨鹰嘴。肌腱的外侧有起于外上髁的前臂伸肌群。

3. 肘肌 是位于肘关节后面外侧皮下的三角形小肌，起自肱骨外上髁和桡侧副韧带，止于尺骨上端背面和肘关节囊。肘肌收缩时可协助伸肘。

4. 尺神经 走行于肱骨内上髁后下方的尺神经沟内，外侧邻鹰嘴。由于尺神经在肘后区表浅，与皮肤之间仅隔以薄层结缔组织，故在此处极易受损。

三、肘关节和肘关节动脉网

肘关节前面凹，后面凸。关节前、后方的肌肉较多，屈伸运动有力。两侧骨骼因无肌肉覆盖而显得突出。肘关节的前方有许多血管、神经等重要结构通过，而后方除尺神经外无重要结构，故显露肘关节的手术多从后方进入。

（一）关节囊和韧带

关节囊的近端附着于冠突窝、桡窝和鹰嘴窝的上缘，以及肱骨滑车的内侧缘和肱骨小头的外侧缘；远端附着于尺骨滑车切迹关节面、鹰嘴和冠突的边缘，以及桡骨环状韧带。关节囊的前、后壁薄而松弛，有利于关节大范围的屈伸运动。两侧分别有**桡侧副韧带**和**尺侧副韧带**加强，增加了关节的稳定性。此外尚有**桡骨环状韧带**包绕着桡骨头的环状关节面，将桡骨头紧紧束缚于尺骨桡切迹内。幼儿时期由于桡骨头发育不完善，有时可造成桡骨头半脱位。

（二）血液供应和神经支配

肘关节的血液供应来自肘关节动脉网。神经分布来自正中神经、尺神经、桡神经和肌皮神经的分支。

（三）肘关节动脉网

肘关节动脉网cubital articular arterial rete 也称**肘关节网**。由肱动脉、桡动脉和尺动脉的 9 条分支相互吻合而成。肘关节网的主要吻合有 4 处：①由肱动脉发出尺侧下副动脉的前支与由尺动脉发出尺侧返动脉的前支吻合在内上髁前方形成吻合；②肱动脉发出尺侧上副动脉与尺侧下副动脉的后支和尺侧返动脉的后支在内上髁后方形成吻合；③肱深动脉的桡侧副动脉终支与桡动脉发出桡侧返动脉在肘关节前方的吻合；④肱深动脉的中副动脉终支与骨间后动脉发出的骨间返动脉在肘关节后方吻合（图 2-17）。

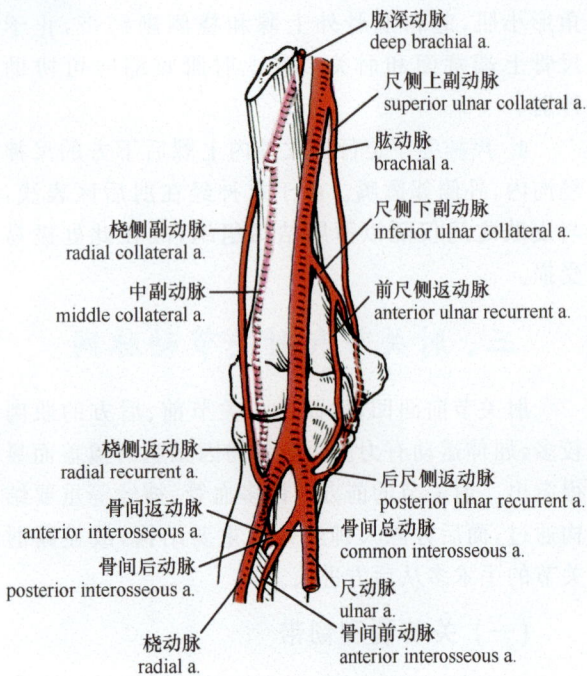

图 2-17 肘关节动脉网

肘关节网构成了上肢动脉在肘关节周围的丰

富的侧支循环。因此,在结扎肱动脉或其分支时,不致造成上肢的缺血坏死。

(哈尔滨医科大学　张雅芳)

第五节　前　臂　部

前臂部 forearm 位于肘部和腕部之间,以桡、尺骨和前臂骨间膜为界分为前臂前区和前臂后区。

一、前臂前区

前臂前区 anterior antebrachial region 是位于桡、尺骨和前臂骨间膜以前的部分,包括前臂肌前群、血管和神经等结构。

(一)浅层结构

皮肤较薄,移动度大。浅筋膜内有较丰富的浅静脉和皮神经(图 2-18)。

1. 浅静脉　主要有头静脉、贵要静脉和前臂正中静脉等。

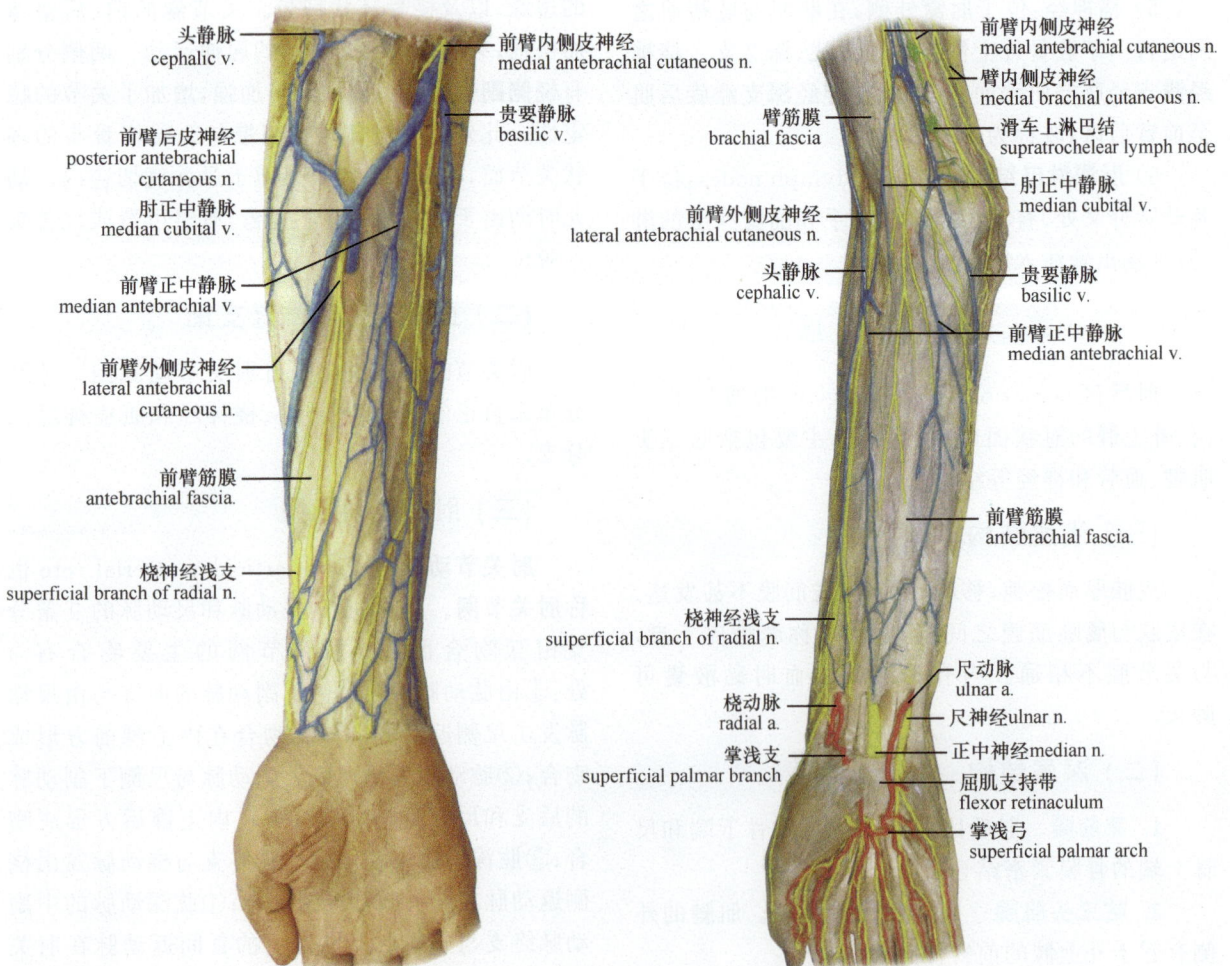

图 2-18　前臂前区浅层结构

（1）头静脉：起自手背静脉网桡侧，经腕后区上行至前臂后区桡侧，并渐转至前臂前区桡侧，再行至肘前区。有时在其外侧有**副头静脉**accessory cephalic vein，多起自前臂后区或直接起自手背静脉网，在肘部注入头静脉。

（2）贵要静脉：起自手背静脉网尺侧，经腕后区上行至前臂后区尺侧，并渐转至前臂前区尺侧，再行至肘前区。有时在其内侧有**副贵要静脉** accessory basilic vein 向上注入贵要静脉。

（3）**前臂正中静脉**median antebrachial vein：管径和支数不恒定，引流手掌浅静脉丛的血液，沿前臂前区正中上行，在肘部远侧分为2支分别注入头静脉和贵要静脉，也可直接注入肘正中静脉或贵要静脉。

2. 皮神经　主要包括前臂外、内侧皮神经。两神经均可作为神经移植体用于修复周围神经损伤。

（1）前臂外侧皮神经：发自肌皮神经，经肘正中静脉和头静脉的深面下行于前臂外侧，并分布于该处皮肤。

（2）前臂内侧皮神经：与贵要静脉同时穿深筋膜，穿出后分为内、外侧支。内侧支细小，经贵要静脉的浅面和内侧分布至前臂后内侧皮肤；外侧支较粗，行于贵要静脉外侧，常经肘正中静脉浅面至前臂内侧皮肤。

（二）深层结构

1. 深筋膜　薄而坚韧，近肘部处有肱二头肌腱膜加强，远侧延至腕前区。前臂部深筋膜在前臂部两侧伸入前臂肌前、后群之间，形成**前臂外、内侧肌间隔**lateral and medial antebrachial intermuscular septum，分别附于桡骨和尺骨鹰嘴及后缘。

前臂前区深筋膜与前臂外、内侧肌间隔和桡、尺骨及前臂骨间膜共同围成**前臂前骨筋膜鞘**anterior osseofascial compartment of forearm，其内有前臂肌前群以及桡、尺侧血管神经束和正中神经等。前臂严重挤压伤、感染或出血等可导致鞘内容积锐减或内容物体积骤增，从而累及前臂肌前群和正中神经等，即为前臂前骨筋膜鞘综合征（临床上称为前臂掌侧筋膜间室综合征）。严重时，全部屈指、屈拇指和屈腕肌均可挛缩；正中神经和尺神经同时受累，则致所支配的肌瘫痪、相应部位皮肤感觉障碍，手部呈现典型屈腕、屈指畸形以及爪形手或猿掌。此种情况应及时手术以解除压迫。

2. 前臂肌前群　共9块，分为4层（表2-3，图2-19）。第一层5块，由桡侧向尺侧依次为**肱桡肌**brachioradialis、**旋前圆肌**pronator teres、**桡侧腕屈肌**flexor carpi radialis、**掌长肌**palmaris longus和**尺侧腕屈肌**flexor carpi ulnaris；第二层1块，即**指浅屈肌**flexor digitorum superficialis；第三层2块，即桡侧的**拇长屈肌**flexor pollicis longus和尺侧的**指深屈肌**flexor digitorum profundus；第四层1块，即**旋前方肌**pronator quadratus。

表2-3　前臂肌前群

层次	名称	起点	止点	作用	神经支配
第一层	肱桡肌	肱骨外上髁上方	桡骨茎突	屈肘	桡神经
	旋前圆肌		桡骨中部外侧面	屈肘、前臂旋前	正中神经
	桡侧腕屈肌	肱骨内上髁、前臂深筋膜	第2掌骨底	屈肘、屈腕、腕外展	尺神经
	掌长肌		掌腱膜	屈腕、紧张掌腱膜	正中神经
	尺侧腕屈肌		豌豆骨	屈腕、腕内收	尺神经
第二层	指浅屈肌	肱骨内上髁、桡、尺骨前面	第2~5指中节指骨两侧	屈近侧指骨间关节、掌指关节、腕、肘	正中神经
第三层	拇长屈肌	桡骨及骨间膜前面	拇指远节指骨底	屈腕、屈拇指	正中神经
	指深屈肌	尺骨及骨间膜前面	第2~5指远节指骨底	屈指骨间关节、掌指关节、腕	正中神经和尺神经
第四层	旋前方肌	尺骨远侧段前面	桡骨远侧段前面	前臂旋前	正中神经

肱桡肌位置表浅，易于寻找，故临床上常利用该肌作肌瓣或肌皮复合瓣移植或转位移植以修复腕部功能。旋前圆肌有2个头，浅头起自肱骨内上髁，深头起自尺骨冠突。两头之间有正中神经通过，深头深面有尺动、静脉经过。该肌止点的近、远侧端分别有旋后肌和旋前方肌附着，故桡骨骨折时，骨折线在该肌止点上方或下方，骨折端移位方向不同。掌长肌肌腹短小，肌腱细长，对腕关节的活动仅起辅助作用，临床上常取其肌腱作为移植材料，但其缺如率可达4.62%。

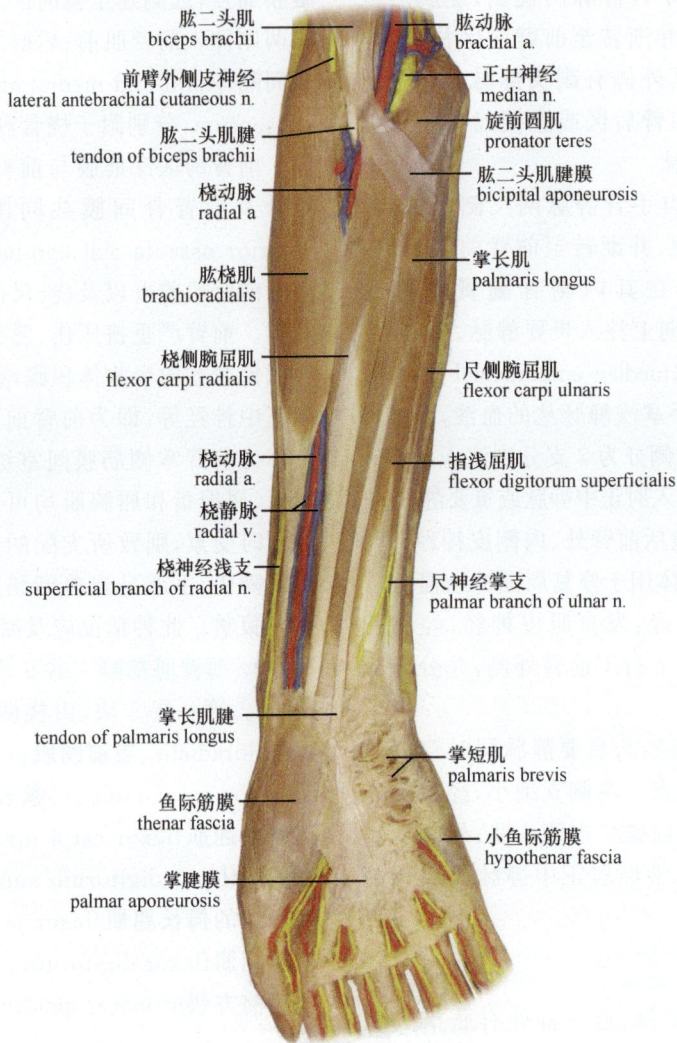

图 2-19　前臂前区浅层肌

3. 血管神经束　共 4 个(图 2-20)。

(1) 桡侧血管神经束:由桡动脉及其 2 条伴行静脉和桡神经浅支组成,行于肱桡肌内侧或深面。

1) **桡动脉 radial artery**:平桡骨颈高度发自肱动脉,在肱桡肌深面沿旋前圆肌上缘行向下外侧,再经肱桡肌腱与桡侧腕屈肌腱之间下行至腕部。桡动脉在起始部发出桡侧返动脉,经桡神经浅、深支之间上行于肱桡肌深面,营养邻近诸肌,并参与肘关节动脉网的组成。肱桡肌是暴露桡动脉的标志。桡动脉在前臂远侧段位于肱桡肌腱尺侧,位置表浅,是临床上切脉的部位。

2) **桡静脉 radial vein**:2 条,较细,始终与桡动脉伴行。

3) **桡神经浅支 superficial branch of radial nerve**:在肱桡肌深面和桡动脉外侧下行,在前臂上 1/3 段与桡动脉相距较远,中 1/3 段与桡动脉相伴而行,下 1/3 段与桡动脉分开,经肱桡肌腱深面、桡

侧腕长伸肌腱浅面转至前臂后区。

(2) 尺侧血管神经束:由尺动脉及其 2 条伴行静脉和尺神经组成。

1) **尺动脉 ulnar artery**:经旋前圆肌深面进入前臂前区。在前臂上 1/3 段行于指浅屈肌深面,下 2/3 段位于尺侧腕屈肌与指浅屈肌之间。尺动脉在起始部发出尺侧返动脉和**骨间总动脉 common interosseous artery**。前者向上行于肱肌与旋前圆肌之间,分为前、后两支,营养邻近诸肌,并参与肘关节动脉网的组成;后者短粗,迅即分为骨间前、后动脉。尺动脉在腕前区位置表浅,居尺侧腕屈肌外侧。

2) **尺静脉 ulnar vein**:2 条,与尺动脉伴行。引流掌深静脉弓的血液,并在腕部附近与浅静脉相交通。

3) **尺神经 ulnar nerve**:经尺侧腕屈肌两头之间进入前臂前区,在指深屈肌浅面和尺动、静脉内

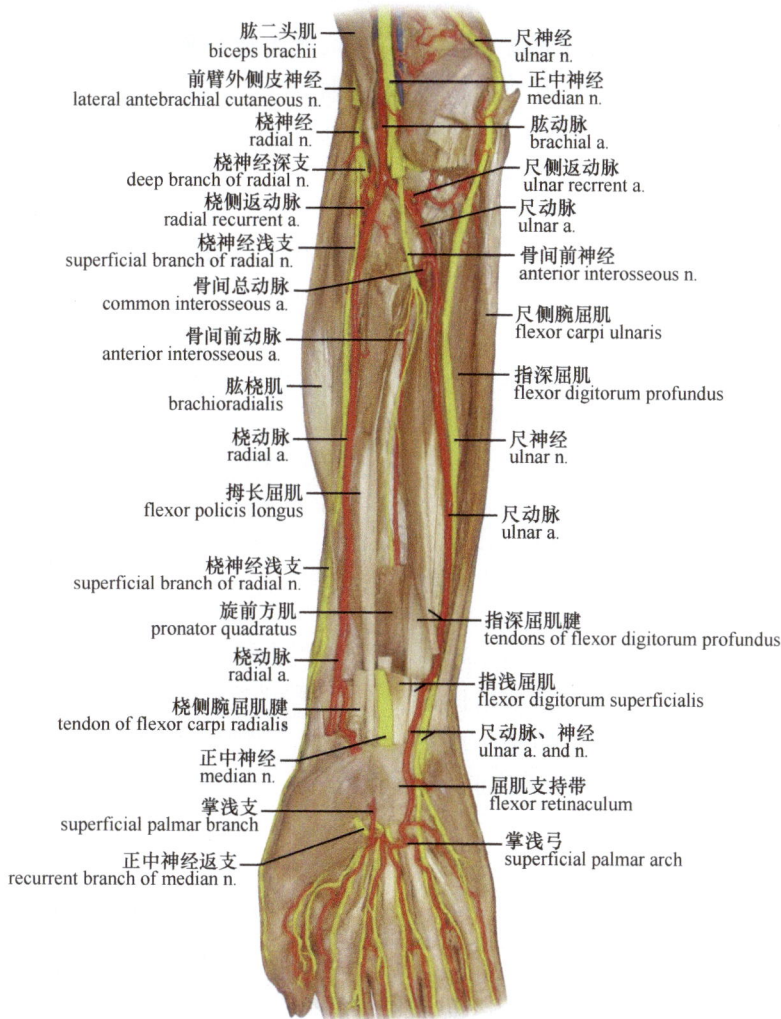

图 2-20　前臂前区血管和神经

侧下行。在前臂上半部，被尺侧腕屈肌掩盖，与尺动、静脉相距较远；在前臂下半部，居尺侧腕屈肌外侧，并与尺动、静脉伴行。尺神经沿途除发出肌支支配尺侧腕屈肌和指深屈肌尺侧半外，还在前臂中部发出**尺神经掌支**palmar branch of ulnar nerve，沿尺动脉前方下行至腕前区；在桡腕关节上方约5cm处发出**尺神经手背支**dorsal branch of ulnar nerve，经尺侧腕屈肌腱深面转至腕后区。

（3）正中血管神经束：由正中动、静脉和正中神经组成。

1）**正中动脉**median artery：多较细小，发自骨间前动脉，伴随正中神经下行，并分支营养该神经。粗大者占 3.74％，可起自腋动脉或肱动脉等，其中78.6％参与掌浅弓组成。

2）**正中静脉**median vein：与同名动脉伴行。

3）**正中神经**median nerve：经旋前圆肌两头之间进入前臂前区，在指浅、深屈肌之间下行，至腕部

近侧位于指浅屈肌腱与桡侧腕屈肌腱之间、掌长肌腱深面，手术时应注意区分掌长肌腱和正中神经。正中神经在其尺侧发出肌支支配旋前圆肌、桡侧腕屈肌、掌长肌和指浅屈肌，故在其桡侧进行手术操作较为安全。

（4）骨间前血管神经束：由骨间前动、静脉和神经组成。

1）**骨间前动脉**anterior interosseous artery：经拇长屈肌与指深屈肌之间、沿前臂骨间膜前面下行，至旋前方肌上缘或其深面处分支营养桡、尺骨及邻近诸肌，并参与组成腕掌网和腕背网。

2）**骨间前静脉**anterior interosseous vein：与同名动脉伴行。

3）**骨间前神经**anterior interosseous nerve：在正中神经穿旋前圆肌两头之间处发自神经干背侧，与同名血管伴行至旋前方肌深面，进入并支配该肌，沿途还发出分支至拇长屈肌和指深屈肌桡侧半。

4. 前臂屈肌后间隙 posterior space of antebrachial flexor 是位于前臂远侧 1/4 段的潜在性间隙，居拇长屈肌和指深屈肌腱的后方、旋前方肌的前方，外侧界为桡侧腕屈肌和前臂部深筋膜，内侧界为尺侧腕屈肌和前臂部深筋膜；向远侧经腕管可与掌中间隙相通。当前臂远段或手掌间隙感染时，炎症可经此间隙相互蔓延。

二、前臂后区

前臂后区 posterior antebrachial region 是位于桡、尺骨和前臂骨间膜以后的部分，包括前臂肌后群、血管和神经等结构。

（一）浅层结构

皮肤较厚，移动度较小。浅筋膜内有头静脉和贵要静脉的远侧段及其属支，彼此吻合成网。皮神经有 3 条，即**前臂后皮神经** posterior antebrachial cutaneous nerve 经肘关节外侧至前臂后区和腕后区中间部皮肤，前臂内、外侧皮神经分布于前臂后区内、外侧面。3 条皮神经的分支间存有交通（图 2-21）。

（二）深层结构

1. 深筋膜 厚而坚韧，近侧部有肱三头肌腱加强，远侧部延至腕后区。前臂后区深筋膜与前臂外、内侧肌间隔和桡、尺骨及前臂骨间膜共同围成**前臂后骨筋膜鞘** posterior osseofascial compartment of forearm，其内有前臂肌后群和骨间后血管神经束等。

2. 前臂肌后群 共 10 块，分为 2 层（表 2-4，图 2-22）。浅层 5 块，由桡侧向尺侧依次为**桡侧腕长伸肌** extensor carpi radialis longus、**桡侧腕短伸肌** extensor carpi radialis brevis、**指伸肌** extensor digitorum、**小指伸肌** extensor digiti minimi 和**尺侧腕伸肌** extensor carpi ulnaris；深层 5 块，**旋**

后肌 supinator 位于上外侧部，其余从桡侧向尺侧依次为**拇长展肌** abductor pollicis longus、**拇短伸肌** extensor pollicis brevis、**拇长伸肌** extensor pollicis longus 和**示指伸肌** extensor indicis。

由于拇长展肌和拇短、长伸肌从深层浅出，从而将前臂后、外侧浅层的肌分为 2 组：外侧组包括桡侧腕长、短伸肌和肱桡肌，由桡神经支配；后组包括指伸肌、小指伸肌和尺侧腕伸肌，由骨间后神经支配。因两组肌间的缝隙无神经跨过，故为前臂后区手术的安全入路。

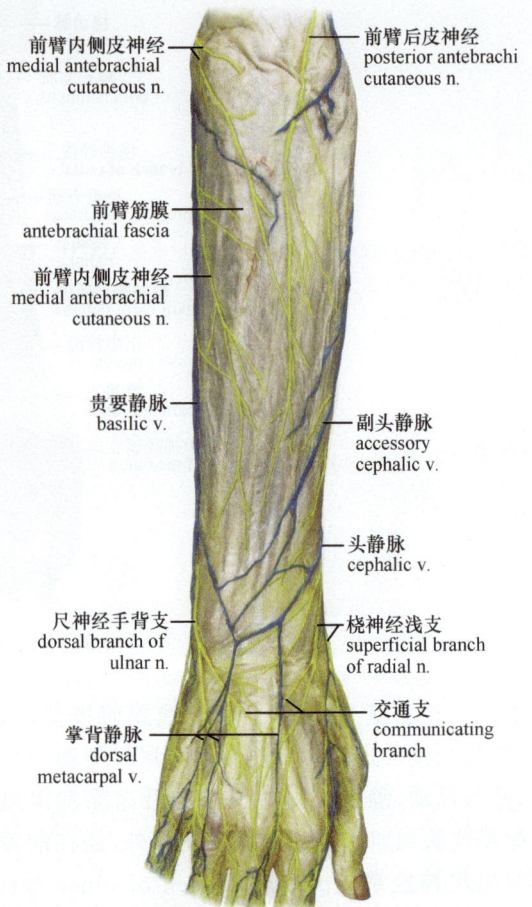

图 2-21　前臂后区浅层结构

表 2-4　前臂肌后群

层次	名称	起点	止点	作用	神经支配
浅层	桡侧腕长伸肌	肱骨外上髁及邻近深筋膜	第 2 掌骨底背侧面	伸腕、腕外展	桡神经
	桡侧腕短伸肌		第 3 掌骨底背侧面	伸腕、腕外展	
	指伸肌		第 2~5 指中节和远节指骨底	伸肘、伸腕、伸指	
	小指伸肌		小指中节和远节指骨底	伸腕、伸小指	
	尺侧腕伸肌		第 5 掌骨底	伸腕、腕内收	

续表

层次	名称	起点	止点	作用	神经支配
深层	旋后肌	肱骨外上髁、尺骨上端	桡骨上 1/3 段前面	前臂旋后、伸肘	桡神经
	拇长展肌		第 1 掌骨底外侧	拇指外展、腕外展	
	拇短伸肌	桡、尺骨和前臂骨间膜的背侧面	拇指近节指骨底	伸拇指掌指关节	
	拇长伸肌		拇指远节指骨底	伸拇指	
	示指伸肌		示指指背腱膜	伸示指	

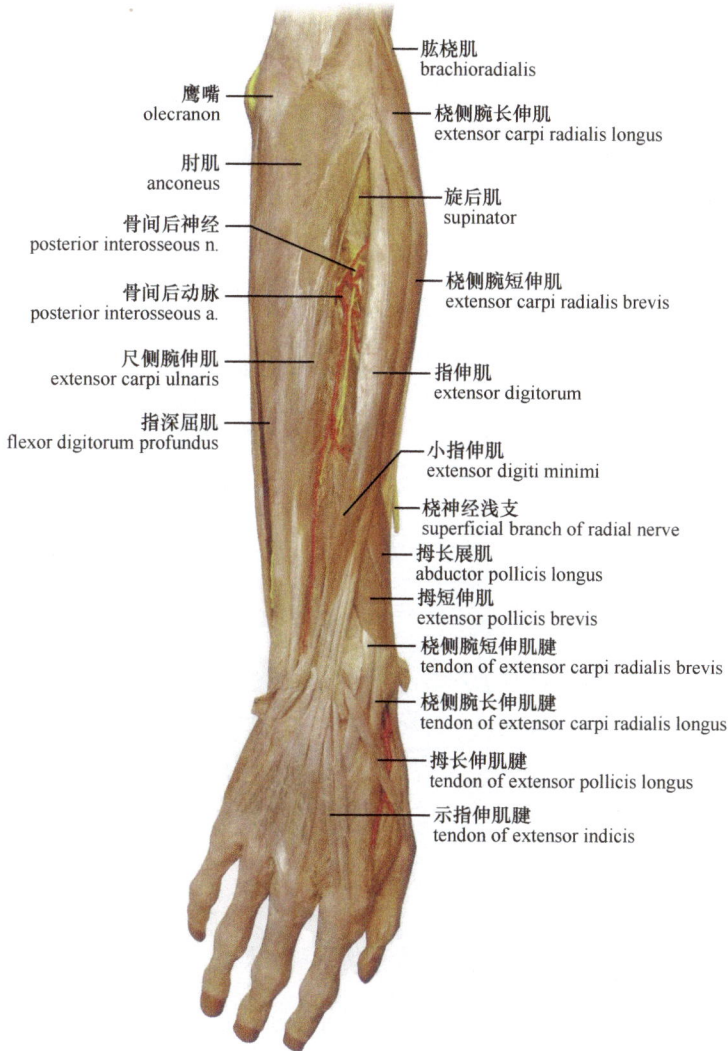

图 2-22　前臂后区深层结构

3. 骨间后血管神经束　由骨间后动、静脉和神经组成。

（1）**骨间后动脉**posterior interosseous artery：发自骨间总动脉，经前臂骨间膜上缘进入前臂后区，行于前臂肌后群浅、深层之间，分支营养邻近诸肌，并参与腕背网的组成。骨间返动脉起自骨间后动脉（55.34％）或骨间总动脉（44.66％），上行加入肘关节动脉网。

（2）**骨间后静脉**posterior interosseous vein：伴同名动脉走行。

（3）**桡神经深支**deep branch of radial nerve 和**骨间后神经**posterior interosseous nerve：桡神经深支在肱骨外上髁前方发出后，行向下后方，分支至桡侧腕长、短伸肌和旋后肌；本干穿经旋后肌后，改称为骨间后神经，伴同名血管下行于前臂肌后群浅、深层之间，分支至前臂肌后群其余诸肌。故桡神经深支不同部位损伤时,可引致不同症状,如穿旋后肌之前受损可导致垂腕征且手指不能伸,穿旋后肌之后受损则仍可伸腕,但拇指不能外展。

(安徽医科大学　韩　卉　庞　刚)

第六节　腕　和　手

腕wrist位于前臂和手之间,上界为桡、尺骨茎突近侧2横指的环行线,下界相当于屈肌支持带的下缘水平。手hand为上肢远侧部分,解剖结构复杂、精细,具有灵活性和适应性的显著特点。

一、腕

腕是前臂的屈、伸肌腱和血管、神经到达手的通路,可分为腕前区与腕后区。

(一)腕前区

1. 浅层结构　皮肤和浅筋膜薄而松弛,浅筋膜内有数量较多的浅静脉和浅淋巴管以及前臂内、外侧皮神经的分支。

2. 深层结构　深筋膜增厚形成腕掌侧韧带和屈肌支持带。

(1)**腕掌侧韧带**volar carpal ligament:位于腕横纹深部,两侧与腕后区的腕背侧韧带相延续,可固定、保护和支持前臂屈肌腱。

(2)**屈肌支持带**flexor retinaculum:又称**腕横韧带**transverse carpal ligament,是由致密结缔组织构成的带状结构,厚而坚韧,长2.5～3cm,宽1.5～2cm。其位于腕掌侧韧带远侧深面,桡侧端附于手舟骨结节和大多角骨结节,尺侧端附于豌豆骨和钩骨钩(图2-23)。

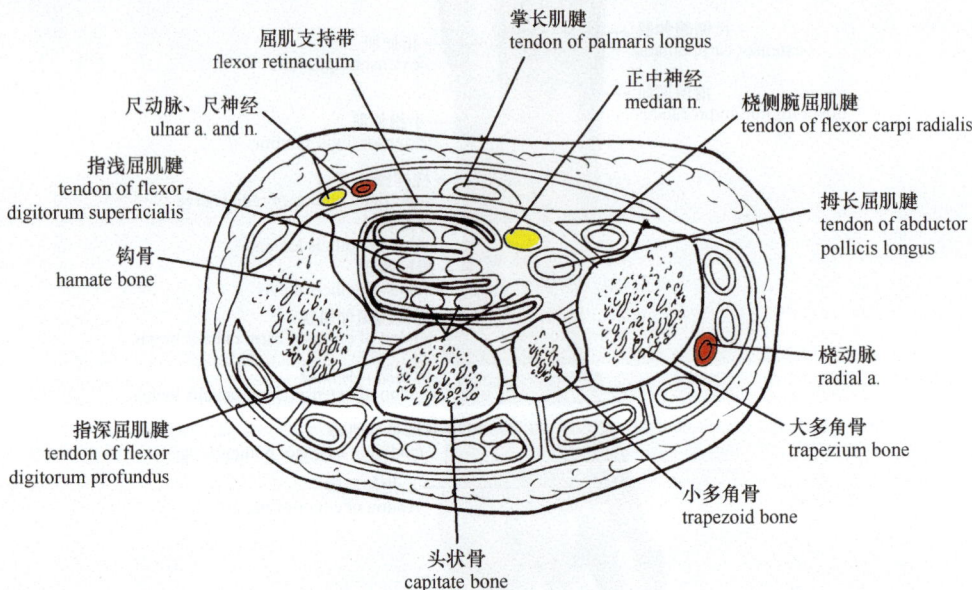

图 2-23　腕部横断面示意图

(3)**腕桡侧管**radial carpel canal:屈肌支持带桡侧端分两层附着于手舟骨结节和大多角骨结节,其间的间隙形成腕桡侧管,内有桡侧腕屈肌腱及其腱鞘通过。

(4)**腕管**carpel canal:由屈肌支持带与腕骨沟围成,从而保护其内通过的指浅、深屈肌腱及**屈肌总腱鞘**common flexor sheath(尺侧囊)、拇长屈肌腱及其腱鞘(桡侧囊)和正中神经。两腱鞘均超过屈肌支持带近侧和远侧各2.5cm。腕管为坚韧且相对狭窄的骨纤维性隧道,缺乏延展性和对压力的缓冲作用。当腕骨骨折、月骨脱位、屈肌支持带增厚、腱滑膜鞘肿胀和肿瘤等引起管内压力增高时,

可压迫正中神经从而导致腕管综合征,主要表现为正中神经在手部支配区的疼痛、麻木、鱼际无力或进行性萎缩。长期操作电脑时,因键盘和鼠标有一定的高度,导致腕部处于一定角度背屈的强迫体位,进而可引起类似症状,即俗称“鼠标手”。

(5)**腕尺侧管**ulnar carpel canal:为屈肌支持带尺侧端与腕掌侧韧带远侧部之间的间隙,内有尺动、静脉和尺神经通过。此段尺神经位置表浅,易受损伤。如腕、掌骨骨折、脱位或腱鞘囊肿、肿瘤、纤维束带等疾患压迫尺神经时,可出现腕尺侧管综合征(Guyon管综合征),表现为尺神经分布区感觉障碍以及所支配的手肌全部或部分功能障碍,出现“爪形手”。

（6）桡动、静脉：桡动脉在桡骨茎突水平发出掌浅支下行入手掌，本干在桡骨茎突下端经拇长展肌腱和拇短伸肌腱深面，绕过腕桡侧副韧带至腕后区。桡动脉 1.8% 在桡骨茎突上方 4.5～12.0cm 即转至背侧，从而腕前区不可扪及桡动脉搏动，此即中医所谓"反关脉"。桡静脉 2 条，伴桡动脉走行。

（7）掌长肌腱：细而表浅，在腕上部位于正中神经浅面，再经屈肌支持带浅面下行入手掌，续为掌腱膜。

（8）**腕掌网**anterior carpel rete：位于旋前方肌远侧缘与掌骨底之间、屈肌总腱鞘和拇长屈肌腱鞘的深面，由桡、尺动脉各自发出的腕掌支、骨间前动脉的掌侧支以及掌深弓发出的近侧返支相互吻合而成，分支营养桡骨下端、腕骨和腕关节囊。当腕横弓断裂时，可损伤此动脉网致严重出血。

（二）腕后区

1. 浅层结构 皮肤较腕前区厚；浅筋膜薄，内有浅静脉和皮神经。

头静脉和贵要静脉分别位于腕后区桡侧和尺侧的浅筋膜内。桡神经浅支伴头静脉经伸肌支持带浅面下行，在"鼻烟窝"附近分为 4～5 支指背神经至手背；尺神经手背支在浅筋膜内下行并分支至手背；前臂后皮神经终末支分布于腕后区正中部。

2. 深层结构

（1）**伸肌支持带**extensor retinaculum：又称**腕背侧韧带**dorsal carpal ligament，由腕后区深筋膜增厚而成，桡侧端附于桡骨远端外侧缘，尺侧端附于尺骨茎突和三角骨。伸肌支持带向深面发出 5 个纤维隔附于桡、尺骨背侧面，从而形成 6 个骨纤维性管道（图 2-24）。从桡侧向尺侧依次通过各骨纤维性管道的结构为：①拇长展肌腱和拇短伸肌腱及腱鞘；②桡侧腕长、短伸肌腱及腱鞘；③拇长伸肌腱及腱鞘；④指伸肌腱和示指伸肌腱及腱鞘；⑤小指伸肌腱及腱鞘；⑥尺侧腕屈肌腱及腱鞘。

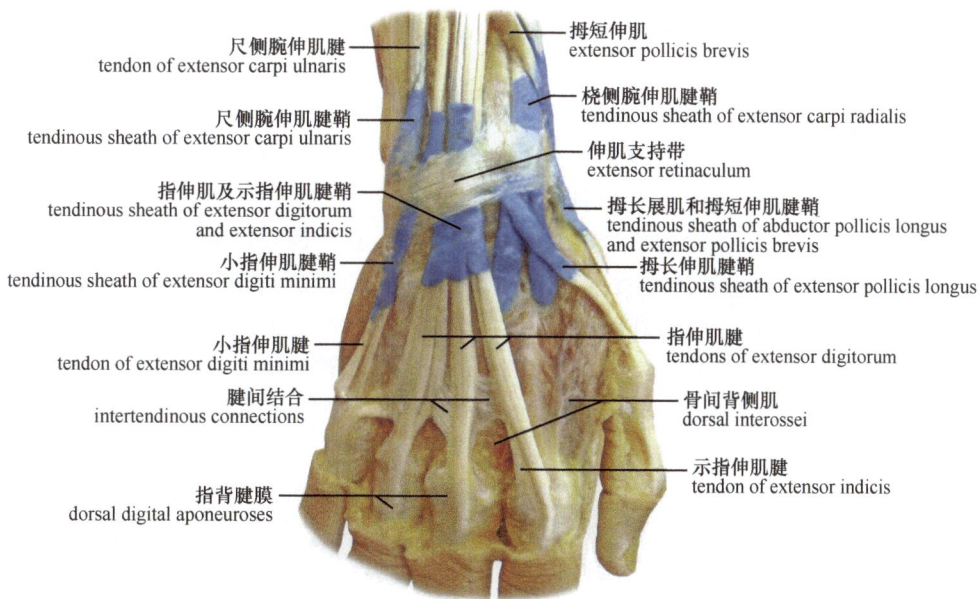

尺侧腕伸肌腱
tendon of extensor carpi ulnaris

拇短伸肌
extensor pollicis brevis

尺侧腕伸肌腱鞘
tendinous sheath of extensor carpi ulnaris

桡侧腕伸肌腱鞘
tendinous sheath of extensor carpi radialis

伸肌支持带
extensor retinaculum

指伸肌及示指伸肌腱鞘
tendinous sheath of extensor digitorum and extensor indicis

拇长展肌和拇短伸肌腱鞘
tendinous sheath of abductor pollicis longus and extensor pollicis brevis

小指伸肌腱鞘
tendinous sheath of extensor digiti minimi

拇长伸肌腱鞘
tendinous sheath of extensor pollicis longus

小指伸肌腱
tendon of extensor digiti minimi

指伸肌腱
tendons of extensor digitorum

腱间结合
intertendinous connections

骨间背侧肌
dorsal interossei

示指伸肌腱
tendon of extensor indicis

指背腱膜
dorsal digital aponeuroses

图 2-24 手背伸肌腱及其腱鞘

（2）**解剖学"鼻烟窝"**anatomical snuffbox：是位于腕后区和手背桡侧的三角形凹陷，桡侧界为拇长展肌腱和拇短伸肌腱，尺侧界为拇长伸肌腱，近侧界为桡骨茎突，窝底由手舟骨和大多角骨组成。"鼻烟窝"内有桡动脉通过。当手舟骨骨折时，该窝可因肿胀而消失，并可有压痛。此处也是切开拇伸肌腱鞘、结扎桡动脉的合理途径（图 2-25）。

（3）**腕背网** dorsal carpel rete：位置较深，居腕伸肌腱的深面，由桡、尺动脉各自发出的腕背支、骨间前、后动脉的终支以及掌深弓发出的近侧穿支相互吻合而成，除分支营养腕骨外，还发出第 2～4 掌背动脉行于手背深层结构内，并弯向掌侧与指掌侧固有动脉吻合，少数与指掌侧总动脉末端吻合。

二、手

手是始自肩部的杠杆式机械链的最后连接，其重要姿势为休息位和功能位。手处于自然静止状态即为**手的休息位**，此时手内在肌与外在肌的张力

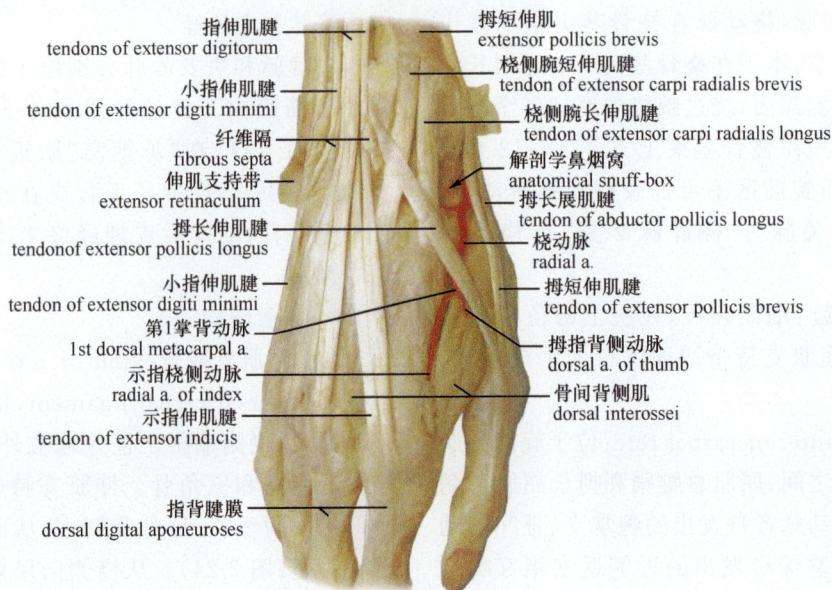

图 2-25 解剖学"鼻烟窝"

处于相对平衡状态,表现为桡腕关节后伸 10°～15°,并轻度尺侧偏;掌指关节和指骨间关节半屈位,且从示指到小指屈曲愈明显;拇指稍外展,指腹接近或触及示指远侧指骨间关节桡侧。**手的功能位**则是根据不同需要能够迅速产生张手、握拳或捏物等不同的动作,以便发挥其功能。其表现为桡腕关节后伸 20°～35°,即用力握掌时腕关节所处的位置;拇指呈外展、对掌位,掌指关节和指骨间关节微屈;其他手指略分开,诸指骨间关节屈的位置较为一致,即掌指关节和近侧指骨间关节半屈,而远侧指骨间关节微屈。手的休息位与功能位对于临床上外伤、骨折、畸形等的诊治具有重要意义。

手依据解剖可分为手掌、手背和手指 3 部分。

(一)手掌

手掌palm of hand 近似四边形,是腕与手指的过渡区。其中央部呈三角形凹陷,即掌心;两侧部呈鱼腹样隆起,桡侧者为鱼际,尺侧者为小鱼际。

1. 浅层结构 皮肤厚而坚韧,在鱼际处较薄,掌心和小鱼际处较厚。其角化层较厚,对多种理化刺激具有较强的耐受力,能耐受机械性摩擦以及阻止异物和病原体侵入;皮肤内无毛囊和皮脂腺,但汗腺丰富。手掌皮肤缺乏弹性,移动度甚小,故手掌部皮肤缺损后极难对合,常需选用结构近似部位皮片植皮修复。

浅筋膜在两侧部较疏松,其内脂肪组织形成许多海绵状皮下脂肪垫,可保护深部血管、神经和肌腱等,并可增加手的抓握能力;在掌心处非常致密,

脂肪组织少而薄,内有许多纤维隔将皮肤与掌腱膜紧密连接,并将浅筋膜分割为无数小叶,浅血管、浅淋巴管和皮神经行于其内。浅动脉分支细小,不与静脉伴行;浅静脉和浅淋巴管各自吻合成网,其中掌心部行向腕前区,两侧部多走向手背,故手掌部感染往往手背肿胀明显。

(1)**第 1 指背神经**:发自桡神经浅支,分布于鱼际处外侧皮肤。

(2)**正中神经掌支**:在屈肌支持带上缘处发自正中神经,经屈肌支持带浅面穿出深筋膜,分为内、外侧支,分别分布于掌心和鱼际处皮肤。

(3)**尺神经掌支**:在腕掌侧韧带近侧穿出深筋膜,分布于小鱼际处皮肤,并与正中神经掌支的内侧支相吻合。

(4)**掌短肌**:属退化皮肌,位于小鱼际近侧部浅筋膜内,受尺神经浅支支配,可固定浅筋膜并保护其深面的尺神经和血管,收缩时可略升高小鱼际隆起,从而加深掌心凹陷,有利于手的握持等。

2. 深层结构

(1)深筋膜:分为浅、深两层(图 2-26)。

1)浅层:为一层致密结缔组织膜,覆于鱼际肌、小鱼际肌和掌心指屈肌腱的浅面,故可分为**鱼际筋膜**thenar fascia、**小鱼际筋膜**hypothenar fascia 和**掌腱膜**palmar aponeurosis 3 部分。

掌腱膜palmar aponeurosis 为腱膜性纤维组织膜,由掌长肌腱分散的腱纤维与手掌深筋膜浅层的中部紧密连接而成,可分为浅层的纵行纤维和深层的横行纤维两层。掌腱膜呈三角形,尖向近侧,连

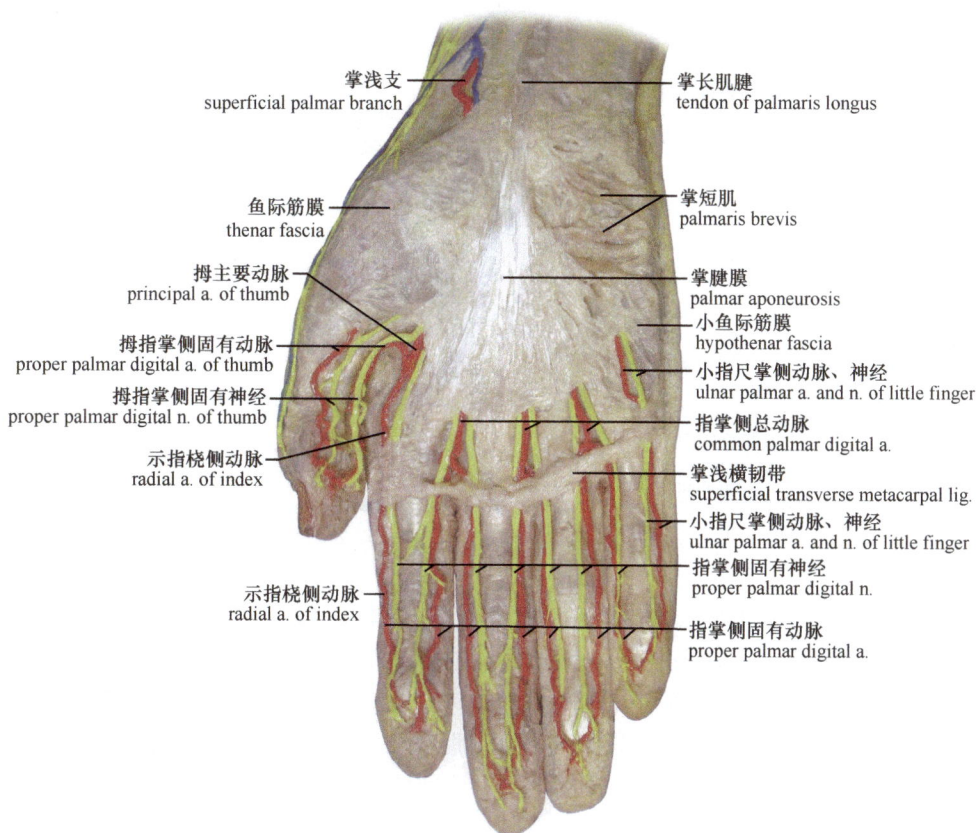

图 2-26 掌腱膜

于掌长肌腱,远侧分为 4 束纵行纤维,行向第 2～5指,连于各指的指纤维鞘和掌指关节的侧副韧带,并附着于近节指骨底的两侧。4 束纵行纤维在掌骨头处与深层的横行纤维之间围成 3 个纤维间隙,称**指蹼间隙** web space。其内含蚓状肌腱和大量脂肪并有手指的血管、神经通过,是手掌、手背与手指之间相互交通的渠道。若掌腱膜发生增殖性纤维变性,则可引起掌腱膜挛缩症(Dupuytren 挛缩)。该症进行性发展可致掌指关节和近侧指骨间关节屈曲性挛缩,手掌皮肤出现皱褶,手指呈屈曲畸形,指尖与手掌相接触。治疗此种挛缩时,可将掌腱膜切开或切除。

2)深层:较浅层薄弱,可分为两部。**骨间掌侧筋膜** palmar interosseous fascia 覆于掌骨和骨间掌侧肌的表面,居指深屈肌腱深面;**拇收肌筋膜** fascia of adductor pollicis 为骨间掌侧筋膜在第 3掌骨浅面向桡侧分出、覆于拇收肌表面的一部分。

(2)骨筋膜鞘:自掌腱膜外、内侧缘向深部分别发出**掌外、内侧肌间隔** lateral and medial inter-muscular septa of palm,前者穿经鱼际肌与示指屈肌腱之间附于第 1 掌骨,后者穿经小鱼际肌

与小指屈肌腱之间附于第 5 掌骨。掌外、内侧肌间隔与深筋膜浅、深两层和第 1、5 掌骨在手掌内形成 3 个骨筋膜鞘,即外侧鞘、中间鞘和内侧鞘(图 2-27)。

1)**外侧鞘** lateral compartment:又称**鱼际鞘**,由鱼际筋膜、掌外侧肌间隔和第 1 掌骨围成,内有鱼际肌(拇收肌除外)、拇长屈肌腱及其腱鞘和至拇指的血管、神经等。

2)**中间鞘** intermediate compartment:由掌腱膜、掌外、内侧肌间隔、骨间掌侧筋膜内侧半和拇收肌筋膜共同围成,内有指浅、深屈肌的 8 条肌腱及屈肌总腱鞘、4 块蚓状肌、掌浅弓及其分支和神经等。

3)**内侧鞘** medial compartment:又称**小鱼际鞘**,由小鱼际筋膜、掌内侧肌间隔和第 5 掌骨围成,内有小鱼际肌(掌短肌除外)和至小指的血管、神经等。

此外,在中间鞘外侧半的后方还有**拇收肌鞘** compartment of adductor pollicis,由拇收肌筋膜、骨间掌侧筋膜与第 1、3 掌骨共同围成,内有拇收肌。拇收肌与骨间掌侧筋膜之间的潜在腔隙即**拇收肌后间隙** posterior space of adductor pollicis。

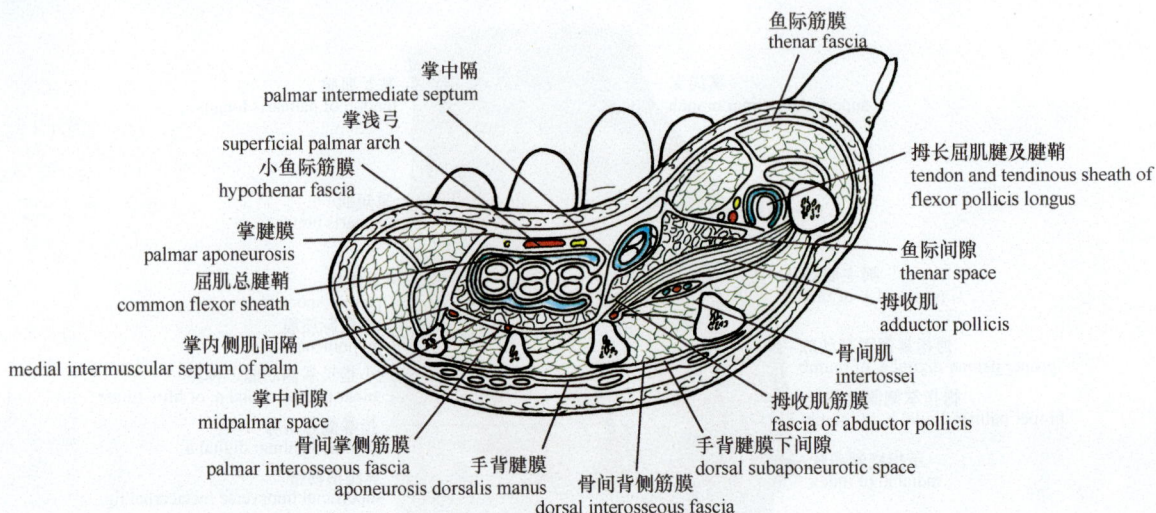

图 2-27　手骨筋膜鞘及其内容

（3）筋膜间隙：在中间鞘内，掌腱膜外侧缘向深部发出**掌中隔 palmar intermediate septum**，包绕示指屈肌腱和第 1 蚓状肌后附于第 3 掌骨前缘，并与拇收肌筋膜相连。掌中隔从而将中间鞘的深部分为外侧的鱼际间隙和内侧的掌中间隙。

1）**鱼际间隙**thenar space：位于中间鞘桡侧半的深部，前界为掌中隔前部、示指屈肌腱和第 1 蚓状肌以及手掌的血管、神经，内侧界为掌中隔后部，后界为拇收肌筋膜，外侧界为掌外侧肌间隔。鱼际间隙近侧端为盲端，远侧经第 1 指蹼间隙通向示指背侧。手掌刺伤、示指腱鞘炎和第 1～3 掌骨骨髓炎可向鱼际间隙蔓延。

2）**掌中间隙**midpalmar space：位于中间鞘尺侧半的深部，前界为第 3～5 指屈肌腱、第 2～4 蚓状肌和手掌的血管、神经，内侧界为掌内侧肌间隔，

后界为第 3、4 掌骨和骨间掌侧肌前面的骨间掌侧筋膜以及掌中隔后部，外侧界为掌中隔前部。掌中间隙近侧达屈肌总腱鞘的深面，可经腕管通前臂屈肌后间隙；远侧沿第 2～4 蚓状肌鞘通向第 2～4 指蹼间隙，并经此处通指背。手掌创伤、第 3～5 指腱鞘炎或第 3～5 掌骨骨髓炎等均可引起掌中间隙感染并经上述途径蔓延。

（4）手肌：共 18 块，短小，分为 3 群（表 2-5，图 2-28）。外侧群 4 块，包括**拇短展肌**abductor pollicis brevis、**拇短屈肌**flexor pollicis brevis、**拇对掌肌**opponens pollicis 和**拇收肌**adductor pollicis；中间群 11 块，包括 4 块**蚓状肌**lumbricales、3 块**骨间掌侧肌**palmar interossei 和 4 块**骨间背侧肌**dorsal interossei；内侧群 3 块，包括**小指展肌**abductor digiti minimi、**小指短屈肌**flexor digiti minimi brevis 和**小指对掌肌**opponens digiti minimi。

表 2-5　手肌

肌群	名称		起点	止点	作用	神经支配
外侧群	拇短展肌		屈肌支持带、舟骨结节	拇指近节指骨底外侧缘及外侧籽骨	外展拇指	正中神经
	拇短屈肌		浅头：屈肌支持带	拇指近节指骨底及两侧籽骨	屈拇指掌指关节	正中神经尺神经
			深头：屈肌支持带、小多角骨			
	拇对掌肌		屈肌支持带、大多角骨	第 1 掌骨桡侧缘	拇指对掌（屈＋旋前）	正中神经
	拇收肌		斜头：头状骨、屈肌支持带	拇指近节指骨底	收、屈拇指	尺神经
			横头：第 3 掌骨前面			
中间群	蚓状肌	1	示、中指指深屈肌腱桡侧缘	第 2～5 指近节指骨背侧面及指背腱膜	屈掌指关节，伸指骨间关节	正中神经
		2				
		3	环、小指指深屈肌腱相对缘			尺神经深支
		4				

续表

肌群	名称	起点	止点	作用	神经支配
中间群	骨间掌侧肌 1 2 3	第2掌骨尺侧缘 第4、5掌骨桡侧缘	经示指尺侧止于指背腱膜 经环、小指桡侧止于指背腱膜	第2、4、5指内收,屈掌指关节,伸指间关节	尺神经深支
	骨间背侧肌 1 2 3 4	第1~5掌骨相对缘	经第2、3指桡侧止于近节指骨底、指背腱膜 经第3、4指尺侧止于近节指骨底、指背腱膜	第2、4指外展,屈掌指关节,伸指间关节	尺神经深支
内侧群	小指展肌	豌豆骨、豆钩韧带	小指近节指骨底尺侧缘	屈和外展小指	
	小指短屈肌	钩骨、屈肌支持带		屈小指	尺神经深支
	小指对掌肌		第5掌骨尺侧缘	小指对掌	

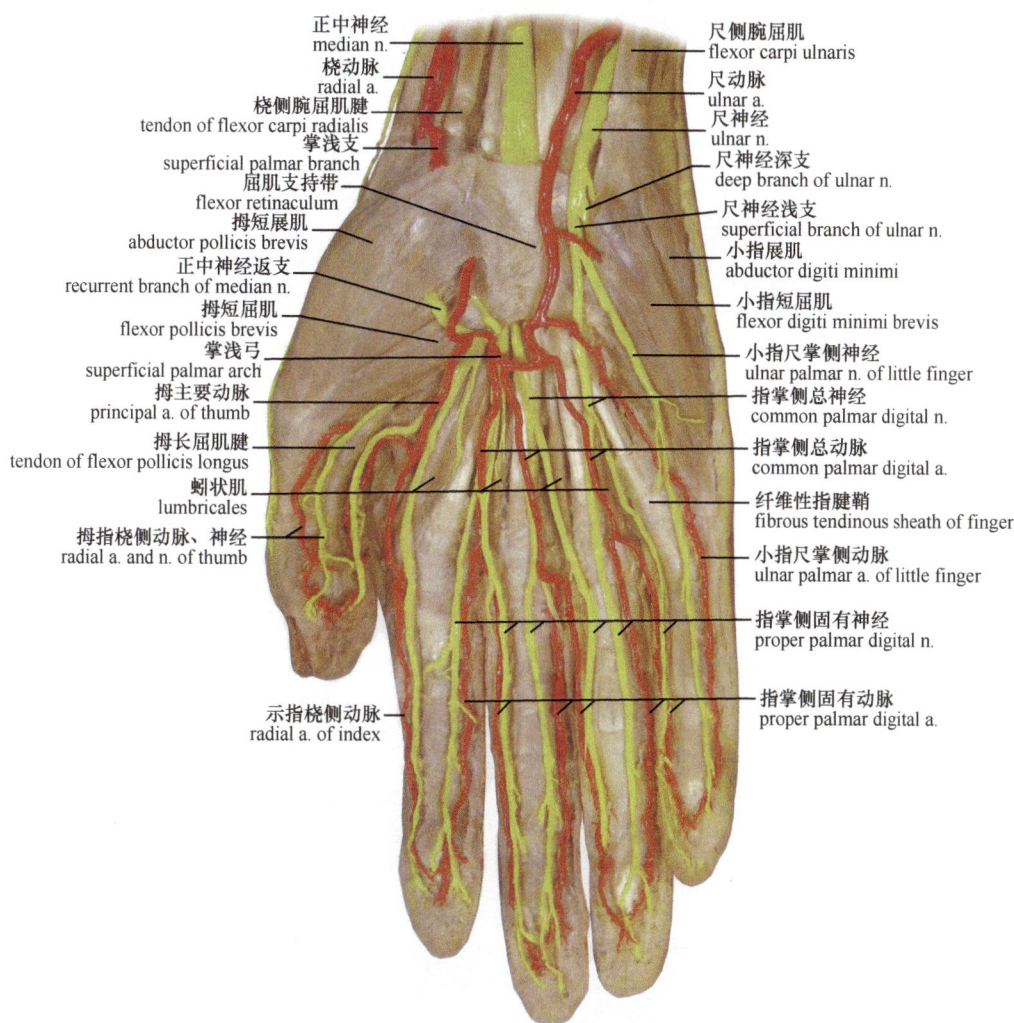

图 2-28 手部的肌、血管和神经

手的短肌(内在肌)主要完成手的精细的技巧性动作,而来自前臂的长肌(外在肌)完成手和手指的用力运动。长、短肌共同协作,从而使手能执行抓、捏、握持、夹、提等一系列重要功能。手肌中间群较细小,但均能协助屈掌指关节和伸指骨间关节。一旦瘫痪,则屈掌指关节只能依靠指屈肌的作用,且需在2个指骨间关节充分屈曲之后方能屈掌指关节,进而影响握物的效应。行指浅屈肌腱或桡侧腕短伸肌腱移位可重建屈掌指关节和伸指骨间关节的功能,恢复患手有效的捏物功能并纠正手的畸形,但无法恢复手的精细协调运动。

(5)血管:手的血液供应来自桡、尺动脉的分支,两动脉末端与其分支之间彼此吻合形成掌浅弓和掌深弓,由两弓再分支营养手掌、手背和手指。两动脉弓均有同名静脉伴行。

1) **掌浅弓**superficial palmar arch:由尺动脉末端与桡动脉掌浅支吻合而成,位于掌腱膜和掌短肌的深面,指屈肌腱及屈肌总腱鞘、蚓状肌以及正中神经和尺神经各分支的浅面。掌浅弓凸向远端,由桡侧向尺侧依次分出 3 条**指掌侧总动脉 common palmar digital artery** 和 1 条**小指尺掌侧动脉 ulnar palmar artery of quinary finger**。前者分别沿第 2~4 蚓状肌浅面行向指蹼间隙,并在此除接受来自掌深弓和掌背动脉的交通支外,本干各分为 2 支**指掌侧固有动脉 proper palmar digital artery**,分布于相邻两指的相对缘;后者沿小鱼际肌表面下行,分布于小指尺侧缘。

掌浅弓的组成变异较多,中国人体质调查资料显示可分为 4 型。尺动脉型最多见,占 49.93%,此型主要由尺动脉末端构成并发出各分支,桡动脉掌浅支细小(见图 2-28);桡尺动脉型占 43.57%,即前述典型的掌浅弓;正中尺动脉型(5.50%)和桡正中尺动脉型(1.00%)(图 2-29)。

2) **掌深弓**deep palmar arch:由桡动脉末端与尺动脉掌深支吻合而成,位于指屈肌腱及屈肌总腱鞘的深面、掌骨和骨间掌侧肌的浅面;在掌部居掌浅弓近侧 1~2cm(图 2-30,图 2-31)。掌深弓凸侧缘向远侧发出**掌心动脉 palmar metacarpal artery**,沿骨间掌侧肌下行,至掌指关节处分别于相应的指掌侧总动脉吻合;凹侧缘向腕部发出支数不定的近侧返支,参与腕掌网的组成;穿支多为 3 支,穿过骨间背侧肌与掌背动脉吻合。掌深弓的组成变异较少见,主要为前述之完全型,占 96.20%;不完全型(3.45%)和尺动脉型(0.34%)均少见。

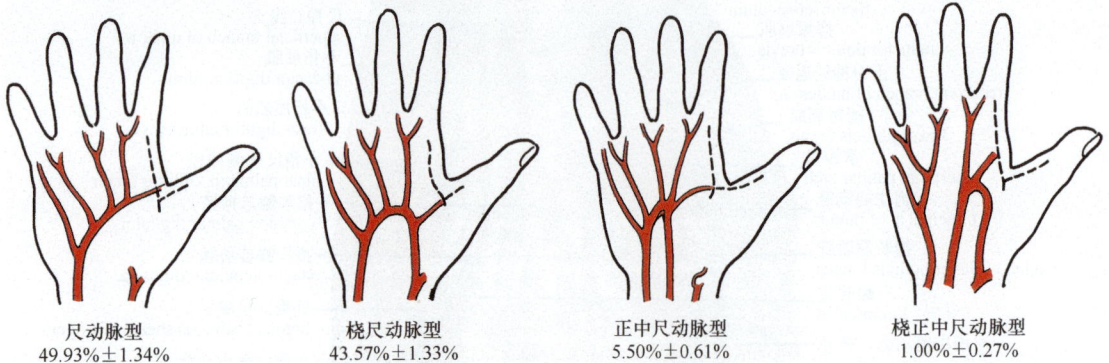

尺动脉型
49.93%±1.34%

桡尺动脉型
43.57%±1.33%

正中尺动脉型
5.50%±0.61%

桡正中尺动脉型
1.00%±0.27%

图 2-29　掌浅弓的类型(1400 例)

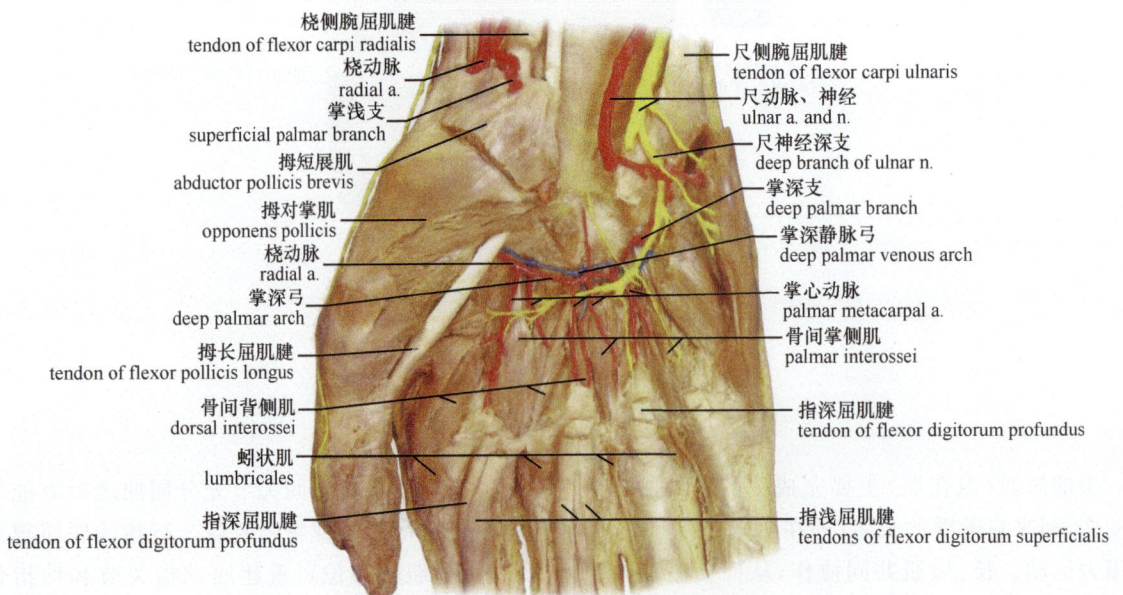

图 2-30　掌深弓、尺神经及其分支

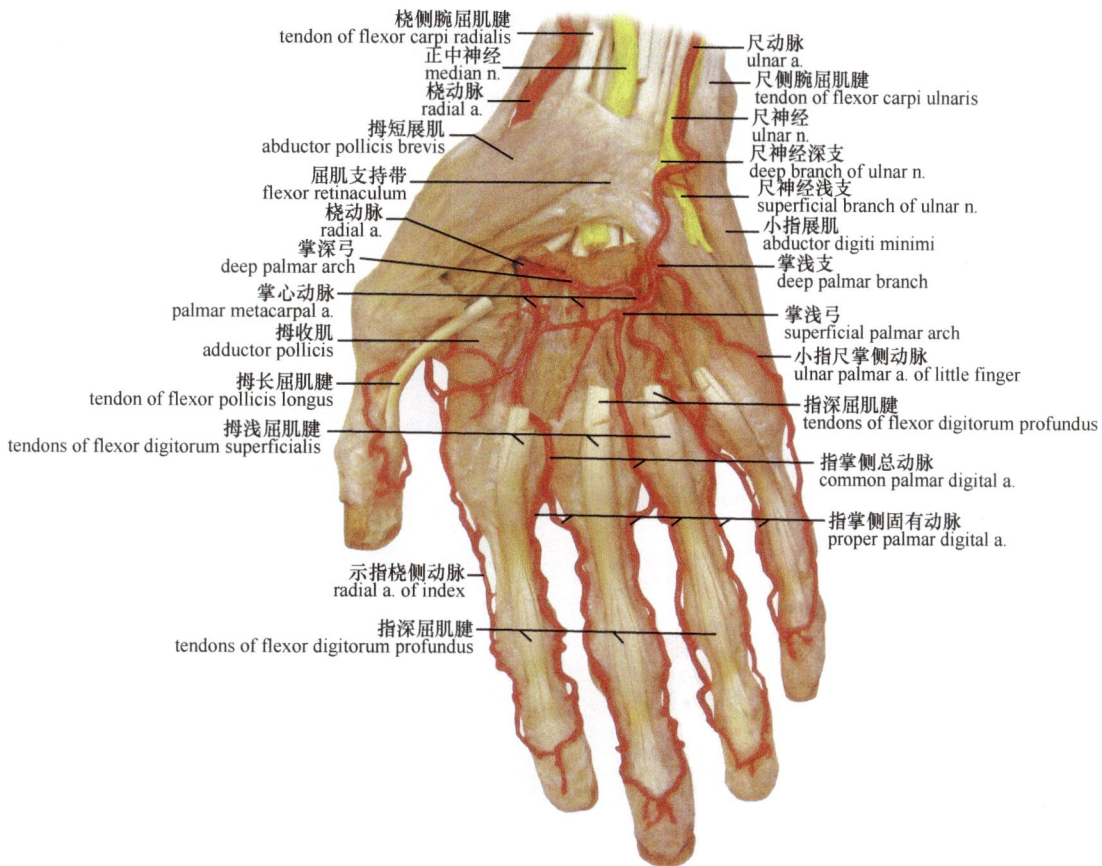

图 2-31 掌浅弓和掌深弓

手是重要的劳动器官,由于抓握功能,手掌极易受压。但由于掌浅弓和掌深弓的存在以及其分支间的吻合,从而保证了手部的血液供应。

(6)神经:手掌部有尺神经、正中神经及其分支分布。

1)正中神经:经腕管入手掌并分支。①**返支**,短粗,在屈肌支持带深面或远侧发自正中神经外侧缘,也可发自第1指掌侧总神经;经拇短屈肌内侧缘至该肌浅面行向近侧,在拇短屈肌与拇短展肌之间分支支配除拇收肌以外的鱼际诸肌。返支尺侧常伴有桡动脉掌浅支,后者是手术时识别返支的重要标志。因返支横过拇长屈肌腱鞘浅面,若该腱鞘或鱼际间隙感染需行切开术时,在屈肌支持带下缘桡侧一指宽范围内不宜作切口,以免损伤返支。②**指掌侧总神经**common palmar digital nerve,共3支,与同名动脉伴行。其中,第1支末端分为3支**指掌侧固有神经**proper palmar digital nerve,分布于拇指两侧缘和远节指背的皮肤、示指掌侧面外侧缘和中、远节指背的皮肤,并分支至第1蚓状肌;第2、3支末端各分为2支指掌侧固有神经,分布于第2~4指掌侧面相对缘及第2、3指和第4指外侧缘的中、远节指背皮肤,并分支至第2蚓状肌。

2)尺神经:经屈肌支持带浅面、尺动脉尺侧下行入手掌,在豌豆骨的下外侧分为浅、深2支。①**浅支**,行于尺动脉尺侧,除分支至掌短肌外,并在该肌深面分为指掌侧总神经和指掌侧固有神经。前者与同名动脉伴行至第4指蹼间隙处,再分为2支指掌侧固有神经,分布于第4、5指掌侧面相对缘皮肤,行程中有分支与正中神经相交通;后者至小指掌侧面内侧缘皮肤。②**深支**,主要为肌支,伴尺动脉掌深支行经小指展肌与小指短屈肌之间,穿小指对掌肌,随掌深弓横过指屈肌腱及屈肌总腱鞘深面。行程中不断分支至小鱼际肌,骨间肌,第3、4蚓状肌,拇收肌和拇短屈肌。

在传统概念上,鱼际肌除拇收肌外均由正中神经返支支配,但亦有研究认为可由尺神经支配或双重神经支配。故当正中神经损伤时,因这些变异的存在,鱼际肌不一定全部瘫痪,对临床诊断有重要意义。

(二)手背

手背dorsum of hand皮肤和皮下组织均较薄,故伸指肌腱在皮肤表面的隆起清晰可见,并可触及全部掌骨。当内收拇指时,第1骨间背侧肌隆起,其近侧端即为桡动脉入手掌处,故可在此触及桡动脉搏动。

1. 浅层结构　皮肤薄软，富有弹性和伸展性，存有毛囊和皮脂腺。故握拳或伸指时，手背皮肤不会过紧或过松。皮肤面积在握拳时较伸指时增加约25％，因此当手背皮肤缺损进行修复时，应充分估计握拳时缺损范围，而人体其他部位皮肤大多不具有手背皮肤的弹性，当游离皮片或带血供皮瓣修复时，必须加大面积，选择质地接近的供区，并将手固定于屈位或半握拳位。手背皮肤仅有横行张力线，皮肤切口应按张力线方向切开。

浅筋膜薄而疏松，移动度较大，其内有丰富的浅静脉、浅淋巴管和皮神经（图2-32）。

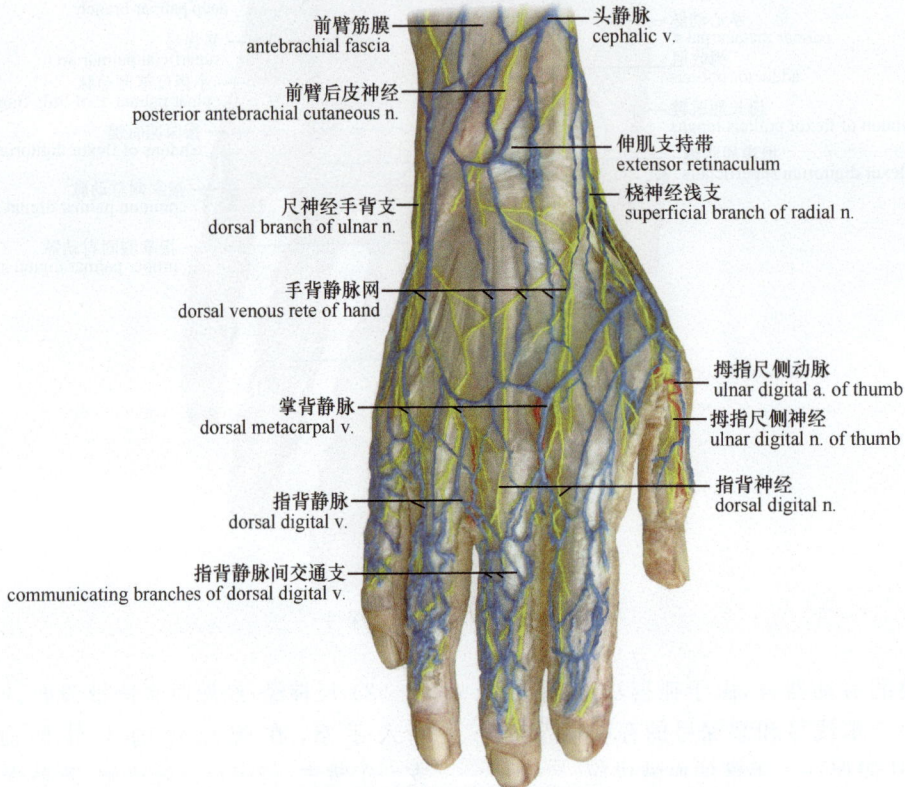

图 2-32　手背浅层结构(1)

（1）**手背静脉网**dorsal venous rete of hand：由浅筋膜内丰富的浅静脉相互吻合而成。该网桡侧半与拇指静脉汇聚成头静脉，尺侧半与小指静脉汇聚成贵要静脉。手的静脉回流一般由掌侧流向背侧、深层流向浅层。

（2）浅淋巴管：手背淋巴引流与静脉相似，亦形成丰富淋巴管网。手掌远侧端浅淋巴管网在指蹼间隙处流向手背淋巴管网，故手部感染时，手背较手掌肿胀明显。

（3）皮神经：主要有桡神经浅支和尺神经手背支，分别分布于手背桡侧半和尺侧半皮肤。前者发出5支**指背神经**dorsal digital nerve，分布于拇指和示指两侧缘以及中指外侧缘的近节皮肤；后者亦发出5支指背神经，分布于中指内侧缘及环指、小指两侧缘的皮肤（图2-33）。

2. 深层结构

（1）深筋膜：亦称**手背筋膜**dorsal fascia of hand，分浅、深两层。

1）浅层：即腕后区伸肌支持带的延续，与指伸肌腱结合成**手背腱膜**aponeurosis dorsalis manus，两侧附着于第2、5掌骨。

2）深层：为**骨间背侧筋膜**dorsal interosseous fascia，覆于第2~5掌骨和第2~4骨间背侧肌表面。该筋膜在掌骨近侧端以纤维隔连于手背腱膜，远侧端在指蹼处与手背腱膜相结合。

（2）筋膜间隙：因手背筋膜在掌骨近侧端与远侧端彼此结合，故在浅筋膜与深筋膜浅、深两层之间形成2个筋膜间隙，即浅筋膜与手背腱膜之间为**手背皮下间隙** dorsal subcutaneous space，手背腱膜与骨间背侧筋膜之间为**腱膜下间隙**subaponeurotic space。两间隙均较为疏松，且常有交通。故手背感染时，炎症可相互扩散，致使整个手背肿胀。

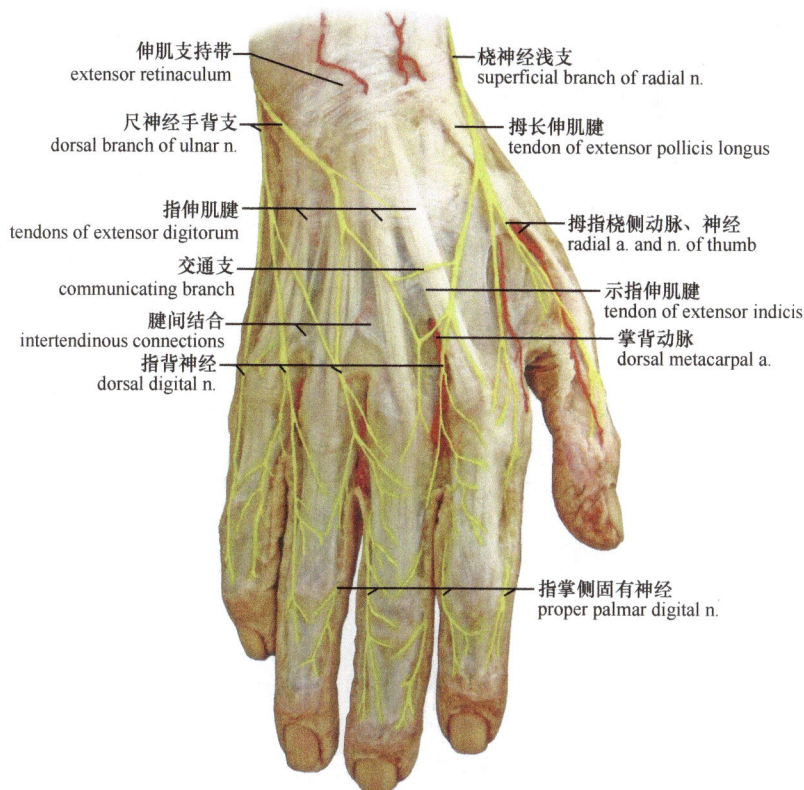

图 2-33　手背浅层结构(2)

伸肌支持带 extensor retinaculum
桡神经浅支 superficial branch of radial n.
尺神经手背支 dorsal branch of ulnar n.
拇长伸肌腱 tendon of extensor pollicis longus
指伸肌腱 tendons of extensor digitorum
拇指桡侧动脉、神经 radial a. and n. of thumb
交通支 communicating branch
示指伸肌腱 tendon of extensor indicis
腱间结合 intertendinous connections
掌背动脉 dorsal metacarpal a.
指背神经 dorsal digital n.
指掌侧固有神经 proper palmar digital n.

(3)伸指肌腱:可分为桡侧组和尺侧组,位置均较表浅,容易损伤。桡侧组包括拇短、长伸肌腱,在行向拇指过程中,分别参与形成"鼻烟窝"的桡、尺界,并在拇指掌指关节处会合。尺侧组包括指伸肌腱、示指伸肌腱和小指伸肌腱。指伸肌腱共 4 条,扁而薄,分别行向第 2～5 指,并在近节指骨底移行为指背腱膜。在近掌骨头处,相邻指伸肌腱之间藉斜行腱纤维束连接,即**腱间结合**intertendinous connections(图 2-24)。因腱间结合的存在,伸指时各腱彼此牵扯,协同动作,加强伸指运动的稳定性。

手背皮肤和皮下组织薄弱,伸指肌腱在多处紧贴手背表面,手背切割、挫捻、挤压或撕裂等均可损伤肌腱,伤口污染几率比手掌损伤相对较多。

(4)**掌背动脉**dorsal metacarpal artery:4 支,在相应掌骨间隙背侧,行于指伸肌腱与骨间背侧肌之间。第 1 掌背动脉多由桡动脉腕背段在穿第 1 骨间背侧肌两头间之前发出,沿该肌浅面行向远侧,在掌骨头处分为 2～3 支指背动脉;第 2～4 掌背动脉多由掌深弓近侧穿支与腕背网远侧交通支吻合而成,在相应骨间背侧肌浅面行向远侧,在掌骨头处各分为 2 支细小的指背动脉,并有分支在指蹼间隙与指掌侧固有动脉吻合。

用以修复全指腹缺损的手背部游离皮瓣主要

有以第 1 掌背动脉为血管蒂的手背桡侧皮瓣和以尺动脉腕背支为血管蒂的手背尺侧皮瓣。其特点是:①皮瓣薄,血供丰富,与受区相匹配;②供、受区在同一肢体,麻醉简单,供区全厚皮瓣修复,无明显功能影响;③联合运用手背桡侧皮瓣与示指近节背侧皮瓣可明显扩大应用范围。

(三)手指

手指finger 藉掌指关节连于手掌,活动自如。拇指腕掌关节为鞍状关节,能完成拇指对掌运动,活动范围最大,是实现手的握、持、捏、拿功能的重要部分。

1. 浅层结构　掌侧皮肤较背侧厚,富有汗腺,无皮脂腺。指腹皮肤缺乏弹性,神经末梢丰富。

掌侧浅筋膜较厚,在手指末端脂肪组织常聚积呈球状,存在于许多纤维隔之间。在指横纹处,浅筋膜极薄或无,使皮肤直接连于腱鞘。

(1)**指髓间隙**pulp space:又称**指髓**pulp of finger,是位于各指远节指骨远侧 4/5 段的掌侧骨膜与皮肤间的密闭间隙。指髓的两侧、前面和末端均为坚韧的皮肤封闭,近侧边界为连于手指远侧横纹处皮下与指深屈肌腱末端的纤维隔。指髓内有许多纤维束或隔连于皮肤与骨膜之间,将指腹的脂肪分成许多小叶,内有血管和神经末梢(图 2-34)。

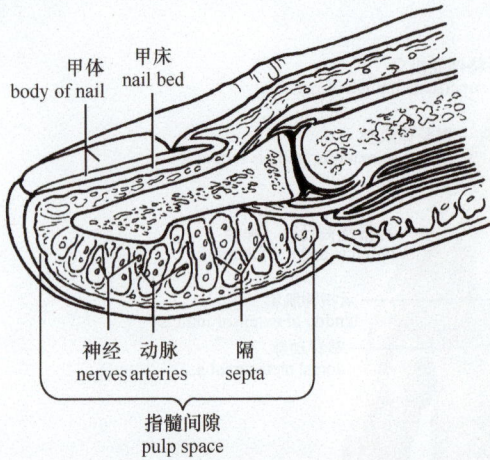

图 2-34　手指矢状切面示意图

指骨间关节、肌腱和皮肤；后者较细小，行于各指背侧面的两侧缘，分布于近节指背，并与前者间存有吻合。指掌侧固有神经、血管在手指的排列顺序自掌侧向背侧依次是神经、动脉、静脉。

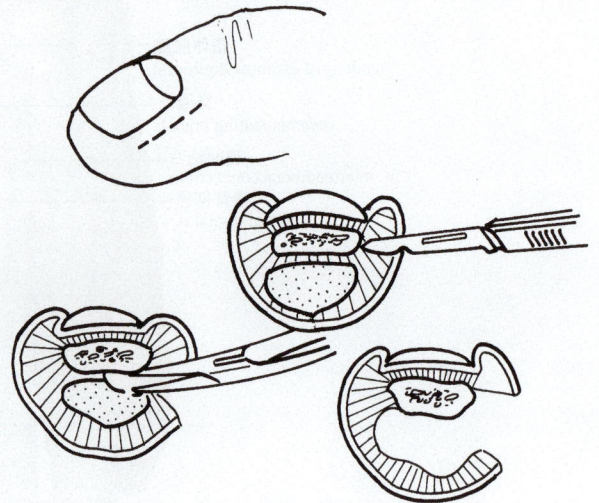

图 2-35　指髓间隙感染的手术引流图

当指髓间隙感染时，因渗出、肿胀导致间隙内脂肪组织抵抗力减弱，极易发生坏死、化脓，而致密的纤维隔抵抗力强，限制脓液向周围扩散。随着炎症发展、脓液增加，指髓间隙内压力明显增高，压迫感觉神经末梢，引起剧痛。若压迫远节指骨的滋养血管，则阻断手指末端的血液运行，可引起远节指骨缺血性坏死；严重者，脓液直接侵袭指骨也可致远节指骨化脓性骨髓炎。因此，应及时从手指末端侧方纵向切开脓腔、切断纤维隔以充分引流，避免感染扩散及远节指骨坏死（图 2-35）。

（2）血管和神经：各手指的掌、背侧均有对称性的 4 条动脉，即指掌侧固有动脉和**指背动脉**dorsal digital artery 各 2 条，分别与同名神经伴行。前者较粗大，是手指主要血供来源，在各指屈肌腱鞘两侧行向手指末端并相互吻合，分支分布于指骨、

2. 深层结构

（1）屈指肌腱：共 9 条，包括：①拇长屈肌腱，1 条，行于拇指腱鞘内，止于拇指远节指骨底的掌侧；②指浅屈肌腱，4 条，在近节指骨处变扁并包绕指深屈肌腱，继而向远侧分为两股附于中节指骨的两侧缘，其中间形成腱裂孔，容指深屈肌腱通过；③指深屈肌腱，4 条，出腱裂孔后，止于远节指骨底。指浅屈肌主要屈近侧指骨间关节，指深屈肌主要屈远侧指骨间关节，两肌腱既有独立活动范围，又相互协同以增强肌力（图 2-36）。

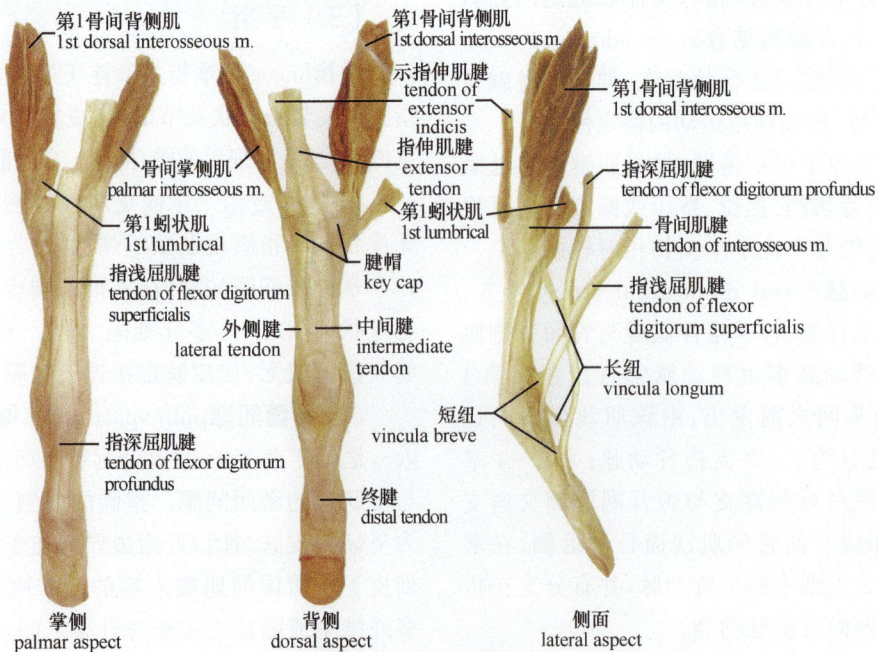

图 2-36　示指肌腱

（2）**指腱鞘**tendinous sheath of fingers：包绕指浅、深屈肌腱，分为腱纤维鞘和膜纤维鞘两部。

1）**腱纤维鞘**tendinous fibrous sheath：为一骨纤维性管道，由手指深筋膜增厚并附着于指骨和关节囊的两侧而形成，对肌腱起约束、支持和滑车作用，并增强肌拉力。

2）**腱滑膜鞘**tendinous synovial sheath：位于腱纤维鞘内，为滑膜构成的双层管状结构，分壁、脏两层包绕肌腱。壁层贴附于腱纤维鞘的内面和骨面，脏层紧紧包绕于肌腱表面。自骨面移行至肌腱的双层滑膜称为**腱系膜**mesotendineum 或**腱纽**vincula tendinum，内有出入肌腱的血管和神经。拇指和小指的腱滑膜鞘远侧端封闭，近侧端分别与拇长屈肌腱鞘和屈肌总腱鞘相延续；第2～4指的腱滑膜鞘自远节指骨底向近侧延伸至掌指关节处，两端封闭（图2-37，图2-38）。

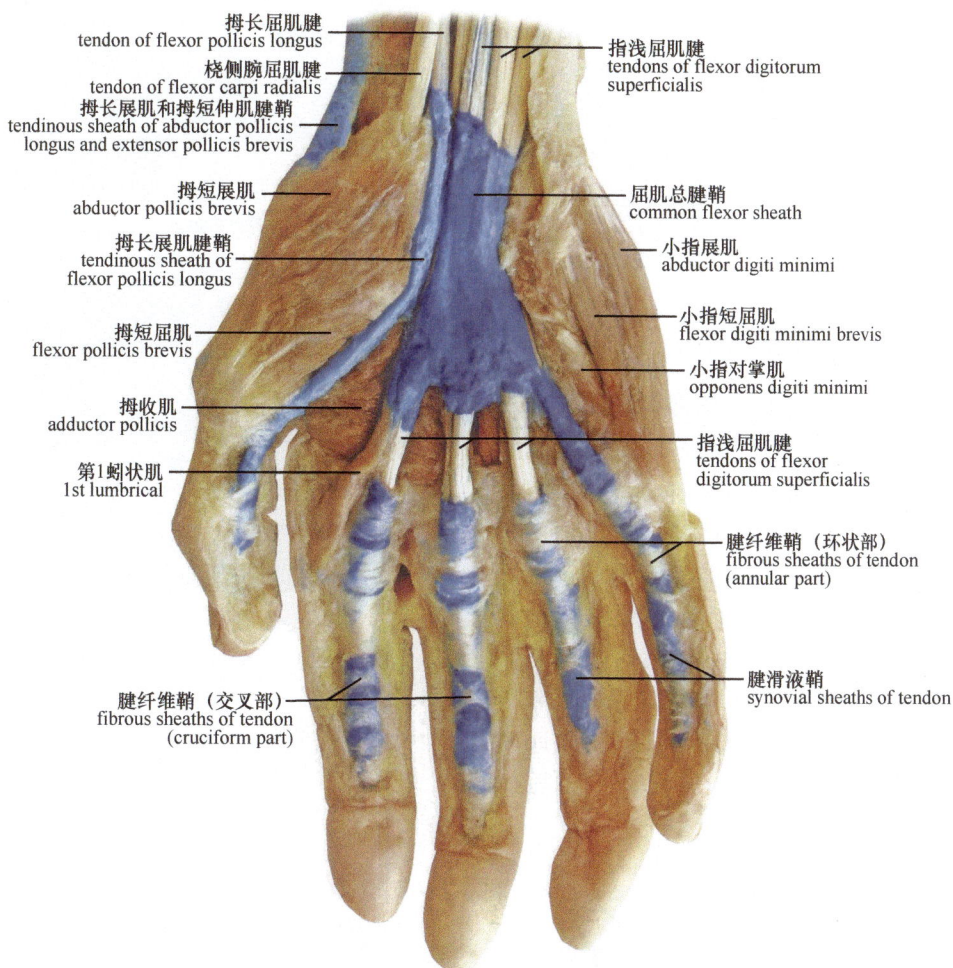

图 2-37　手掌滑液囊和腱鞘

化脓性腱鞘炎为手指腱鞘内的化脓性感染，多因刺伤、鞘内注射污染、附近软组织感染或血源性感染播散所致。鞘内脓液若不及时引流，会引起鞘内肌腱粘连、功能受限；若破坏肌腱血供，会导致肌腱坏死。因拇指和小指的腱鞘分别通拇长屈肌腱鞘和屈肌总腱鞘，故拇指、小指腱鞘炎可扩散至两腱鞘引起继发感染；第2～4指腱鞘炎破溃也可致鱼际间隙、掌中间隙感染。因此治疗化脓性腱鞘炎时，应及早切开引流或应用闭合腱鞘灌流法。

（3）**指背腱膜**aponeurosis dorsalis digiti：又称**腱帽**，由指伸肌腱越过掌骨头后向两侧扩展、包绕掌骨头和近节指骨背侧面形成。指背腱膜向远侧分为3束，中间束止于中节指骨底，两侧束在中节指骨背侧面合并后，止于远节指骨底。各束均有肌腱加强。指伸肌腱可伸近、远侧指骨间关节，与骨间肌和蚓状肌协同作用可屈掌指关节、伸指骨间关节。

指背腱膜因炎症或外伤等可致不同部位损伤，从而出现手指畸形，如：①掌指关节受间接暴力被动屈曲或直接暴力撞击时，可损伤指背腱膜。此损

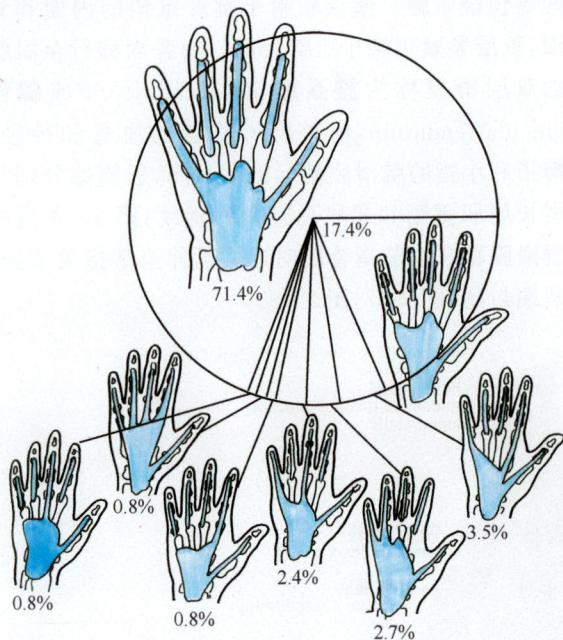

图 2-38 腱滑膜鞘类型

伤发生于掌指关节桡侧多于尺侧,故多数病例指背腱膜向尺侧脱位,并有患指尺侧偏畸形。②类风湿性滑膜炎侵蚀或外伤致指背腱膜中间束断裂,两侧束向下滑脱并挛缩,造成近侧指骨间关节屈曲、远侧指骨间关节过伸畸形,即纽孔样指畸形。③指背腱膜侧束和指浅屈肌腱断裂,使得手指屈、伸肌力不平衡,导致近侧指骨间关节过伸、远侧指骨间关节屈曲畸形,即鹅颈指畸形。④指背腱膜在远节指骨背侧的部分由两侧束汇聚而成,若断裂,则远侧指骨间关节不能主动伸直而产生屈曲畸形,即槌状指畸形(图 2-39)。

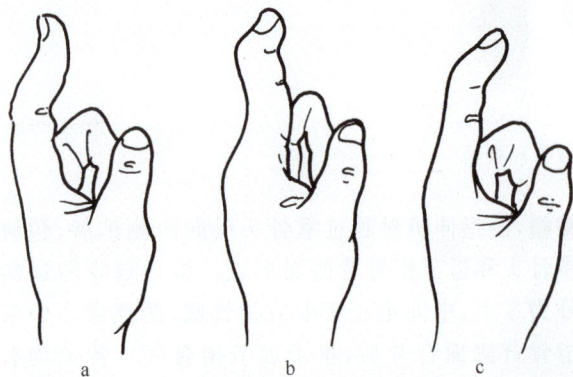

图 2-39 手指畸形
a. 纽孔样指;b. 鹅颈指;c. 槌状指

(安徽医科大学 韩 卉 庞 刚)

第七节 上肢的断层影像解剖

一、经右肩关节的横断面

经右肩关节的横断面影像解剖,见图 2-40。

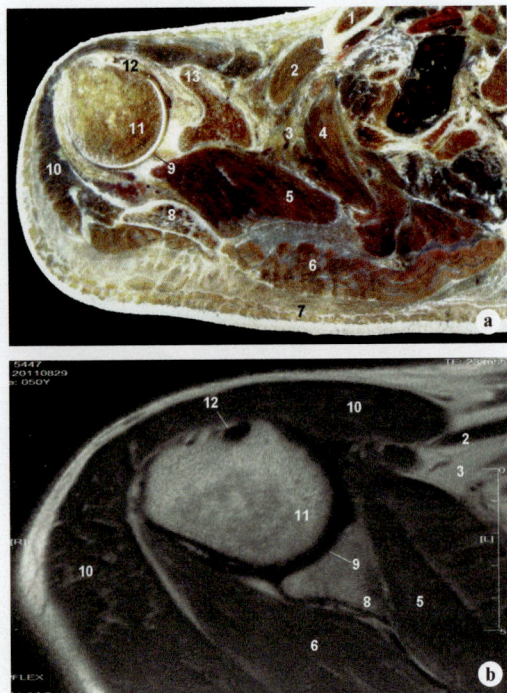

图 2-40 经右肩关节的横断面
a. 断层标本;b. MRI

1. 锁骨 clavicle;2. 胸小肌 pectoralis minor;3. 臂丛 brachial plexus;4. 前锯肌 serratus anterior;5. 肩胛下肌 subscapularis;6. 冈下肌 infraspinatus;7. 斜方肌 trapezius;8. 肩胛冈 spina scapulae;9. 关节盂 glenoid cavity;10. 三角肌 deltoid;11. 肱骨头 head of humerus;12. 肱二头肌长头腱 long head tendon of biceps brachii;13. 喙突 coracoid process

二、经右臂中份的横断面

经右臂中份的横断面影像解剖,见图 2-41。

三、经右肘关节的横断面

经右肘关节的横断面影像解剖,见图 2-42。

四、经右前臂中份的横断面

经右前臂中份的横断面影像解剖,见图 2-43。

五、经 1、2 掌骨底的横断面

经 1、2 掌骨底的横断面影像解剖,见图 2-44。

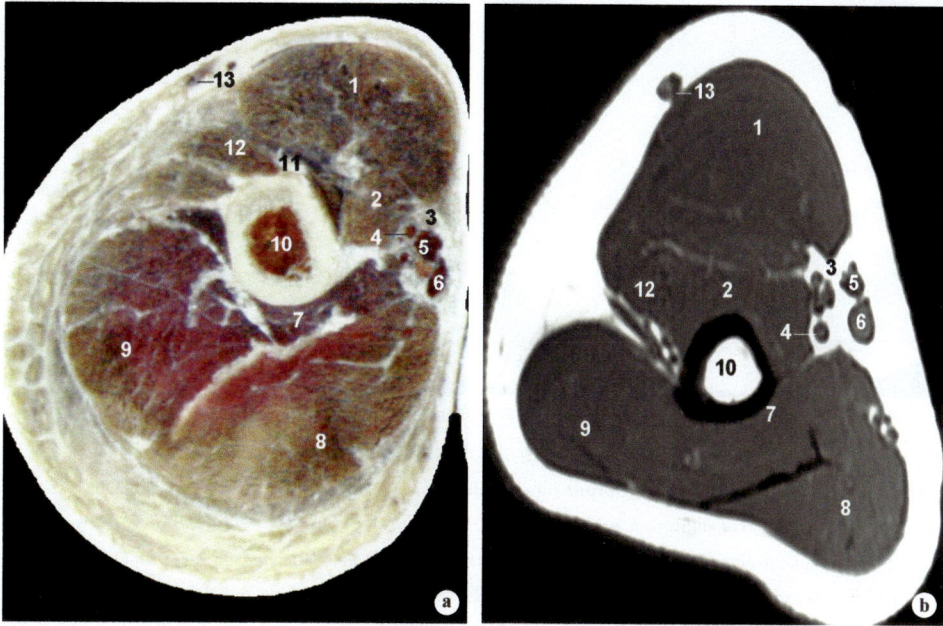

图 2-41 经右臂中份的横断面
a. 断层标本；b. MRI

1. 肱二头肌 biceps brachii；2. 肱肌 brachialis；3. 正中神经 median n.；4. 肱动脉 brachial a.；5. 肱静脉 brachial v.；6. 贵要静脉 basilic v.；7. 肱三头肌内侧头 medial head of triceps brachii；8. 肱三头肌长头 long head of triceps brachii；9. 肱三头肌外侧头 lateral head of triceps brachii；10. 肱骨 humerus；11. 三角肌粗隆 deltoid tuberosity；12. 三角肌 deltoid；13. 头静脉 cephalic v.

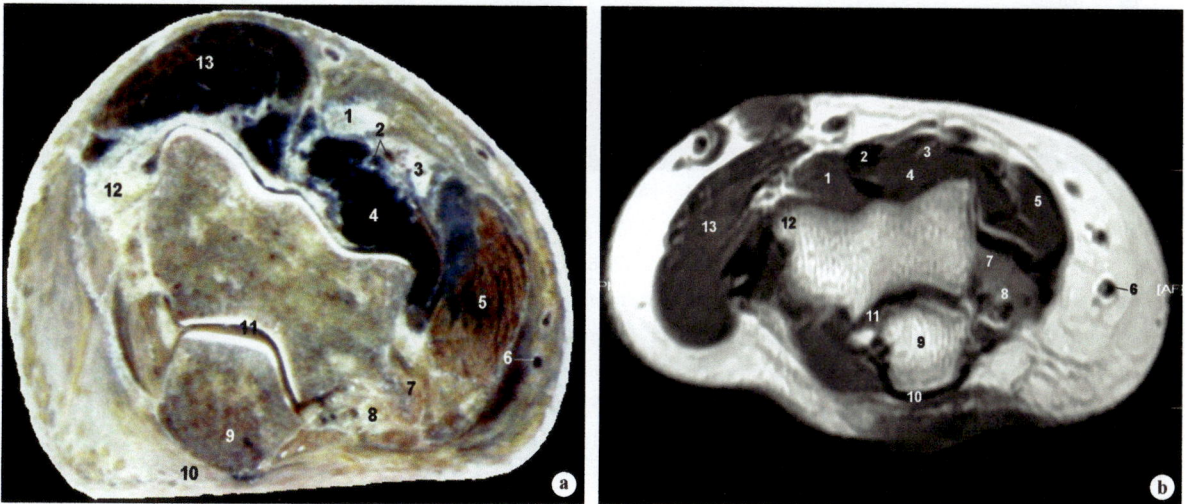

图 2-42 经右肘关节的横断面
a. 断层标本；b. MRI

1. 肱二头肌肌腱 tendon of biceps brachii；2. 肱动、静脉 brachial a./v.；3. 正中神经 median n.；4. 肱肌 brachialis；5. 旋前圆肌 pronator teres；6. 贵要静脉 basilic v.；7. 肱骨内上髁 medial epicondyle of humerus；8. 尺神经 ulnar n.；9. 鹰嘴 olecranon；10. 肱三头肌腱 tendon of triceps brachii；11. 肘关节腔 elbow cavity；12. 桡侧副韧带 radial collateral lig.；13. 肱桡肌 brachioradialis

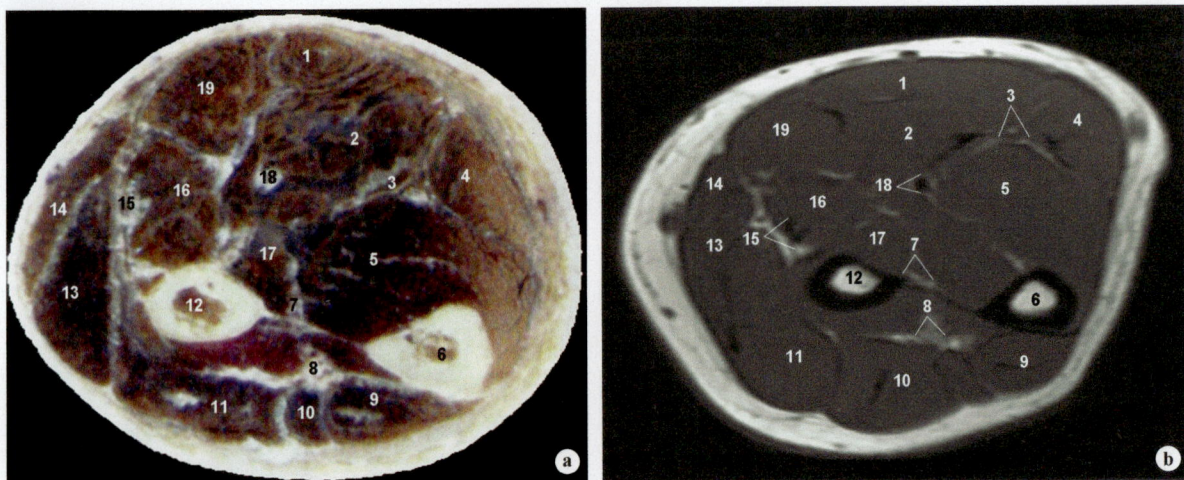

图 2-43　经右前臂中份的横断面

a. 断层标本；b. MRI

1. 掌长肌 palmaris longus；2. 指浅屈肌 flexor digitorum superficialis；3. 尺侧的血管、神经束 ulnar vessel、nerve tract；4. 尺侧腕屈肌 flexor carpi ulnaris；5. 指深屈肌 flexor digitorum profundus；6. 尺骨 ulna；7. 骨间前血管、神经束 anterior interosseous vessel、nerve tract；8. 骨间后血管、神经束 posterior interosseous vessel、nerve tract；9. 尺侧腕伸肌 extensor carpi ulnaris；10. 小指伸肌 extensor digiti minimi；11. 指伸肌 extensor digitorum；12. 桡骨 radius；13. 桡侧腕长、短伸肌 the long and short of radial wrist extensor；14. 肱桡肌 brachioradialis；15. 桡侧血管、神经束 radial vessel、nerve tract；16. 旋前圆肌 pronator teres；17. 母长屈肌 flexor pollicis longus；18. 正中神经 median n.；19. 桡侧腕屈肌 flexor carpi radialis

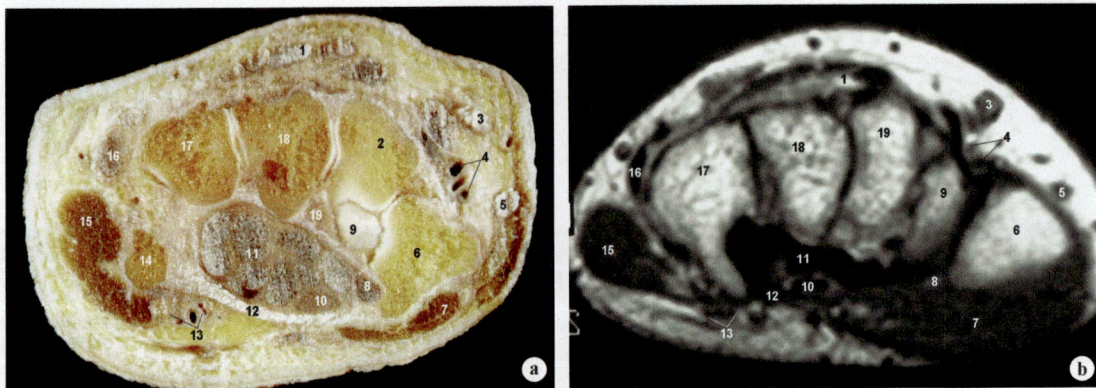

图 2-44　经 1、2 掌骨底的横断面

a. 断层标本；b. MRI

1. 指伸肌腱 tendon of extensor digitorum；2. 第二掌骨底 base of the second metacarpal bone；3. 拇长伸肌腱 tendon of extensor pollicis longus；4. 桡动、静脉 radial a./v.；5. 拇长展肌腱 tendon of abductor pollicis longus；6. 第一掌骨底 base of the first metacarpal；7. 拇对掌肌 opponens pollicis；8. 拇长屈肌腱 tendon of flexor pollicis longus；9. 大多角骨 trapezium；10. 正中神经 median n.；11. 屈指肌腱 tendon of flexor digitorum；12. 腕横韧带 transverse carpal lig.；13. 尺动、静脉、尺神经 ulnar a./v./n.；14. 第五掌骨底 base of the 5th. metacarpal bone；15. 小指展肌 abductor digiti minimi；16. 尺侧腕伸肌腱 tendon of extensor carpi ulnaris；17. 钩骨 hamate bone；18. 头状骨 capitate bone；19. 小多角骨 trapezoid bone

（山东大学　李振平）

第八节　上肢的解剖操作

一、胸前区和腋窝

（一）皮肤切口

尸体取仰卧位，触摸颈静脉切迹、胸骨角、胸骨体、剑突、肋弓和锁骨等体表标志，观察女性乳房或男性乳头的位置，然后再做以下 5 个切口。

1. 胸前正中切口　自颈静脉切迹沿前正中线向下纵行切至剑突。

2. 胸上界切口　自前正中切口上端向外侧沿锁骨横行切至肩峰。

3. 胸下界切口　自前正中切口下端向下外侧

沿肋弓弧形切至腋后线。

4. 胸部斜切口　自前正中切口下端向上外侧对乳头方向斜行切至乳晕（男性）或乳房周缘（女性），再沿乳晕或乳房周缘作环形切口，继而在环形切口与前述斜行切口相对处继续向上外侧斜行切至腋前襞上部。

5. 臂部切口　自胸部斜切口上端沿臂部内侧面向下纵行切至臂部上、中 1/3 交界处，再折转向外侧作环形切口至臂部外侧缘。

向外侧翻起皮片，其中上内侧皮片翻至臂外侧，下外侧皮片翻至腋后襞。

（二）层次解剖

1. 解剖浅层结构

（1）解剖女性乳房：自乳头根部向上作垂直切口、向外侧作水平切口。然后剥除乳房外上象限皮肤，清除乳房表面的脂肪，修理出乳腺叶轮廓。在已剥除乳晕皮肤的部位，以乳头为中心，用刀尖沿放射状方向轻轻划开，仔细剖出输乳管，追踪至乳腺叶。在乳头处，观察输乳窦。将乳房自胸大肌表面剥离。

（2）解剖肋间神经前皮支：沿胸骨旁线切开浅筋膜，提起切缘，逐渐向外侧剥离、翻开，可见第 2～7 肋间神经前皮支从肋间隙穿出后向胸壁外侧走行，并伴有胸廓内动脉穿支。

（3）解剖肋间神经外侧皮支：沿腋前线稍后方切开浅筋膜，提起切缘，逐渐向内侧剥离、翻开，可肋间神经外侧皮支从肋间隙穿出后向胸壁内侧走行，并伴有肋间后动脉分支。其中第 2 肋间神经外侧皮支较粗大，经腋窝皮下至臂内侧皮肤，此即肋间臂神经。有时也可见第 3 肋间神经外侧皮支加入。上述皮神经在浅筋膜内略加剥离追踪即可。

2. 解剖深层结构

（1）观察胸肌筋膜和腋筋膜：除去浅筋膜，显露胸前壁的深筋膜，观察其与胸大、小肌的包被关系及境界。胸肌筋膜有浅、深 2 层，浅层覆于胸大肌和前锯肌，深层包被胸小肌并在该肌下缘处与浅层融合，至腋窝续于腋筋膜。

（2）解剖头静脉末段：沿三角肌胸大肌间沟切开深筋膜，找到头静脉末段。向近侧修洁至锁骨下窝处，但不宜深剥，以免损伤锁胸筋膜。此沟内同时可见胸肩峰动脉三角肌支和 2～3 个淋巴结。

（3）解剖胸大肌：修除胸大肌表面的筋膜，暴露胸大肌的境界，观察其起、止点和肌纤维走行方向。距胸大肌起点 2cm 处弧形切断该肌，并逐渐

向上外侧翻起，可见胸小肌、锁胸筋膜、胸肩峰动脉和胸外、内侧神经。注意切断胸大肌时勿损伤腹直肌鞘。清理进入胸大肌的胸肩峰动脉分支和伴行静脉以及胸内、外侧神经，观察后，贴近胸大肌处切断之，将胸大肌向外侧充分翻至其止点处。

（4）解剖锁胸筋膜及其穿行结构：掀开胸大肌后，即可观察到锁胸筋膜的境界，可见胸外侧神经、胸肩峰动脉和头静脉多在胸小肌上缘穿过此筋膜的中部。

1）修洁头静脉至注入腋静脉处。在锁骨下方、头静脉旁，常可见到数个锁骨下淋巴结，小心去除。仔细清除胸锁筋膜，可见该筋膜与其深面的腋鞘乃至腋静脉都紧密结合。

2）除去锁胸筋膜的同时，细心剥离胸外侧神经，并观察其分布。

3）完全除去锁胸筋膜后，显露出腋鞘，剥离胸肩峰动脉及其各分支，并观察其分布。

（5）解剖胸小肌下缘的结构

1）修除胸小肌表面的筋膜，观察该肌的形态和起、止点，并可见胸内侧神经自胸小肌深部穿出并进入胸大肌。

2）在胸小肌下缘以下、前锯肌的表面，仔细寻找胸外侧动脉和伴行静脉以及沿该血管排列的胸肌淋巴结。观察后清除之，保留动脉。

3）在近胸小肌起点处切断该肌，并掀向上外侧。注意进入胸小肌的胸内侧神经，切断之。至此，完全打开腋窝前壁。观察腋窝内疏松结缔组织和腋鞘。

（6）解剖腋窝底和中央淋巴结：将臂外展 90°，仔细清除腋筋膜及其深面的疏松结缔组织，注意观察埋藏其深面的中央淋巴结，观察后清除之。

（7）解剖腋鞘：清除沿腋静脉排列的外侧淋巴结，沿血管走行方向切开腋鞘。清除鞘内结缔组织以显露腋动、静脉及臂丛各分支。

1）观察并切断腋静脉各属支，保留腋静脉主干。如较大属支较多，可结扎后再切断。

2）观察腋动脉的分段，仔细剖出各段分支，并观察其分布。

3）观察臂丛的各束以及各束发出的分支。

（8）观察腋窝外侧壁：自喙突向下修洁喙肱肌和肱二头肌短头，查看臂丛外侧束及进入喙肱肌的肌皮神经。

（9）观察腋窝后壁：清理腋血管后方，观察并寻找臂丛后束的分支和贴后壁走行的血管。

1) 找出起自臂丛后束的腋神经,再寻找由腋动脉发出的旋肱后动脉,可见两者伴行穿四边孔。

2) 在肩胛下肌和大圆肌表面寻找肩胛下动脉,观察其分支,其中旋肩胛动脉穿三边孔,胸背动脉伴胸背神经行于背阔肌表面并进入该肌。

3) 在腋窝后壁的上部寻找进入肩胛下肌的肩胛下神经上支,在肩胛下动脉后方寻找进入大圆肌的肩胛下神经下支。

4) 在腋窝后壁的疏松结缔组织内,寻找沿肩胛下动脉排列的肩胛下淋巴结,观察后清除之。

(10) 解剖腋窝内侧壁:清理前锯肌的境界,在其表面、胸外侧动脉的后方,可见胸长神经沿腋中线稍后方垂直下行。

(11) 解剖腋窝顶部:在腋静脉近侧端即腋窝尖处,可找到尖淋巴结,观察清理后可保留。

二、臂前区、肘前区和前臂前区

(一) 皮肤切口

使上肢呈外展位、手掌向前,作以下 4 个切口。

1. 前臂前横切口 在肱骨内、外上髁连线的下方 3～4 横指处作横行切口。

2. 臂前纵切口 在前臂前横切口的中点处向上作一纵行切口,直至臂上部切口处,剥离皮肤并翻向两侧。

3. 腕前横切口 在腕前区近侧横纹处作横行切口。

4. 前臂前纵切口 沿前臂前区正中线作纵行切口,至腕部与横切口相交。剥离皮肤并翻向两侧。

(二) 层次解剖

1. 解剖浅层结构

(1) 解剖臂内侧皮神经:在腋窝内找到臂内侧皮神经,追踪观察其穿出臂上部内侧的深筋膜。

(2) 解剖头静脉和前臂外侧皮神经:在三角肌胸大肌间沟内找出已剖出的头静脉末段,沿其走行向下追踪、剥离至前臂下部。保留头静脉并观察其在上肢各部的位置。在肘部头静脉旁、肱二头肌腱外侧,找出由深筋膜穿出的前臂外侧皮神经,向下追踪至前臂下部,观察其走行。

(3) 解剖贵要静脉和前臂内侧皮神经:在肱二头肌内侧沟中寻找贵要静脉,向上追踪至穿入深筋膜处,向下追踪至前臂下部,观察其走行。在肱骨内上髁上方、贵要静脉附近寻找肘浅淋巴结。在臂上部内侧找到前臂内侧皮神经,向下追踪,可见其在臂内侧中、下 1/3 交界处穿出深筋膜,然后向下与贵要静脉伴行。

(4) 观察肘正中静脉:在肘前区寻找连接头静脉与贵要静脉的肘正中静脉,观察其类型。

(5) 解剖前臂正中静脉:沿前臂中线寻找是否存在此静脉,并观察其注入部位。

2. 解剖臂部深筋膜和臂内、外侧肌间隔 清除臂部浅筋膜以显露深筋膜,注意保留浅静脉和皮神经。在臂前区正中纵行切开深筋膜并翻向两侧,用刀柄或解剖镊在臂肌前、后群之间的内侧和外侧向肱骨探查臂内、外侧肌间隔。

3. 解剖肱二头肌内、外侧沟及有关结构

(1) 剖查肱动、静脉:在肱二头肌内侧沟内寻出肱动脉,并可见其内、外侧有 2 条肱静脉伴行,修洁之。在肱动脉起始部寻出肱深动脉,可见其伴桡神经向后内侧进入肱骨肌管;在喙肱肌止点平面寻出尺侧上副动脉,可见其伴尺神经穿过臂内侧肌间隔;在肱骨内上髁上方约 5cm 处寻出尺侧下副动脉;此外,还可见数条肌支分布于前臂肌前群。观察肱静脉的属支。

(2) 剖查正中神经:自腋窝向下追踪正中神经,可见其伴肱动脉行于肱二头肌内侧沟内。注意观察两者间位置关系。

(3) 剖查尺神经:自腋窝向下追踪尺神经,可见其在臂中部穿臂内侧肌间隔向后行。注意观察其与尺侧上副动脉伴行情况。

(4) 剖查肌皮神经:在腋窝寻出肌皮神经,可见其向下外侧穿过喙肱肌,再行于肱二头肌外侧沟内,行程中发出分支至臂肌前群诸肌后,易名为前臂外侧皮神经,在臂下部浅出深筋膜。

4. 观察臂肌前群 修洁并观察肱二头肌、喙肱肌和肱肌。

5. 观察前臂深筋膜和肱二头肌腱膜 清除前臂浅筋膜以显露深筋膜,注意保留浅静脉主干和前臂内、外侧皮神经。观察前臂近侧部深筋膜和肱二头肌腱膜。

6. 解剖肘窝及其内容 沿正中线纵行切开肘前区和前臂前区的深筋膜,同时切断肱二头肌腱膜,剥离并去除深筋膜。修洁肱桡肌和旋前圆肌以暴露肘窝,观察其境界。以肱二头肌腱和旋前圆肌为标志,观察其与血管、神经的位置关系。

(1) 剖查肱动脉及其分支:修洁肱二头肌腱,在其内侧寻出肱动脉,追踪分离至其分为桡、尺动脉处;并在尺动脉起始部寻找骨间总动脉,可见后者又分为骨间前、后动脉,不必追踪。

(2)剖查正中神经和桡神经:在肱动脉内侧寻出正中神经,向下追踪至其进入旋前圆肌两头之间处;在肘窝外侧、肱肌与肱桡肌之间寻找桡神经,追踪至其分为浅、深两支处。

7. 观察前臂肌前群、血管和神经

(1)观察前臂肌前群浅层:先清理起自肱骨外上髁的肱桡肌,再清理起自肱骨内上髁的诸肌,清除各肌表面的深筋膜,观察之。

(2)剖查桡侧血管神经束:在肱桡肌与桡侧腕屈肌之间寻出桡动脉和桡神经浅支,观察两者间位置关系。剖出桡神经的主要分支,追踪桡神经浅支至腕部。

(3)剖查正中神经:在指浅屈肌深面寻出正中神经,追踪至腕部并观察其分支,注意在肘窝附近寻找由正中神经发出的骨间前神经。

(4)剖查尺侧血管神经束:在尺侧腕屈肌与指深屈肌之间寻出尺动脉和尺神经,分别向上、下方追踪观察之,注意两者间位置关系。

(5)观察前臂肌前群深层:用手指自腕部向上将指浅屈肌与深层肌分离并将其拉开,观察深层的指深屈肌和拇长屈肌,继而在腕部上方分开后两肌,观察深面的旋前方肌。

(6)剖查骨间前血管神经束:在拇长屈肌与指深屈肌之间寻出骨间前动脉、神经。

8. 观察前臂屈肌后间隙

在拇长屈肌和指深屈肌的深面、旋前方肌的浅面观察潜在的间隙,用刀柄或解剖镊向远侧探查其交通关系。

三、三角肌区、肩胛区、臂后区、肘后区和前臂后区

(一) 皮肤切口

使尸体呈俯卧位,作以下 6 个切口。

1. 背部正中线切口 沿后正中线自枕外隆凸向下切至平肩胛骨下角处。

2. 肩部横切口 自第 7 颈椎棘突向外侧切至肩峰,再沿肩部向下切至臂上、中 1/3 交界处,再向内侧作横行切口,接续臂前区切口。

3. 背部横切口 平肩胛骨下角水平,自后正中线向外侧切至腋后线。剥离皮肤并翻向两侧。

4. 臂后纵切口 沿臂后区正中线向下纵行切至腕部。

5. 前臂后横切口 在肱骨内、外上髁连线的下方 3～4 横指处作横行切口,接续前臂前横切口。

6. 腕背横切口 沿腕背作横切口与腕前横切口相接。剥离皮肤并翻向两侧。

(二) 层次解剖

1. 解剖浅层结构 在肩胛区近中线处的浅筋膜内,可能找到 1～2 条脊神经后支。在臂后区、三角肌后缘中点的下方可找到臂外侧上皮神经,在臂后区中部寻出臂后皮神经,在臂后区中、下 1/3 交界处的外侧部寻出前臂后皮神经。在前臂后区下部外侧缘寻出头静脉,向上追踪至前面,在其附近找出前臂后皮神经并观察其分布,在内侧缘寻出贵要静脉和前臂内侧皮神经的分支;在桡腕关节上方的外侧和内侧分别寻出桡神经浅支和尺神经手背支。

2. 解剖三角肌区和肩胛区

(1)剖查上肢带肌:清除该区的浅筋膜以及上肢带肌诸肌表面的深筋膜。观察三角肌的起止、边界和纤维走行方向,沿锁骨、肩峰和肩胛冈切断三角肌起端并翻向下,注意观察肩峰下囊。沿肩胛冈切断斜方肌的附着点并将其翻起,清理辨认冈上、下肌和大、小圆肌。

(2)剖查肩胛上血管和神经:将冈上、下肌在中份切断、翻起,寻找两肌深面的肩胛上动脉、神经,观察血管、神经与肩胛上韧带的关系。

(3)剖查三、四边孔及其穿经结构:清理并观察三边孔的境界和从中穿过的旋肩胛动脉。清理大、小圆肌和肱三头肌长头,观察四边孔的境界和从中穿过的旋肱后动脉及腋神经。

(4)剖查肩关节:追踪冈上、下肌和小圆肌至止点,观察三肌止端的位置及其与关节囊的关系,注意肌腱袖的形成。切开关节囊,观察肩关节的构成,了解其结构特点。

3. 解剖臂后区

(1)暴露肱三头肌:清除浅筋膜,显露深筋膜。纵行切开深筋膜并向两侧剥离,探查深入臂肌前、后群之间的臂内、外侧肌间隔。清理并观察肱三头肌。

(2)解剖肱骨肌管及其内容:在肱三头肌长头与外侧头之间钝性分离,寻出桡神经和肱深动脉进入肱骨肌管处。将解剖镊深入肱骨肌管,沿解剖镊方向切断肱三头肌外侧头,暴露肱骨肌管。清理桡神经和肱深动、静脉,追踪并观察其走行和分支。

4. 解剖肘后区

(1)剖查尺神经:在肱骨内上髁后方、鹰嘴内侧切开深筋膜,寻找尺神经,分别向上、下追踪并观

察其行程。

（2）剖查肘关节：在中线上纵行切开肱三头肌腱，向两侧拉开以显露肘关节囊至肱骨内、外上髁附近，在关节的后方或外侧纵行切开关节囊，观察肘关节的构成，了解其结构特点。

5. 解剖前臂后区 清除浅筋膜，暴露深筋膜。纵行切开深筋膜，保留伸肌支持带。

（1）剖查前臂肌后群：分离并观察前臂肌后群浅层诸肌。自下而上将桡侧腕伸肌和指伸肌分开，并向两侧牵拉，显露深层肌并观察之。

（2）剖查骨间后血管神经束：在旋后肌下缘处寻出骨间后动脉和神经，追踪并观察之。

四、腕前区、手掌和手指掌侧面

（一）皮肤切口

使尸体呈仰卧位，作以下 4 个切口。

1. 手掌纵行切口 自腕前横切口的中点处向下纵行切至中指近侧端。

2. 手掌横切口 沿手掌远侧缘作横行切口。

3. 手指纵行切口 自手掌横切口处向中指尖作纵行切口。

4. 拇指斜切口 自腕前区横切口的中点处斜行切至拇指尖。

提起各切口的皮缘，自内向外剥离皮肤，翻开皮片。

（二）层次解剖

1. 解剖腕前区浅层结构 观察前臂内、外侧皮神经和浅静脉后，剥除浅筋膜。

2. 解剖腕掌侧韧带及其深面结构 清理并观察腕掌侧韧带，纵向切开之。观察腕尺侧管及通过其内的尺神经、血管，分离正中神经掌支。清理并观察深面的屈肌支持带。

3. 解剖手掌浅筋膜 注意观察手掌浅筋膜的特点。在小鱼际处寻出尺神经掌支，并可见到掌短肌；在鱼际近侧端寻出桡神经浅支。

4. 解剖掌腱膜及筋膜间隙 清除浅筋膜和掌短肌，显露深筋膜。观察掌腱膜的形态。切断掌腱膜远侧的 4 条纵束，勿伤及深面的血管和神经。向近侧掀起掌腱膜的切缘，边掀起边观察掌腱膜内、外侧缘向深部发出的纤维隔，切断之，游离掌腱膜。探查 3 个骨筋膜鞘。

5. 解剖尺神经浅支、掌浅弓及其分支

（1）剖查尺神经浅支及其分支：在屈肌支持带尺侧缘的浅面切开薄层深筋膜，找到尺神经。在豌豆骨下外侧寻找尺神经浅支，追踪观察其分支与分布。

（2）剖查尺动脉及其分支：在尺神经附近寻出尺动脉。在豌豆骨下外侧找到尺动脉发出的掌深支，不必追踪。

（3）剖查掌浅弓及其分支：沿尺动脉主干追踪其与桡动脉掌浅支吻合而成的掌浅弓。观察掌浅弓的类型，剖查掌浅弓凸侧缘发出的分支，并追踪至入手指处。

（4）剖查正中神经及其分支：在屈肌支持带下缘处寻出正中神经返支，追踪观察其向上外侧进入鱼际肌。在指掌侧总动脉附近找到指掌侧总神经，追踪至入手指处。

6. 解剖鱼际肌和小鱼际肌 清除鱼际肌和小鱼际肌表面的深筋膜，分离、修洁各肌，并仔细观察之。

7. 解剖腕管和腕桡侧管 在中线上纵行切开屈肌支持带，打开腕管。

（1）剖查腕管：观察通过腕管的各结构。分离正中神经，向前臂及手掌追踪观察。在腕管内找出屈肌总腱鞘，切开之，观察各屈指肌腱的位置关系，并探查其交通。

（2）剖查腕桡侧管：提起屈肌支持带桡侧半的切缘，在其桡侧端附着处仔细切开，打开腕桡侧管，找出拇长屈肌腱鞘，切开之，探查其交通关系。

8. 解剖蚓状肌和筋膜间隙 分离指浅、深屈肌腱，观察其位置关系。找出起自指深屈肌腱的蚓状肌，观察之。用刀柄或解剖镊探查屈指肌腱和蚓状肌后方的掌中间隙，再探查拇收肌前方的鱼际间隙，明确其境界。

9. 解剖尺神经深支、掌深弓及其分支

（1）剖查尺神经深支及其分支：在豌豆骨下外侧寻出尺神经深支和尺动脉掌深支，清除周围结缔组织，切断附近肌，沿其走行追踪。

（2）剖查掌深弓及其分支：在腕管附近切断各屈指肌腱，掀向远侧。清除深部结缔组织和骨间掌侧筋膜。继续向桡侧追踪，可见掌深支与桡动脉末端吻合而成的掌深弓。修洁掌深弓及各分支，观察之。

（3）观察骨间掌侧肌：清除骨间掌侧筋膜后，观察骨间掌侧肌的起止和纤维走行方向。

10. 解剖指蹼间隙 仔细清除各指蹼间隙残留的皮肤和脂肪组织。修洁各指掌侧总动脉、神经的末段,可见其在各指蹼间隙处分别分为 2 条指掌侧固有动脉和神经并行向相邻两指的相对缘。修洁各蚓状肌腱,观察其走向。探查指蹼间隙的交通关系。

11. 解剖手指掌侧面 将纵行切口的皮肤翻向两侧,自指蹼处向远侧剖查指掌侧固有动脉和神经,观察两者间位置关系。清理并纵行切开指屈肌腱纤维鞘,观察指浅屈肌腱裂孔及附着点。观察指深屈肌腱的走行和止端。拉起指屈肌腱,观察腱系膜。

五、腕后区、手背和手指背侧面

(一) 皮肤切口

使尸体呈俯卧位,作以下 3 个切口。

1. 手背纵切口 自腕背横切口的中点处向下纵行切至中指近侧端。

2. 手背横切口 沿掌指关节作横行切口。

3. 手指纵切口 自手背横切口起,沿中指背侧面中线纵行切至甲根部。

提起上述纵切口的皮缘,向两侧剥离翻开皮片。

(二) 层次解剖

1. 解剖腕后区和手背的浅层结构 分离和观察手背浅筋膜内的手背静脉网,可见其在第 1、4 掌骨间隙处分别合成头静脉和贵要静脉。在手背近侧端桡侧和尺侧分别寻出桡神经浅支和尺神经手背支。在腕后区寻出前臂后皮神经终支。追踪并观察上述浅静脉的行程以及皮神经的走行和分支。

2. 解剖伸肌支持带及其深面结构 清除腕后区浅筋膜,清理、观察伸肌支持带,在 6 个骨纤维性管道处分别纵行切开伸肌支持带,观察通过各骨纤维性管道的肌腱和腱鞘。

3. 解剖"鼻烟窝" 清理拇长伸肌腱、拇短伸肌腱和拇长展肌腱,观察"鼻烟窝"的境界。清除窝内疏松结缔组织,寻出并修洁窝内的桡动、静脉,追踪桡动脉至其穿入第 1 骨间背侧肌处。

4. 解剖腕关节 在腕关节的外侧,纵向切开关节囊,观察腕关节的构成,了解其结构特点。

5. 解剖手背深筋膜 清除手背浅筋膜,保留手背静脉网,显露由深筋膜浅层与指伸肌腱结合而成的手背腱膜。观察手背皮下间隙和指伸肌腱远侧端的腱间结合。剥离并切断手背腱膜远侧端,掀起腱膜以暴露骨间背侧筋膜,观察腱膜下间隙。清除骨间背侧筋膜,观察骨间背侧肌。

6. 解剖手指背侧面结构 沿指伸肌腱追踪至手指背侧面,观察其形成的指背腱膜。

(安徽医科大学 韩 卉 庞 刚)

第九节 临床应用

1. 乳腺癌根治术与腋窝结构 乳腺癌根治术在清理腋窝蜂窝组织时,应依乳房的淋巴引流情况清除受累的淋巴结,此时需要仔细解剖腋窝内的血管和神经。如尖淋巴结位于腋静脉近侧段的周围,与腋动脉第一段毗邻,位置较深,要注意保护腋动脉和静脉,它们的前方为锁胸筋膜及穿经该筋膜的胸肩峰动脉和胸外侧神经,后方有臂丛内侧束、胸长神经和胸背神经,术中应注意保护这些结构。如损伤了胸外侧神经,可致胸大肌功能障碍,甚至萎缩;损伤胸长神经可致前锯肌瘫痪,长期可出现"翼状肩胛";损伤胸背神经可致背阔肌瘫痪,出现上肢后伸无力。同时在切除乳腺癌组织时,需切断、结扎腋静脉的属支,此时要注意保护腋静脉主干和头静脉末端,避免腋静脉损伤发生空气栓塞和上肢静脉回流受阻。

2. 腋神经损伤 腋神经发自臂丛后束,于桡神经的外侧、腋动脉的后方,向外下方走行,伴旋肱后动脉和静脉穿四边孔,绕肱骨外科颈向后进入三角肌区,分布于三角肌、小圆肌和三角肌区和臂外侧上部的皮肤。当肱骨外科颈骨折、肩关节脱位或使用腋杖不当时,均可导致腋神经和或旋肱前、后血管损伤,致使三角肌瘫痪,肩关节外展困难,局部皮肤感觉障碍和或局部血肿。如长期三角肌瘫痪,可出现"方肩"外形。

3. 肱骨干骨折 肱骨干有许多肌肉附着,因肌的起点、止点位置不同,骨折时造成骨折断端受不同方向肌的牵拉,因而骨折错位的方向亦不同。如当骨折线在三角肌粗隆近侧,胸大肌止点远侧时,骨折近端因胸大肌、背阔肌和大圆肌的牵拉向前、向内侧移位,远侧断端受三角肌的作用而向外上方移位。而骨折线在三角肌止点远侧时,则近侧断端由于受三角肌、胸大肌和喙肱肌等牵引使之前屈、外展,而远侧断端受肱二头肌、肱三头肌的牵拉使骨折端向上移位。肱骨肌管恰在肱骨中段通过,故中段骨折极易损伤管内通过的桡神经及伴行的肱深血管。如桡神经损伤则导致由于桡神经支配的伸腕肌及伸指肌瘫痪，临床表现为"垂腕"，桡神经支配的肱桡肌瘫痪则影响屈肘力，旋后肌瘫痪使前臂旋后功能减弱；同时手背桡侧半皮肤感觉减退，"虎口区"皮肤感觉丧失；如同时伤及肱深动脉和肱深静脉，则造成臂部血肿。

4. 桡神经浅、深支损伤

（1）桡神经浅支损伤：桡神经浅支浅出部位较固定，而远侧段活动度较大，故腕关节反复活动时可牵拉、摩擦神经，并可因水肿、粘连甚或纤维化而对神经造成卡压，表现为拇指背侧、虎口区和前臂远端桡侧疼痛或麻木感，在屈腕、握拳或前臂旋前时加重。

（2）桡神经深支损伤：桡骨头脱位、桡骨颈骨折或者旋后肌病变时，均可能损伤桡神经深支，从而引起前臂肌后群如指伸肌和拇长、短伸肌及拇长展肌等瘫痪，导致各指的掌指关节伸直受限、拇指外展无力。而伸指骨间关节主要依靠骨间肌和蚓状肌，而非指伸肌，故桡神经深支损伤时，各指伸指运动不受影响。

5. 正中神经损伤

常发生于前臂前区下部、腕管和手掌等部，其中以腕管最为常见。

（1）前臂前区下部：正中神经位置较为表浅，易受锐器损伤。损伤后的症状与体征与下述腕管综合征相似。

（2）腕管：腕管为骨纤维性隧道，诸壁较为坚韧且相对狭窄，缺乏延展性和对压力的缓冲作用。当腕骨骨折或外伤性出血等导致管腔狭窄、管内压力增高时，可损伤正中神经，出现腕管综合征。表现为鱼际肌瘫痪（拇收肌除外）引起的鱼际平坦、拇指对掌功能障碍、外展无力且处于内收位以及第2、3指屈掌指关节和伸指骨间关节力减弱，感觉障碍以第1～3指的远节最为显著。

（3）手掌：手掌部外伤或手术可损伤正中神经返支，症状与前述相似，但无皮肤感觉丧失和蚓状肌瘫痪。

6. 尺神经损伤

在豌豆骨下外侧，尺神经较易受损伤。尺神经在此处分为浅、深2支，一旦损伤，可出现尺神经浅、深支所支配肌瘫痪和相应区域感觉障碍，表现为"爪形手"，即小鱼际平坦、萎缩，拇指不能内收，骨间肌萎缩、各指不能相互靠拢，诸掌指关节过伸，第4、5指的指骨间关节屈曲；感觉障碍以手部内侧缘为主。

7. 前臂皮瓣移植

在前臂前面中、下段范围内，以桡动脉或尺动脉为轴，切取轴型皮瓣，切断其近侧端，带着远侧端的血管蒂，逆行转移至手或腕部甚或其他远隔部位的皮肤缺损区，用以修复大面积软组织缺损，效果良好。

8. 桡骨骨折

（1）旋前圆肌对桡骨错位的影响：桡骨骨折发生在旋前圆肌止点上方时，错位严重，即近侧段因肱二头肌和旋后肌的牵拉而呈旋后位，远侧段因旋前圆肌和旋前方肌的作用而呈旋前位；在旋前圆肌止点下方时，近侧段因旋前圆肌和旋后肌的作用而常保持中立位，远侧段因旋前方肌的作用而呈旋前位。

（2）桡骨下端骨折：多见于成年和老年人，发生于桡骨下端近侧3cm范围内。桡骨下端参与桡腕关节的组成，其关节面向尺侧偏斜20°～25°、向掌侧倾斜10°～15°；桡骨茎突较尺骨茎突低约1cm。当桡骨下端发生骨折时，可改变此种关系，从而形成伸直型骨折（又称Colles骨折，较多见）和屈曲型骨折（又称Smith骨折，较少见），而关节面骨折伴腕关节脱位（Barton骨折）罕见。

Colles骨折多由间接暴力所致，表现为前臂远侧部疼痛、肿胀，前臂和腕部活动减少，前臂旋转运动受限，并有明显背侧成角畸形，即"枪刺刀"状畸形；若骨折向桡侧移位，则为"锅铲"畸形或"餐叉"畸形。骨折断端可刺伤肌腱而致断裂，也可因移位压迫正中神经而出现手功能障碍。故骨折复位或固定时，应注意检查有无肌腱或神经损伤，以免误诊。

9. 手弓

如同足弓，手骨也组成3个手弓，即2个横弓、1个纵弓。近侧横弓由远侧列腕骨借韧带连接而成，位置较固定，其关键骨为头状骨；远侧横弓由全部掌骨头借韧带连接而成，较为灵活，可随手指的屈伸而改变凸度，其关键骨为第3掌骨头；纵弓由腕骨、掌骨与指骨藉腕掌关节、掌指关节和指骨间关节连接而成，从而将前述2个横弓连接起来，手指屈曲或握拳时可加深此弓，其关键骨为第2、3掌骨。在纵弓中，拇指、环指和小指围绕着示指和中指进行灵活运动，从而使得手掌变平或呈杯状以适应不同物体的大小与现状。手弓的维持主要依赖于手的内在肌的作用。因骨骼损伤、类风湿性关节炎或手肌麻痹而引起的手弓排列紊乱或塌陷可导致严重畸形和功能障碍。

10. 拇长展肌腱鞘炎（de Quervain腱鞘炎）

长时间持续剪纸等手工活动可导致拇长展肌腱鞘

炎,表现为拇指主动外展时疼痛明显,且疼痛可自桡骨茎突向近侧延伸,并在被动牵拉拇长展肌腱时加重(Finkelstein试验)。此系因腕关节尺侧偏时拇指外展过度并反复从事力性工作,加之伸肌支持带形成的桡侧第1个骨纤维性管道内容有限以及拇指多轴运动引起的拇长展肌腱和拇短伸肌腱长时间承受高摩擦性负荷等因素所致。

(哈尔滨医科大学 张雅芳)
(安徽医科大学 韩 卉 庞 刚)

【复习思考题】

1. 试述腋窝后壁的构成、形成的间隙及其通过的结构。

2. 试述腋动脉各段的位置、毗邻和分支。

3. 试述腋淋巴结分群、各群的位置,收受淋巴的范围和输出注入的淋巴结。

4. 试述肩胛动脉网和肘关节动脉网的位置、组成的动脉及其来源。

5. 肘窝的境界如何? 有哪些内容? 它们在肘窝的位置关系如何?

6. 乳腺癌根治术清理腋窝时,要注意保护哪些结构? 为什么?

7. 简述上肢肌的神经支配。

8. 试述前臂屈肌后间隙的位置及其临床意义。

9. 试述"鼻烟窝"的位置、境界及通过结构,并分析其临床意义。

10. 在腕部,屈肌支持带和伸肌支持带深部有哪些骨纤维管道? 分别通过何结构?

11. 试述手掌由浅入深经过的层次。

12. 手掌部的中间鞘是如何构成的? 内有何结构?

第三章 头 部

【学习目标】

【学习目标】

1. 描述头部表面解剖的体表标志、脑膜中动脉的体表投影。

2. 说出大脑半球主要沟回的体表投影。

3. 阐述面部浅层血管神经的分布规律。

4. 说出面肌的位置和神经支配。

5. 描述腮腺的位置及穿经腮腺的结构。

6. 阐述三叉神经的分支与分布。

7. 说出咀嚼肌的起止点和作用。

8. 描述颅顶软组织的层次及各层的结构特点。

9. 阐述海绵窦的位置及毗邻。

10. 说出颅内静脉窦的位置及其交通。

第一节 概 述

头部由颅与面两部分组成。颅的内腔为颅腔，容纳脑及其被膜；面部有视器、位听器、口、鼻等器官。鼻腔与口腔相通，是呼吸、消化道的门户。视器、位听器以及口、鼻黏膜中的味器和嗅器属特殊感受器。

一、境界与分区

头部以下颌骨下缘、下颌角、乳突尖端、上项线和枕外隆凸的连线为界与颈部区分。

头部又以眶上缘、颧弓上缘、外耳门上缘至乳突的连线为界，分为后上方的颅部和前下方的面部。

二、表 面 解 剖

(一)体表及骨性标志

头部的下述体表及骨性标志，对于临床定位具有重要意义(图 3-1，图 3-2)。

1. 眉弓 superciliary arch 为位于眶上缘上方，额结节下方的弓状隆起，男性隆起较显著。眉弓恰对大脑额叶的下缘，其内侧份的深面有额窦。

2. 眶上切迹 supraorbital notch 有时成孔，即眶上孔，位于眶上缘的内、中 1/3 交界处，距正中线约 2.5cm，眶上血管和神经由此通过，用力按压时，可引起明显压痛。两侧均呈切迹者占 59.2%，两侧成孔者占 36.1%，一侧成孔而另一侧为切迹者占 4.7%。

3. 眶下孔 infraorbital foramen 位于眶下缘中点的下方约 0.8cm 处，眶下血管及神经由此穿过。此处可进行眶下神经阻滞麻醉。

4. 颏孔 mental foramen 位于下颌第二前磨牙根下方，下颌体上、下缘连线的中点或其稍上方，

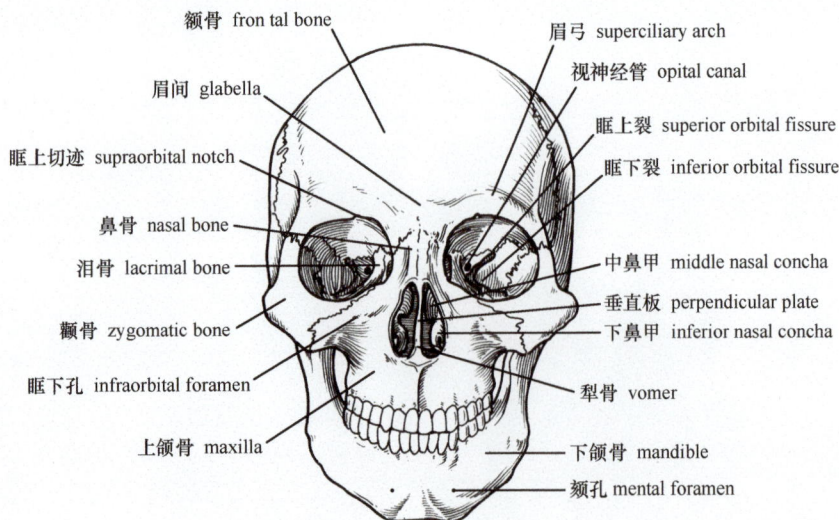

图 3-1 颅骨前面观

额骨 fron tal bone
眉间 glabella
眶上切迹 supraorbital notch
鼻骨 nasal bone
泪骨 lacrimal bone
颧骨 zygomatic bone
眶下孔 infraorbital foramen
上颌骨 maxilla

眉弓 superciliary arch
视神经管 opital canal
眶上裂 superior orbital fissure
眶下裂 inferior orbital fissure
中鼻甲 middle nasal concha
垂直板 perpendicular plate
下鼻甲 inferior nasal concha
犁骨 vomer
下颌骨 mandible
颏孔 mental foramen

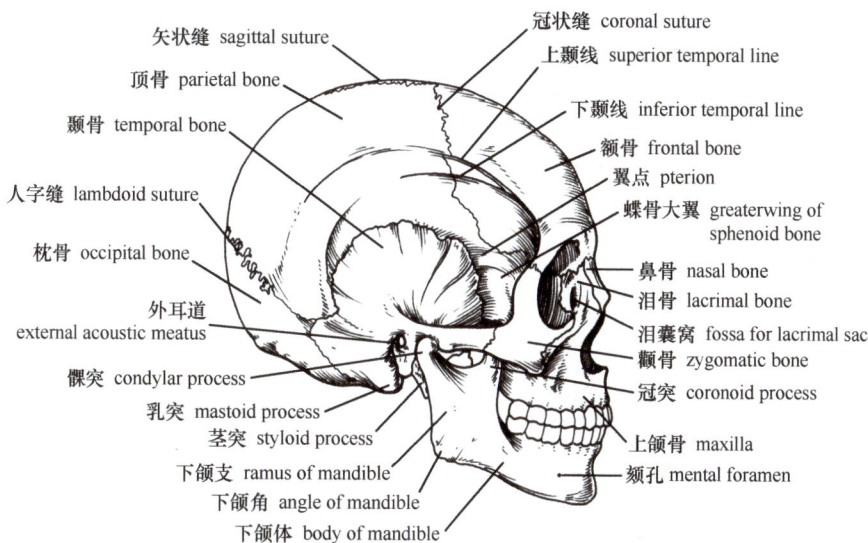

图 3-2　颅骨侧面观

距正中线约 2.5cm 处。此孔呈卵圆形,实际上是一个短管,开口多向后上方,有颏血管和神经通过,为颏神经麻醉的部位。颏孔的位置和开口方向均有年龄变化,其位置可随年龄的增长而逐渐上移和后移,在 7～8 岁儿童略低于成人,15 岁时接近成人位置,脱牙老人由于下颌牙槽吸收则多接近下颌体上缘。其开口方向在婴儿期朝前上方或前方,6 岁以后则朝向后上方。

眶上切迹(孔)、眶下孔和颏孔三者之间的连线,一般为一条直线(图 3-1)。

5. 翼点 pterion　为额、顶、颞、蝶四骨汇合之处,位于颧弓中点上方约二横指(约 3.8cm)处,多呈"H"形。翼点是颅骨的薄弱部分,其内面有脑膜中动脉沟,沟内有脑膜中动脉前支通过,此处受暴力打击时,易发生骨折,并常伴有上述动脉的撕裂出血,形成硬膜外血肿。

6. 颧弓 zygomatic arch　由颞骨的颧突和颧骨的颞突共同组成,全长均可触及。颧弓上缘,相当于大脑半球颞叶前端的下缘。颧弓下缘与下颌切迹间的半月形中点,为咬肌神经封闭及上、下颌神经阻滞麻醉的进针点。

7. 耳屏 tragus　为位于耳甲腔前方的扁平突起。在耳屏前上方约 1cm 处可触及颞浅动脉的搏动。在它的前方可以检查颞下颌关节的活动情况。

8. 髁突 condylar process　位于颧弓下方,耳屏的前方。在张、闭口运动时,可触及髁突向前、后滑动,若髁突滑动受限,将导致张口困难。

9. 下颌角 angle of mandible　位于下颌体下缘与下颌支后缘相交处。下颌角位置突出,骨质较

为薄弱,为下颌骨骨折的好发部位。

10. 乳突 mastoid process　位于耳垂后方,其基底部的前内方有茎乳孔,面神经由此孔出颅。在乳突后部的内面有乙状窦沟,容纳乙状窦。乳突根治术时,应注意勿伤及面神经和乙状窦。

11. 前囟点 bregma　为冠状缝与矢状缝的相交点,故又名冠矢点。在新生儿,此处的颅骨因骨化尚未完成,仍为结缔组织膜性连接,呈菱形,称为前囟 anterior fontanelle,在 1～2 岁时闭合。临床上可借前囟的膨出或内陷,判断颅内压的高低。

12. 人字点 lambda　为矢状缝的后端与人字缝的相交点。有的人此处呈一线性凹陷,可以触知。新生儿的后囟即位于此处。后囟较前囟为小,呈三角形,生后 3～6 个月即闭合。患佝偻病和脑积水时,前、后囟均闭合较晚。

13. 枕外隆凸 external occipital protuberance　是位于枕骨外面正中的最突出的隆起,与枕骨内面的窦汇相对应。枕外隆凸的下方有枕骨导血管,颅内压增高时此导血管常扩张,施行颅后窝开颅术若沿枕外隆凸做正中切口时,注意勿伤及导血管和窦汇,以免导致大出血。

14. 上项线 superior nuchal line　为自枕外隆凸向两侧延伸至乳突的骨嵴,内面与横窦平齐。

(二)体表投影

为了判定脑膜中动脉和大脑半球背外侧面主要沟回的体表投影,可先确定以下 6 条标志线(图 3-3)。①下水平线:通过眶下缘与外耳门上缘。②上水平线:经过眶上缘,与下水平线平行。

③矢状线:是从鼻根越颅顶正中线到枕外隆凸的弧线。④前垂直线:通过颧弓中点。⑤中垂直线:经髁突中点。⑥后垂直线:经过乳突基部后缘。这些垂直线向上延伸,与矢状线相交。

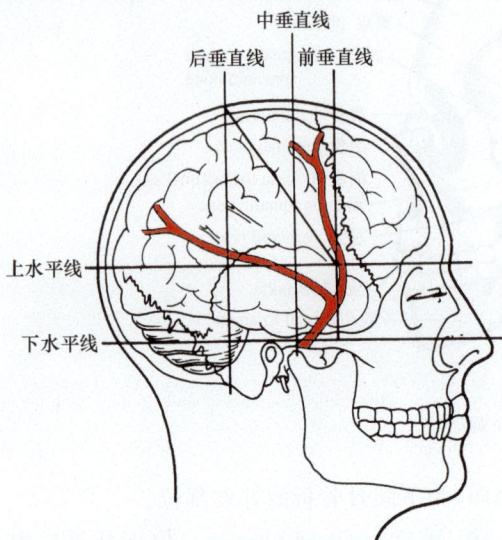

图 3-3　大脑重要沟回和脑膜中动脉的体表投影

1. 脑膜中动脉的投影　本干经过前垂直线与下水平线交点;前支通过前垂直线与上水平线的交点;后支则经过后垂直线与上水平线的交点。脑膜中动脉的分支状况,时有变异。探查前支,钻孔部位在距额骨颧突后缘和颧弓上缘各 4.5cm 的两线相交处;探查后支,则在外耳门上方 2.5cm 处进行。

2. 中央沟的投影　在前垂直线和上水平线交点与后垂直线和矢状线交点的连线上,介于中垂直线与后垂直线间的一段。

中央沟位于冠状缝的后方约两横指,且与冠状缝平行,其上端在鼻根与枕外隆凸连线中点后方 1cm 处。

3. 中央前、后回的投影　分别位于中央沟投影线前、后各 1.5cm 宽的范围内。

4. 运动性语言中枢的投影　通常位于左侧大脑半球额下回后部的运动性语言中枢,其投影区在前垂直线与上水平线相交点稍上方。

5. 外侧沟的投影　其后支位于上水平线与中央沟投影线夹角的等分线上,前端起自翼点,沿颞骨鳞部上缘的前份向后,终于顶结节下方不远处。

6. 大脑下缘的投影　为由鼻根中点上方 1.25cm 处开始向外,沿眶上缘向后,经颧弓上缘、外耳门上缘至枕外隆凸的连线。

（第三军医大学　张绍祥）

第二节　面　　部

面部可划分为眶区、鼻区、口区和面侧区,后者又分为颊区、腮腺咬肌区和面侧深区。本节仅叙述面部浅层结构、腮腺咬肌区和面侧深区。

一、面部浅层结构

（一）皮肤与浅筋膜

面部皮肤薄而柔软,富于弹性。移动性视其与深部组织连接的松紧情况而定,睑部连接疏松,鼻尖等部连接紧密。面部皮肤含有较多的皮脂腺、汗腺和毛囊,是皮脂腺囊肿和疖肿的好发部位。浅筋膜由疏松结缔组织构成,其中颊部脂肪聚成的团块,称颊脂体。睑部皮下组织少而疏松,此部位易形成水肿。浅筋膜内有神经、血管和腮腺管穿行。由于血供丰富,故面部创口愈合快,抗感染能力亦较强,但有创口时出血较多。

面静脉与颅内的海绵窦借多条途径相交通,因此面部感染有向颅内扩散的可能,尤其是口裂以上两侧口角至鼻根的三角形区域,感染向颅内扩散的可能性更大,被称为"危险三角区"。面部的小动脉有丰富的内脏运动神经分布,反应灵敏,当情绪激动或患某些疾病时,面部的色泽也随之变化。

（二）面肌

面肌属于皮肌,薄而纤细,起自面颅诸骨或筋膜,止于皮肤,使面部呈现各种表情,又称表情肌。面肌主要集中在眼裂、口裂和鼻孔的周围。面肌由面神经支配,面神经受损时,可引起面瘫(表 3-1)。

（三）血管、淋巴及神经

1. 血管　分布于面部浅层的主要动脉为面动脉,有同名静脉伴行(图 3-4)。

（1）**面动脉**facial artery:于颈动脉三角内起自颈外动脉,穿经下颌下三角,在咬肌止点前缘处,出现于面部。面动脉行程迂曲,斜向前上行,经口角和鼻翼外侧至内眦,改称**内眦动脉**angular artery。面动脉的搏动在下颌骨下缘与咬肌前缘相交处可以触及。面动脉供区出血时,压迫此点可有一定的止血作用。面动脉的后方有面静脉伴行,浅面有部分面肌覆盖,并有面神经的下颌缘支和颈支越过。面动脉的分支有下唇动脉、上唇动脉和鼻外侧动脉。

表 3-1 面肌

部位	名称		形状与位置	作用	神经支配
眼裂周围	眼轮匝肌	睑部	环状:围绕眼裂	眨 眼	面神经 { 颞支 颧支
		眶部	环状:围绕眼眶	闭 眼	
		泪部	束状:泪囊部	扩大泪囊使泪液流通	
鼻孔周围	鼻肌	横部	鼻 背	缩小鼻孔	面神经 颊支
		翼部	鼻翼后部	开大鼻孔	
口裂周围	浅层	口轮匝肌	环状:围绕口裂	闭 口	面神经 { 颊支 / 颧支与颊支 / 颧支 / 颊支 / 颊支与下颌缘支
		提上唇肌(分三头)	近四边形:眶下缘与上唇之间	上提上唇,开大鼻孔	
		颧 肌	束状:提上唇肌的外上方	牵口角向,外上方	
		笑 肌	束状:横向位于口角外侧	牵口角向外	
		降口角肌	三角形:口角下方	牵口角向下	
	中层	提口角肌	束状:尖牙窝	上提口角	面神经 颊支
		降下唇肌	菱形:颏孔与颏联合之间	下降下唇	
	深层	颊 肌	长方形:颊部横向	使唇颊紧贴牙龈,参加咀嚼与吸吮	面神经 { 颊支 下颌缘支
		颏 肌	菱形:颏联合两侧	上提颏部皮肤,前送下唇	

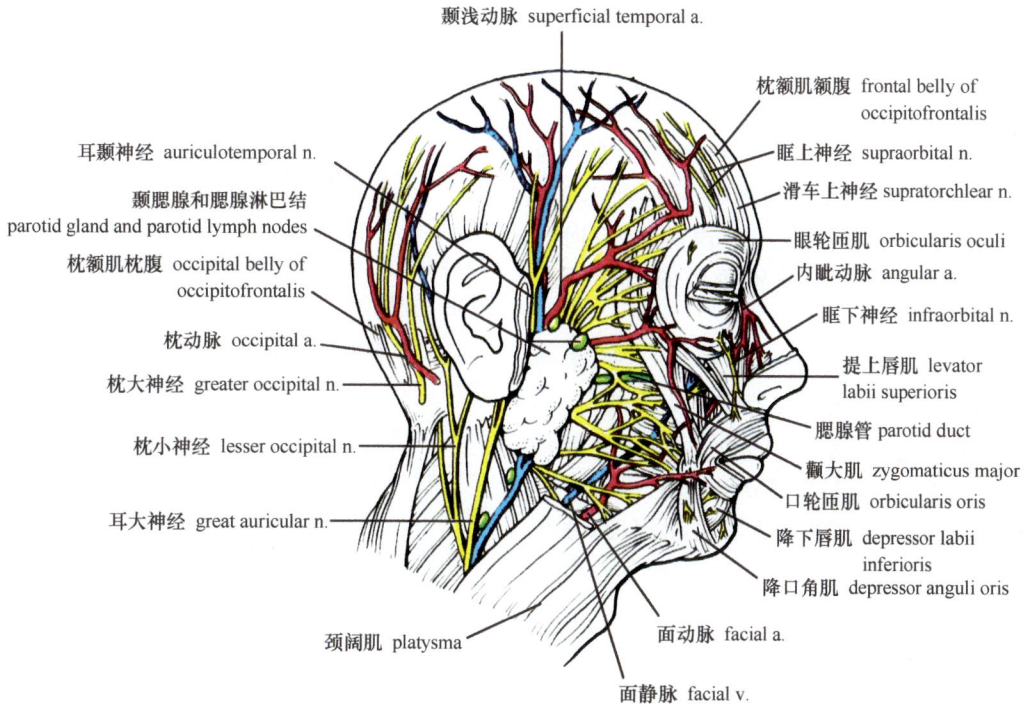

图 3-4 面部浅层结构

（2）**面静脉** facial vein：起自内眦静脉,伴行于面动脉的后方,位置较浅,迂曲不明显,至下颌角下方与下颌后静脉的前支汇合,穿深筋膜,注入颈内静脉。面静脉经眼静脉与海绵窦相交通。口角平面以上的一段面静脉通常无瓣膜,面肌的收缩可促使血液逆流进入颅内。

2. 淋巴 面部浅层的淋巴管非常丰富,吻合成网。这些淋巴管通常注入下颌下淋巴结和颏下淋巴结。此外,面部还有一些不恒定的淋巴结,如位于眶下孔附近的颧淋巴结,颊肌表面的颊淋巴结和位于咬肌前缘处的下颌淋巴结。以上 3 群淋巴结的输出管,均注入下颌下淋巴结。

3. 神经 面部的感觉神经为三叉神经,面肌的运动神经是面神经的分支。

(1) **三叉神经**trigeminal nerve:为混合神经,发出眼神经、上颌神经和下颌神经3大分支,其感觉支除分布于面深部外,终末支穿面颅各孔,分布于相应区域的皮肤。以下只叙述3个较大的分支。

1) **眶上神经**supraorbital nerve:为眼神经的分支,与同名血管伴行。由眶上切迹或孔穿出至皮下,分布于额部皮肤。

2) **眶下神经**infraorbital nerve:为上颌神经的分支,与同名血管伴行,穿出眶下孔,在提上唇肌的深面下行,分为数支,分布于下睑、鼻背外侧及上唇的皮肤。

3) **颏神经**mental nerve:为下颌神经的分支,与同名血管伴行,出颏孔,在降口角肌深面分为数支,分布于下唇及颏区的皮肤。

三叉神经3个主支在面部的分布以眼裂和口裂为界,眼裂以上为眼神经的分支分布,口裂以下为下颌神经的分支分布,两者之间为上颌神经的分支分布。

(2) **面神经**facial nerve:由茎乳孔出颅,向前穿入腮腺,先分为上、下两干,再各分为数支并相互交织成丛,最后呈扇形分为5组分支,支配面肌。

1) **颞支**temporal branches:多为2支,有时为1支,经下颌骨髁状突浅面或前缘,距耳屏前1.0~1.5cm处出腮腺上缘,越过颧弓后段浅面,行向前上方,分布至枕额肌额腹、眼轮匝肌的上份及耳部肌。

2) **颧支**zygomatic branches:有1~4支,多为2~3支,经腮腺上前缘穿出,上部分支较细,行向前上方,经耳轮脚与外眦连线的中1/3段,越颧骨表面至上、下睑眼轮匝肌;后部分支较粗,沿颧弓下方平均1.3mm向前至颧肌和上唇方肌深面,分布至此二肌。在做翼点入路开颅时,切口应尽量靠近耳屏,分离浅筋膜时,应注意不要损伤面神经的颞支和颧支,以免引起术侧不能皱额。

3) **颊支**buccal branches:出腮腺前缘,支配颊肌和口裂周围诸肌。

4) **下颌缘支**marginal mandibular branch:从腮腺下端穿出后,行于颈阔肌深面,越过面动、静脉的浅面,沿下颌骨下缘前行,支配下唇诸肌及颏肌。

5) **颈支**cervical branch:由腮腺下端穿出,在下颌角附近至颈部,行于颈阔肌深面,并支配该肌。

二、面 侧 区

面侧区为位于颧弓、鼻唇沟、与下颌骨下缘胸锁乳突肌上份前缘之间的区域,包括颊区、腮腺咬肌区和面侧深区。本节重点叙述后两个区域。

(一) 腮腺咬肌区

此区主要结构为腮腺、咬肌以及有关的血管、神经等。

1. 腮腺 parotid gland 略呈锥体形,底向外侧,尖向内侧突向咽旁,可分为浅、深两部,通常以下颌骨后缘或以穿过腮腺的面神经丛作为两者的分界。

(1) **腮腺的位置和毗邻**:腮腺位于面侧区,上缘邻接颧弓、外耳道和颞下颌关节;下平下颌角;前邻咬肌、下颌支和翼内肌的后缘,浅部向前延伸,覆盖于咬肌后份的浅面;后缘邻接乳突前缘及胸锁乳突肌前缘的上份;深部位于下颌后窝内及下颌支的深面。腮腺的深面与茎突诸肌及深部血管神经相邻。这些肌肉、血管神经包括颈内动、静脉,舌咽、迷走、副及舌下神经共同形成"腮腺床",紧贴腮腺的深面,并借茎突与位于其浅面的颈外动脉分开(图3-5,图3-6)。

(2) **腮腺咬肌筋膜**:为颈深筋膜浅层向上的延续,在腮腺后缘分为深、浅两层,包绕腮腺形成腮腺鞘,两层在腮腺前缘处融合,覆盖于咬肌表面,称为咬肌筋膜。

(3) **腮腺管**parotid duct:由腮腺浅部的前缘发出,在颧弓下一横指处,向前横行越过咬肌表面,至咬肌前缘急转向内侧,穿颊肌,在颊黏膜下潜行一段距离,然后开口于与上颌第二磨牙相对处的颊黏膜上。开口处黏膜隆起,称腮腺乳头,可经此乳头插管,进行腮腺管照影。用力咬合时,在咬肌前缘处可以触摸到腮腺管。腮腺管的体表投影相当于自鼻翼与口角间的中点至耳屏间切迹连线的中1/3段。

(4) **腮腺淋巴结**parotid lymph nodes:位于腮腺表面和腺实质内。浅淋巴结引流耳廓、颅顶前部和面上部的淋巴。深淋巴结收集外耳道、中耳、鼻、腭和颊深部的淋巴。然后均注入颈外侧淋巴结。

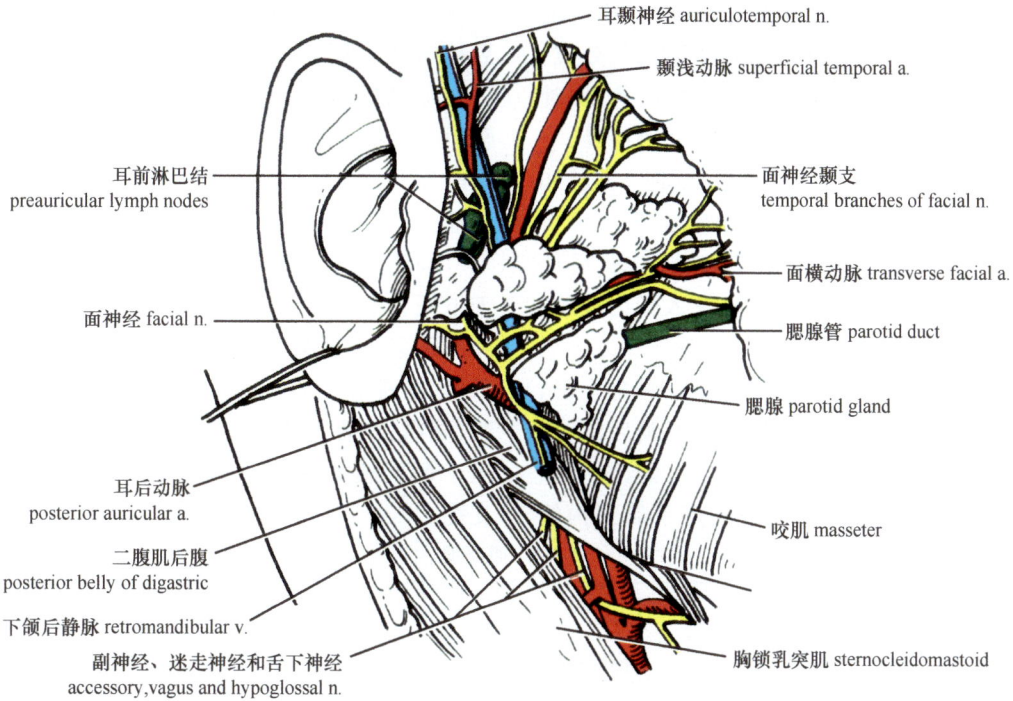

图 3-5 腮腺及穿经腮腺的结构

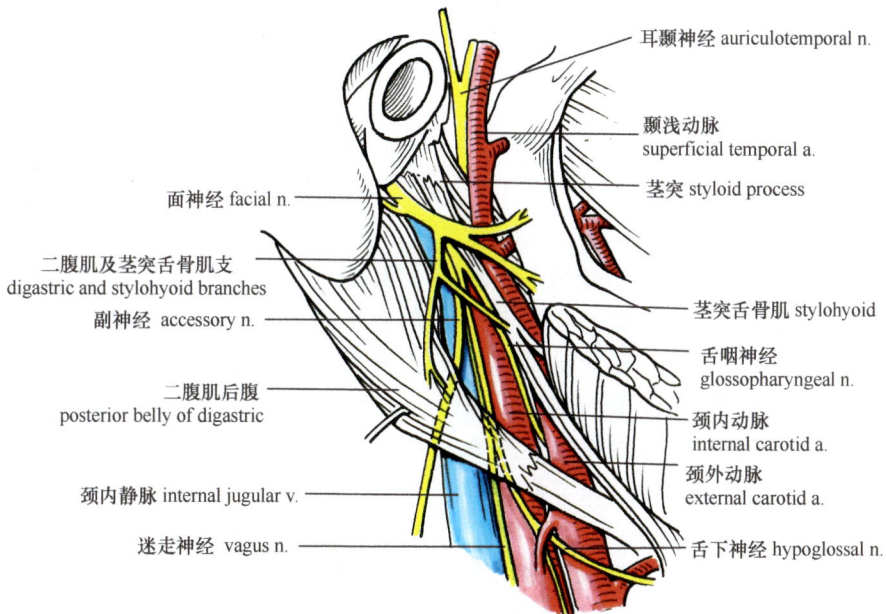

图 3-6 腮腺深面的结构

2. 面神经 facial nerve 与腮腺的关系 面神经在颅外的行程中,因穿经腮腺而分为 3 段。

第 1 段:是面神经干从茎乳孔穿出至进入腮腺以前的一段,适位于乳突与外耳道之间的切迹内。此段长 1～1.5cm,向前经过茎突根部的浅面,此段虽被腮腺所遮盖,但尚未进入腮腺实质内,故显露面神经主干可在此处进行。

第 2 段:为腮腺内段。面神经主干于腮腺后内侧面进入腮腺,在腮腺内通常分为上、下两干,再发

出分支,彼此交织成丛,最后形成颞、颧、颊、下颌缘、颈 5 组分支。面神经位于颈外动脉和下颌后静脉的浅面。正常情况下,面神经外膜与腮腺组织容易分离,但在病变时二者常紧密粘连,术中分离较为困难。腮腺肿瘤可压迫面神经,引起面瘫。

第 3 段:为面神经穿出腮腺以后的部分。面神经的 5 组分支,分别由腮腺浅部的上缘、前缘和下端穿出,呈扇形分布,至各相应区域,支配面肌。

3. 穿经腮腺的血管和神经 纵行的有颈外动

脉,颞浅动、静脉,下颌后静脉及耳颞神经;横行的有上颌动、静脉,面横动、静脉和面神经及其分支。上述血管神经的位置关系,由浅入深,依次为:面神经及其分支、下颌后静脉、颈外动脉及耳颞神经。

下颌后静脉 retromandibular vein 颞浅静脉和上颌静脉与同名动脉伴行,穿入腮腺,汇合形成下颌后静脉,在颈外动脉的浅面下行,分为前、后两支,穿出腮腺。前支与面静脉汇合,注入颈内静脉;后支与耳后静脉合成颈外静脉。

颈外动脉 external carotid artery 由颈部上行,经二腹肌后腹和茎突舌骨肌深面,入下颌后窝,由深面穿入腮腺,行于下颌后静脉的前内侧,至下颌颈平面分为两个终支。上颌动脉行经下颌颈内侧

入颞下窝;颞浅动脉在腮腺深面发出面横动脉,然后越颧弓至颞区。

耳颞神经 auriculotemporal nerve 穿入腮腺鞘,在腮腺深面至颞区。当耳颞神经因腮腺肿胀或受肿瘤压迫时,可引起由颞区向颅顶部放射的剧痛。

4. 咬肌 masseter 起自颧弓下缘及其深面,止于下颌支外侧面和咬肌粗隆。该肌的后上部为腮腺所覆盖,表面覆以咬肌筋膜,浅面有面横动脉、腮腺管、面神经的颊支和下颌缘支横过。咬肌与颞肌、翼内、外肌共同组成咀嚼肌(表3-2),它们都作用于颞下颌关节,受三叉神经第三支的运动纤维支配。

表 3-2 咀嚼肌

层次	名称	起点	止点	作用	神经支配
浅层	颞肌	颞窝 颞筋膜深面	下颌骨冠突	前部:提下颌骨(闭口) 后部:拉下颌骨向后	颞深神经(V_3)
	咬肌	浅层:颧弓前2/3 深层:颧弓后1/3	咬肌粗隆	上提下颌骨(闭口)	咬肌神经(V_3)
深层	翼外肌	颞下窝 颞下嵴 翼突外侧板	下颌骨髁突、翼肌凹及关节囊	单侧:使下颌骨向对侧移动 双侧:协助开口	翼外肌神经(V_3)
	翼内肌	翼窝 上颌结节	翼肌粗隆	上提下颌骨,并向前	翼内肌神经(V_3)

5. 颞下颌关节 temporomandibular joint 又称下颌关节,是由下颌骨的下颌头与颞骨的下颌窝及关节结节构成的联合关节。关节囊上方附于下颌窝及关节结节周缘,故关节结节完全在关节囊内;下方附于下颌颈。关节囊外侧有韧带加强。关节内有纤维软骨构成的关节盘,盘周缘附于关节囊,故将关节腔分隔为上、下两部分。关节囊的前份较薄弱,下颌关节易向前脱位。

颞下颌关节属于联动关节,即两侧关节必须同时运动。下颌骨可作上提、下降、后退和侧方运动。张口是下颌体下降并伴有下颌头和关节盘向前的运动,故大张口时,下颌体降向下后方,而下颌头与关节盘滑至关节结节下方。如果张口过大且关节囊过分松弛时,下颌头可滑至关节结节前方而不能退回关节窝,造成下颌关节脱位。手法复位时,必须先将下颌骨拉向下,超过关节结节,再将下颌头纳回下颌窝内。

(二)面侧深区

此区位于颅底下方,口腔及咽的外侧,其上部为颞窝。

1. 境界 面侧深区有顶、底和四壁,顶为蝶骨大翼的颞下面,底平下颌骨下缘,前壁为上颌骨体的后面,后壁为腮腺深部,外侧壁为下颌支,内侧壁为翼突外侧板和咽侧壁。

2. 内容 面侧深区有翼内、外肌及出入颅底的血管、神经通过。翼丛与上颌动脉位于颞下窝浅部,翼内肌、翼外肌、下颌神经及其分支位于深部(图3-7,图3-8)。

(1)翼内、外肌:**翼内肌** medial pterygoid 起自翼窝,肌纤维斜向外下,止于下颌支内侧面的翼肌粗隆。翼内肌单侧收缩时,使下颌骨向对侧移动,两侧同时收缩时,使下颌骨上提和前移。**翼外肌** lateral pterygoid:有两头,上头起自蝶骨大翼的颞下面,下头起自翼突外侧板的外面。两束肌纤维均斜向外后方,止于下颌颈前面的翼肌凹。翼内肌位于颞下窝的下内侧部,翼外肌位于上外侧部。两肌腹间及其周围的疏松结缔组织中,有血管与神经交错穿行。

(2)**翼丛** pterygoid plexus:是位于颞下窝内,翼内、外肌与颞肌之间的静脉丛。翼丛收纳与上颌动脉分支伴行的静脉,最后汇合成上颌静脉,回流

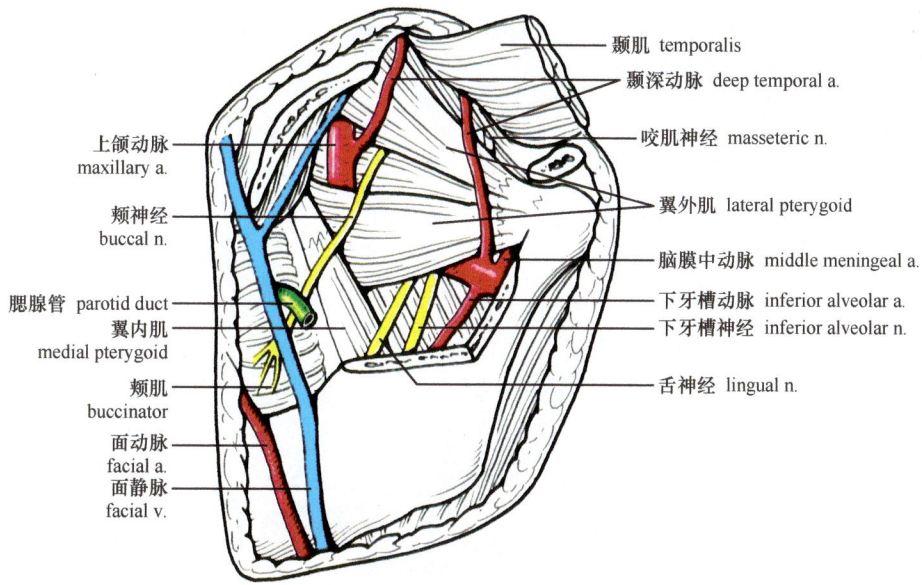

图 3-7 面侧深区的血管神经(浅部)

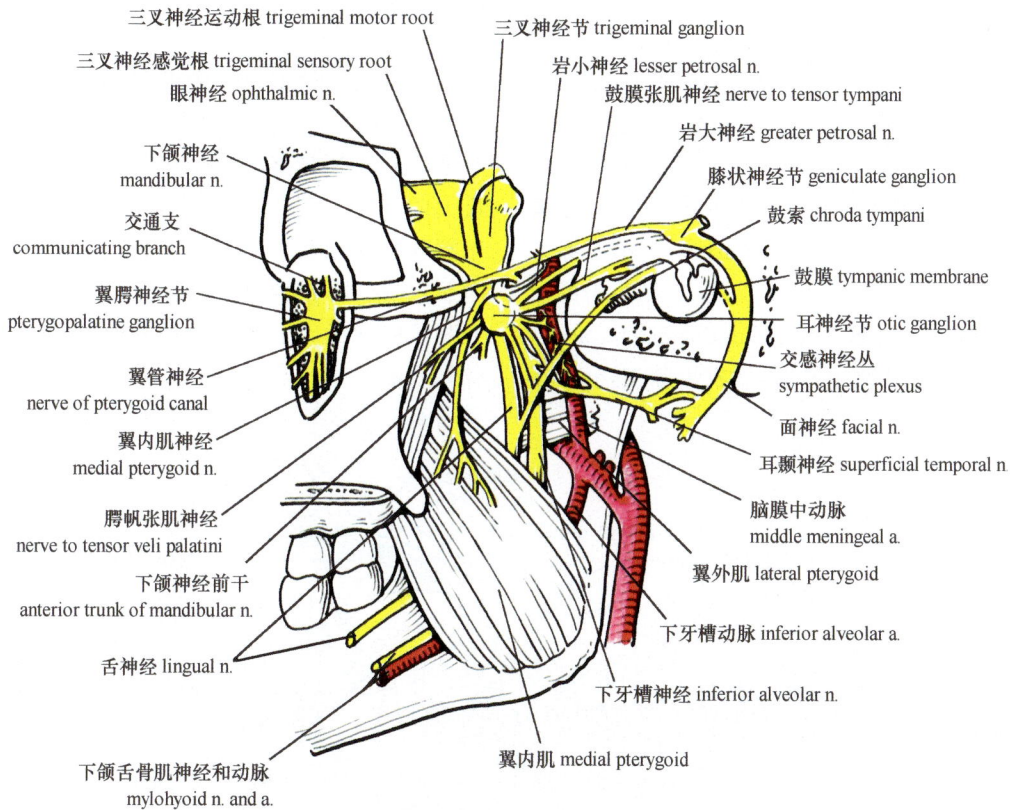

图 3-8 颞下窝内侧部分的结构(切除部分颅骨、从内侧面观)面侧深区的境界

到下颌后静脉。翼丛与上颌动脉位于颞下窝的浅部,翼内、外肌,下颌神经及其分支则位于颞下窝的深部。

翼丛通过眼下静脉和面深静脉与面静脉相通,并经卵圆孔网及破裂孔导血管与海绵窦相通,故口、鼻、咽等部的感染,可沿上述途径蔓延至颅内。

(3)**上颌动脉**maxillary artery:平下颌颈高度起自颈外动脉,经下颌颈的深面入颞下窝,行经翼外肌的浅面或深面,经翼上颌裂入翼腭窝。上颌动

脉以翼外肌为标志可分为3段(图3-9)。

第1段:位于下颌颈深面,自起点至翼外肌下缘。其主要分支有:①**下牙槽动脉**inferior alveolar artery经下颌孔入下颌管,分支至下颌骨、下颌牙及牙龈,终支出颏孔,分布于颏区。②**脑膜中动脉**middle meningeal artery行经翼外肌深面,穿耳颞神经两根之间垂直上行,经棘孔入颅,分布于颞顶区内面的硬脑膜。

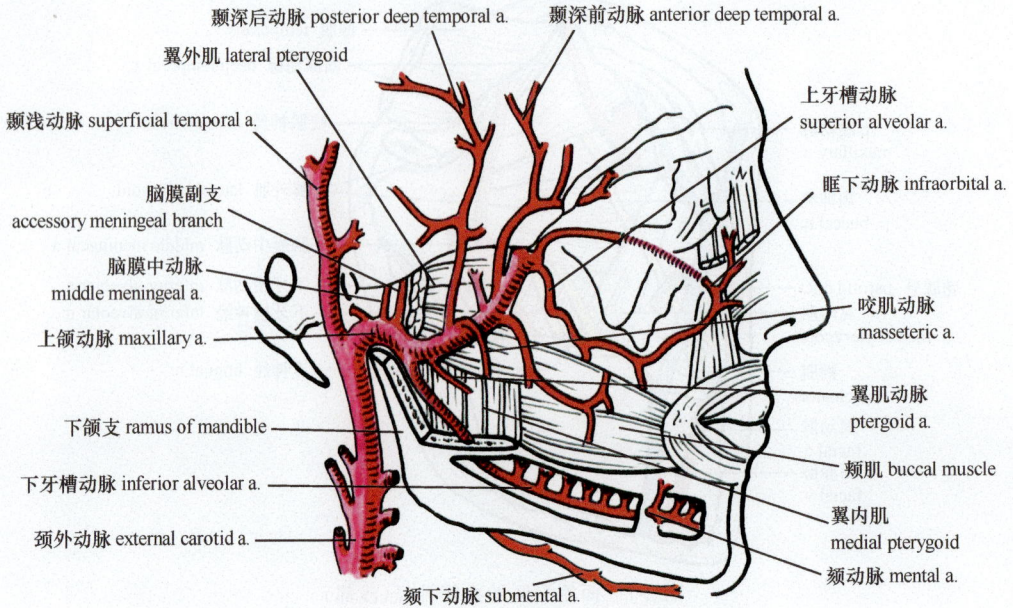

图 3-9　上颌动脉的行程及其分支

第 2 段：位于翼外肌的浅面或深面，分支至翼内、外肌、咬肌和颞肌，另发出**颊动脉**buccal artery 与颊神经伴行，分布于颊肌及颊黏膜。

第 3 段：位于翼腭窝内，主要分支有：①**上牙槽后动脉**posterior superior alveolar artery 向前下穿入上颌骨后面的牙槽孔，分布于上颌窦、上颌后份的牙槽突、牙、牙龈等。②**眶下动脉**inferior orbital artery 经眶下裂、眶下管、出眶下孔，沿途发出分支，分布于

上颌前份的牙槽突、牙、牙龈，最后分布于下睑及眶下方的皮肤。

（4）**下颌神经**mandibular nerve：为三叉神经最大的分支，自卵圆孔出颅进入颞下窝，主干短，位于翼外肌的深面。下颌神经发出的运动支支配咀嚼肌，包括翼内肌神经、翼外肌神经、颞深前、后神经和咬肌神经。下颌神经还发出下述 4 个感觉支（图 3-10）。

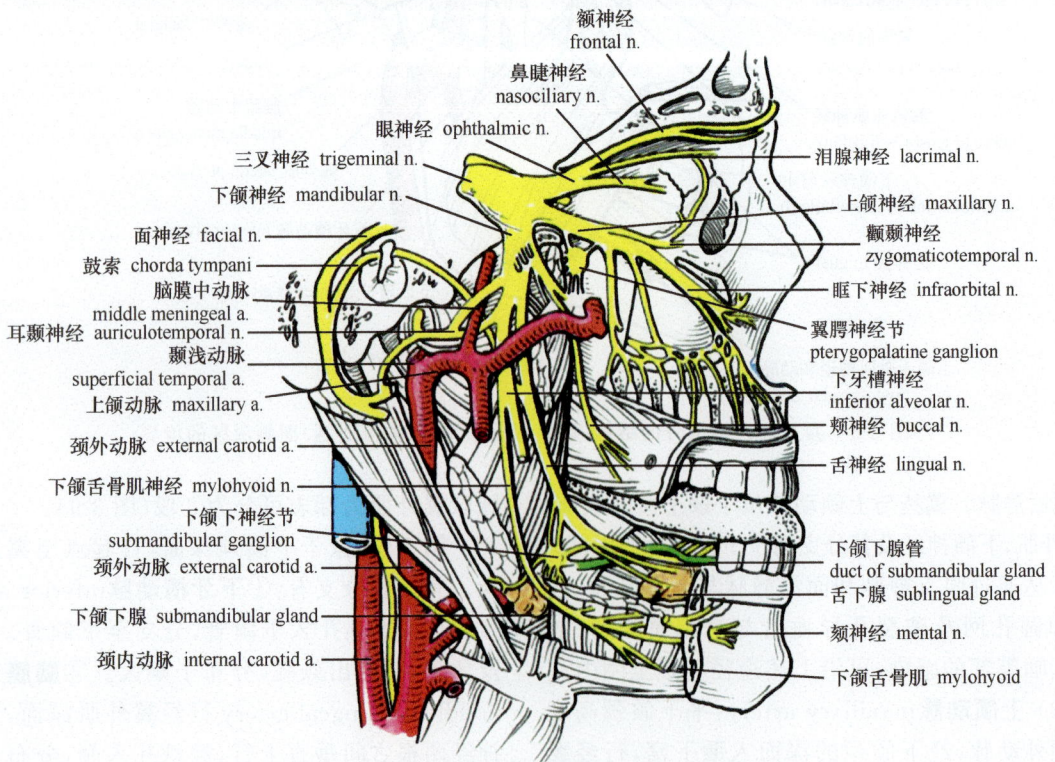

图 3-10　面侧深区的血管和神经（深部）

1）**颊神经**buccal nerve：经翼外肌两头之间穿出，沿下颌支前缘的内侧下行至咬肌前缘，穿颊肌分布于颊黏膜、颊侧牙龈，另有分支穿颊脂体分布于颊区和口角的皮肤。

2）**耳颞神经**auriculotemporal nerve：以两根起自下颌神经，环绕脑膜中动脉，然后又合成一干，沿翼外肌深面，绕下颌骨髁突的内侧至其后方转向上行，穿入腮腺鞘，于腮腺上缘处浅出，分布于外耳道、耳廓及颞区的皮肤。

3）**舌神经**lingual nerve：经翼外肌深面下行，途中接受鼓索的味觉纤维和副交感纤维，继续向前下行，位于下颌支与翼内肌之间，达下颌下腺的上方，再沿舌骨舌肌的浅面前行至口底，分布于下颌舌侧牙龈、下颌下腺、舌下腺、舌前 2/3 及口底的黏膜。

4）**下牙槽神经**inferior alveolar nerve：位于舌神经的后方，与同名动、静脉伴行，经下颌孔，入下颌管，发支分布于下颌骨及下颌诸牙，出颏孔后，称颏神经，分布于颏区皮肤。

（三）面侧区的间隙

面侧区的间隙位于颅底与上、下颌骨之间，是散在于骨、肌肉与筋膜之间的间隙，彼此相通。间隙内充满疏松结缔组织，感染可沿间隙扩散，主要叙述以下两个间隙（图 3-11）。

1. 咬肌间隙 masseter space 为位于咬肌深部与下颌支上部之间的间隙，咬肌的血管神经即通过下颌切迹穿入此隙，从深面进入咬肌。此间隙的前方紧邻下颌第三磨牙，许多牙源性感染如第三磨牙冠周炎、牙槽脓肿和下颌骨骨髓炎等均有可能扩散至此间隙。

2. 翼下颌间隙 pterygomandibular space 位于翼内肌与下颌支之间，与咬肌间隙仅隔以下颌支，两间隙经下颌切迹相通。上界为翼外肌下缘，下界是翼内肌在下颌支附着处，前界为颞肌、颊肌，后界为腮腺和下颌支后缘。间隙内有下牙槽神经、下牙槽动、静脉及疏松结缔组织。翼下颌间隙向前与颊肌和咬肌之间的颊间隙相通，向后隔颈深筋膜浅层与咽外侧间隙相邻，向上与颞下间隙相通。翼下颌间隙的感染，常来自下颌磨牙的炎症。下牙槽神经阻滞麻醉就是把药液注射于此间隙内。

（第三军医大学 张绍祥）

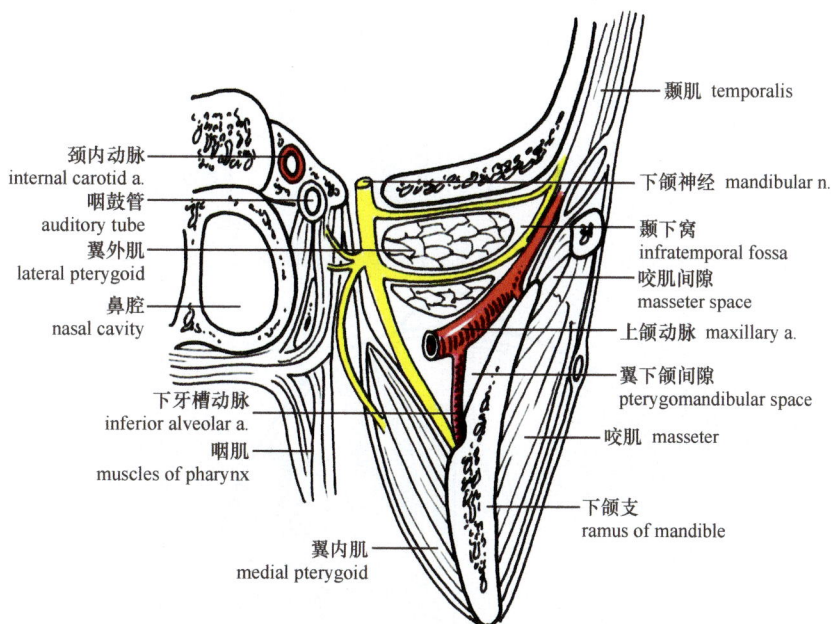

图 3-11 咬肌间隙和翼下颌间隙（冠状断面）

第三节 颅 部

颅部由颅顶、颅底和颅腔 3 部分组成。颅顶又分为额顶枕区和颞区，并包括其深面的颅顶诸骨。颅底有内、外面之分。内面分为颅前窝、颅中窝和颅后窝 3 部分。颅底有许多重要的孔道，是神经、血管出入颅的重要部位。

一、颅 顶

（一）额顶枕区

1. 境界 前为眶上缘，后为枕外隆凸和上项线，两侧借上颞线与颞区分界。

2. 层次　覆盖于此区的软组织,由浅入深分为五层,依次为:皮肤、浅筋膜(皮下组织)、帽状腱膜及颅顶肌(额、枕肌)、腱膜下疏松结缔组织和颅骨外膜(图3-12)。其中,浅部3层紧密连接,难以将其各自分开,因此,常将此3层合称"头皮"。深部两层连接疏松,较易分离。

(1)皮肤:此区皮肤厚而致密,并有两个显著特点,一是含有大量毛囊、汗腺和皮脂腺,为疖肿或皮脂腺囊肿的好发部位;二是具有丰富的血管,外伤时易致出血,但创口愈合较快。

(2)浅筋膜:由致密结缔组织和脂肪组织构成,并有许多结缔组织小梁,使皮肤和帽状腱膜紧密相连,并将脂肪分隔成许多小格,内有血管和神经穿行。感染时渗出物不易扩散,早期即可压迫神经末梢引起剧痛。此外,小格内的血管,多被周围结缔组织固定,创伤时血管断端不易自行收缩闭合,故出血较多,常需压迫或缝合止血。浅筋膜内的血管和神经,可分为前、后、外3组(图3-13)。

1)前组:又包括内、外侧两组。外侧组距正中线约2.5cm,有眶上动脉和眶上神经。内侧组距正中线约2cm,有滑车上动脉、静脉和滑车上神经。眶上动脉系眼动脉的分支,和眶上神经伴行,在眼眶内于上睑提肌和眶上壁之间前行,至眶上孔(切迹)处绕过眶上缘到达额部。滑车上动脉是眼动脉的终支之一,与滑车上神经伴行,在外侧组的内侧绕额切迹至额部。上述两组动脉和神经的伴行情况,常是眶上动脉在眶上神经的外侧,滑车上动脉在滑车上神经的内侧。眶上神经和滑车上神经都是眼神经的分支,所以三叉神经痛患者可在眶上缘的内、外1/3处有压痛。

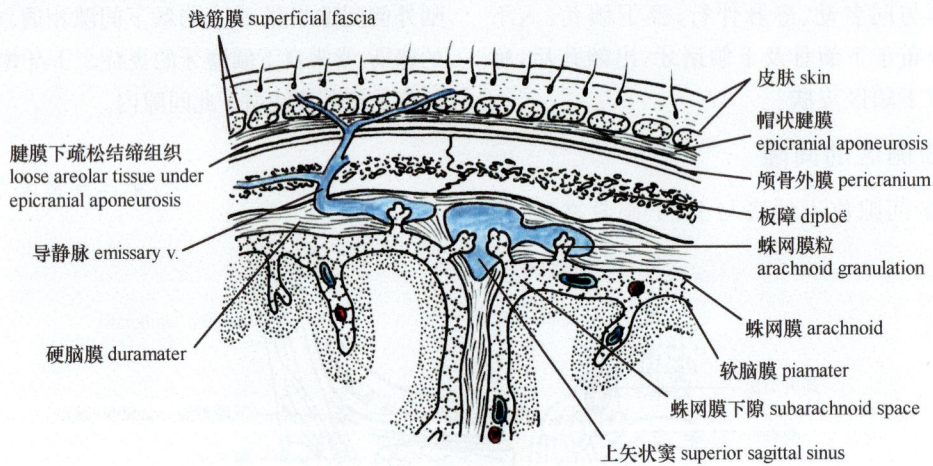

图3-12　颅顶结构层次(冠状断面)

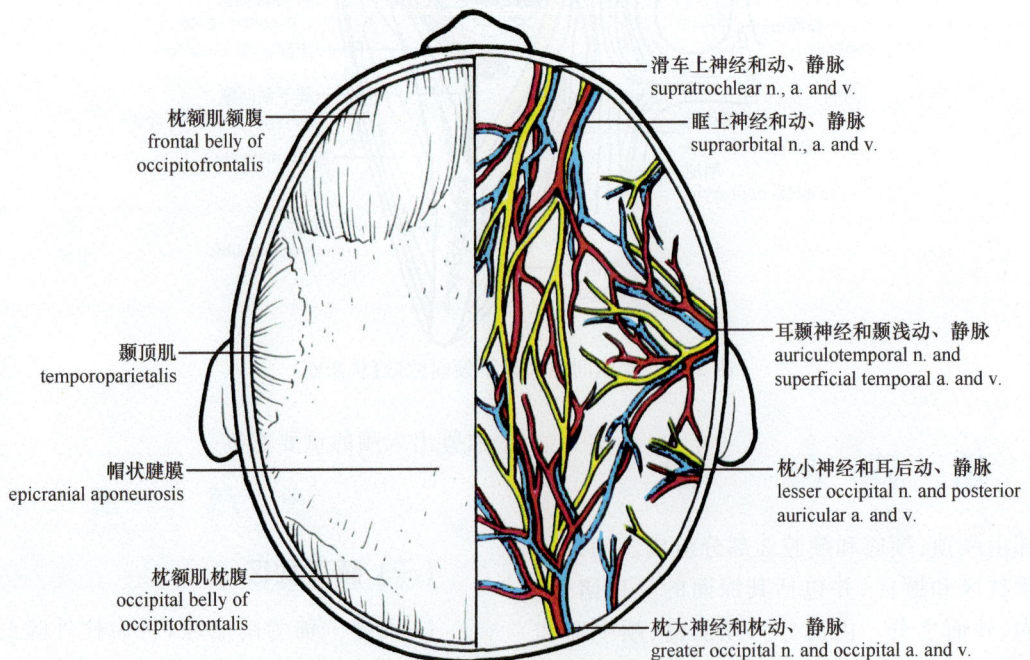

图3-13　枕额肌及颅顶部的血管、神经

2）后组：枕动脉和枕大神经分布于枕部。枕动脉是颈外动脉的分支，从颈部向后走行，经颞骨乳突的枕动脉沟，斜穿枕部一些肌肉而达枕部皮下。枕大神经穿过项深部肌群后，在上项线平面距正中线 2cm 处穿斜方肌腱膜，然后和枕动脉伴行，走向颅顶。枕动脉在枕大神经外侧，两者并有一定的距离。封闭枕大神经可于枕外隆凸下方一横指处，向两侧约 2cm 处进行。

3）外侧组：包括耳前和耳后两组，来源于颞区。

（3）**帽状腱膜** epicranial aponeurosis：前连枕额肌的额腹，后连枕腹，两侧逐渐变薄，续于颞筋膜。整个帽状腱膜都很厚实坚韧，并与浅层的皮肤和浅筋膜紧密相连，临床上的所谓头皮，就是这 3 层的合称。

（4）腱膜下疏松结缔组织：此层又称**腱膜下间隙**，是位于帽状腱膜与骨膜之间的薄层疏松结缔组织。此隙范围较广，前至眶上缘，后达上项线。头皮借此层与颅骨外膜疏松连接，故移动性大，开颅时可经此间隙将皮瓣游离后翻起，头皮撕脱伤也多沿此层分离。

（5）颅骨外膜：由致密结缔组织构成，借少量结缔组织与颅骨表面相连，二者易于剥离。严重的头皮撕脱伤，可将头皮连同部分骨膜一并撕脱。骨膜与颅缝紧密愈着，骨膜下血肿，常局限于一块颅骨的范围内。

（二）颞区

1. 境界 位于颅顶的两侧，介于上颞线与颧弓上缘之间。

2. 层次 此区的软组织，由浅入深亦有 5 层，依次为：皮肤、浅筋膜、颞筋膜、颞肌和颅骨外膜。

（1）皮肤：颞区的皮肤移动性较大，手术时无论选择纵行或横行切口，均易缝合，愈合后的瘢痕亦不明显。

（2）浅筋膜：所含脂肪组织较少。血管和神经可分为耳前和耳后两组。

1）耳前组：有颞浅动、静脉和耳颞神经，三者伴行，出腮腺上缘，越颧弓到达颞区。颞浅动脉为颈外动脉的两终支之一，其搏动可在耳屏前方触及，该动脉在颧弓上方约 2～3cm 处分为前、后两支；颞浅静脉汇入下颌后静脉；耳颞神经是三叉神经第三支下颌神经的分支，可在耳轮脚前方进行局部阻滞麻醉。

2）耳后组：有耳后动、静脉和枕小神经，分布于颞区后部。耳后动脉起自颈外动脉；耳后静脉汇入颈外静脉；枕小神经来自第 2、3 颈神经，属颈丛的分支。

（3）**颞筋膜** temporal fascia：上方附着于上颞线，向下分为深、浅两层，浅层附着于颧弓的外面，深层附着于颧弓的内面。两层之间夹有脂肪组织，颞中动脉（发自上颌动脉）及颞中静脉由此经过。

（4）**颞肌** temporalis：呈扇形，起自颞窝和颞筋膜深面，前部肌纤维向下，后部肌纤维向前，逐渐集中，经颧弓深面，止于下颌骨的冠突。经颞区开颅术切除部分颞骨鳞部后，颞肌和颞筋膜有保护脑膜和脑组织的作用，故开颅减压术常采用颞区入路。颞肌深部有颞深血管和神经，颞深动脉来自上颌动脉，颞深神经来自下颌神经，支配颞肌。

（5）**骨膜** periosteum：较薄，紧贴于颞骨表面，因而此区很少发生骨膜下血肿。骨膜与颞肌之间，含有大量脂肪组织，称颞筋膜下疏松结缔组织，并经颧弓深面与颞下间隙相通，再向前则与面的颊脂体相连续。因此，颞筋膜下疏松结缔组织中有出血或炎症时，可向下蔓延至面部，形成面深部的血肿或脓肿，而面部炎症，如牙源性感染也可蔓延到颞筋膜下疏松结缔组织中。

（三）颅顶骨

颅顶骨在胚胎发育时期是膜内化骨，出生时尚未完全骨化，因此，在某些部位仍保留膜性结构，如前囟和后囟等处。

颅顶各骨均属扁骨。前方为额骨，后方为枕骨。在额、枕骨之间是左、右顶骨。两侧前方小部分为蝶骨大翼；后方大部分为颞骨鳞部。颅顶各骨之间以颅缝相接合，发生颅内压增高时，在小儿骨缝可稍分离。

成人颅顶骨的厚度约为 0.5cm，最厚的部位可达 1cm，颞区最薄，仅有 0.2cm。由于颅顶骨各部的厚度不一，故开颅钻孔时应予注意。

颅顶骨呈圆顶状，并有一定的弹性。受外力打击时常集中于一点，成人骨折线多以受力点为中心向四周放射，而小儿颅顶骨弹性较大，故外伤后常发生凹陷性骨折。

颅顶骨分为外板、板障和内板 3 层。外板较厚，对张力的耐受性较大，而弧度较内板为小。内板较薄，质地亦较脆弱，又称玻璃样板。因此，外伤时外板可保持完整，而内板却发生骨折，同时，骨折片可刺伤局部的血管、脑膜和脑组织等而引起血肿。

板障是内、外板之间的骨松质，含有骨髓，并有板障静脉位于板障管内。板障管在 X 线片上呈裂纹状，有时可被误认为骨折线，应注意鉴别。由于板障静脉位于骨内，手术时不能结扎，常用骨蜡止血。板障静脉通常可归纳为 4 组（图 3-14）：①**额板障静脉**frontal diploic vein；②**颞前板障静脉**anterior temporal diploic vein；③**颞后板障静脉**posterior temporal diploic vein；④**枕板障静脉**occipital diploic vein。当头皮撕脱伤伤及颅骨骨膜时，应在颅骨上密集钻孔至板障层，等待肉芽组织长出后再植皮封闭创面。

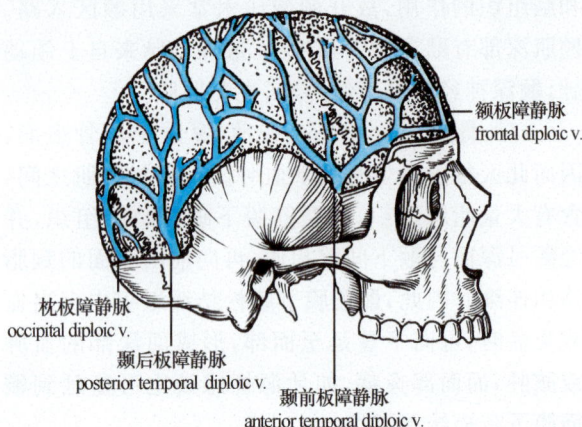

额板障静脉 frontal diploic v.
枕板障静脉 occipital diploic v.
颞后板障静脉 posterior temporal diploic v.
颞前板障静脉 anterior temporal diploic v.

图 3-14　板障静脉

二、颅底内面

颅底有许多重要的孔道，是神经、血管出入颅的部位（图 3-15）。颅底有内、外面之分。内面分为颅前窝、颅中窝和颅后窝 3 部分。

颅底在结构上和邻接上有其特点，因而颅底损伤时除本身的症状外，还可出现邻近器官的损伤症状，故须了解颅底结构的特点：①颅底的各部骨质厚薄不一，由前向后逐渐增厚，颅前窝最薄，颅后窝最厚，骨质较薄的部位在外伤时易骨折。②颅底的孔、裂、管是神经血管进出的通道，而某些骨内部又形成空腔性结构，如鼻旁窦、鼓室等，这些部位都是颅底本身的薄弱点，不但外伤时容易骨折，而且常伴有脑神经和血管损伤。③颅底与颅外的一些结构不但关系密切，而且紧相连接，如翼腭窝、咽旁间隙、眼眶等，这些部位的病变，如炎症、肿瘤等可蔓延入脑；相反，颅内病变也可引起其中某些部位的症状。④颅底骨与脑膜紧密愈着，外伤后不会形成硬膜外血肿，但脑膜往往同时损伤，引起脑脊液外漏。

中颅底硬膜由两层组成，相互间结构疏松，除形成 Meckel 腔及海绵窦外，还在中颅底形成一个潜在的硬膜间腔，内有三叉神经的分支走行。此间腔向内直到小脑幕游离缘，向后外在下颌神经的后缘，两层硬膜相互融合成一层覆盖岩骨前表面，向

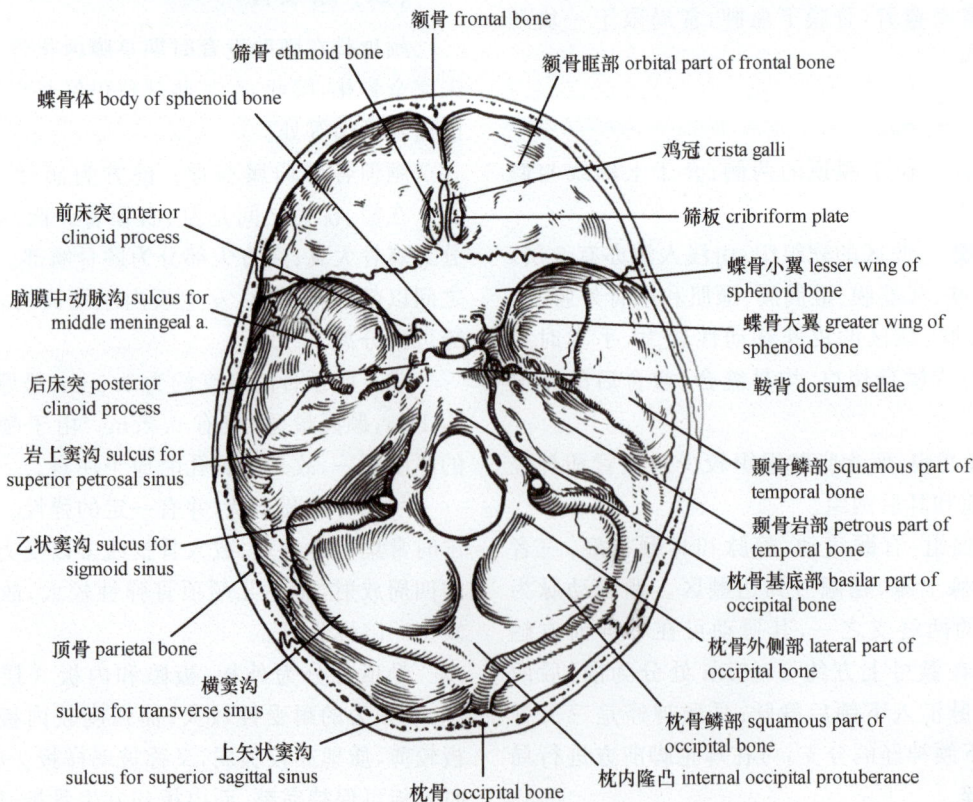

额骨 frontal bone
筛骨 ethmoid bone
额骨眶部 orbital part of frontal bone
蝶骨体 body of sphenoid bone
鸡冠 crista galli
前床突 anterior clinoid process
筛板 cribriform plate
蝶骨小翼 lesser wing of sphenoid bone
脑膜中动脉沟 sulcus for middle meningeal a.
蝶骨大翼 greater wing of sphenoid bone
后床突 posterior clinoid process
鞍背 dorsum sellae
岩上窦沟 sulcus for superior petrosal sinus
颞骨鳞部 squamous part of temporal bone
乙状窦沟 sulcus for sigmoid sinus
颞骨岩部 petrous part of temporal bone
枕骨基底部 basilar part of occipital bone
顶骨 parietal bone
枕骨外侧部 lateral part of occipital bone
横窦沟 sulcus for transverse sinus
枕骨鳞部 squamous part of occipital bone
上矢状窦沟 sulcus for superior sagittal sinus
枕骨 occipital bone
枕内隆凸 internal occipital protuberance

图 3-15　颅底内面

前外两层硬膜在从眶上裂到圆孔、卵圆孔的连线上相互融合，并在眶尖、圆孔及卵圆孔处分别与神经血管的共同鞘、上颌神经及下颌神经的鞘膜延续。若去除眶上裂后外侧壁并扩大圆孔及卵圆孔，可暴露此融合区，这里是切开硬膜，进入硬膜间腔的起点。在眶尖，由于颞极硬膜索带（颞极硬膜与眶上裂硬膜的连接）与神经血管共同鞘关系密切，相互间无确切的解剖界面，若直接切开，易损伤进入眶上裂的神经和血管，故不适合在此处切开硬膜夹层。在硬膜间腔中，硬膜内层与三叉神经各分支之间联系疏松，容易分离，但在海绵窦外侧壁，由于海绵窦固有层多不完整，在翻开海绵窦外壁硬膜时要注意保护内侧的静脉丛，以减少出血。

（一）颅前窝

颅前窝anterior cranial fossa 容纳大脑半球额叶，正中部凹陷，由筛骨筛板构成鼻腔顶，前外侧部形成额窦和眶的顶部。颅前窝骨折涉及筛板时，常伴有脑膜和鼻腔顶部黏膜撕裂，脑脊液或血液直接漏至鼻腔，若伤及嗅神经会导致嗅觉丧失；骨折线经过额骨眶板时，可见结膜下出血的典型症状。此外，额窦亦常受累，脑脊液和血液也可经额窦而流入鼻腔。

（二）颅中窝

颅中窝middle cranial fossa 呈蝶形，可区分为较小的中央部（鞍区）和两个较大而凹陷的外侧部。

1. 蝶鞍区 位于蝶骨体上面，为蝶鞍及其周围区域。该区主要的结构有垂体、垂体窝和两侧的海绵窦等。

（1）**蝶鞍**sella：蝶鞍包括前床突、交叉前沟、鞍结节、垂体窝、鞍背和后床突。中国人蝶鞍的前后径为1.1~1.2cm，深度0.6~0.9cm，鞍底横径为1.4~1.5cm。依前、后床突间距的不同，可分为3型：开放型，间距大于0.5cm（39%）；闭锁型，间距小于0.2cm（21%）；半开放型，间距界于0.2~0.5cm之间（40%）。蝶鞍的形态与颅形及蝶窦的发育程度有关。

（2）**垂体**hypophysis：垂体位于蝶鞍中央的垂体窝内，借漏斗和垂体柄穿过鞍隔与第三脑室底的灰结节相连。垂体肿瘤可突入第三脑室，发生脑脊液循环障碍，引起颅内压增高。

垂体在冠状断面和矢状断面上均呈横置的肾形，在横断面上，整个垂体呈椭圆形，垂体前叶呈肾形。据统计，垂体的前后径约0.8cm，垂直径约0.6cm。垂体肿瘤患者的X线片，常可见蝶鞍扩大与变形，这对诊断垂体病变有重要的参考价值。

垂体的血液供应来自颈内动脉和大脑前动脉

等发出的细小分支。垂体门脉系统将下丘脑产生的垂体释放和抑制激素输送到垂体前叶，以控制垂体激素的分泌。垂体的静脉注入海绵窦。

（3）**垂体窝**hypophyseal fossa：垂体窝的顶为硬脑膜形成的鞍隔，鞍隔的前上方有视交叉和经视神经管入颅的视神经。垂体前叶的肿瘤可将鞍隔的前部推向上方，压迫视交叉，出现视野缺损。垂体窝的底，仅隔一薄层骨壁与蝶窦相邻。垂体病变时，可使垂体窝的深度增加，甚至侵及蝶窦。垂体窝的前方为**鞍结节**tuberculum sellae，后方为**鞍背**dorsum sellae，垂体肿瘤时，两处的骨质可因受压而变薄，甚至出现骨质破坏现象。

垂体窝的两侧为海绵窦，垂体肿瘤向两侧扩展时，可压迫海绵窦，发生海绵窦淤血及脑神经受损的症状。在垂体肿瘤切除术中，要注意避免损伤视神经及视交叉、海绵窦和颈内动脉等。

（4）**海绵窦**cavernous sinus：海绵窦位于蝶鞍的两侧，前达眶上裂内侧部，后至颞骨岩部的尖端。为一对重要的硬脑膜静脉窦，由硬脑膜两层间的腔隙构成。窦内有颈内动脉和展神经通行。颅底骨折时，除可伤及海绵窦外，亦可伤及颈内动脉和展神经。窦内间隙有许多结缔组织小梁，将窦腔分隔成许多小的腔隙，窦中血流缓慢，感染时易形成栓塞。两侧海绵窦经鞍隔前、后的海绵间窦相交通，故一侧海绵窦的感染可蔓延到对侧。

在窦的外侧壁内，自上而下排列有动眼神经、滑车神经、眼神经与上颌神经。海绵窦一旦发生病变，可出现海绵窦综合征，表现为上述神经麻痹与神经痛，结膜充血以及水肿等症状。

窦的前端与眼静脉、翼丛、面静脉和鼻腔的静脉相交通，面部的化脓性感染可借上述通道扩散至海绵窦，引起海绵窦炎与血栓形成。

窦的内侧壁上部与垂体相邻，垂体肿瘤可压迫窦内的动眼神经和展神经等，以致引起眼球运动障碍、眼睑下垂、瞳孔开大及眼球突出等。窦的内侧壁下部借薄的骨壁与蝶窦相邻，故蝶窦炎亦可引起海绵窦血栓形成。

窦的后端在颞骨岩部尖处，分别与岩上、下窦相连。岩上窦汇入横窦或乙状窦，岩下窦经颈静脉孔汇入颈内静脉。窦的后端与位于岩部尖处的三叉神经节靠近。海绵窦向后还与枕骨斜坡上的基底静脉丛相连，后者向下续于椎内静脉丛。椎内静脉丛又与体壁的静脉相通，故腹膜后隙的感染可经此途径蔓延至颅内（图3-16）。

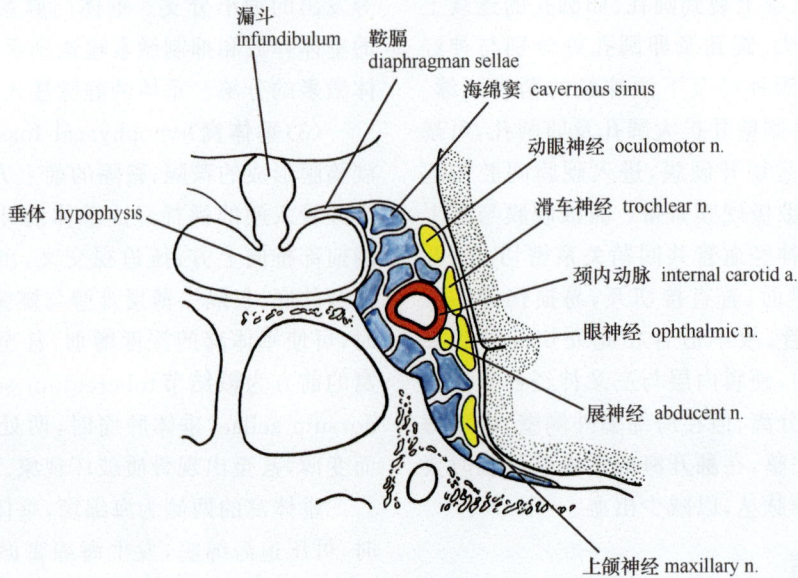

图 3-16　海绵窦（冠状断面）

显示海绵窦的最佳断层是冠状断层。海绵窦位于蝶鞍两旁，两侧形状和大小对称，外缘平或稍外凸。如出现下列 CT 征象，应考虑为异常海绵窦：①大小不对称；②形状不对称，尤其是外侧壁；③窦内局限性异常密度区。

2. 颅中窝外侧部　容纳大脑半球的颞叶。眶上裂内有动眼神经、滑车神经、展神经、眼神经及眼上静脉穿行。在颈动脉沟外侧，由前内向后外有圆孔、卵圆孔和棘孔，分别有上颌神经、下颌神经及脑膜中动脉通过。脑膜中动脉多数发自上颌动脉（94%），本干平均长 1.7cm，外径 0.16cm，经棘孔入颅，向前行约 2.0～4.5cm，分为额支和顶支。通常额支在经过翼点附近行于骨管内（60%），骨管平均长度 1.0cm，此处骨质较薄，受到外力打击时容易受损而出血；在分离硬膜时，也可能撕破而发生颅内出血。该动脉常与硬脑膜粘连，不易分离，但在硬膜外入路中，必须切断脑膜中动脉，才能充分翻开岩骨表面的硬膜，这是磨除岩骨，暴露岩斜区的前提。国人资料有 86.6% 的人存在副脑膜中动脉，其中一支者 80.9%，两支者 5.7%，副脑膜中动脉多数（75.7%）起自脑膜中动脉，23.6% 起自上颌动脉，经卵圆孔（73.1%）或蝶导血管孔（10.0%）入颅。在弓状隆起的外侧有鼓室盖，由薄层骨板构成，分隔鼓室与颞叶及脑膜。在颞骨岩部尖端处有三叉神经压迹，三叉神经节在此处位于硬脑膜形成的间隙内（图 3-17）。

（三）颅后窝

颅后窝 posterior cranial fossa 由颞骨岩部后面和枕骨内面组成。在 3 个颅窝中，此窝最深，面积最大，容纳小脑、脑桥和延髓。窝底的中央有枕骨大孔，为颅腔与椎管相接处，孔的长径约 3.6cm，宽约 3cm，延髓经此孔与脊髓相连，并有左、右椎动脉和副神经的脊髓根通过。颅内的 3 层脑膜在枕骨大孔处与脊髓的 3 层被膜相互移行，但硬脊膜在枕骨大孔边缘与枕骨紧密愈着，故硬脊膜外腔与硬脑膜外腔互不相通。枕骨大孔的前方为斜坡。在枕骨大孔的前外侧缘有舌下神经管，为舌下神经出颅的部位。枕骨外侧部与颞骨岩部间有颈静脉孔，舌咽、迷走、副神经和颈内静脉在此通过。

颞骨岩部后面的中份有内耳门。内耳道位于颞骨岩部内，从内耳门开始行向前外，至内耳道底。后壁微凹，长度有很大差异。上壁、下壁及前壁光滑。自内耳门各缘至内耳道底横中嵴点的平均长度：前壁 1.2cm，后壁 0.7cm，顶壁 0.8cm，底壁 1.0cm。其内有面神经、前庭蜗神经和迷路动、静脉通过。在内耳道入口处，面神经运动根贴在前庭蜗神经前上方的凹槽内，中间神经夹于蜗神经和面神经运动根之间；在内耳道中部，中间神经和面神经运动根合成一干，越过前庭蜗神经的前面。至内耳道外侧部，前庭蜗神经分为前庭神经和蜗神经，面神经干位于它们上方。在内耳道底，面神经、蜗神经和前庭神经的分支分别通过相应的孔区进入内耳。在硬膜外经岩骨入路的手术中，保护内耳道硬膜完整，是防止面神经和前庭蜗神经损伤的关键。

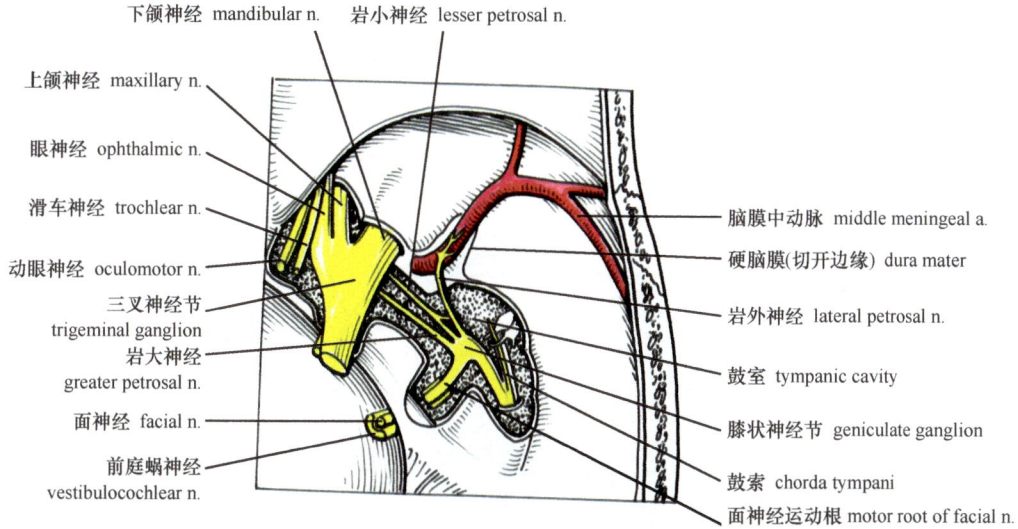

图 3-17 颞骨岩嵴附近的结构
凿去部分骨质,显露面神经

枕内隆凸为窦汇所在处,横窦起自窦汇的两侧,在同名沟内,走向颞骨岩部上缘的后端,续于乙状窦。乙状窦沿颅腔侧壁下行,继而转向内侧,达颈静脉孔,续于颈内静脉。乙状窦与乳突小房仅以薄层骨板相隔,术中凿开乳突时,注意勿损伤乙状窦。

颅后窝骨折时,由于出血和渗漏的脑脊液无排出通道,易被忽视,而更具危险性。当小脑或脑干受累时,可出现相应的症状,骨折后数日,乳突部皮下可出现淤斑。

小脑幕tentorium cerebelli是一个由硬脑膜形成的宽阔的半月襞,介于大脑半球枕叶与小脑之间,并构成了颅后窝的顶。小脑幕圆凸的后外侧缘附着于横窦沟及颞骨岩部的上缘,达后床突而告终;其凹陷的前内侧缘游离,向前延伸附着于前床突,形成小脑幕切迹(图 3-18)。小脑幕切迹与鞍背共同形成一卵圆形的孔,环绕着中脑。

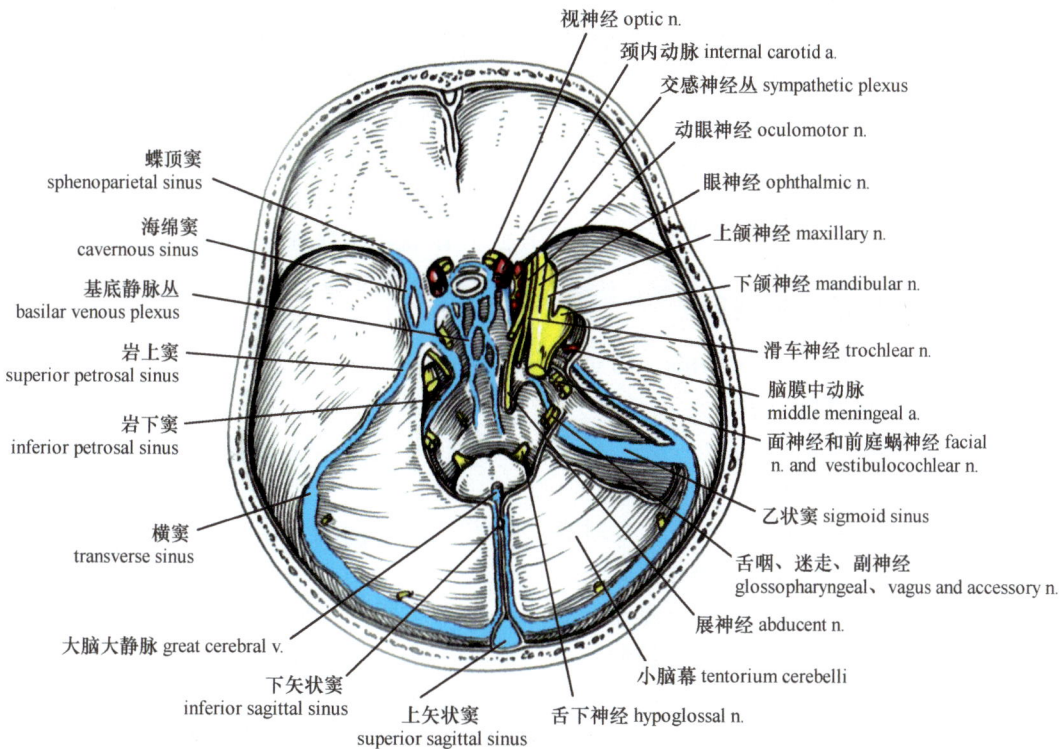

图 3-18 小脑幕及颅底的神经、血管

三、颅内、外静脉的交通

颅内的静脉血,除经乙状窦汇入颈内静脉外,尚有下列途径使颅内、外的静脉相互交通(图3-19)。

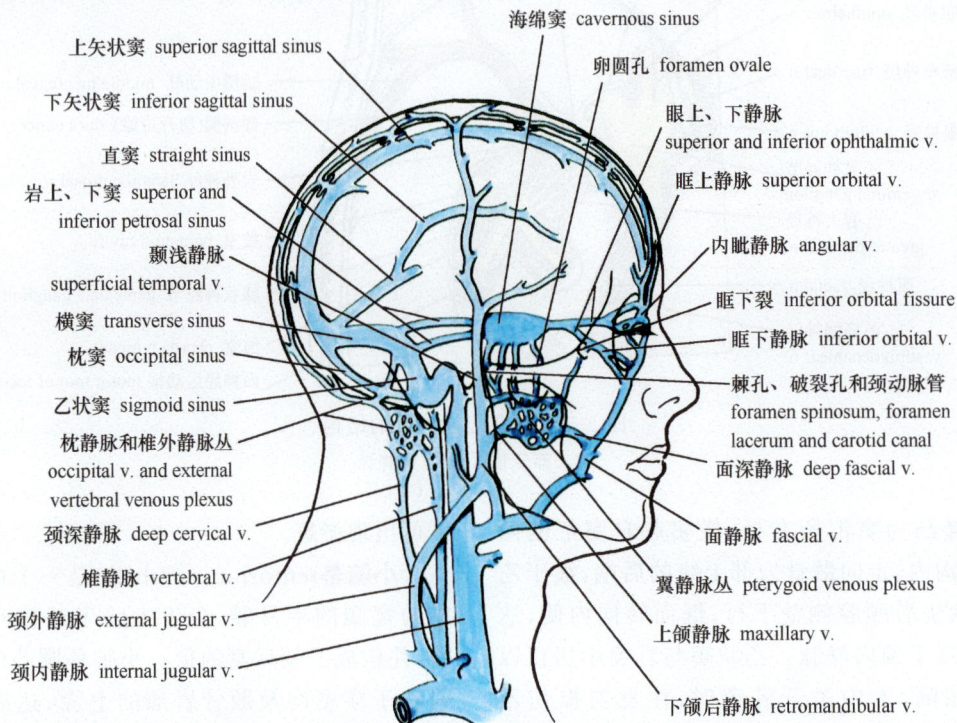

图3-19　颅内、外静脉的交通

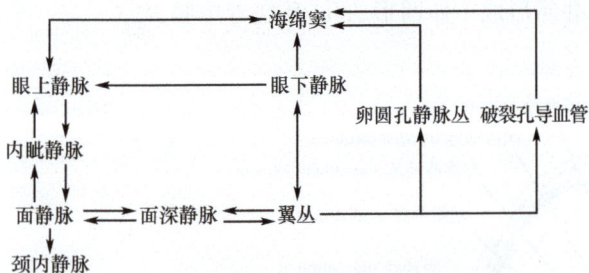

图3-20　通过面部静脉与翼丛的交通途径

(二) 通过导静脉的交通途径

1. 顶导静脉 parietal emissary veins　通过顶孔,使颞浅静脉与上矢状窦相交通。

2. 乳突导静脉 mastoid emissary veins　经乳突孔,使枕静脉与乙状窦相交通。

3. 髁导静脉 condylar emissary vein　有时存在,通过髁管,使枕下静脉丛与乙状窦相交通。

4. 额导静脉 frontal emissary vein　见于儿童及部分成人,通过盲孔,使额窦及鼻腔的静脉与上矢状窦相交通。

(一) 通过面部静脉与翼丛的交通途径

此静脉交通途径见图3-20。

(三) 通过板障静脉的交通途径

1. 额板障静脉 frontal diploic vein　使眶上静脉与上矢状窦相交通。

2. 颞前板障静脉 anterior temporal diploic vein　使颞深前静脉与蝶顶窦相交通。

3. 颞后板障静脉 posterior temporal diploic vein　使颅外浅静脉与横窦相交通。

4. 枕板障静脉 occipital diploic vein　使枕静脉与横窦相交通。

(第三军医大学　张绍祥)

第四节　头部的断层影像解剖

一、经半卵圆中心的横断面

经半卵圆中心的横断面影像解剖,见图3-21。

二、经内囊中部的横断面

经内囊中部的横断面影像解剖,见图3-22。

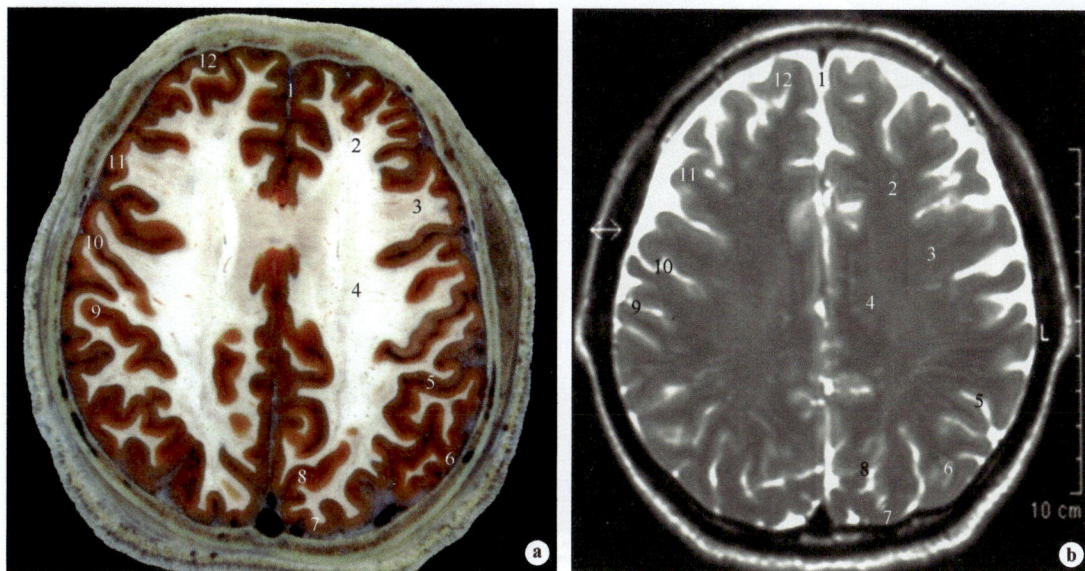

图 3-21 经半卵圆中心的横断面

a. 断层标本；b. MRI T2

1. 大脑镰 cerebral falx；2. 额上髓突 superior frontal neural process；3. 额中髓突 middle frontal neural process；4. 半卵圆中心 semiovale center；5. 顶内沟 intraparietal sulcus；6. 顶下小叶 inferior parietal lobule；7. 枕叶 occipital lobe；8. 顶枕沟 parietooccipital sulcus；9. 中央后沟 postcentral sulcus；10. 中央沟 central sulcus；11. 额中回 middle frontal gyrus；12. 额上回 superior frontal gyrus

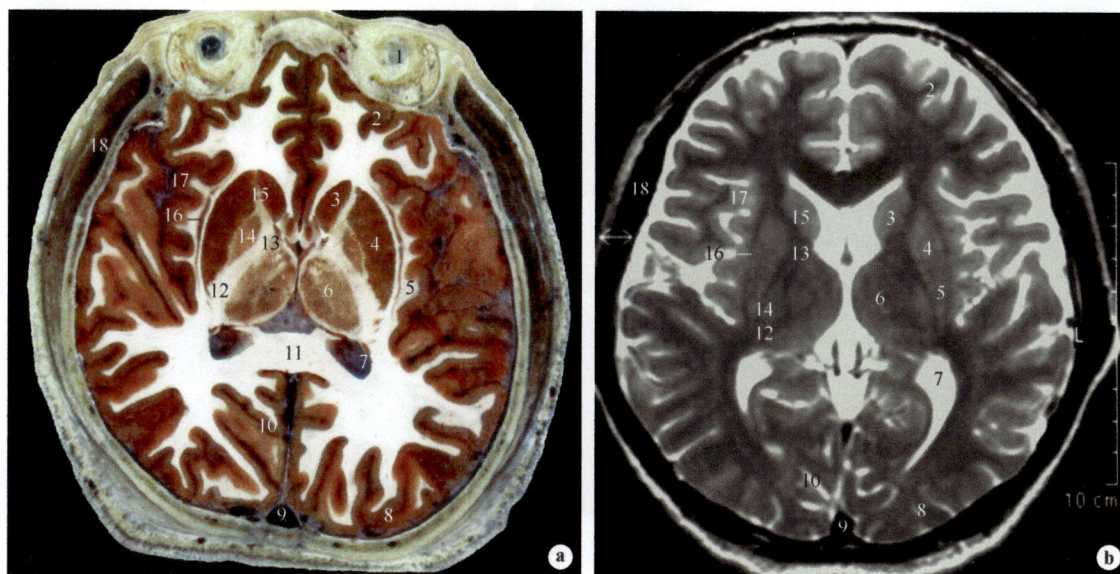

图 3-22 经内囊中部的横断面（MRI T2）

a. 断层标本；b. MRI T2

1. 眼球 eyeball；2. 额下回 inferior frontal gyrus；3. 尾状核头 head of caudate nucleus；4. 壳 putamen；5. 最外囊 extreme capsule；6. 背侧丘脑 dorsal thalamus；7. 侧脑室后角 posterior horn of lateral ventricle；8. 枕叶 occipital lobe；9. 上矢状窦后部 posterior part of superior sagittal sinus；10. 顶枕沟 parietooccipital sulcus；11. 胼胝体压部 splenium of corpus callosum；12. 内囊后肢 posterior limb of internal capsule；13. 内囊膝 genu of internal capsule；14. 苍白球 globus pallidus；15. 内囊前肢 anterior limb of internal capsule；16. 屏状核 claustrum；17. 岛叶 insula；18. 颞肌 temporalis

三、经上丘的中脑横断面

经上丘的中脑横断面影像解剖，见图 3-23。

四、经小脑中脚的脑桥横断面

经小脑中脚的脑桥横断面影像解剖，见图 3-24。

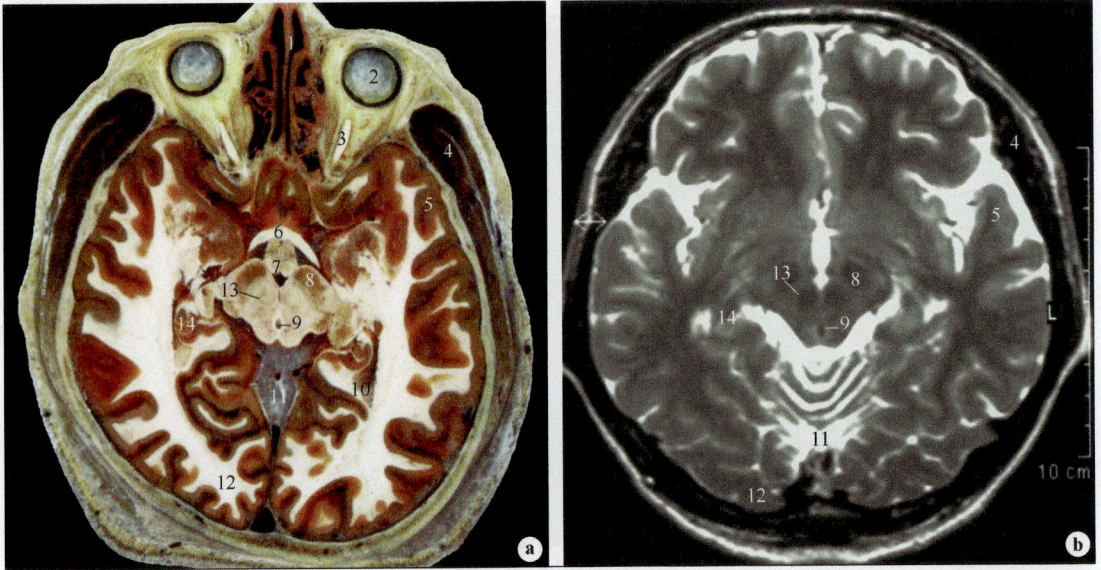

图 3-23　经上丘的中脑横断面

a. 断层标本；b. MRI T2

1. 鼻中隔 nasal septum；2. 眼球 eyeball；3. 视神经 optic n；4 颞肌 temporalis；5. 颞叶 temporal lobe；6. 视交叉 optic chiasma；7. 乳头体 mammillary body；8. 脚底 crus cerebri；9. 中脑水管 mesencephalic aqueduct；10. 侧脑室下角 inferior horn of lateral ventricle；11. 小脑幕 tentorium of cerebelli；12. 枕叶 occipital lobe；13. 红核 red nucleus；14. 海马 hippocampus

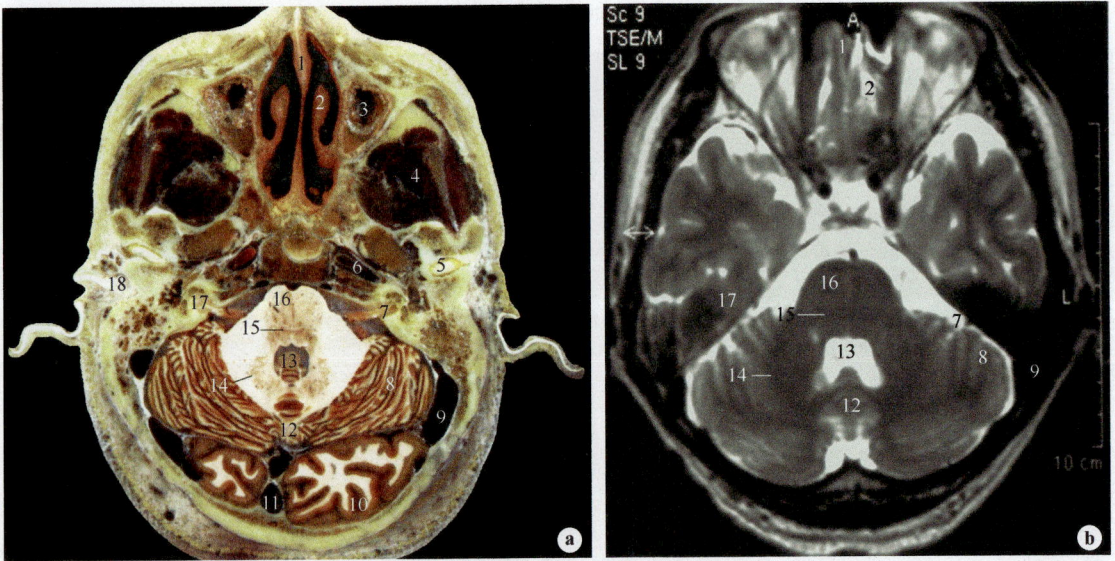

图 3-24　经小脑中脚的脑桥横断面

a. 断层标本；b. MRI T2

1. 鼻中隔 nasal septum；2. 下鼻甲 inferior nasal concha；3. 上颌窦 maxillary sinus；4. 颞肌 temporalis；5. 颞下颌关节 temporomandibular joint；6. 颈内动脉 internal carotid a；7. 面神经与前庭蜗神经 facial n. /vestibulocochlear n；8. 小脑半球 hemisphaerium cerebelli；9. 横窦 transverse sinus；10. 枕叶 occipital lobe；11. 上矢状窦 superior sagittal sinus；12. 小脑蚓 vermis；13. 第四脑室 fourth ventricle；14. 齿状核 dentate nucleus；15. 斜方体 trapezoid body；16. 基底部 basilar part；17. 内耳道 internal acoustic meatus；18. 外耳道 external acoustic meatus

五、经颈静脉结节的延髓横断面

经颈静脉结节的延髓横断面影像解剖，见图 3-25。

六、颅脑正中矢状断面

颅脑正中矢状断面影像解剖，见图 3-26。

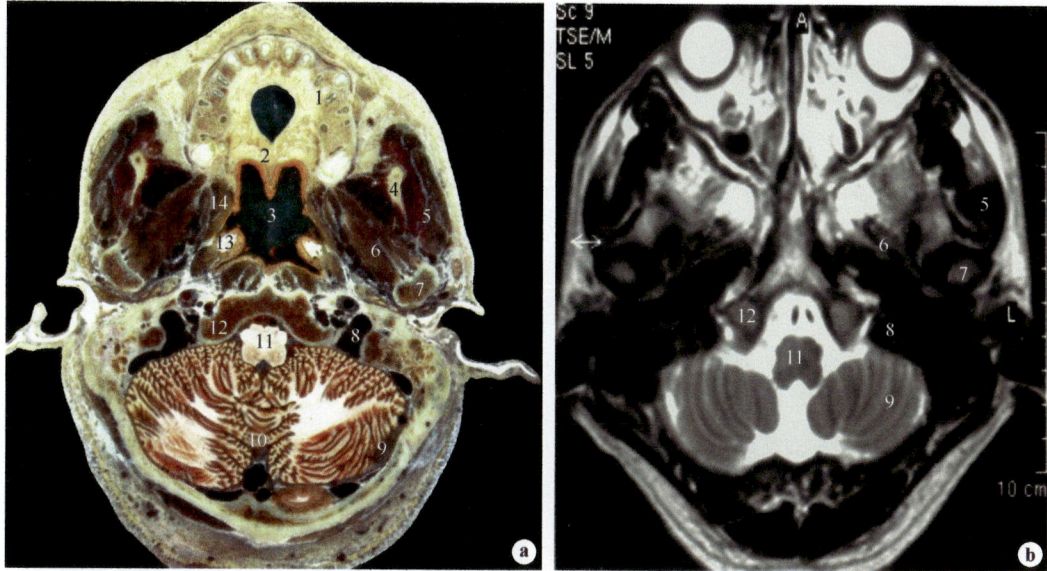

图 3-25 经颈静脉结节的延髓横断面
a. 断层标本；b. MRI T2

1. 硬腭 hard palate；2. 软腭 soft palate；3. 鼻咽部 nasopharynx；4. 下颌骨冠突 coronoid process of mandible；5. 咬肌 masseter；6. 翼外肌 lateral pterygoid；7. 下颌骨髁突 condylar process of mandible；8. 乙状窦 sigmoid sinus；9. 小脑扁桃体 tonsil of cerebellum；10. 小脑蚓 vermis；11. 延髓 medulla oblongata；12. 颈静脉结节 jugular tubercle；13. 咽鼓管圆枕 tubal torus；14. 翼内肌 medial pterygoid

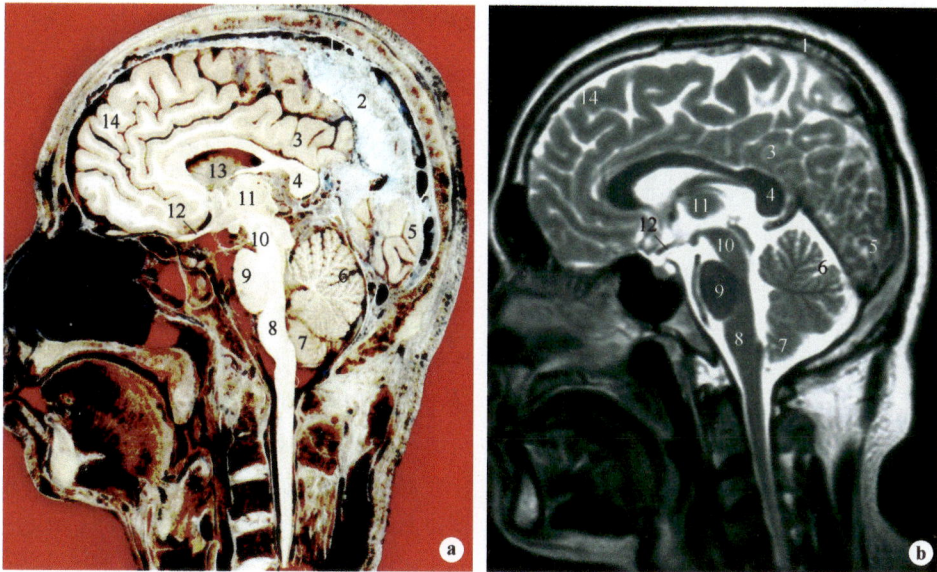

图 3-26 颅脑正中矢状断面
a. 断层标本；b. MRI T2

1. 上矢状窦 superior sagittal sinus；2. 大脑镰 cerebral falx；3. 扣带回 cingulate gyrus；4. 胼胝体压部 splenium of corpus callosum；5. 枕叶 occipital lobe；6. 小脑原裂 primary fissure of cerebellum；7. 小脑扁桃体 tonsil of cerebellum；8. 延髓 medulla oblongata；9. 脑桥 pons；10. 中脑 midbrain；11. 背侧丘脑 dorsal thalamus；12. 视交叉 optic chiasma；13. 尾状核 caudate nucleus；14. 额内侧回 medial frontal gyrus

七、颅脑经红核的冠状断面

颅脑经红核的冠状断面影像解剖，见图 3-27。

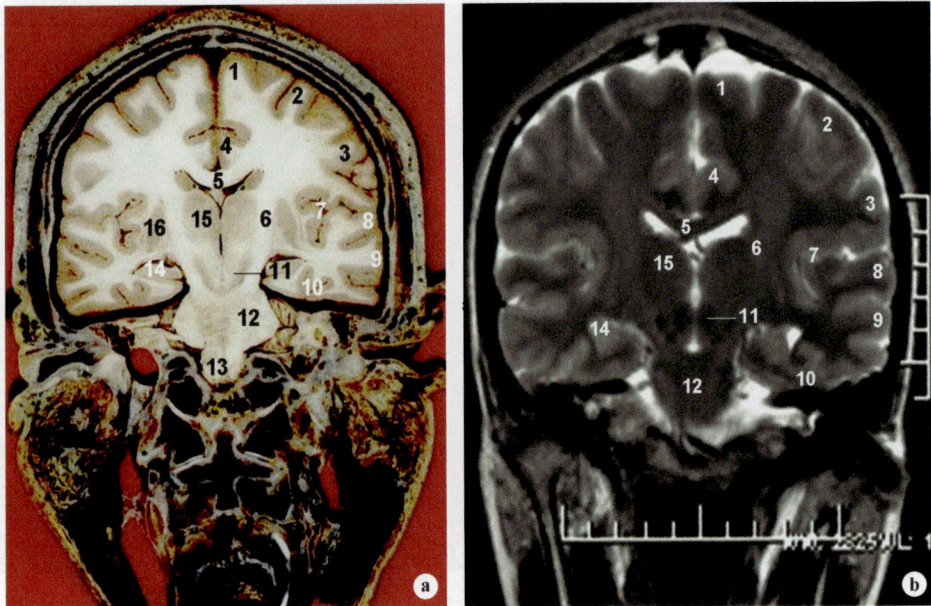

图 3-27　颅脑经红核的冠状断面（MRI T2）

a. 断层标本；b. MRI T2

1. 额上回 superior frontal gyrus；2. 额中回 middle frontal gyrus；3. 中央前回 precentral gyrus；4. 扣带回 cingulate gyrus；5. 胼胝体干 trunk of corpus callosum；6. 内囊 internal capsule；7. 外侧沟 lateral sulcus；8. 颞上回 superior temporal gyrus；9. 颞中回 middle temporal gyrus；10. 侧副沟 collateral suleus；11. 红核 red nucleus；12. 脑桥 pons；13. 延髓 medulla oblongata；14. 海马 hippocampus；15. 背侧丘脑 dorsal thalamus；16. 壳 putamen

（山东大学　李振平）

第五节　头部的解剖操作

一、面　部

（一）尸位及切口

尸体取仰卧位，肩部垫高，使头部后仰。作如下皮肤切口：①自颅顶正中向前下经鼻背、人中至下颌体下缘作一正中切口；②自鼻根中点向外到眼内眦，再沿睑裂两缘到眼外眦，并继续向外到耳前作一横切口；③在鼻孔和口裂周围各作一环形切口；④沿下颌体下缘至下颌角，再到乳突尖作一横切口。

因面部皮肤较薄，故各切口要浅，在翻皮片时要细心，刀刃应向皮面，尽量使深面的肌肉少受损伤。

（二）层次解剖

1. 解剖面肌

（1）在眼内角处摸认睑内侧韧带（拉眼睑向外时紧张），然后修洁眼轮匝肌的眶部，再修洁睑部。

睑部的肌纤维色淡而薄，修洁时要小心，不要当做脂肪除去。

（2）修洁口轮匝肌，注意不要切掉与口轮匝肌交织的其他肌肉。

（3）在前额修洁枕额肌的额腹（即额肌），刀刃应与肌纤维平行。在额腹的内侧缘，找出下降到鼻背的降眉肌。

（4）在鼻外侧的上部找出提上唇鼻翼肌，追踪到鼻翼和上唇，注意不要损伤在它浅面的面静脉。在鼻上半部靠眼内角处找出滑车下神经，鼻下半部找出鼻外神经。

（5）跟踪面静脉到颧大肌深面，修洁提上唇肌，颧小肌和颧大肌。

（6）追踪颈阔肌，可见其后部纤维向前弯向口角，这就是笑肌。在口角下方，辨认并修洁降口角肌和它前面的降下唇肌。

2. 解剖腮腺区

（1）解剖腮腺咬肌筋膜：紧靠耳廓前面，自颧弓到下颌角切开腮腺表面的腮腺咬肌筋膜，向前、上、下 3 个方向逐渐翻起除去，修洁时可能见到一些小的淋巴结即腮腺淋巴结。

（2）解剖穿出腮腺前缘上份至上端的结构：①先在腮腺前缘、颧弓下方约一指宽处找到腮腺管，追踪到咬肌前缘，在腮腺管上方寻找副腮腺（一小部分分离的腮腺）、面横血管和面神经颧支（有上、下两支）。②在腮腺的上端找出颞浅动脉和静脉，并在血管的后方找出耳颞神经，在血管的前方找出面神经的颞支。

（3）解剖穿出腮腺前缘下份及下端的结构：①在腮腺导管下方寻找面神经的颊支和下颌缘支。②在腮腺的下端找出面神经的颈支和下颌后静脉的前支和后支。

在腮腺上、前、下3个方面的结构依次有：①耳颞神经；②颞浅血管；③面神经的颞支；④面横血管；⑤面神经的颧支；⑥腮腺管；⑦面神经的颊支；⑧面神经的下颌支；⑨面神经的颈支；⑩下颌后静脉的前支及后支。

（4）解剖面神经、颈外动脉和颞浅动脉，并观察其在腮腺内的排列。

1）追踪面神经各支到进入面肌处，同时找出附近的穿颞筋膜出来的颧颞神经。

2）追踪颧支，翻开眼轮匝肌外侧份，寻找穿出颧骨的颧面神经。将颧大肌、颧小肌和提上唇肌从起点分离向下翻开，修洁面动、静脉和它们的分支。注意找到面深静脉，它由面静脉越过颊肌时分出，向后穿过脂肪到咬肌的深面。

3）小心去掉咬肌前缘深面的颊脂体，追踪面神经的颊支到颊肌，找出与颊支有吻合的颊神经，修洁颊神经并向后追踪到下颌支前缘。

4）追踪面神经下颌支到降口角肌深面。

5）修洁提口角肌和颊肌，注意不要损伤颊神经。追踪腮腺导管到穿入颊肌处，在其附近可看到几个小的很像淋巴结的臼齿腺。

6）细心除去腮腺浅部，追踪面神经各支向后到其本干。追踪的同时，寻找耳大神经和耳颞神经的交通支，继续追踪面神经干到茎乳孔，找出面神经干进入腮腺以前分出的支：耳后神经及到二腹肌后腹和茎突舌骨肌的支。

7）继续除去腮腺实质，找出并修洁下颌后静脉、颈外动脉和它们的分支。

8）在面神经进入腮腺处切断面神经，向前翻开。除去下颌后静脉，在耳后动脉起点之上方切断颈外动脉，向上翻开。除去余下的腮腺实质，修洁腮腺周围的结构。

3. 观察面动脉与面静脉的局部位置 在咬肌前缘与下颌支交点处找到面动脉，对面动脉的分支进行追踪和修洁，逐一观察。在动脉的后方，解剖观察与之伴行的面静脉及其属支。

4. 解剖眶上神经、眶下神经、颏神经

（1）解剖穿出额肌纤维的滑车上神经和血管以及眶上神经和血管，前者在眶上缘内侧部的上方距正中线约一指宽处，后者常有两支，位于较外侧。

（2）翻开眼轮匝肌下内侧份，找到穿出眶下孔的眶下神经和血管，修洁它们的分支。

（3）切断并向下翻开降口角肌，找出由颏孔穿出的颏神经。

5. 解剖咬肌 修洁咬肌，观察其起止形态，向前翻开其后缘上部，寻到到咬肌的神经和血管。

6. 解剖颞肌及颞下颌关节

（1）修洁颞筋膜，在颧弓上方纵行切开，可见此筋膜向下分为两层，浅层附着于颧弓上缘，深层在颧弓深面与咬肌深面筋膜相续，沿颧弓上缘切断浅层筋膜，用刀柄检查深层筋膜延续情况，然后去掉此层筋膜，注意保存颧颞神经和颞中动脉。

（2）锯断颧弓：后断端紧靠颧根结节的前方；前断端由颧弓上缘最前端斜越颧骨向前下，到颧骨下缘与上颌骨颧突连接处。将颧弓和咬肌向下翻到下颌角，翻开过程中，必须割断到咬肌的神经和血管（可带上一小块肌肉，以便以后辨认）以及由颞肌加入到咬肌的纤维。

（3）修洁颞肌，观察其起止形态。在颞肌下部的深面找出向前下行走的颊神经（有时穿过颞肌），将它自颞肌分离，注意加以保护。然后自下颌切迹中点到下颌支前缘与体交界处斜断冠突。将冠突和颞肌向上翻，用刀柄使颞肌与颞窝下部的骨分离，以显露颞深神经和颞深动脉，以及前已看到穿入颞筋膜和颞肌深面的颞中动脉。追踪颧颞神经到它穿出颧骨颞面的小孔。

（4）修洁颞下颌关节的关节囊，观察颞下颌韧带，然后除去颞下颌韧带，观察关节盘和关节腔的形态。

7. 解剖面侧深区（颞下窝）和舌下区

用刀柄自下颌颈和下颌支后缘的深面插入，使下颌颈和下颌支与深在的软组织分离，刀柄向下移动受阻处就是下齿槽神经和血管穿入下颌孔之点。用骨剪剪断下颌颈，并紧靠下颌孔上方水平锯断下颌支，将此段骨片去掉，小心除去脂肪纤维组织，露出深面的肌肉、血管和神经。依次找出并修洁下列结构：①在下颌孔处找到下齿槽神经和下齿槽动脉,向上追踪到翼外肌下缘。在下齿槽神经进入下颌孔的稍上方,寻找它发出的细小的下颌舌骨肌神经。下齿槽神经和动脉的内面有一薄膜状的小带(自翼外肌下缘露出附着于下颌小舌)就是蝶下颌韧带。②在下齿槽神经的前方,翼内肌表面找出舌神经。③追踪颊神经到翼外肌两头之间,颞深神经和咬肌神经到翼外肌上缘。④修洁位于翼外肌表面的上颌动脉及其分支。有时上颌动脉位于翼外肌深面则待以后再做。在修洁过程中遇到一些小静脉交织成网,此即翼静脉丛,可除掉。翼静脉丛向后下汇合成1～2支较大的上颌静脉。⑤修洁翼外肌和翼内肌已暴露的部分,观察它们的起止和形态。

8. 解剖面侧深区浅部

(1)除去颞下颌关节盘、下颌头及翼外肌,注意勿损伤耳颞神经、上颌动脉和深面其他结构。

(2)修洁下颌神经及其分支,拉舌神经向前,找出加入其后缘的鼓索神经。凿开下颌管,追踪下齿槽神经到齿根和颏孔。

(3)修洁上颌动脉第一段,找出它的分支。追踪脑膜中动脉到棘孔,看清耳颞神经两个根包绕脑膜中动脉的情况,追踪修洁耳颞神经。

(4)扭转下颌神经干(必要时可以割断翻开),试寻找位于其深面的耳节和连于耳节的小支。

9. 解剖面侧深区深部

(1)用骨凿和咬骨钳除去由圆孔到棘孔连线外侧的蝶骨大翼前外侧部,打开翼腭窝的后壁和颞下窝的顶,注意保留圆孔和棘孔,不要损伤其下的软组织。

(2)自圆孔前方仔细分离上颌神经,在上颌神经干的下方找到蝶腭神经节和与蝶腭神经节相连之支。向前追踪上颌神经,找出它分出的颧神经,上齿槽后神经和它本干的延续——眶下神经。上齿槽后神经一般分为两支,在上颌结节附近穿入上颌骨内。颧神经经眶下裂入眶,分为两支在眶外侧壁和底交界处穿入颧骨。眶下神经经眶下裂入眶,再经眶下沟,眶下管,由眶下孔穿出。

(3)追踪上颌动脉第三段和它的终支。这些终支都与上颌神经的分支伴行。

10. 解剖舌下间隙的内容

(1)使头部尽量后仰,沿下颌骨下缘割断面动脉、面静脉和二腹肌前腹,将下颌骨尽量向上翻,用钩固定。如果结构太硬,下颌骨向上拉开不够充分,可以在正中线稍外侧锯断下颌骨,再向上翻开

固定。

(2)再次检查并进一步修洁二腹肌后腹和茎突舌骨肌。细心追踪面动脉到下颌下腺后面,找出面动脉在此处分出的扁桃体动脉和腭升动脉。追踪下颌下腺深部和下颌下腺导管到下颌舌骨肌后缘深面。找出舌下神经上方的舌神经和连于舌神经下方的下颌下神经节。

(3)切断下颌舌骨肌神经,将二腹肌前腹向下翻,进一步修洁并观察下颌舌骨肌。在下颌舌骨肌起点稍下切断该肌,向前下翻开,注意口底黏膜恰在该肌起点上方由下颌骨的内侧面伸展到舌下,不要损伤它。

(4)下颌舌骨肌翻开后,舌骨舌肌就完全暴露,它的前方由上而下有舌下腺、颏舌肌和颏舌骨肌,它的后方由上而下有茎突舌肌,茎突舌骨韧带和茎突咽肌。舌咽神经绕过茎突咽肌向前走入舌骨舌肌后缘深面。在舌骨舌肌表面由上而下有舌神经、下颌下神经节、下颌下腺深部和导管以及舌下神经等,分离并修洁这些结构。

(5)沿舌骨上缘切断舌骨舌肌,将它向上翻,注意不要损伤它浅面的结构,在舌骨大角上方找到舌动脉,向前追踪。修洁其他暴露的结构。

二、颅 部

(一)解剖颅顶部软组织

1. 切口
将尸体头垫高,把颅顶正中矢状皮肤切口向后延续到枕外粗隆,并从颅顶正中作一冠状切口向下到耳根上方,再向下切开耳根前、后的皮肤,翻去头部所有剩余皮片。

2. 解剖浅筋膜内结构

(1)在前额找到前已找出的滑车上神经和血管,眶上神经和血管,以及颅顶肌的额腹,向上追踪修洁直到颅顶腱膜的前部,注意颅顶腱膜的外侧缘越过颞线向下伸展到颞部。

(2)向上追踪面神经颞支,同时修洁颞筋膜前部。如果面部解剖时没有找出颧颞神经,这时可再进行寻找。

(3)向上追踪颞浅血管和耳颞神经,追踪修洁时可看到包在颅顶腱膜伸展部中的耳前肌和耳上肌,它们有时连成一片,修洁这两块肌肉和全部颞筋膜。

(4)在耳廓后面,追踪并修洁耳大神经、枕小神经、耳后血管、耳后神经和耳后肌。

(5)将尸体翻转,面部朝下,在枕外隆凸处的

浅筋膜中找出由颈部上升的第三颈神经末支。在距枕外隆凸外侧 2.5cm 处切开浅筋膜,找出枕动脉和枕大神经,追踪它们到颅顶。

3. 解剖帽状腱膜、腱膜下疏松结缔组织和颅骨外膜

(1)从上向下,修洁颅顶腱膜的后部和颅顶肌的枕腹,注意不要损伤血管和神经。

(2)在正中线切开颅顶腱膜,插入刀柄,检查其下的疏松结缔组织和颅顶肌前、后、左、右相连情况。分层仔细观察帽状腱膜、腱膜下疏松结缔组织和颅骨外膜(图 3-13)。

(二)开颅取脑

1. 锯除顶盖 尸体仰卧,头下放枕木。自眉间至枕外隆凸以及在两侧耳廓之间纵行和冠状切开帽状腱膜,将 4 片帽状腱膜翻向下。在眶上缘上方 1.5cm 和枕外粗隆上方 1.5cm 的平面上扎上细绳,并用笔沿绳划线一圈,沿线切开骨膜,并向上、下剥离,可见骨膜紧连于骨缝,松贴于颅骨。沿所划之线先锯一浅沟,进而锯开颅骨并撬开颅顶盖,操作时注意不要伤及硬脑膜。

2. 打开硬脑膜

(1)沿正中线由后向前切开硬脑膜,可见上矢状窦,将血块除去。

(2)沿上矢状窦两旁,用钝头剪刀剪开硬脑膜,再由两侧耳廓处向上剪开硬脑膜,直到上矢状窦两旁,将 4 瓣硬脑膜翻向下。

(3)切断所有进入上矢状窦的大脑上静脉。在鸡冠处切断大脑镰,且向后拉。

(4)切断进入直窦的大脑大静脉。

3. 取脑

(1)移去尸体头下的枕木,将头部移至解剖台的一端,使脑自然下垂,左手扶脑,用刀柄将嗅球自筛板分离,由鼻腔穿过筛板的嗅神经也随之离断。

(2)依次切断下列诸结构:

视神经——色白粗大,进入视神经孔。

颈内动脉——位于视神经外侧。

漏斗——位于视神经后方的正中平面,连于丘脑下部的脑垂体之间。

动眼神经——位于鞍背两旁。

滑车神经——位于动眼神经的外侧。被小脑幕游离缘遮盖,用刀尖翻起此缘,可见滑车神经。

(3)使尸体头转向左侧,切断进入横窦和蝶顶窦的大脑下静脉,将颞极自蝶骨小翼深面分离,轻揭右侧大脑半球,沿颞骨岩部上缘,用刀尖切开小

脑幕的附着缘和岩部尖处的游离缘,不要切得过深,以免伤其深面的小脑。用同法处理左侧小脑幕。

(4)使脑向后坠(不可用力搬脑,否则易在脑干处拉断),直到脑桥和延髓离开颅后窝前壁时,可见:①三叉神经运动根和感觉根,在近颞骨岩部尖处穿硬脑膜;②展神经在鞍背后面穿过硬脑膜;③面神经和前庭蜗神经进入内耳道;④舌咽、迷走、副神经从颈静脉孔离开颅腔;⑤舌下神经分为二股穿过硬脑膜出舌下神经管。

(5)依次切断上述左右两侧诸神经,然后使头尽量后垂,轻轻取出延髓和小脑,全脑即可移出。

4. 观察硬脑膜 移出脑后,仔细观察硬脑膜形成的大脑镰、小脑幕、静脉窦等结构。

5. 解剖颅底内面

(1)解剖颅前窝:仔细去除筛板表面的硬脑膜,找寻极为细小的筛前神经及其伴行的筛前动脉。筛前动脉起自眼动脉,筛前神经为鼻睫神经的终末支,由筛板外缘中份入颅,前行,经鸡冠两旁的小孔出颅到鼻腔。

(2)解剖颅中窝

1)移出脑垂体:切开鞍隔前后缘,可见围绕脑垂体前后的海绵间窦,它们与海绵窦相通形成一环,切忌用镊子夹漏斗,以免损伤。切除鞍膈,由前向后将垂体由垂体窝用刀柄挑出,细心去除蛛网膜,分清前,后叶,后叶较小被前叶包绕。

2)自棘孔处划开硬脑膜,暴露脑膜中动脉及其分支。

3)解剖海绵窦:①自蝶骨小翼后缘划开硬脑膜,找寻一短而窄的蝶顶窦,它通入位于垂体窝两侧的海绵窦。自颞骨岩部上缘切开小脑幕的附着缘,不要损伤三叉神经,观察岩上窦,该窦前通海绵窦,后通横窦。②自颞骨岩部尖的前面切除硬脑膜,暴露三叉神经节,及眼神经、上颌神经和下颌神经。追踪下颌神经到卵圆孔,并观察穿卵圆孔的导静脉。追踪上颌神经到圆孔,追踪眼神经及其 3 个分支(泪腺神经、额神经、鼻睫神经)到眶上裂,鼻睫神经分出较早。去除海绵窦外侧壁时,可见窦内有纤细小梁网,网眼内有血块。③保留动眼神经和滑车神经穿过硬脑膜的孔,追踪该两神经至眶上裂,动眼神经尚未到达时已分为两支,勿用镊子夹神经,以免损伤。④除去剩余的海绵窦外侧壁,颈内动脉位于窦内,交感神经丛围绕动脉壁。找出颈内动脉外侧的展神经,并追踪至眶上裂。

4）解剖岩大、小神经：细心翻起尚存在于岩部前面的硬脑膜。找寻岩大、小神经，它们均很细，注意不要当结缔组织去掉。岩大神经由面神经管裂孔穿出，向前内行，经三叉神经节的后方到破裂孔，与岩深神经会合形成翼管神经。岩小神经位于岩大神经的外侧，行向下内，由卵圆孔旁的一小孔出颅入耳节。

5）将三叉神经节自颅底翻转向下，可见三叉神经运动根。

（3）解剖颅后窝

1）在一侧切开大脑镰下缘，观察下矢状窦。切开大脑镰附着小脑幕处，观察直窦，直窦前端接收大脑大静脉，后端一般通入左横窦，上矢状窦、直窦和左、右横窦可能汇合并扩大形成窦汇，位于枕内粗隆附近，并可在颅骨上见一浅窝。

2）自枕内粗隆向外划开横窦，然后向下和向前内划开乙状窦到颈内静脉孔。观察乳突导静脉开口于乙状窦后壁的中份。

3）去除遮盖颈内静脉孔的硬脑膜，但不要损伤舌咽、迷走、副神经。找出终于颈静脉孔前份的岩下窦。岩下窦位于颞骨岩部与枕骨基底部之间。

4）基底窦位于颅后窝的斜坡上。切开硬脑膜，检查基底窦时，勿伤展神经。

（第三军医大学　张绍祥）

第六节　临床应用

1. 腮腺鞘的应用解剖　腮腺鞘与腮腺结合紧密，并发出间隔，深入到腺实质内，将腮腺分隔成许多小叶。由于腮腺有致密的筋膜鞘包裹，炎症时常引起剧痛。腮腺鞘的浅层特别致密，而深层薄弱且不完整，腮腺化脓时，脓肿不易从浅层穿透，而穿入深部，形成咽旁脓肿或穿向颈部。因化脓性腮腺炎为多个小叶性脓肿，故在切开排脓时，应注意引流每一脓腔。

2. 颅顶结构解剖特点及相关应用　颅顶的动脉有广泛的吻合，不但左右两侧互相吻合，而且颈内动脉系统和颈外动脉系统也互相联系，所以头皮在发生大块撕裂时也不易坏死。由于血管神经从四周向颅顶走行，所以因开颅手术而作皮瓣时，皮瓣的蒂应在下方。瓣蒂应是血管和神经干所在部位，以保证皮瓣的营养。而作一般切口则应呈放射状，以免损伤血管和神经。颅顶的神经都走行在皮下组织中，而且分布互相重叠，所以局麻时必须注射在皮下组织内。由于皮下组织内有粗大的纤维束，所以注射时可感到阻力较大。因为神经分布互相重叠，故局麻阻滞一支神经常得不到满意的效果，应当将神经阻滞的范围扩大。

头皮外伤若未伤及帽状腱膜，则伤口裂开不明显；如帽状腱膜同时受伤，由于额枕肌的牵拉则伤口裂开，尤以横向裂口为甚。缝合头皮时一定要将此层缝好，一方面可以减少皮肤的张力，有利于伤口的愈合，另一方面也有利于止血。开颅术后因脑水肿和颅压高等行硬膜不缝合减压时，更应密缝帽状腱膜层，以免伤口感染及脑脊液外漏。

腱膜下间隙出血，易广泛蔓延，形成较大的血肿，淤斑可出现于鼻根及上眼睑皮下。此间隙内的静脉，经导静脉与颅骨的板障静脉及颅内的硬脑膜静脉窦相通，若发生感染，可经上述途径继发颅骨骨髓炎或向颅内扩散，因此，此层被认为是颅顶部的"危险区"。

3. 颅骨底部孔、裂的应用解剖　颅中窝由于有多个孔、裂和腔的存在，为颅底骨折的好发部位，多发生于蝶骨中部和颞骨岩部。蝶骨中部骨折时，常同时伤及脑膜和蝶窦黏膜而使蝶窦与蛛网膜下腔相通，血性脑脊液经鼻腔流出；如伤及颈内静脉和海绵窦，可形成动静脉瘘，而引起眼静脉淤血，并伴有搏动性突眼症状；如累及穿过窦内和窦壁的神经，则出现眼球运动障碍和三叉神经刺激症状。颞骨岩部骨折侵及鼓室盖且伴有鼓膜撕裂时，血性脑脊液乃经外耳道溢出，穿经岩部内的面神经和前庭蜗神经亦可能受累。

（第三军医大学　张绍祥）

【复习思考题】

1. 同学之间相互触摸和按压头部表面解剖体表标志，体会有关解剖结构的位置。

2. 根据头部血管神经分布特点，在额部、颞部、枕部切开头皮时，切口方向如何？

3. 脑外科手术时，从颅顶开颅进入颅内，要经过哪些解剖层次？

4. 以腮腺为中心，讨论其周围的解剖结构。

5. 三叉神经的分支、分布以及作用如何？

第四章 颈 部

【学习目标】

1.掌握颈部的筋膜配布与筋膜间隙及临床意义。

2.掌握颈部的层次结构。

3.掌握颈丛皮支浅出深筋膜的部位及临床意义。

4.掌握下颌下三角和颈动脉三角的境界、内容及毗邻。

5.掌握甲状腺的形态、位置、毗邻、被囊、血供特点及甲状腺动脉与喉神经的关系。

6.掌握气管颈段的位置、毗邻及气管切开术入路的层次结构和注意事项。

7.掌握颈丛的组成、位置和分支及分布,颈袢的组成和位置。

8.掌握颈动脉鞘及其内容。

9.掌握以前斜角肌为中心的颈根部结构安排。

10.掌握副神经的行经和体表投影。

11.了解颈部的境界和分区及颈部的表面解剖和体表投影。

12.了解颈部的结构特点。

13.了解甲状旁腺的位置。

14.了解颈部淋巴结的位置、分群及注流关系。

15.了解颈交感干的位置。

16.了解枕三角和锁骨上大窝的境界及内容。

颈部位于头部、胸部与上肢之间,为连接头与躯干、躯干与上肢之间的桥梁,在临床上具有以下特点:颈部的发生与腮弓和咽囊有密切的关系,可出现皮样囊肿、甲状舌骨囊肿、腮裂囊肿等先天性疾病;其结构来自3个胚层,并构成消化器和呼吸器的起始端,易受外界影响发生病变;在颈部含有与生命攸关的重要器官,如脊髓、气管及供应脑的大血管等,这些结构一旦遭受阻断,可迅速危及生命;颈部不仅淋巴结数目较多,而且是全身淋巴的总汇区,炎症、肿瘤等可沿淋巴回流转移至此。

第一节 概 述

一、境界与分区

(一) 境界

颈部上方以下颌骨下缘、下颌角、乳突尖、上顶线和枕外隆凸的连线与头部为界;下方以胸骨颈静脉切迹、胸锁关节、锁骨上缘、肩峰至第7颈椎棘突的连线与胸部和上肢为界。

(二) 分区

颈部以脊柱颈段和两侧斜方肌前缘为界,可为在其前方的**固有颈部**和后方的**项部**(颈后区)。一般所说的颈部,即指固有颈部,不包括项部。

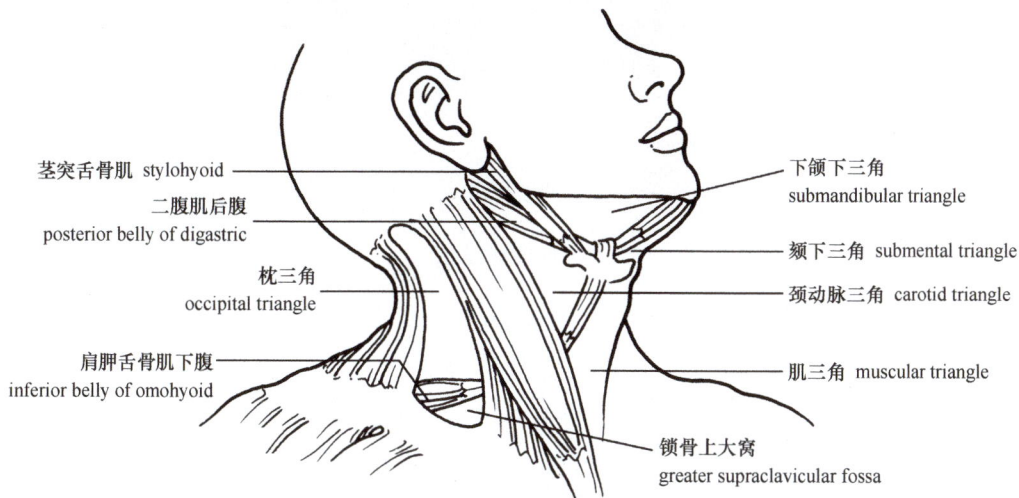

茎突舌骨肌 stylohyoid
二腹肌后腹 posterior belly of digastric
枕三角 occipital triangle
肩胛舌骨肌下腹 inferior belly of omohyoid
下颌下三角 submandibular triangle
颏下三角 submental triangle
颈动脉三角 carotid triangle
肌三角 muscular triangle
锁骨上大窝 greater supraclavicular fossa

图 4-1 颈部的区分

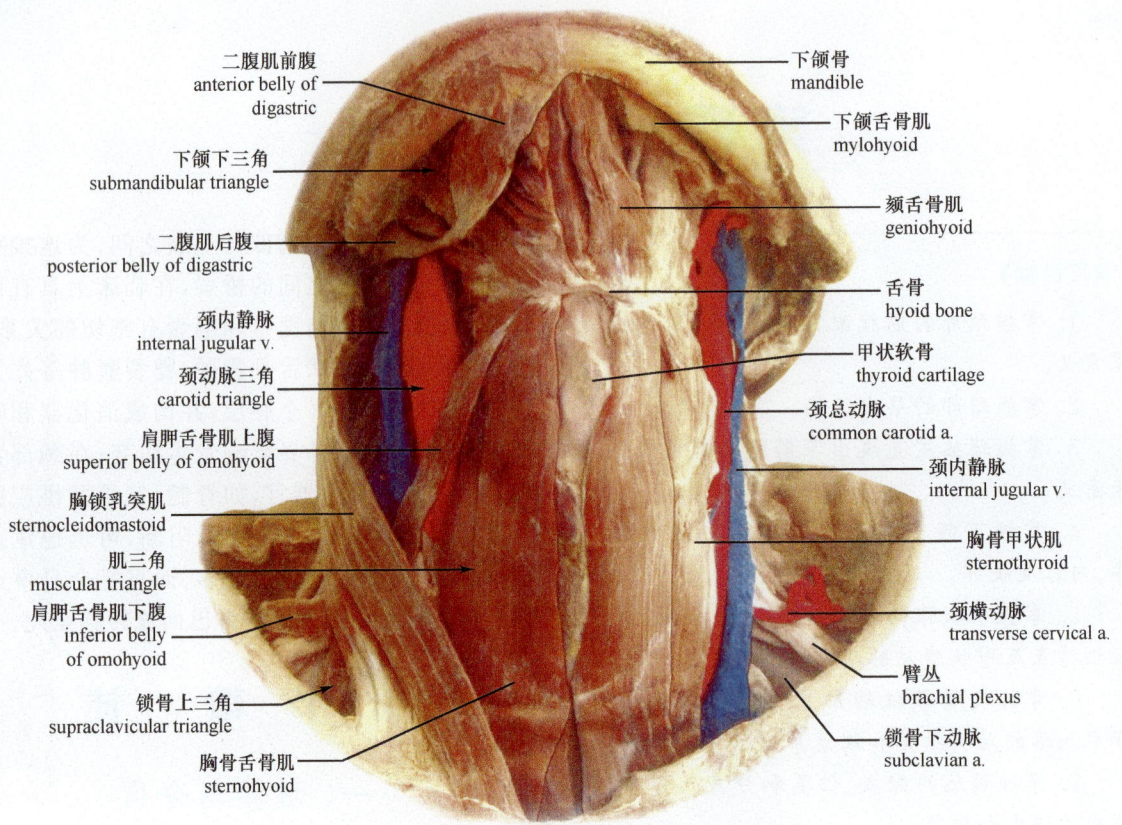

前面观

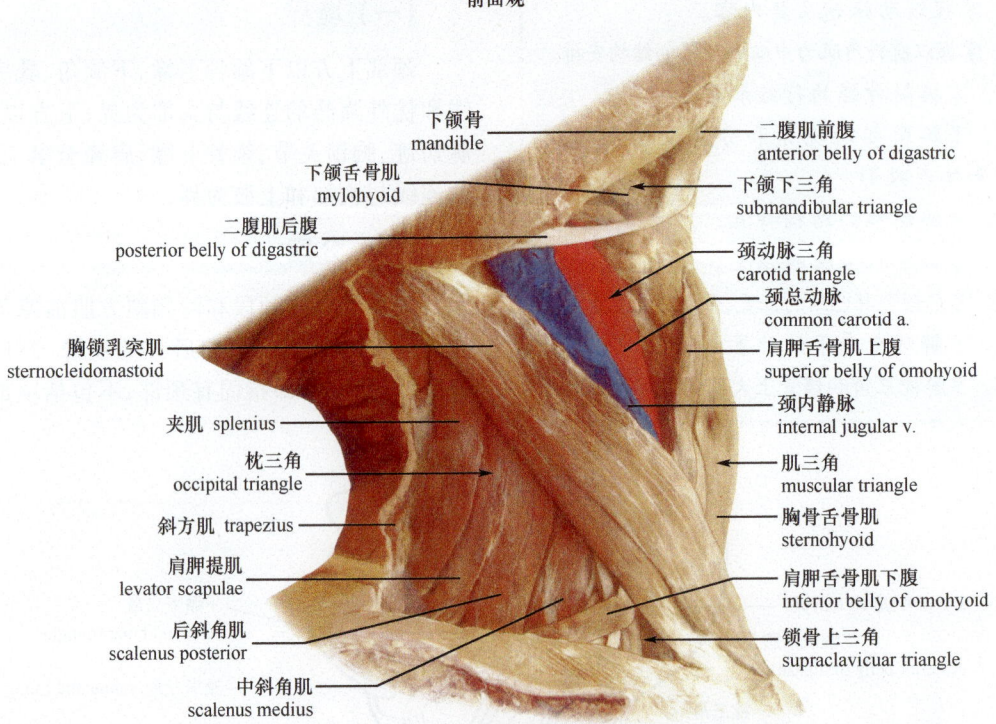

侧面观

图 4-2　颈部的区分

在固有颈部,以胸锁乳突肌为标志,可将其分为颈前区、胸锁乳突肌区和颈外侧区(图 4-1,图 4-2)。

1. 颈前区　位于颈前正中线至胸锁乳突肌前缘之间。该区以舌骨为界,可分为舌骨上区和舌骨下区,前者借二腹肌前腹再分为颏下三角和下颌下三角;后者借肩胛舌骨肌上腹再分为颈动脉三角和肌三角(甲状腺区)。

2. 胸锁乳突肌区　为胸锁乳突肌所覆盖的区域。

3. 颈外侧区 为胸锁乳突肌后缘与斜方肌前缘之间的区域。该区以肩胛舌骨肌下腹为界，分为其后上方的枕三角和其前下方的锁骨上三角。

二、表面解剖和体表投影

（一）表面解剖

1. 舌骨 hyoid bone 位于颏隆突与甲状软骨之间，其高度约平对第3、4颈椎椎间盘所在平面。沿舌骨体两侧向后可扪及舌骨大角，该结构可作为寻找和辨认舌动脉的标志。

2. 甲状软骨 thyroid cartilage 位居舌骨下方，其上缘约平第4颈椎上缘高度，颈总动脉通常于该平面分为颈内动脉和颈外动脉。成年男性甲状软骨上缘前端向前上突起形成**喉结**laryngeal prominence。

3. 环状软骨 cricoid cartilage 在甲状软骨下方，环状软骨弓平对第6颈椎横突，该平面是喉与气管、咽与食管的分界标志。此外，尚可作为气管软骨环计数的标志。在环状软骨弓与甲状软骨下缘之间为弹性圆锥形成的**环甲正中韧带**，对于急性喉阻塞的患者，可通过切开该韧带，建立临时的通气道。

4. 颈动脉结节 carotid tubercle 系指第6颈椎横突前结节，因颈总动脉在其前方通过，故在环状软骨弓平面向后压迫该动脉，可起到暂时阻断颈总动脉血流的目的。

5. 胸骨上窝 suprasternal fossa 位于胸骨颈静脉切迹上方，在此处可触及气管颈段。

6. 胸锁乳突肌 sternocleidomastoid 为颈部的重要标志性结构之一。该肌不仅是固有颈部分区的标志，而且在其后缘中点附近为颈丛皮支浅出的集散点，故可作为临床颈部皮神经阻滞麻醉的部位。在胸锁关节上方，胸锁乳突肌的胸骨头和锁骨头与锁骨上缘之间为**锁骨上小窝** lesser supraclavicular fossa。

7. 锁骨上大窝 greater supraclavicular fossa 为位于锁骨中1/3段上方的三角形凹陷区域，在其窝底可扪及到条索状臂丛和行经第1肋上面的锁骨下动脉的搏动，上肢出血时可在此压迫止血。

（二）体表投影

1. 颈总动脉 common carotid artery 及颈外动脉 external carotid artery 经乳突尖与下颌角连线的中点，左侧至左锁骨上小窝，右侧至右胸锁关节作一连线，该连线在甲状软骨上缘以上部分，代表颈外动脉的体表投影，以下部分为颈总动脉的体表投影(图4-3)。

2. 颈外静脉 external jugular vein 下颌角至锁骨中点的连线为颈外静脉的体表投影。

3. 锁骨下动脉 subclavian artery 右侧自右胸锁关节、左侧自左锁骨上小窝向外上至锁骨上缘中点画一弧线，其最高点距锁骨上缘约1cm，即为锁骨下动脉的体表投影。

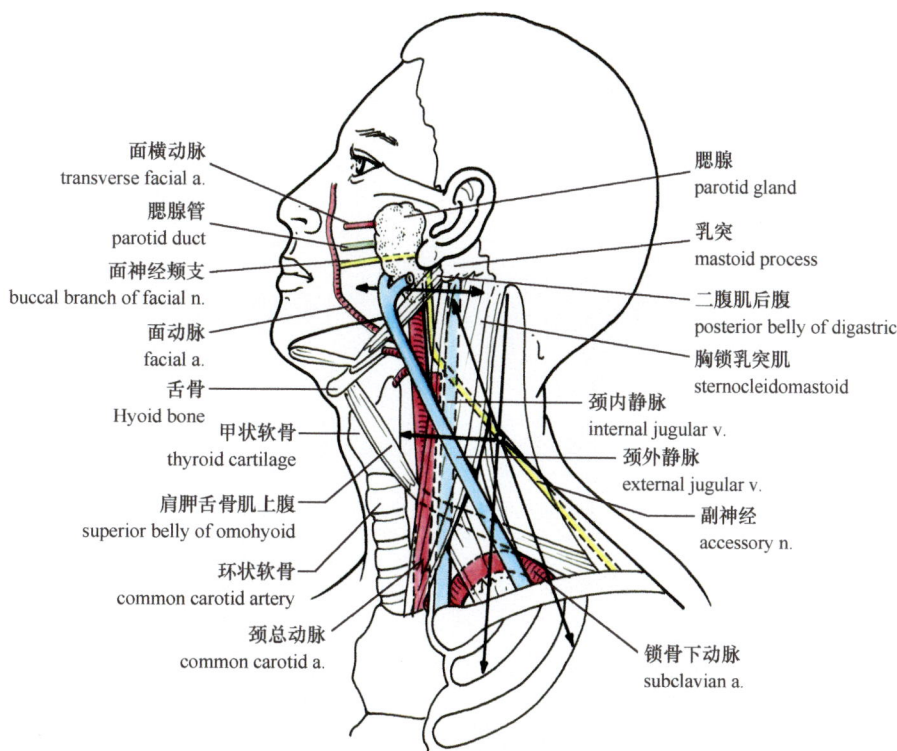

图 4-3 颈部有关结构的体表投影

4. 副神经 accessory nerve 其投影为自乳突尖与下颌角连线的中点，经胸锁乳突肌后缘中、上 1/3 交点至斜方肌前缘中、下 1/3 交点的连线。

5. 臂丛 brachial plexus 其投影为自胸锁乳突肌后缘中、下 1/3 交点至锁骨中、外 1/3 交点稍内侧的连线。该丛在此比较集中，且位置表浅，易于触摸，可作为臂丛锁骨上路阻滞麻醉的部位。

6. 胸膜顶 cupula of pleura 及肺尖 apex of lung 经胸廓上口突至颈根部，其最高点位于锁骨内侧 1/3 段上方约 2～3cm 处。

三、颈部的结构特点

颈部的结构繁多，关系复杂，但仍有规律可循。从局部解剖学的角度来看，颈部的结构归纳起来大致有 4 类。

1. 支持性结构 系指脊柱颈段，位于中位，其四周有肌肉附着，椎管内容纳脊髓颈段及其被膜。颈神经前、后根合成颈神经，出相应椎间孔后，其前支分别组成颈丛和臂丛。

2. 颈部的脏器 咽与食管、喉与气管、甲状腺等，位于颈椎前方。

3. 颈部的大血管、神经和淋巴 位于颈部脏器的两侧，其中往返于头与胸之间的大血管、神经和淋巴链等呈纵行排列于颈部脏器的两侧。而往返于颈或胸与上肢间的结构多呈横位或斜位通过颈根，如锁骨下动、静脉及臂丛等。

4. 颈部肌肉 数目多，大小不一，形态复杂，层次亦较多。它们分别与头、颈部的灵活运动相适应，并与发音、吞咽和呼吸等活动有关。其位置安排一般有如下规律：与颈椎活动有关的肌肉位于最深层，包围颈椎，如椎前肌，椎旁肌和椎枕肌群；与脏器活动有关的肌肉，位于中层，形成舌骨上、下肌群；位于最浅层的肌肉是斜方肌和胸锁乳突肌。

应当指出的是颈部结构的位置是相对固定的，头部运动时，可影响颈部器官及血管神经位置。头向一侧转动时，喉和气管移向同侧，而食管则移向对侧；头后仰时，颈部器官向前凸出，较接近皮肤。因此气管切开时，头必须保持正中后仰位。

（重庆医科大学　周庭永　孙善全）

第二节　颈部层次结构

一、浅层结构

（一）皮肤

皮肤较薄，移动性大，皮纹横行，故颈前区手术时多采用横切口，以利于术后愈合和美观。

（二）浅筋膜

颈浅筋膜 superficial cervical fascia 即皮下脂肪组织，较薄，与头部、胸部、上肢的浅筋膜相连续。在颈后部较为致密，颈前外侧部较疏松，内含有一片菲薄的皮肌，称颈阔肌，在其深面有颈丛的皮神经、浅静脉和浅淋巴结等结构（图 4-4～图 4-7）。

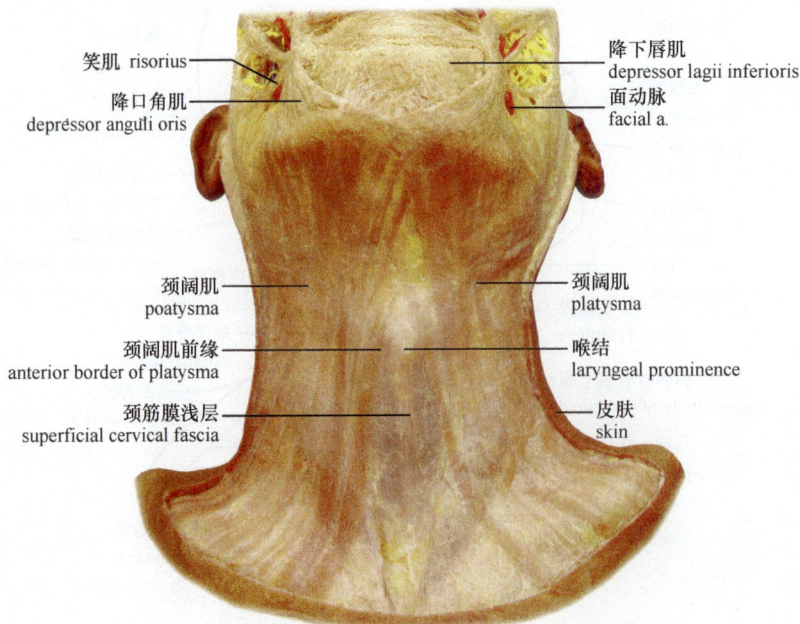

笑肌 risorius
降口角肌 depressor anguli oris
降下唇肌 depressor lagii inferioris
面动脉 facial a.
颈阔肌 poatysma
颈阔肌 platysma
颈阔肌前缘 anterior border of platysma
喉结 laryngeal prominence
颈筋膜浅层 superficial cervical fascia
皮肤 skin

前面观
图 4-4　颈阔肌

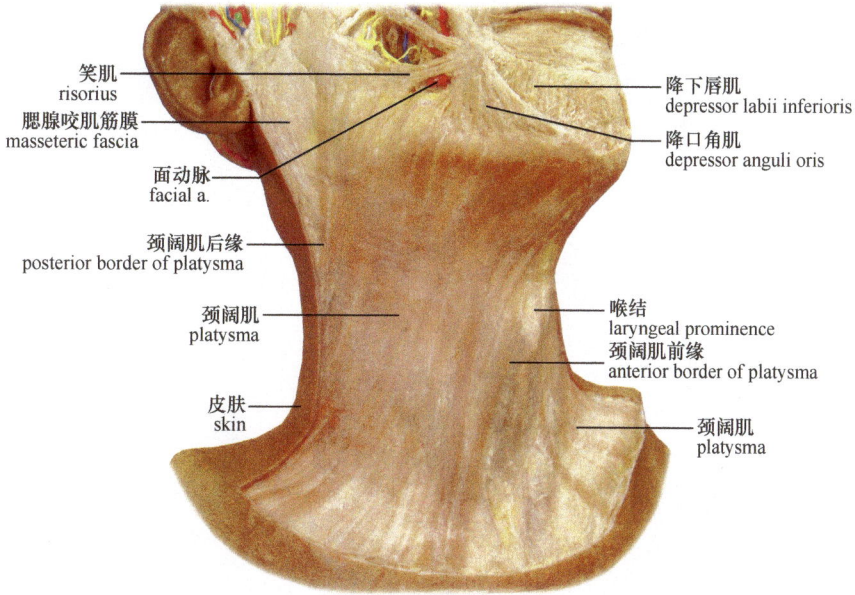

笑肌
risorius

腮腺咬肌筋膜
masseteric fascia

面动脉
facial a.

颈阔肌后缘
posterior border of platysma

颈阔肌
platysma

皮肤
skin

降下唇肌
depressor labii inferioris

降口角肌
depressor anguli oris

喉结
laryngeal prominence

颈阔肌前缘
anterior border of platysma

颈阔肌
platysma

侧面观
图 4-4 颈阔肌（续）

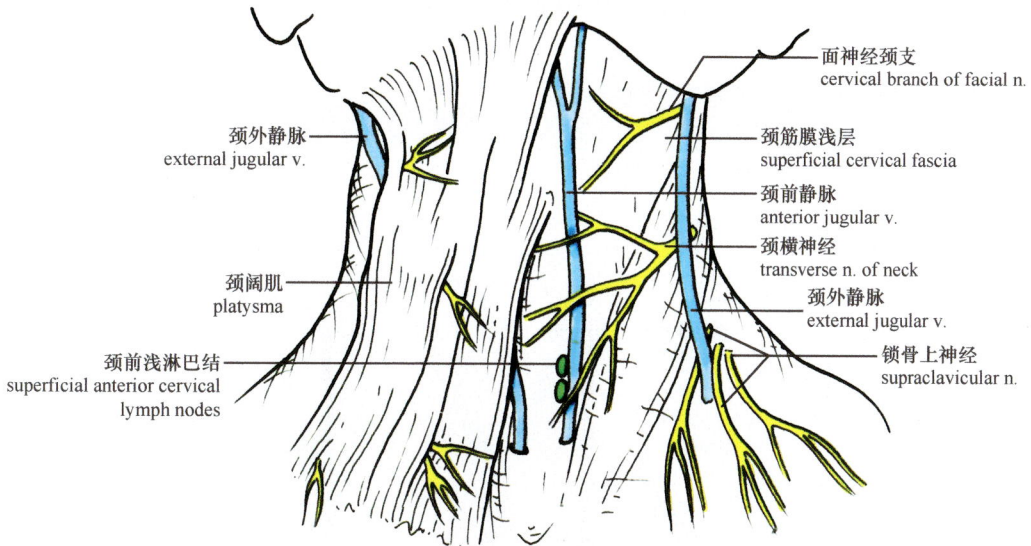

颈外静脉
external jugular v.

颈阔肌
platysma

颈前浅淋巴结
superficial anterior cervical
lymph nodes

面神经颈支
cervical branch of facial n.

颈筋膜浅层
superficial cervical fascia

颈前静脉
anterior jugular v.

颈横神经
transverse n. of neck

颈外静脉
external jugular v.

锁骨上神经
supraclavicular n.

图 4-5 颈阔肌及颈前浅层结构

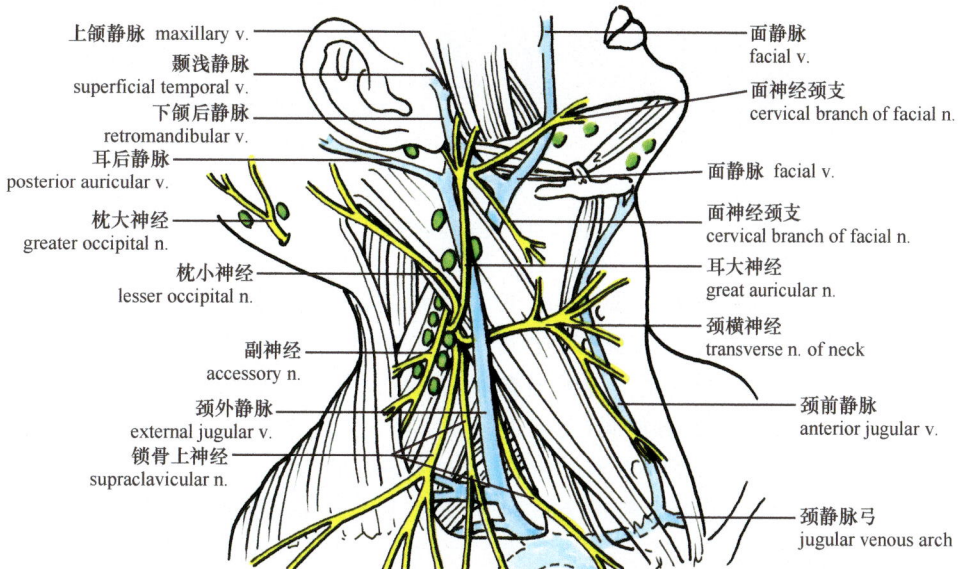

上颌静脉 maxillary v.

颞浅静脉
superficial temporal v.

下颌后静脉
retromandibular v.

耳后静脉
posterior auricular v.

枕大神经
greater occipital n.

枕小神经
lesser occipital n.

副神经
accessory n.

颈外静脉
external jugular v.

锁骨上神经
supraclavicular n.

面静脉
facial v.

面神经颈支
cervical branch of facial n.

面静脉 facial v.

面神经颈支
cervical branch of facial n.

耳大神经
great auricular n.

颈横神经
transverse n. of neck

颈前静脉
anterior jugular v.

颈静脉弓
jugular venous arch

图 4-6 颈部浅层结构

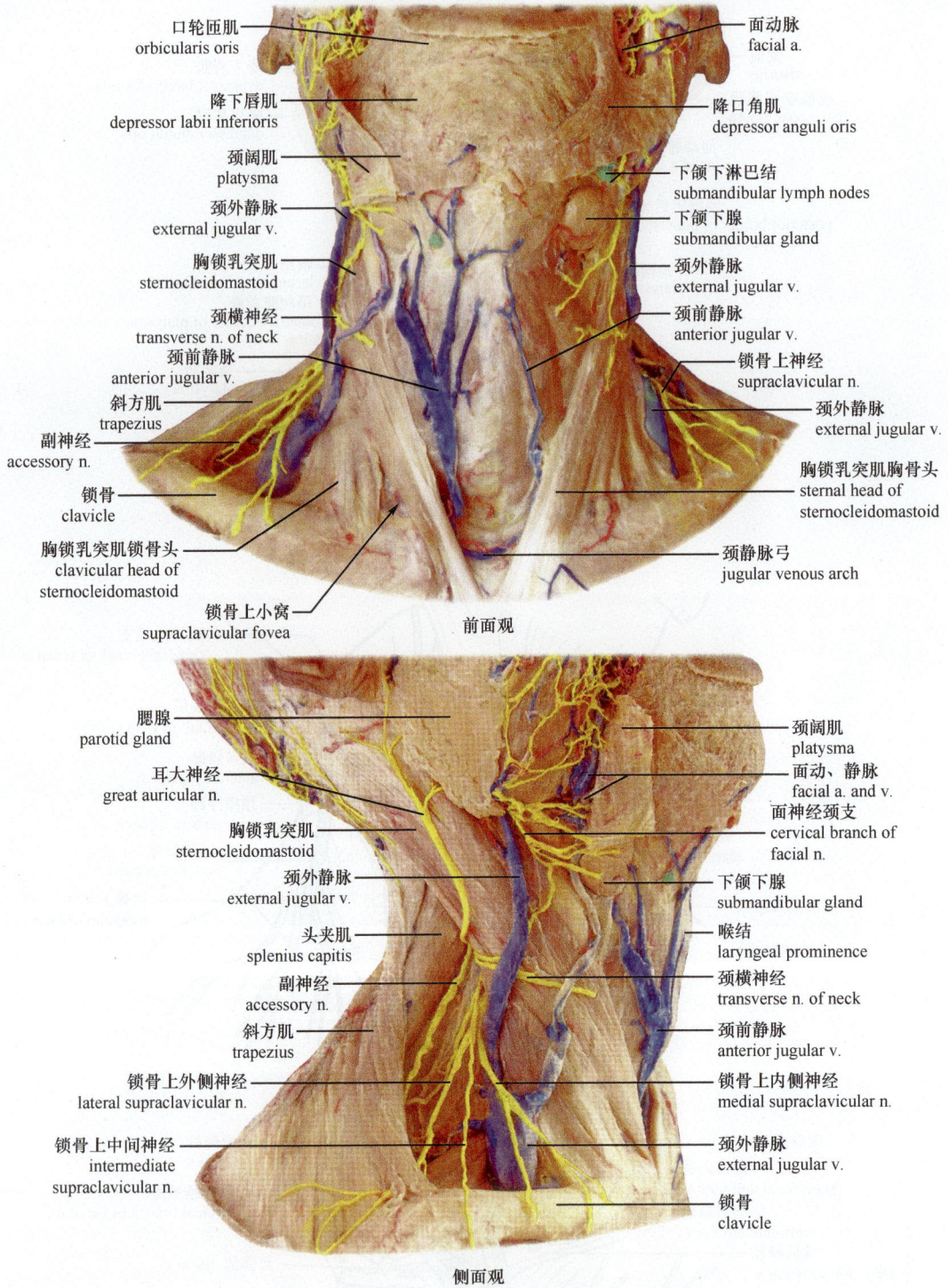

口轮匝肌
orbicularis oris

面动脉
facial a.

降下唇肌
depressor labii inferioris

降口角肌
depressor anguli oris

颈阔肌
platysma

下颌下淋巴结
submandibular lymph nodes

颈外静脉
external jugular v.

下颌下腺
submandibular gland

胸锁乳突肌
sternocleidomastoid

颈外静脉
external jugular v.

颈横神经
transverse n. of neck

颈前静脉
anterior jugular v.

颈前静脉
anterior jugular v.

锁骨上神经
supraclavicular n.

斜方肌
trapezius

颈外静脉
external jugular v.

副神经
accessory n.

胸锁乳突肌胸骨头
sternal head of
sternocleidomastoid

锁骨
clavicle

胸锁乳突肌锁骨头
clavicular head of
sternocleidomastoid

颈静脉弓
jugular venous arch

锁骨上小窝
supraclavicular fovea

前面观

腮腺
parotid gland

颈阔肌
platysma

耳大神经
great auricular n.

面动、静脉
facial a. and v.

面神经颈支
cervical branch of
facial n.

胸锁乳突肌
sternocleidomastoid

颈外静脉
external jugular v.

下颌下腺
submandibular gland

头夹肌
splenius capitis

喉结
laryngeal prominence

副神经
accessory n.

颈横神经
transverse n. of neck

斜方肌
trapezius

颈前静脉
anterior jugular v.

锁骨上外侧神经
lateral supraclavicular n.

锁骨上内侧神经
medial supraclavicular n.

锁骨上中间神经
intermediate
supraclavicular n.

颈外静脉
external jugular v.

锁骨
clavicle

侧面观

图 4-7　颈部浅层结构

1. 颈阔肌 platysma 为一薄层皮肌，肌纤维起自胸上部筋膜，肌束斜向上内跨过锁骨，越过下颌骨下缘后，止于口角处皮肤。该肌受**面神经颈支**支配，收缩时拉口角向下，并可紧张颈筋膜，有促进颈部静脉回流的作用。颈阔肌在颈部手术时常作为切口深度的标志（注意在颈正中线附近无该肌束）。颈阔肌手术切开或外伤后，应予缝合，以免术后形成较大的疤痕。

2. 颈前静脉 anterior jugular vein 为起自颏下的一些小静脉，在颈阔肌深面沿颈中线两侧下行，至胸锁乳突肌下份前缘，距胸骨柄上方约 3cm 处穿深筋膜浅层进入其深面。其本干弯行向外，经胸锁乳突肌深面汇入颈外静脉。在左、右颈前静脉向外转弯处，其间有一横行的静脉弓（**颈静脉弓**

jugular venous arch)相连。此弓位于胸骨上间隙内，横过气管前方，在作低位气管切开时注意不要损伤该静脉弓。颈前静脉变异甚大，可很小或缺如，也可左、右合为一干，沿颈前正中线下行，称**颈前正中静脉**。

3. 颈外静脉 external jugular vein 由下颌后静脉后支与耳后静脉及枕静脉汇合形成。垂直下行于胸锁乳突表面，至锁骨中点上方约 2.5 cm 处穿深筋膜，汇入锁骨下静脉，少数可注入静脉角。该静脉末端虽有一对瓣膜，但不能有效阻止血液逆流，故上腔静脉回流受阻时（如右心衰），可致颈外静脉怒张。由于颈外静脉管壁与颈深筋膜结合紧密，当颈外静脉损伤破裂时创口难以闭合，可致空气栓塞。

4. 颈丛皮支 颈丛皮支自胸锁乳突肌后缘中点附近处穿深筋膜浅出至皮下，由于颈丛皮支在此处位置表浅且相对集中，故为临床颈丛皮支阻滞麻醉部位。颈丛皮支主要分支有：

（1）**枕小神经** lesser occipital nerve：在胸锁乳突肌后缘中点偏上勾绕副神经，向后上沿胸锁乳突肌后缘上行，分布于枕部和耳廓背面区域的皮肤。

（2）**耳大神经** great auricular nerve：浅出后，伴随颈外静脉在胸锁乳突肌表面垂直上行，分布于耳廓及腮腺区皮肤。

（3）**颈横神经** transverse nerve of neck：自胸锁乳突肌后缘中点浅出，向前内侧横行跨越胸锁乳突肌表面，分为上支和下支分布于颈前区皮肤。

（4）**锁骨上神经** supraclavicular nerves：多分为内侧、中间、外侧 3 支行向下，跨锁骨至肩和上胸部，分布于颈前外侧部、胸上部和肩部皮肤。

5. 面神经颈支 cervical branch of facial nerve 自腮腺下缘浅出后走向前下，行于颈阔肌深面，进入并支配该肌。

6. 颈浅淋巴结群 包括颈前浅淋巴结和颈外侧浅淋巴结。

（1）**颈前浅淋巴结**：位于颈前区，沿颈前静脉排列，收集舌骨下区的浅淋巴，其输出管注入颈外侧下深淋巴结，或直接注入锁骨上淋巴结。

（2）**颈外侧浅淋巴结**：位于胸锁乳突肌表面及其后缘处，沿颈外静脉排列，收集枕、耳后区及腮腺淋巴结引流的淋巴，其输出管注入颈外侧深淋巴结。

二、颈深筋膜及筋膜间隙

（一）颈深筋膜

颈深筋膜 deep cervical fascia 又称**颈筋膜**

cervical fascia，位于颈浅筋膜深面，为包绕颈部肌肉、脏器、血管、神经和淋巴结的结缔组织膜。为适应颈部的结构特点，颈深筋膜特别发达，在颈部诸结构间分层形成鞘或囊并包裹这些结构，这不但使之与颈部的灵活运动相适应，而且也对这些器官起着相对固定和保护作用。在颈深筋膜各层之间或筋膜与脏器之间为疏松结缔组织所填充，形成潜在的蜂窝组织间隙，其内含有淋巴结、淋巴管等，在炎症或出血时易积脓或积血，并可沿一定方向蔓延。有关颈筋膜的描述，在其分层、各层的名称、分布和附着，以及筋膜间隙的范围和交通等方面说法均不太一致，多将颈筋膜分为浅、中、深 3 层（图 4-8，图 4-9）。

1. 颈筋膜浅层 superficial layer of cervical fascia 即**封套筋膜**，该筋膜上方附着于头颈分界线，下方附于颈与胸部和上肢的交界处，在后方附着于项韧带和第 7 颈椎棘突，由此向前分层包绕斜方肌，形成斜方肌肌鞘，再向前至胸锁乳突肌后缘分层包绕胸锁乳突肌，形成胸锁乳突肌肌鞘，至颈前正中线上与对侧者相延续，从而形成一个包裹整个颈部的封套层。此层筋膜除形成上述 2 个肌鞘外，在舌骨上部分层包裹二腹肌前腹和下颌下腺，在面后部包裹腮腺，分别形成 2 个腺囊，即下颌下腺腺囊和腮腺腺囊；在舌骨下部，胸骨柄和锁骨的上方，分层附着于其前、后缘分别形成 2 个间隙，即胸骨上间隙和锁骨上间隙。

2. 颈筋膜中层 middle layer of cervical fascia 又称**内脏筋膜**，位于舌骨下肌群深面，包绕咽与食管颈段、喉与气管颈部、甲状腺和甲状旁腺等器官。此筋膜上方附于甲状软骨、环状软骨和舌骨，向下包绕甲状腺形成**甲状腺鞘** thyroid sheath 或称**甲状腺假被膜** false capsule of thyroid，在甲状腺与气管上端邻接处，甲状腺鞘后层增厚形成**甲状腺悬韧带** suspensory ligament of thyroid gland。筋膜前下部覆盖气管，称**气管前筋膜** pretracheal fascia，经气管前面和两侧入胸腔，与心包上部融合。该筋膜的后上部覆盖颊肌和咽缩肌，称**颊咽筋膜** buccopharyngeal fascia，上附着于颅底，下续于**食管筋膜** esophageal fascia。该筋膜向两侧包绕颈总动脉、颈内动脉、颈内静脉、迷走神经、颈深淋巴结等形成**颈动脉鞘** carotid sheath，上起自颅底，下连纵隔，其周围借疏松结缔组织与颈筋膜浅、深层融合，鞘内有纵行纤维隔将动、静脉分开。

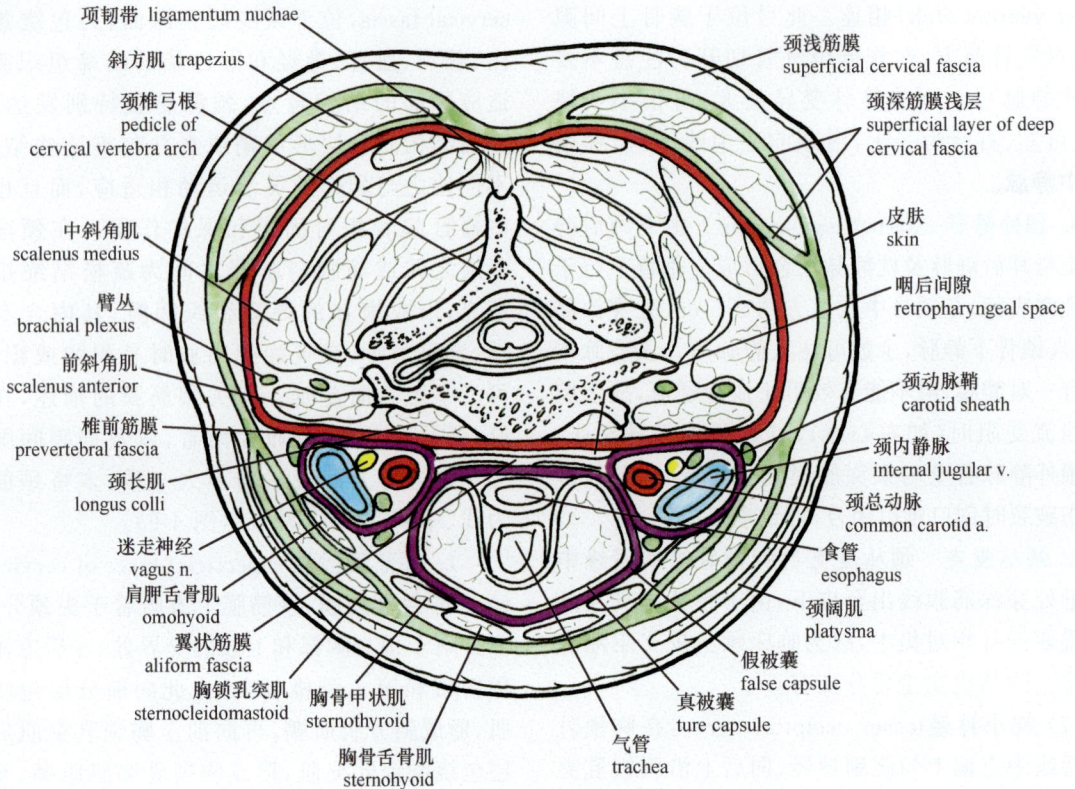

图 4-8　颈筋膜（横断面）

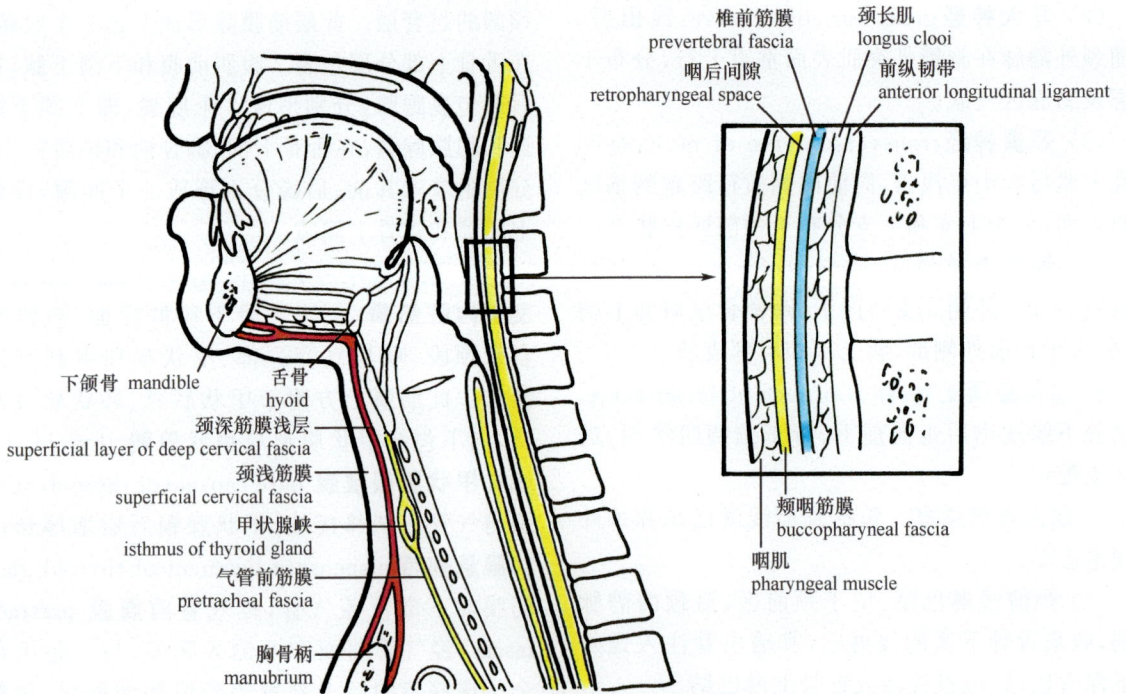

图 4-9　颈筋膜及筋膜间隙（正中矢状切面）

3. 颈筋膜深层 deep layer of cervical fascia 又称**椎前筋膜**prevertebral fascia 位于颈部脏器的深面，紧贴颈椎、椎前肌和斜角肌前面，上自颅底，下至上部胸椎与前纵韧带及胸内筋膜融合，两侧覆盖颈交感干、膈神经、臂丛和锁骨下动脉等结构。在下外方，椎前筋膜包裹锁骨下动脉和臂丛，并随

这些结构进入腋腔形成**腋鞘** axillary sheath。该筋膜向后，覆盖颈后肌并附于项韧带。

（二）颈筋膜间隙

1. 胸骨上间隙 suprasternal space　由颈筋膜浅层在胸骨柄上方约 3～4cm 处分为浅深两层，并分别附着于胸骨柄上缘的前、后缘所形成，其内含有胸锁乳突肌胸骨头、颈前静脉下段、颈静脉弓、淋巴结和脂肪组织等。

2. 锁骨上间隙 supraclavian space 位于锁骨上方，颈筋膜浅层的浅、深层之间，内有颈前静脉、颈外静脉末段和疏松结缔组织等。该间隙向内侧，经胸锁乳突肌后方与胸骨上间隙相通。

3. 气管前间隙 pretracheal space 位于气管前筋膜与气管颈段之间，内有气管前淋巴结、甲状腺下静脉、甲状腺奇静脉丛、甲状腺最下动脉、头臂干及左头臂静脉、小儿胸腺上部。此间隙向下与上纵隔间隙相延续，感染或气肿可相互蔓延扩散。该间隙为临床气管切开术切口入路必经之处。

4. 咽后间隙 retropharyngeal space 位于颊咽筋膜与椎前筋膜之间，该间隙向外延伸至咽侧壁外侧的部分称**咽旁间隙**。咽后间隙上至颅底，下经食管后方通上纵隔，此间隙内的脓肿常易引起吞咽困难。

5. 椎前间隙 prevertebral space 位于椎前筋膜与脊柱颈段之间，向下通上纵隔，两侧至颈外侧区，并经腋鞘达腋窝。颈椎结核时出现的脓肿多在此间隙内，形成慢性咽后脓肿，或向下外沿腋鞘蔓延至腋腔，形成腋腔冷脓肿。

关于颈筋膜描述，尚有以下几种观点：①"三层两亚层"，认为颈筋膜分为浅、中、深三层，其中浅、深层又分为两层；②"四层"，即将颈筋膜分为四层，第1层为封套筋膜，第2层为舌骨下肌筋膜，第3层为内脏筋膜，第4层为椎前筋膜；③"五层"，将颈筋膜分为五层，分别是封套筋膜、舌骨下肌群筋膜、内脏筋膜、颈动脉鞘、椎前筋膜；④"六层"，将颈筋膜分为六层，分别是封套筋膜、舌骨下肌群筋膜、内脏筋膜、颈动脉鞘、翼状筋膜、椎前筋膜。由于不同学者对颈筋膜的为层方法有所不同，故对颈筋膜及其间隙的定义也存在差异。

（重庆医科大学　周庭永　孙善全）

第三节　颈　前　区

以舌骨为标志，可将颈前区分为上方的舌骨上区和下方的舌骨下区。

一、舌骨上区

舌骨上区包括位居前正中位的颏下三角和两侧的下颌下三角。

（一）颏下三角

1. 境界 颏下三角 submental triangle 为两侧二腹肌前腹与舌骨体在颈前正中位上所围成单一的三角形区域。该三角的浅面的层次结构为皮肤、浅筋膜和颈筋膜浅层，深面为两侧下颌舌骨肌及其筋膜形成的**口膈**，借此与口腔的舌下间隙相邻。

2. 内容 颏下淋巴结 submental lymph nodes，有1～3个，收集舌尖、口腔底、下颌切牙和牙龈、下唇中部及颏部皮肤的淋巴，其输出管注入下颌下淋巴结和颈深淋巴结。

（二）下颌下三角

1. 境界 下颌下三角 submandibular triangle 由下颌骨体下缘与二腹肌前、后腹围成。该三角的浅面由浅入深依次为皮肤、浅筋膜和颈筋膜浅层，其深面有下颌舌骨肌、舌骨舌肌及咽中缩肌（表4-1）。在该区颈阔肌深面的浅筋膜内，有面神经下颌缘支及颈支通行。下颌缘支约有1/5出现于下颌下三角。其具体位置关系是在咬肌前角以后距下颌下缘约1cm，但在咬肌前下角以前则多平下颌下缘并越过面前静脉及面动脉的浅面（少数经其深面）。下颌下三角的手术常采用低于下颌角及下颌下缘1.5～2.0cm的弧形切口，并贴近下颌腺鞘浅层向上翻瓣，其目的是避免损伤下颌缘支。

2. 内容 主要有下颌下腺、面动、静脉、下颌下淋巴结、舌神经和舌下神经等（图4-10～图4-12）。

（1）**下颌下腺** submandibular gland：位于由颈筋膜浅层分层所形成的下颌下腺鞘内，腺与鞘间连以蜂窝组织，易于分离。该腺整体分浅、深两部，呈横置的"U"形，其浅部较大，位于下颌舌骨肌的浅面；深部绕下颌舌骨肌后缘延伸至下颌舌骨肌与舌骨舌肌之间，并由其前端发出**下颌下腺管**，该管在下颌舌骨肌深面行向前上进入舌下区，开口于口底黏膜的舌下阜。

表 4-1　舌骨上肌群

名称	起点	止点	作用	神经支配
下颌舌骨肌	下颌骨内面、颌舌线	下颌舌骨肌缝、舌骨体	牵舌骨向前上	三叉神经（下颌舌骨肌神经）
二腹肌	乳突切迹	下颌骨二腹肌窝	降下颌骨、上提舌骨	三叉神经（前腹）、面神经（后腹）
茎突舌骨肌	茎突根部	舌骨大角基部	牵舌骨向后上	面神经
颏舌骨肌	下颌骨颏棘	舌骨体	上提舌骨	舌下神经

（2）血管、淋巴及神经

1）面动脉 facial artery 及**面静脉** facial vein：面动脉于舌骨大角平面起自颈外动脉，经二腹肌后腹深面进入下颌下三角，在下颌下腺的深面前行并发出腺支营养下颌下腺，于咬肌前缘处绕下颌骨体下缘至面部。面静脉在面动脉的稍后方与该动脉伴行，在咬肌前缘处向后下越过下颌骨体下缘进入下颌下三角，行经下颌下腺和二腹肌后腹的浅面，进入颈动脉三角，于舌骨大角附近汇入颈内静脉。下颌下腺摘除术应注意处理面动脉及面静脉的近、远心端，以免引术后出血。

2）下颌下淋巴结 submaxillary lymph nodes：通常有 3～6 个，主要位于下颌下腺鞘内，下颌下腺与下颌骨下缘之间。此外，也有淋巴结潜居腺体内或腺鞘的浅面。由于下颌下淋巴结与下颌下腺关系密切，故在口腔颌面部恶性肿瘤转移时，常将下颌下淋巴结连同下颌下腺一并摘除。

3）舌神经 lingual nerve、**下颌下腺导管** duct of submandibular gland 及 **舌下神经** hypoglossal nerve：三者均位于下颌下腺的深面，在舌骨舌肌浅面，由后向前经下颌舌骨肌的深面进入舌下区。在此，自上而下依次排列为舌神经、下颌下腺导管及舌下神经。舌下神经位于二腹肌中间腱的上方，手术分离下颌下腺下缘时，应注意避免损伤其深面的舌下神经。舌神经与下颌下腺导管的关系密切，下

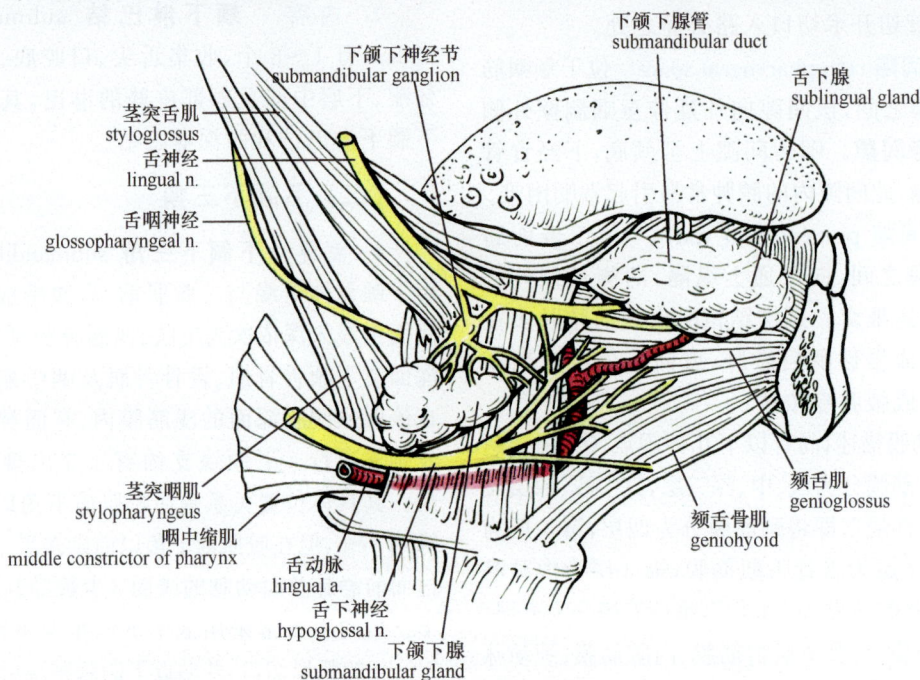

图 4-10 下颌下三角的内容

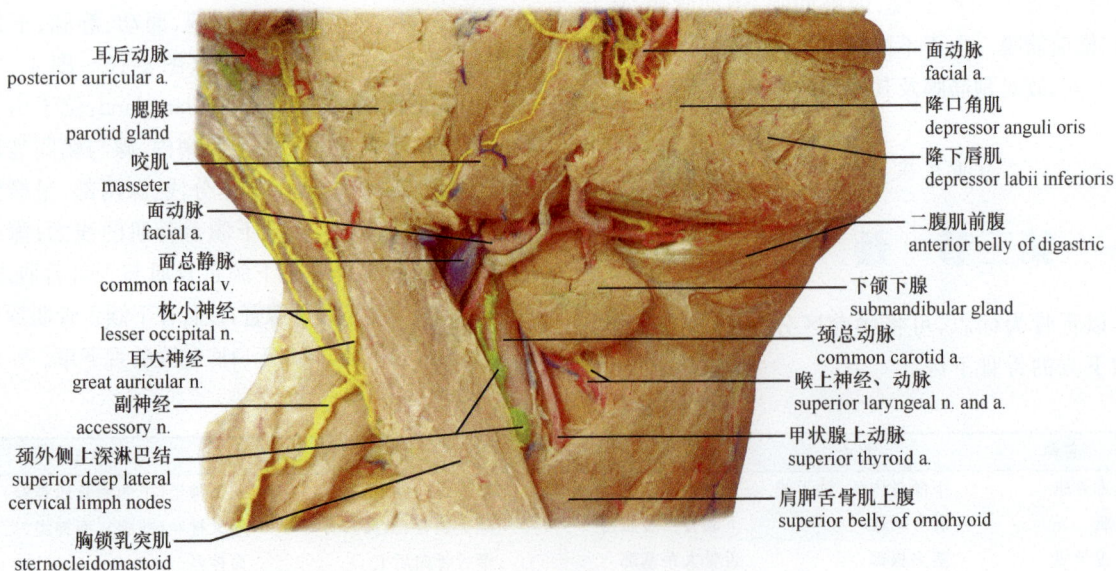

图 4-11 下颌下腺的位置及毗邻

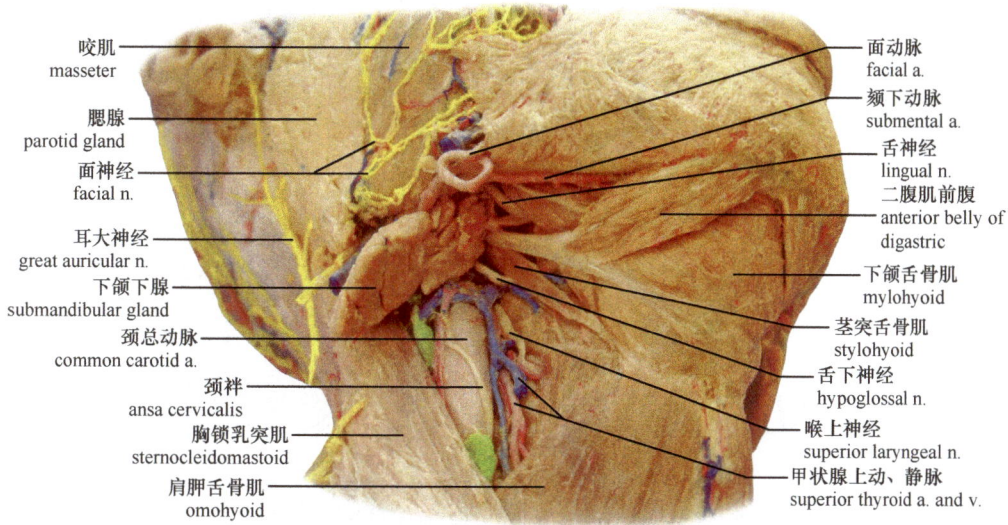

图 4-11 下颌下腺的位置及毗邻（续）

左侧标注（图4-11）：
咬肌 masseter
腮腺 parotid gland
面神经 facial n.
耳大神经 great auricular n.
下颌下腺 submandibular gland
颈总动脉 common carotid a.
颈袢 ansa cervicalis
胸锁乳突肌 sternocleidomastoid
肩胛舌骨肌 omohyoid

右侧标注（图4-11）：
面动脉 facial a.
颏下动脉 submental a.
舌神经 lingual n.
二腹肌前腹 anterior belly of digastric
下颌舌骨肌 mylohyoid
茎突舌骨肌 stylohyoid
舌下神经 hypoglossal n.
喉上神经 superior laryngeal n.
甲状腺上动、静脉 superior thyroid a. and v.

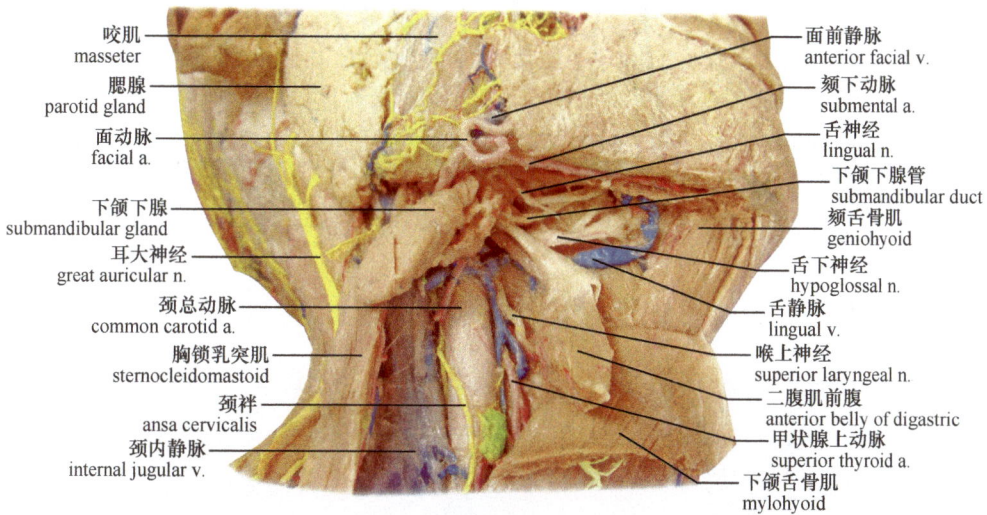

图 4-12 下颌下腺的位置及毗邻

左侧标注（图4-12）：
咬肌 masseter
腮腺 parotid gland
面动脉 facial a.
下颌下腺 submandibular gland
耳大神经 great auricular n.
颈总动脉 common carotid a.
胸锁乳突肌 sternocleidomastoid
颈袢 ansa cervicalis
颈内静脉 internal jugular v.

右侧标注（图4-12）：
面前静脉 anterior facial v.
颏下动脉 submental a.
舌神经 lingual n.
下颌下腺管 submandibular duct
颏舌骨肌 geniohyoid
舌下神经 hypoglossal n.
舌静脉 lingual v.
喉上神经 superior laryngeal n.
二腹肌前腹 anterior belly of digastric
甲状腺上动脉 superior thyroid a.
下颌舌骨肌 mylohyoid

颌下腺摘除术切断下颌下腺导管时，慎勿将舌神经当成下颌下腺导管而误予切断。其主要区别如下：①外形及联系上区别，舌神经较粗，均匀呈扁索状，性韧而具有光泽，下方连于**下颌下神经节**submandibular ganglion；下颌下腺导管较细，管径粗细不匀，较薄而松软，直接发自下颌下腺深部前端。②位置及行程上区别，在舌骨舌肌表面，舌神经位于下颌下腺导管的上方，若将下颌舌骨肌的后缘向前拉开，则见舌下区之舌神经约呈"U"形自后上外钩绕下颌下腺导管，经其下方转至其内侧和上方。

二、舌骨下区

舌骨下区系指舌骨以下与两侧胸锁乳突肌前缘之间的区域，该区包括位于两侧后上方的颈动脉三角和正中前下方的肌三角。

（一）颈动脉三角

1. 境界 **颈动脉三角** carotid triangle 由胸锁乳突肌前缘上份、二腹肌后腹和肩胛舌骨肌上腹所围成。三角浅面的层次结构为皮肤、浅筋膜（包括颈阔肌）、颈筋膜浅层，深面为椎前筋膜，其内侧是咽侧壁及其筋膜。此三角的特点是局部位置表浅，结构较多，大血管集中。

2. 内容 主要有颈总动脉及其分支、颈内静脉及其属支、舌下神经及其降支、迷走神经及其分支以及副神经和颈深淋巴结等（图 4-13～图 4-15）。

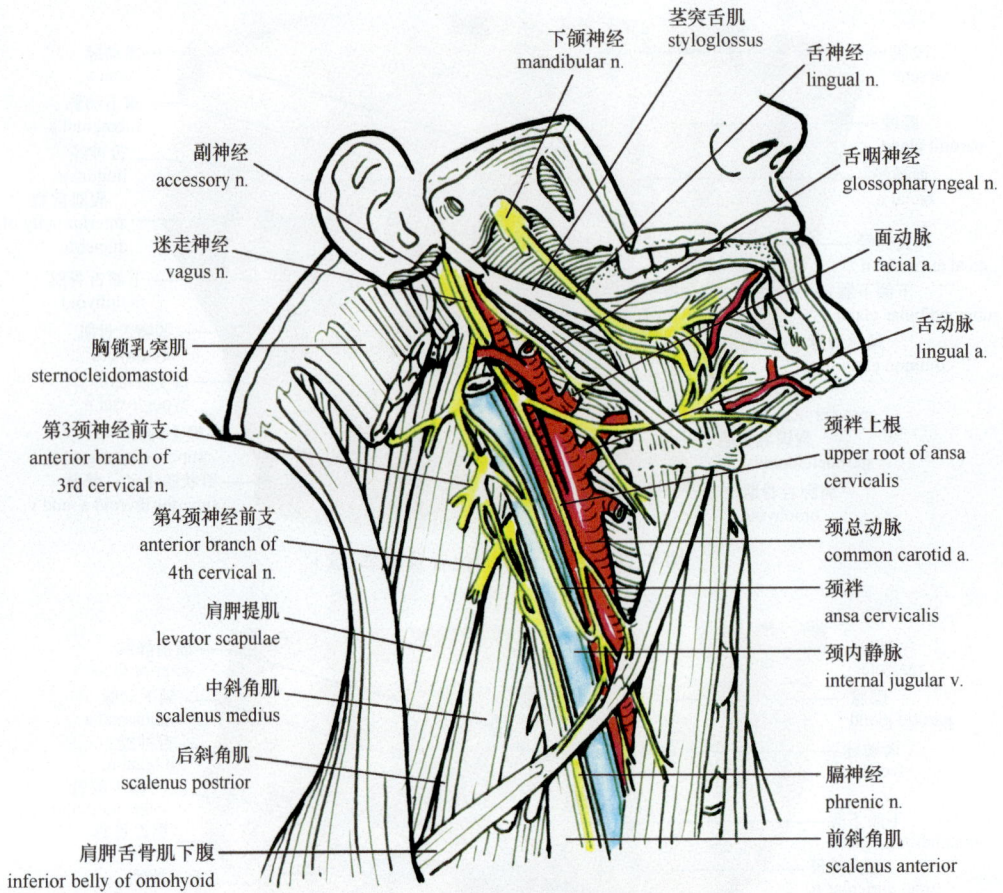

图 4-13　颈动脉三角的结构

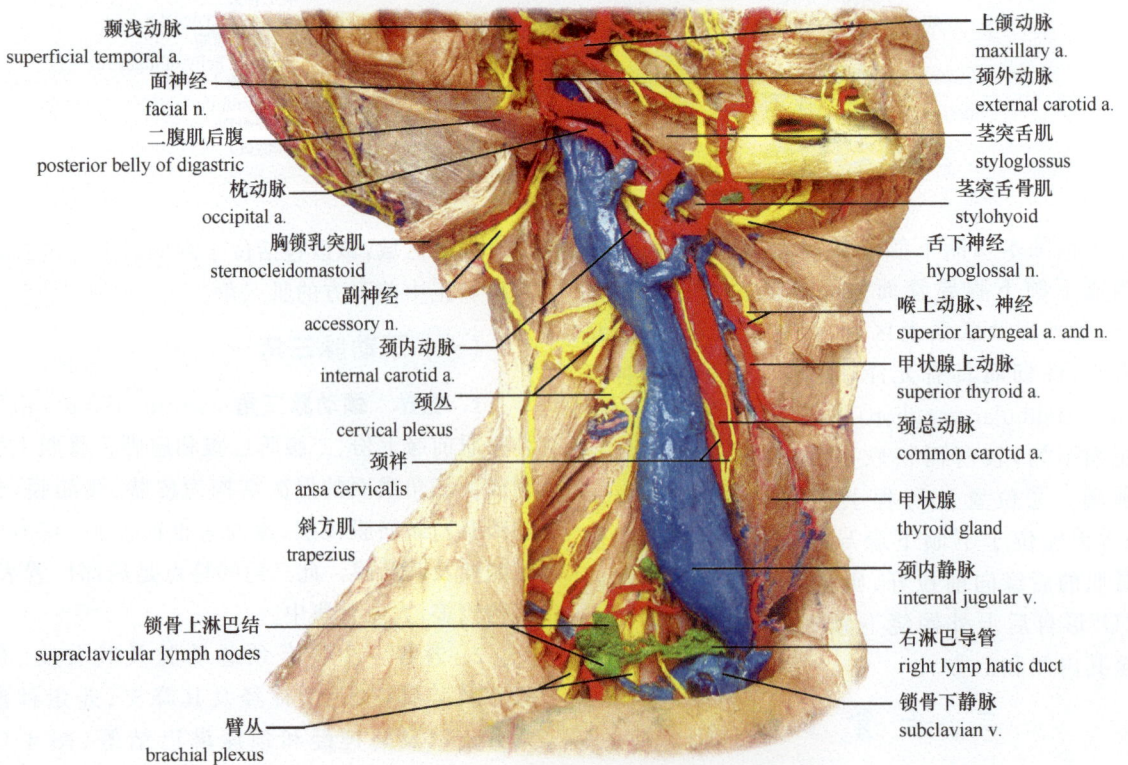

图 4-14　颈动脉三角的结构

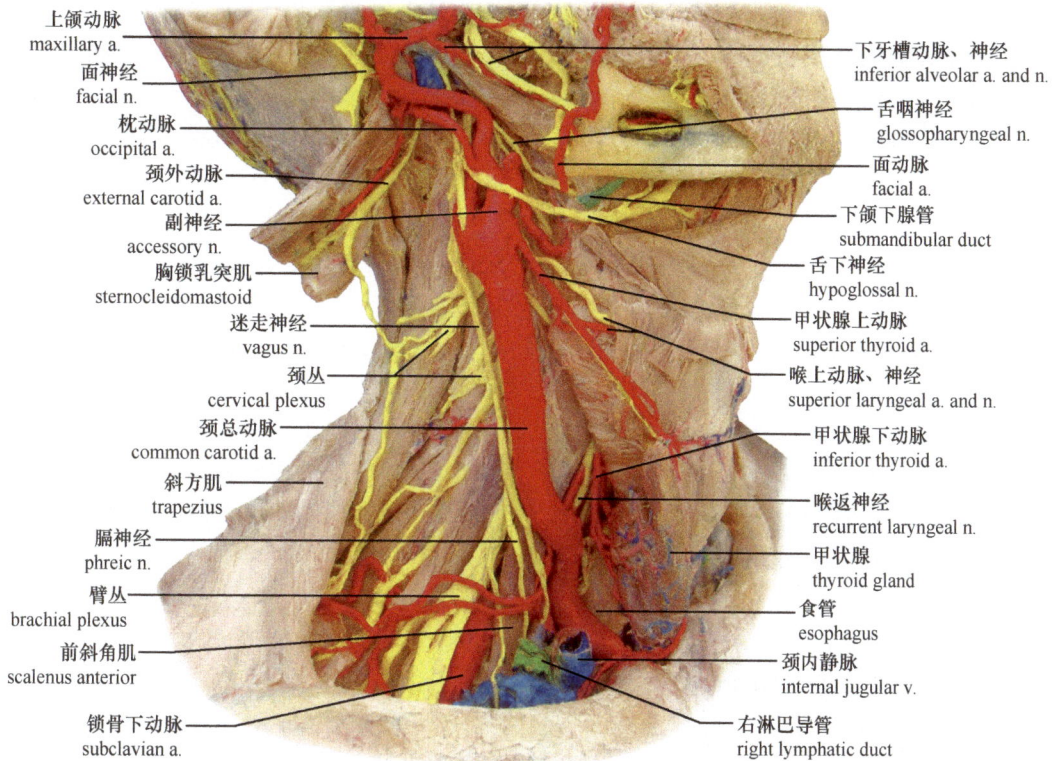

上颌动脉 maxillary a.
面神经 facial n.
枕动脉 occipital a.
颈外动脉 external carotid a.
副神经 accessory n.
胸锁乳突肌 sternocleidomastoid
迷走神经 vagus n.
颈丛 cervical plexus
颈总动脉 common carotid a.
斜方肌 trapezius
膈神经 phreic n.
臂丛 brachial plexus
前斜角肌 scalenus anterior
锁骨下动脉 subclavian a.

下牙槽动脉、神经 inferior alveolar a. and n.
舌咽神经 glossopharyngeal n.
面动脉 facial a.
下颌下腺管 submandibular duct
舌下神经 hypoglossal n.
甲状腺上动脉 superior thyroid a.
喉上动脉、神经 superior laryngeal a. and n.
甲状腺下动脉 inferior thyroid a.
喉返神经 recurrent laryngeal n.
甲状腺 thyroid gland
食管 esophagus
颈内静脉 internal jugular v.
右淋巴导管 right lymphatic duct

图 4-14 颈动脉三角的结构（续）

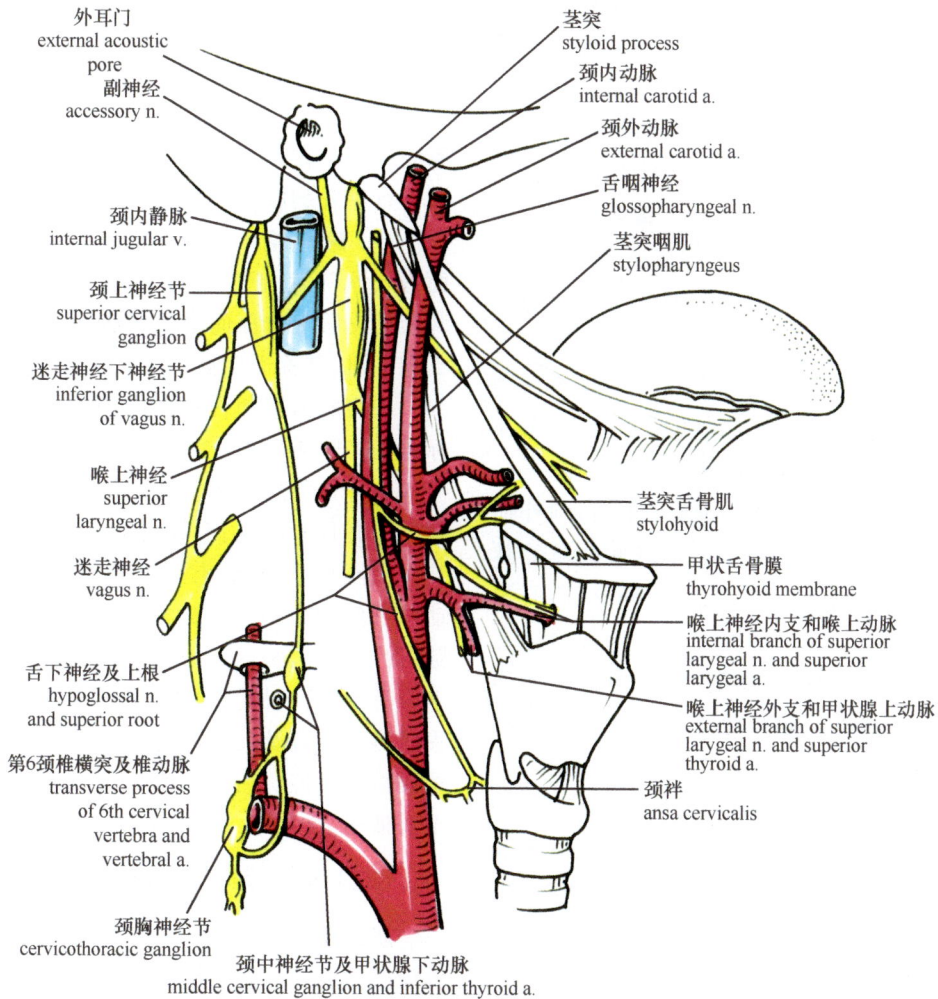

外耳门 external acoustic pore
副神经 accessory n.
颈内静脉 internal jugular v.
颈上神经节 superior cervical ganglion
迷走神经下神经节 inferior ganglion of vagus n.
喉上神经 superior laryngeal n.
迷走神经 vagus n.
舌下神经及上根 hypoglossal n. and superior root
第6颈椎横突及椎动脉 transverse process of 6th cervical vertebra and vertebral a.
颈胸神经节 cervicothoracic ganglion
颈中神经节及甲状腺下动脉 middle cervical ganglion and inferior thyroid a.

茎突 styloid process
颈内动脉 internal carotid a.
颈外动脉 external carotid a.
舌咽神经 glossopharyngeal n.
茎突咽肌 stylopharyngeus
茎突舌骨肌 stylohyoid
甲状舌骨膜 thyrohyoid membrane
喉上神经内支和喉上动脉 internal branch of superior larygeal n. and superior larygeal a.
喉上神经外支和甲状腺上动脉 external branch of superior larygeal n. and superior thyroid a.
颈袢 ansa cervicalis

图 4-15 脑神经与颈内、外动脉的关系

（1）**颈总动脉**common carotid artery：在颈动脉三角的下部，从胸锁乳突肌的前缘露出，沿气管及喉的外侧上行，约平甲状软骨上缘处，分为颈内动脉和颈外动脉（根据国人资料分叉部位最高不超过下颌角平面，最低可达甲状软骨上缘平面，多在舌骨大角平面和甲状软骨上缘平面之间，占74%）。颈总动脉通常只分颈内、外动脉两个终支，但在高位颈总动脉分叉者，可见由颈总动脉发出甲状腺上动脉（占19%）。由于甲状腺上动脉可起自颈总动脉，故在甲状腺上动脉与舌动脉之间结扎颈外动脉时，若周围解剖关系不清楚，有可能误扎颈总动脉，而引起同侧脑部血液循环障碍，导致偏瘫，甚至死亡。颈总动脉末端和颈内动脉起始部约为膨大，称**颈动脉窦** carotid sinus，其窦壁内有压力感受器。在颈总动脉分叉处的后方，有一个米粒大小的扁圆形小体借结缔组织与动脉相连，称**颈动脉小球** carotid glomus，为化学感受器。两者分别参与对血压和呼吸的调节功能。

（2）**颈内动脉**internal carotid artery 和**颈外动脉**external carotid artery：颈内、外动脉从颈总动脉分出后，二者均上行至二腹肌后腹的深面。

1）颈内、外动脉的鉴别：①颈内动脉初在颈外动脉的后外侧，继而转至其后内侧。②颈内动脉在颈部无分支，颈外动脉在颈部发出一系列分支。在颈动脉三角内，颈外动脉发出甲状腺上动脉、舌动脉、面动脉、枕动脉及咽升动脉5个分支。③手术时，若暂时阻断颈外动脉，同时触摸颞浅动脉或面动脉，如无搏动，即可证实被阻断的动脉即颈外动脉。临床上施行颈外动脉结扎的主要危险之一，在于误将颈内动脉认为是颈外动脉而加以结扎。

2）颈外动脉的毗邻：在颈动脉三角内，颈外动脉的浅面自上而下有舌下神经、舌静脉和面总静脉越过；内侧为咽侧壁及喉上神经的内、外支；后有颈袢上根及迷走神经。在甲状腺上动脉与舌动脉之间结扎颈外动脉时，务须分离清楚，以免误伤上述神经。由于两侧颈外动脉彼此之间有着丰富的吻合，故结扎一侧颈外动脉，其所供血部位不受影响。

3）颈内动脉的毗邻：在颈动脉三角内，浅面有枕动脉、舌下神经、舌静脉及面总静脉，后外侧邻近迷走神经，外侧有颈内静脉，内侧为咽侧壁及喉上神经内、外支。

（3）**颈内静脉**internal jugular vein：位于颈内动脉和颈总动脉的外侧，在颈动脉三角内，仅在甲状软骨上缘平面以上，从胸锁乳突肌前缘露出少许。颈内静脉接受面静脉、舌静脉和甲状腺上静脉等属支。

（4）**面静脉**facial vein：经二腹肌后腹的浅面，进入颈动脉三角，越过舌下神经及颈外、内动脉的浅面，约平舌骨高度，注入颈内静脉。颈外动脉结扎时，面静脉有碍显露颈外动脉时，一般将其牵开或结扎切断。

（5）**舌下神经**hypoglossal nerve：经二腹肌后腹深面进入颈动脉三角，呈弓形跨过颈内、外动脉的表面，在舌骨大角上方，再次经二腹肌后腹的深面进入下颌下三角。该神经于其弓形处发出随其走行的第1颈神经前支所构成的颈袢上根，在颈动脉鞘浅面（或鞘内）下行，与来自第2～3颈神经前支所构成的颈袢下根汇合，组成**颈袢** ansa cervicalis（平环状软骨弓水平），由袢发出分支，支配肩胛舌骨肌、胸骨舌骨肌和胸骨甲状肌。

（6）**迷走神经**vagus nerve：位于颈动脉鞘内，在颈内静脉与颈内动脉及颈总动脉之间的后方下行。迷走神经于颅底的**结状神经节（下神经节）**处发出**喉上神经** superior laryngeal nerve，向前下分为内、外两支，斜行于颈内、外动脉的深面，外支布于环甲肌；内支分布于舌根中部及声门裂以上的喉黏膜等处。在该三角内还发出心支，循颈总动脉表面下行进入胸腔，参与构成心丛。

（7）**副神经**accessory nerve：经二腹肌后腹深面进入该三角，于颈内动、静脉之间行向后外侧，在胸锁乳突肌上份深面进入该肌，并于此处发出分支支配该肌，其本干向后下进入枕三角。

二腹肌后腹和舌骨大角，为颈动脉三角的重要标志。二腹肌后腹（图4-16）为颈动脉三角之上界，但其位置与邻近的血管神经关系密切，在二腹肌后腹浅面有耳大神经、下颌后静脉和面神经颈支；在其深面至该肌下缘，有一排重要血管、神经行经颈动脉三角，自后向前依次排列为：副神经、颈内静脉、舌下神经、颈内动脉、颈外动脉及面动脉；在其上缘有，耳后动脉、面神经和舌咽神经等。故在二腹肌后腹附近及其深面进行手术时，慎勿伤及上述重要血管神经。舌骨大角是寻找和辨认舌动脉的重要依据。

（二）肌三角（甲状腺区）

肌三角 muscular triangle 由颈前正中线、胸锁乳突肌前缘和肩胛舌骨肌上腹围成，又称**肩胛舌骨肌气管三角**。三角浅面的层次结构由浅入深依次

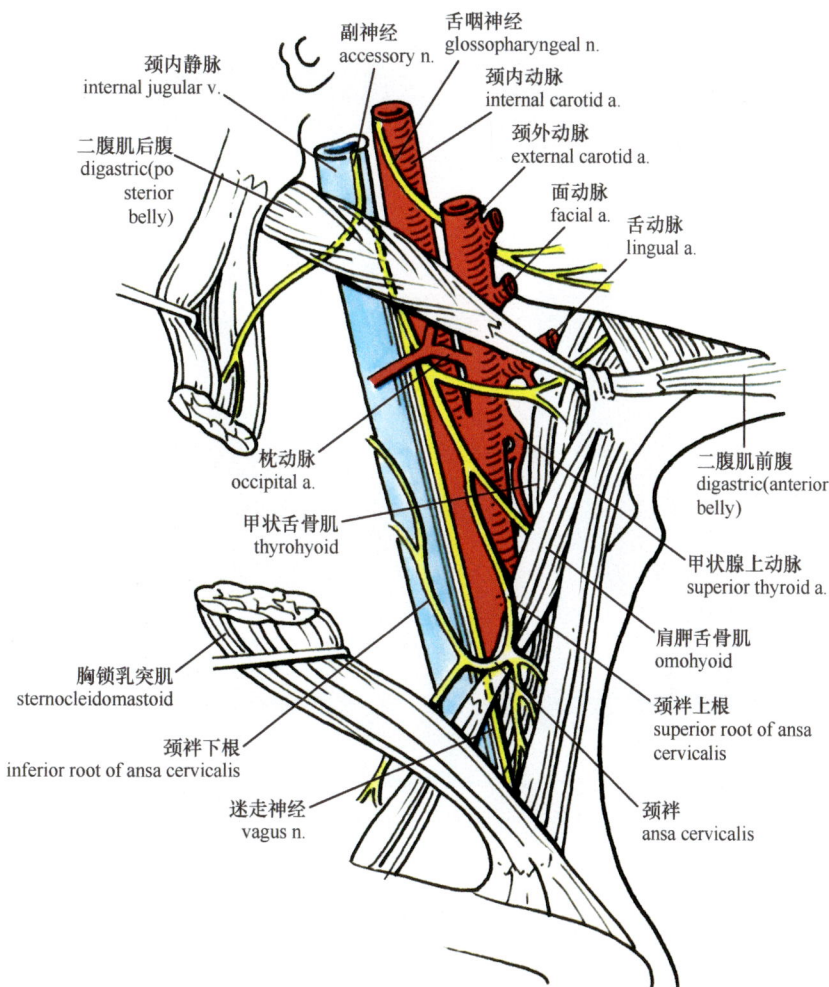

图 4-16 二腹肌后腹的毗邻

为：皮肤、浅筋膜和颈筋膜浅层，深面为椎前筋膜。该三角内主要有舌骨下肌群（表 4-2，图 4-17）、甲状腺、甲状旁腺、气管颈段及其相关的血管神经等。

表 4-2 舌骨下肌群

名称	起点	止点	作用	神经支配
肩胛舌骨肌	肩胛骨上缘及肩胛横韧带	舌骨体内侧半	下拉舌骨	颈袢
胸骨舌骨肌	胸骨柄及锁骨内侧端的后面	舌骨体外侧半	下拉舌骨	颈袢
胸骨甲状肌	胸骨柄和第1肋的后面	甲状软骨板斜线	下拉甲状软骨	颈袢
甲状舌骨肌	甲状软骨板斜线	舌骨体与舌骨大角交界处	下拉舌骨	舌下神经

1. 甲状腺 thyroid gland

（1）形态（图 4-18）：呈"H"或"U"形，可分为两个侧叶和一个峡部。在峡部上缘约 50% 以上有一锥状叶，从峡部向上延伸，其尖向上借一纤维束连于舌骨中部，是甲状舌管（图 4-19）的遗迹。

（2）位置：甲状腺侧叶紧贴甲状软骨板、环状软骨和第 1～6 气管软骨环的侧面，其上端达甲状软骨板中部，下端至第 6 气管软骨平面。峡部位于第 2～4 气管软骨环的前方。锥状叶的位置常偏于左侧。

（3）毗邻（图 4-8）：甲状腺侧叶的横切面大体呈三角形，有 3 个面，其前外侧面由浅入深为：皮肤、浅筋膜、颈深筋膜浅层、舌骨下肌群（甲状舌骨肌除外）及气管前筋膜所覆盖；后内侧面与两个管道、两条神经和两块肌肉相毗邻，两个管道是气管和食管，两条神经是喉上神经外支和喉返神经，两块肌肉为咽下缩肌和环甲肌；后外侧面为：甲状旁腺、颈动脉鞘和甲状腺下动脉的末段，以及颈交感神经链等结构。从上述毗邻关系中可以看出，当甲状腺肿大时，可压迫气管和食管，严重时可致气管软骨环软化，引起呼吸和吞咽困难；如压迫喉返神经，则可引起声音嘶哑；压迫交感干，可出现 Horner 综合征（患侧面部潮红无汗，瞳孔缩小，眼裂变窄，上睑下垂和眼球内陷）。

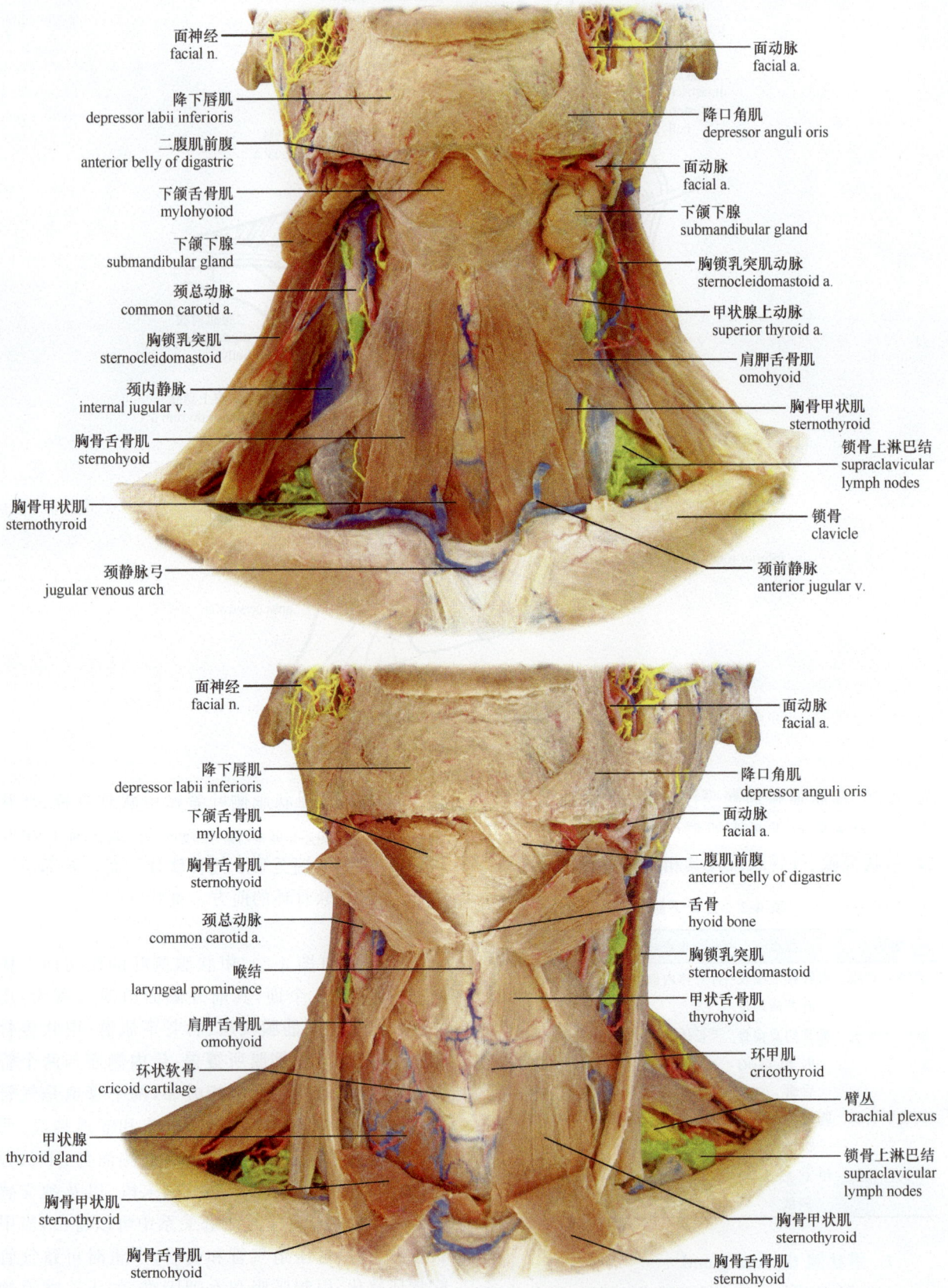

面神经
facial n.

面动脉
facial a.

降下唇肌
depressor labii inferioris

降口角肌
depressor anguli oris

二腹肌前腹
anterior belly of digastric

面动脉
facial a.

下颌舌骨肌
mylohyoid

下颌下腺
submandibular gland

下颌下腺
submandibular gland

胸锁乳突肌动脉
sternocleidomastoid a.

颈总动脉
common carotid a.

甲状腺上动脉
superior thyroid a.

胸锁乳突肌
sternocleidomastoid

肩胛舌骨肌
omohyoid

颈内静脉
internal jugular v.

胸骨甲状肌
sternothyroid

胸骨舌骨肌
sternohyoid

锁骨上淋巴结
supraclavicular lymph nodes

胸骨甲状肌
sternothyroid

锁骨
clavicle

颈静脉弓
jugular venous arch

颈前静脉
anterior jugular v.

面神经
facial n.

面动脉
facial a.

降下唇肌
depressor labii inferioris

降口角肌
depressor anguli oris

下颌舌骨肌
mylohyoid

面动脉
facial a.

胸骨舌骨肌
sternohyoid

二腹肌前腹
anterior belly of digastric

颈总动脉
common carotid a.

舌骨
hyoid bone

喉结
laryngeal prominence

胸锁乳突肌
sternocleidomastoid

肩胛舌骨肌
omohyoid

甲状舌骨肌
thyrohyoid

环状软骨
cricoid cartilage

环甲肌
cricothyroid

甲状腺
thyroid gland

臂丛
brachial plexus

锁骨上淋巴结
supraclavicular lymph nodes

胸骨甲状肌
sternothyroid

胸骨甲状肌
sternothyroid

胸骨舌骨肌
sternohyoid

胸骨舌骨肌
sternohyoid

图 4-17　舌骨下肌群

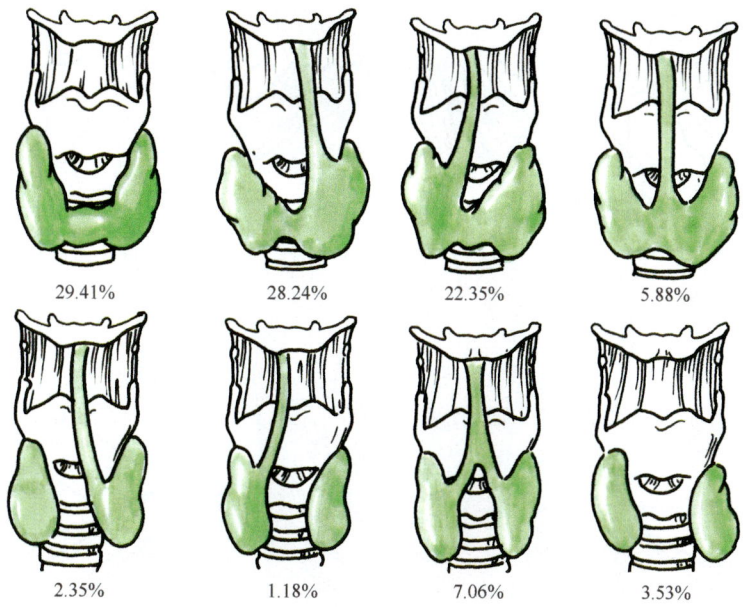

29.41%　　　28.24%　　　22.35%　　　5.88%

2.35%　　　1.18%　　　7.06%　　　3.53%

图 4-18　国人甲状腺形态类型

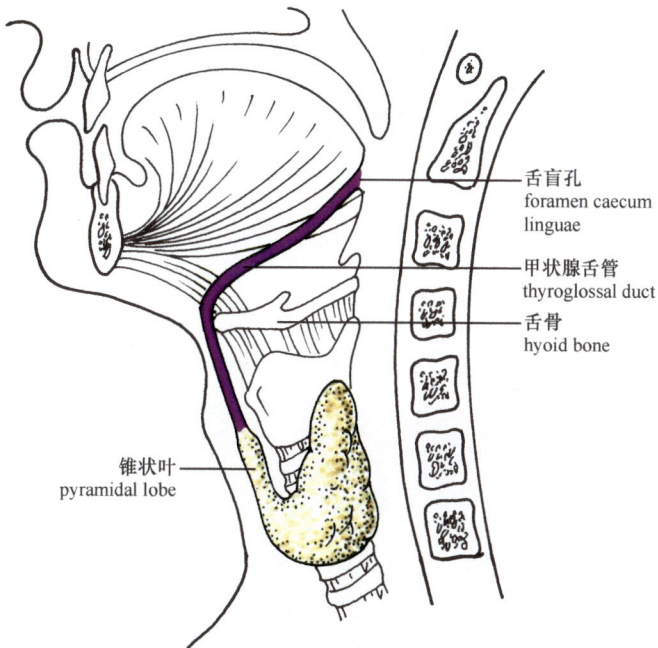

舌盲孔
foramen caecum
linguae

甲状腺舌管
thyroglossal duct

舌骨
hyoid bone

锥状叶
pyramidal lobe

图 4-19　甲状舌管

（4）被囊：由包裹于甲状腺表面的结缔组织增厚形成，有一真一假两个被囊。其中真囊（纤维囊）位于内层，由腺体周围结缔组织增厚形成；**甲状腺假囊（甲状腺鞘）**false capsule of the thyroid gland 位于外层，由颈筋膜中层包裹甲状腺所形成。后者在甲状腺侧叶和峡部的后面与甲状软骨、环状软骨、气管软骨之间增厚形成**甲状腺悬韧带** suspensory ligament of the thyroid gland，将甲状腺悬置于喉和气管上。故吞咽时甲状腺可随喉上下移动，临床上可借此鉴别颈部肿块与甲状腺的关系。在囊、鞘之间为少量疏松结缔组织形成的囊鞘间隙，其中有甲状旁腺、血管和神经，进入甲状腺的动脉穿经二层被囊，然后在真被囊下分支，临床上在真、假囊间钳夹血管干时应注意不要损伤真被囊，因其深面即为许多脆弱的血管，不易止血。喉返神经一般行于假囊外。

（5）血供（图 4-20～图 4-23）

1）动脉：有名称的动脉有 5 支，即成对的甲状腺上动脉、甲状腺下动脉和 1 支甲状腺最下动脉。

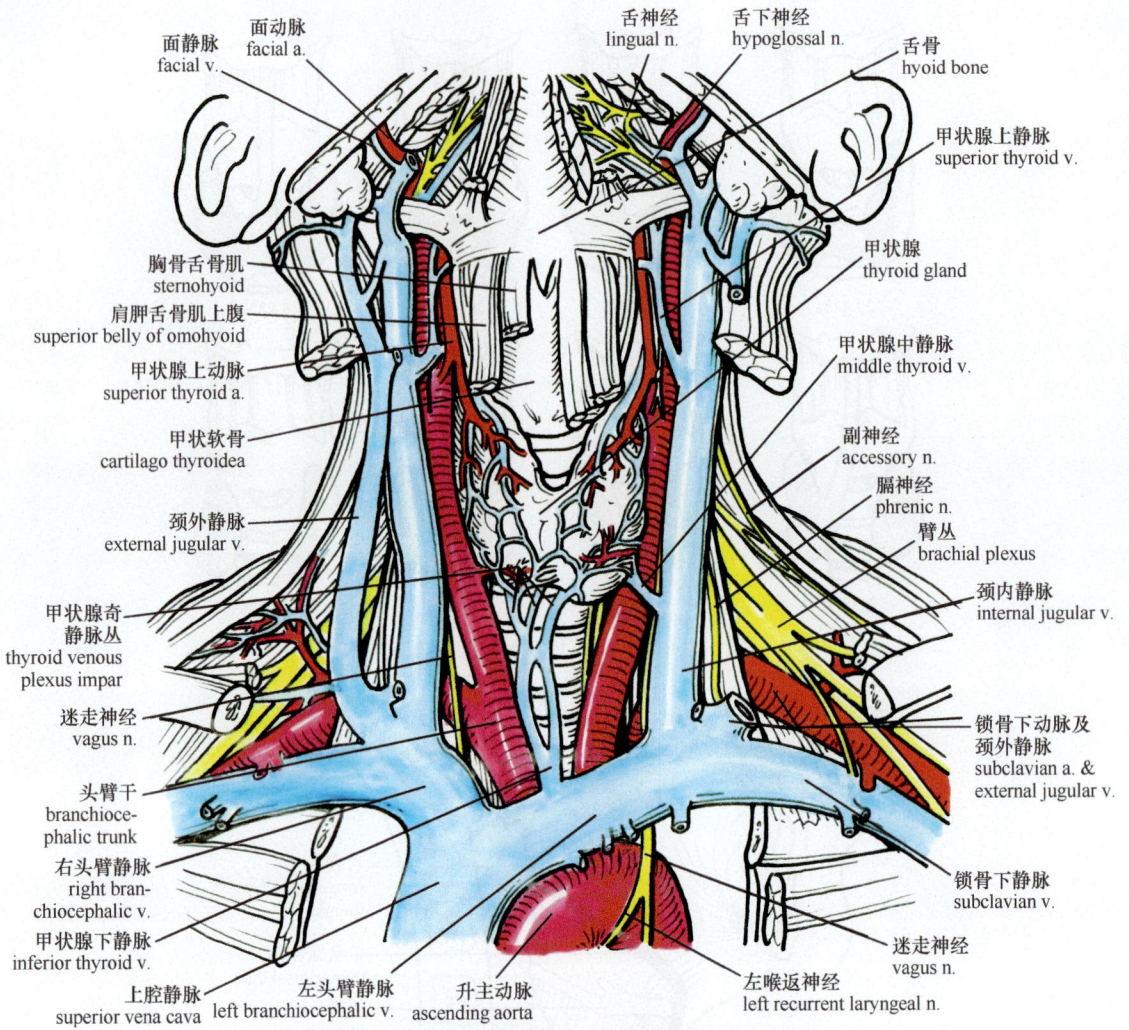

图 4-20 颈前区的血管神经

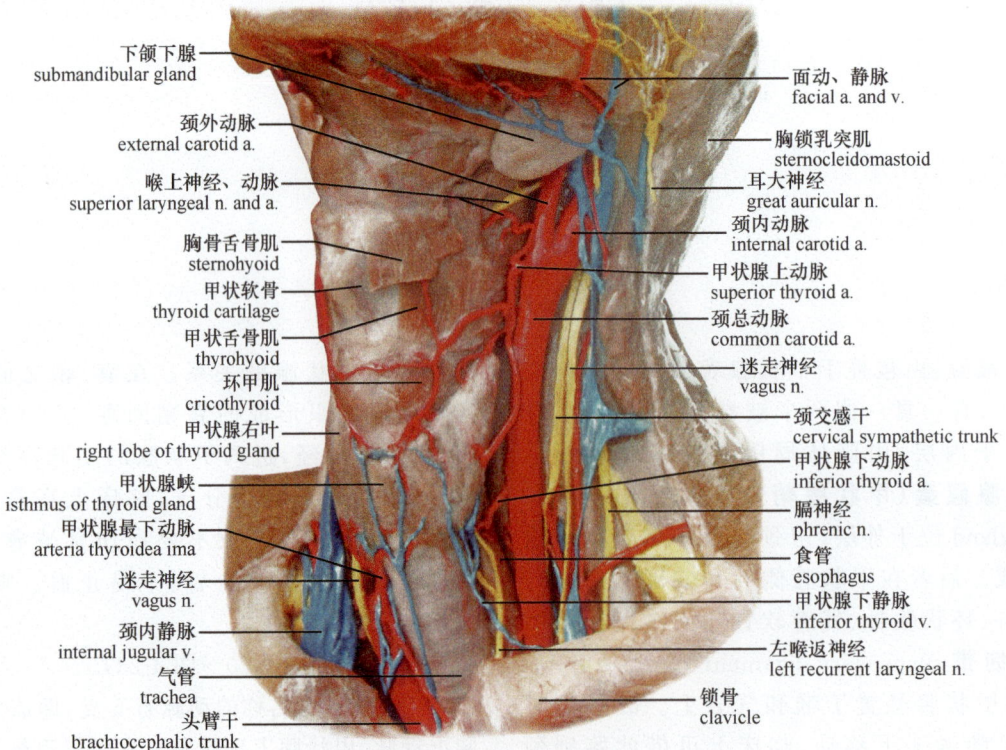

图 4-21 甲状腺的血供(1)

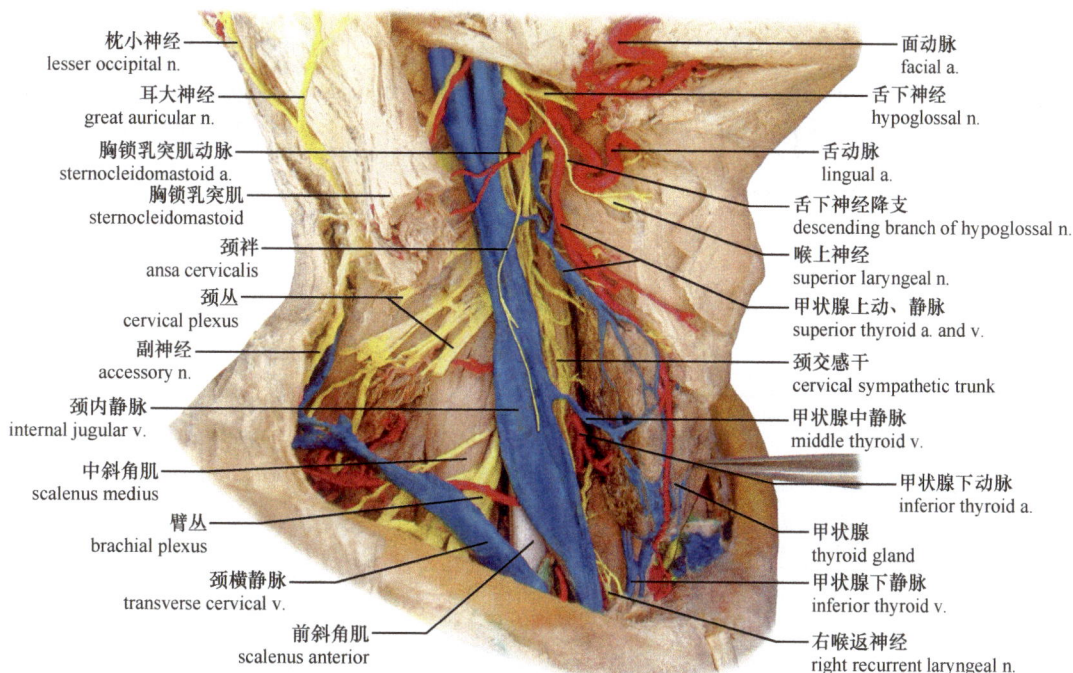

图 4-21 甲状腺的血供(1)(续)

甲状腺上动脉 superior thyroid artery 起自颈外动脉起始处的前壁,行向前下,途中发出**喉上动脉**,随喉上神经内支穿甲状舌骨膜进入喉内。本干至甲状腺侧叶上极分支进入腺体。一般分为 3 支,1 支至腺的前面,1 支至腺的后面,另 1 支沿峡部上缘与对侧者吻合。该血管尚发出分支至锥状叶基部,锥状叶尖端无动脉供应,切断时无出血之虑。

甲状腺下动脉 inferior thyroid artery 起自锁骨下动脉的甲状颈干,沿前斜角肌的内侧缘上行,至第 6 颈椎高度,呈弓形转向内侧,经颈动脉鞘后方潜入腺体下极的后面,通常分为上、下两支,并与甲状腺上动脉的分支有吻合。该动脉除了供应甲状腺之外,还广泛分布于甲状旁腺和气管、食管颈段等处。

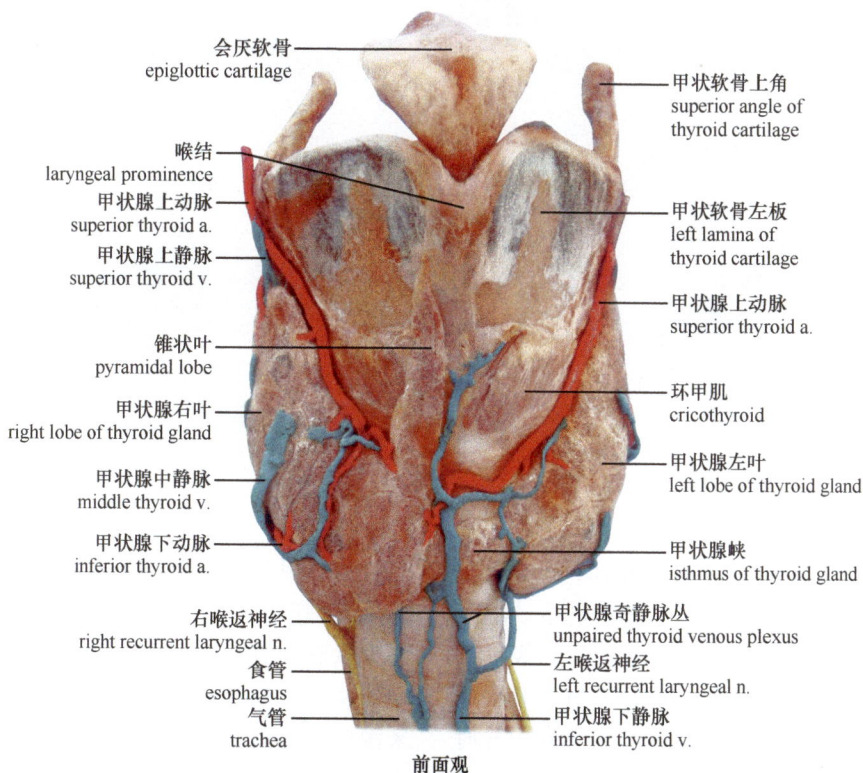

前面观

图 4-22 甲状腺的血供(2)

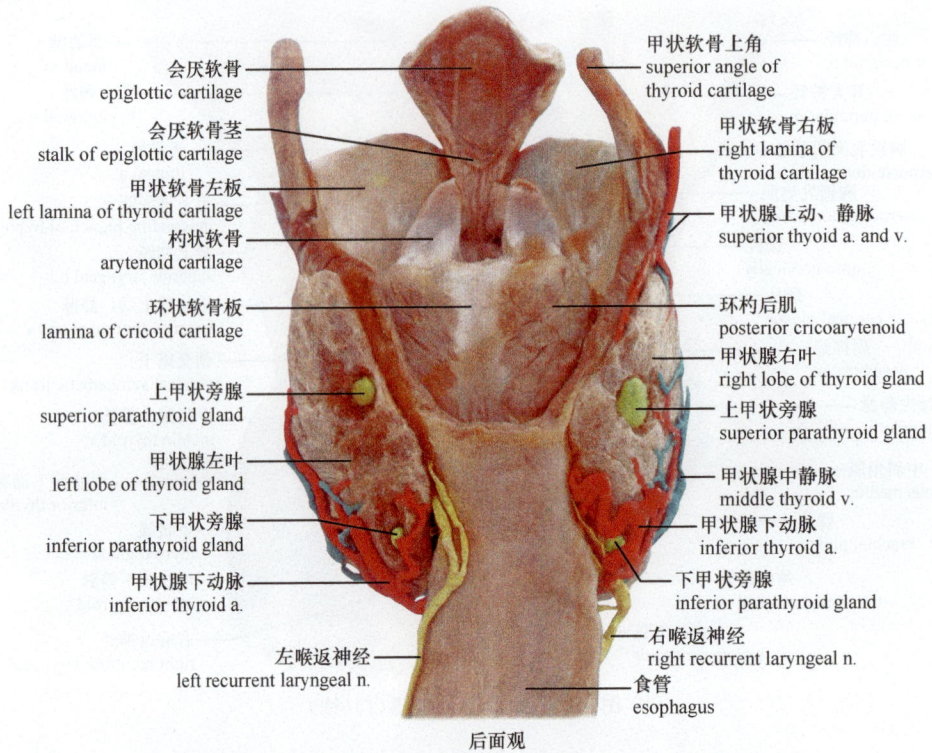

图 4-22 甲状腺的血供(2)(续)

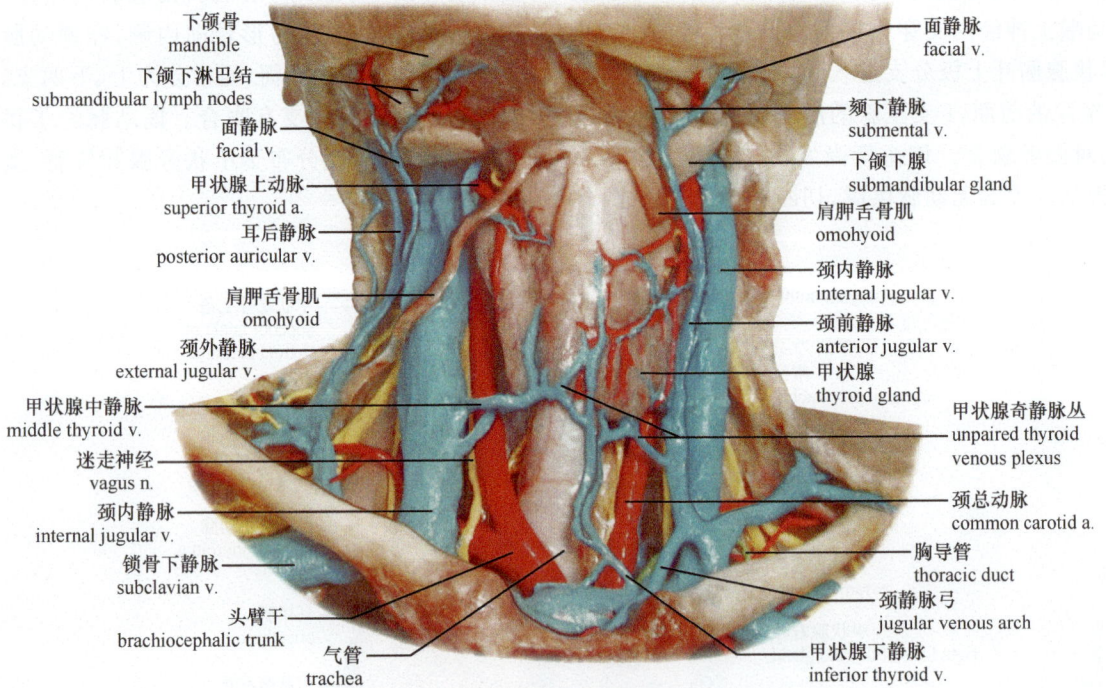

图 4-23 甲状腺的血供

甲状腺最下动脉arteriae thyreoidea ima 常较小,不成对,出现率为 13.8%。一般起自主动脉弓或头臂干,沿气管颈段前方上行,由峡部下缘进入腺体,并与其他甲状腺动脉分支吻合。由于该动脉上行于气管颈段的前方,因此在行低位气管切开时应注意,避免损伤。

供应甲状腺的动脉除上述者外,还有许多来自气管、食管颈段动脉的小支分布到甲状腺,统称为**副甲状腺动脉**。

从上述动脉血供中可以看出:①甲状腺的动脉来源广泛,血供丰富;②有名称的动脉均直接起源于大动脉,故流速快、压力高,如手术时结扎不良,则易脱落;③各动脉在腺体表面,特别是实质内存在着丰富的吻合,因此在手术时对残留的甲状腺组织应注意彻底止血。近年有学者根据临床观察报道,在甲状腺手术时最好保留甲状腺动脉主干和至甲状旁腺的分支,以免残留的甲状腺组织缺血而造成甲低和甲状旁腺缺血引起的钙、磷代谢失调。

2)静脉:甲状腺的静脉先在真囊下汇集形成静脉丛,然后汇合成 3 对静脉穿真、假被囊离开腺体。

甲状腺上静脉 superior thyroid vein 由侧叶的上份出腺体,汇入颈内静脉。

甲状腺中静脉 middle thyroid vein 由侧叶中分出腺体,经颈总动脉前方汇入颈内静脉。

甲状腺下静脉 inferior thyroid vein 由峡部的下缘出腺体,经气管前方下行,主要汇入头臂静脉。两侧甲状腺下静脉在气管颈段前方常吻合形成**甲状腺奇静脉丛**,在行低位气管切开时应注意。

第 4 甲状腺静脉位于甲状腺中、下静脉之间,出现几率不恒定。

注意甲状腺静脉与动脉既不全同名,亦不全伴行,并直接汇入颈内静脉和头臂静脉。特别是甲状腺中静脉,该静脉常较粗短,且管壁较薄,易在手术中牵拉时撕裂,可引起严重的出血或空气栓塞。

(6)与甲状腺有关的神经(图 4-24~图 4-26)喉上神经和喉返神经与甲状腺的关系密切,在甲状腺手术中保护这些神经是外科医生重点关心的问题之一。

1)**喉上神经** superior laryngeal nerve:起自迷走神经,沿咽侧壁下行至舌骨大角平面分为内、外两支。**内支**与喉上动脉一同穿甲状舌骨膜入喉,管理声门裂以上喉黏膜及舌根和会厌等处的感觉;**外支**紧随甲状腺上血管贴咽下缩肌筋膜下行,通常在距甲状腺上极约 0.5~1cm 处转向内侧,分支支配咽下缩肌和环甲肌。在甲状腺侧叶上极附近,血管神经的排列关系由前外侧至后内侧依次为:甲状腺上静脉、甲状腺上动脉、喉上神经外支。在行甲状腺次全切除术处理甲状腺上血管时,应靠近腺体上极,单独分离,并结扎甲状腺上血管,以免损伤喉上神经外支。

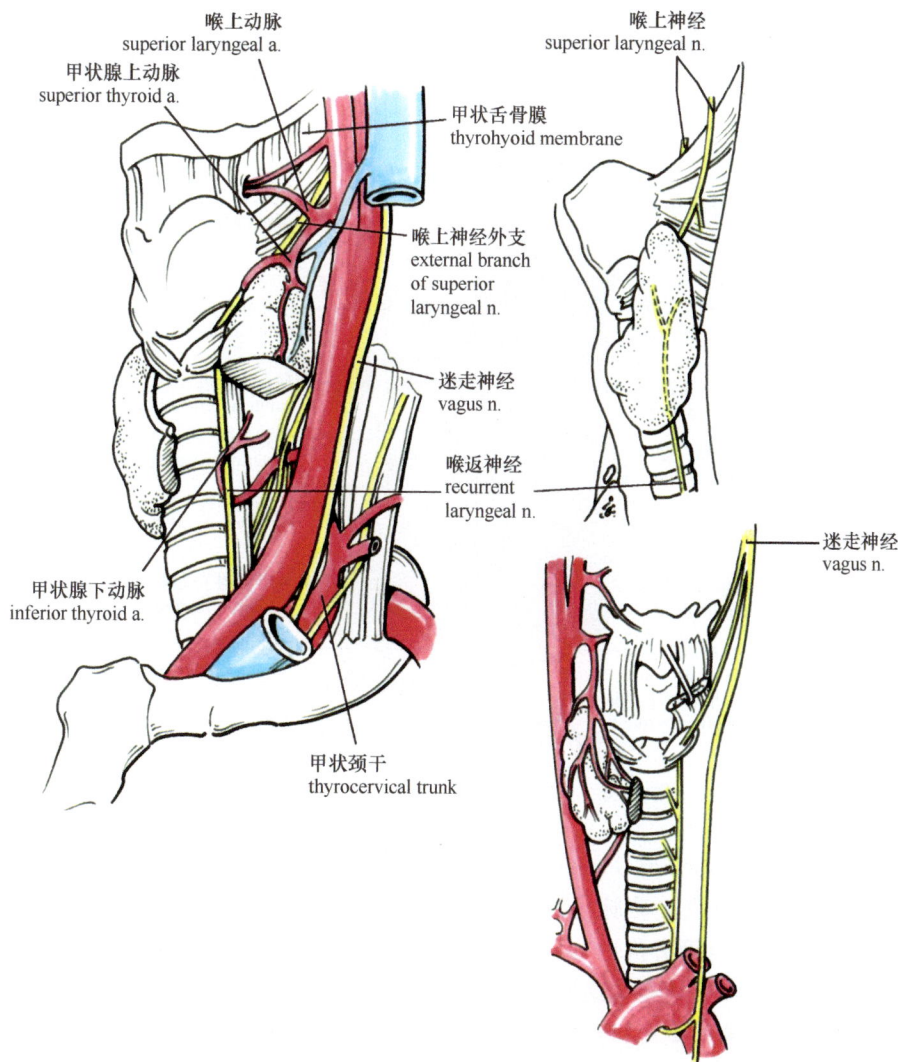

图 4-24 甲状腺的动脉与喉的神经

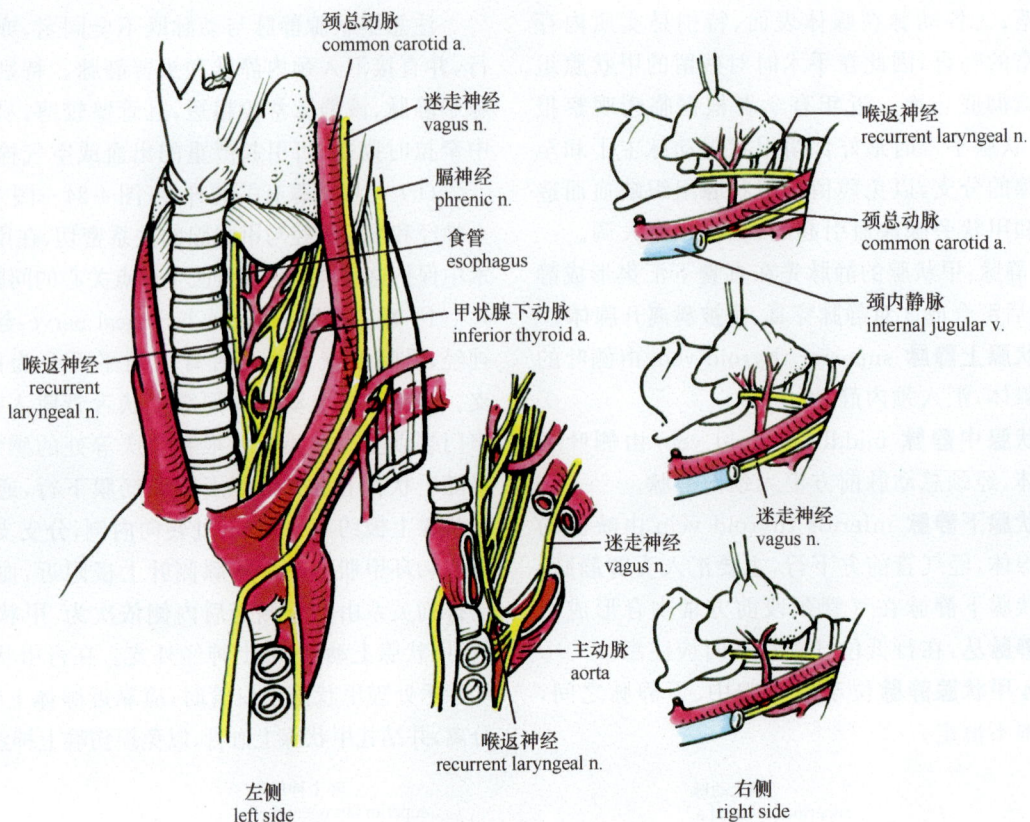

图 4-25 甲状腺下动脉与喉返神经的关系

左侧
left side

右侧
right side

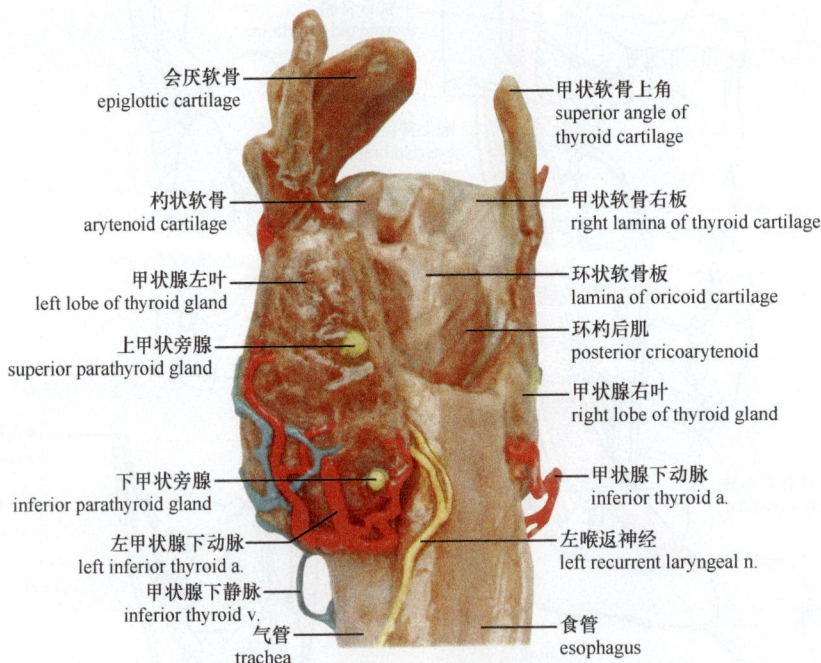

图 4-26 左喉返神经与甲状腺下动脉的关系

2) **喉返神经** recurrent laryngeal nerve：为迷走神经的分支，左喉返神经勾绕主动脉弓返行，位置深，行程长，多数行于气管食管旁沟内，经甲状腺下动脉的后方交叉上行；右喉返神经勾绕右锁骨下动脉起始处返行，因其位置偏外偏浅，行程短，在气管食管旁沟内的走行多偏浅，经甲状腺下动脉前方与其交叉或穿经动脉分支之间上行。两侧喉返神经至咽下缩肌下缘，环甲关节后方进入喉内，称**喉下神经** inferior laryngeal nerve，支配除环甲肌以外的所有喉内肌和管理声门裂下的喉黏膜感觉。

2. 甲状旁腺 parathyroid gland（图 4-27）　成人甲状旁腺似黄豆大小，色泽棕黄，通常有上、下两对,但也可多于 4 个或少于 4 个。通常位于甲状腺侧叶的后方,真假被囊之间,一般上一对位于甲状腺侧叶后方上、中 1/3 交界处,下一对多位于侧叶后方下 1/3 处,甲状腺下动脉分支附近。偶有该腺埋藏于甲状腺实质内或位于甲状腺被囊之外气管周围的结缔组织中,称**迷走甲状旁腺**。

3. 气管颈部 cervical part of trachea 上于第 6 颈椎下缘平面与环状软骨相接,下平胸骨颈静脉切迹处移行为气管胸段。成人长约 6.5cm,由 6～8 个气管环和其间的软组织构成。气管颈部的两侧为甲状腺侧叶,后方为食管,在两侧的气管食管旁沟内有喉返神经走行(右侧者多偏前),其后外侧为颈动脉鞘及其内容和颈交感干等。气管颈段前方的结构具有临床应用价值,为气管切开术时所经过的层次结构,由浅入深依次为:皮肤、颈浅筋膜、颈筋膜浅层(胸骨上间隙及其内的颈静脉弓)、舌骨下肌群、气管前筋膜,经气管前间隙(内有甲状腺下静脉及甲状腺奇静脉丛和甲状腺最下动脉等)达气管。

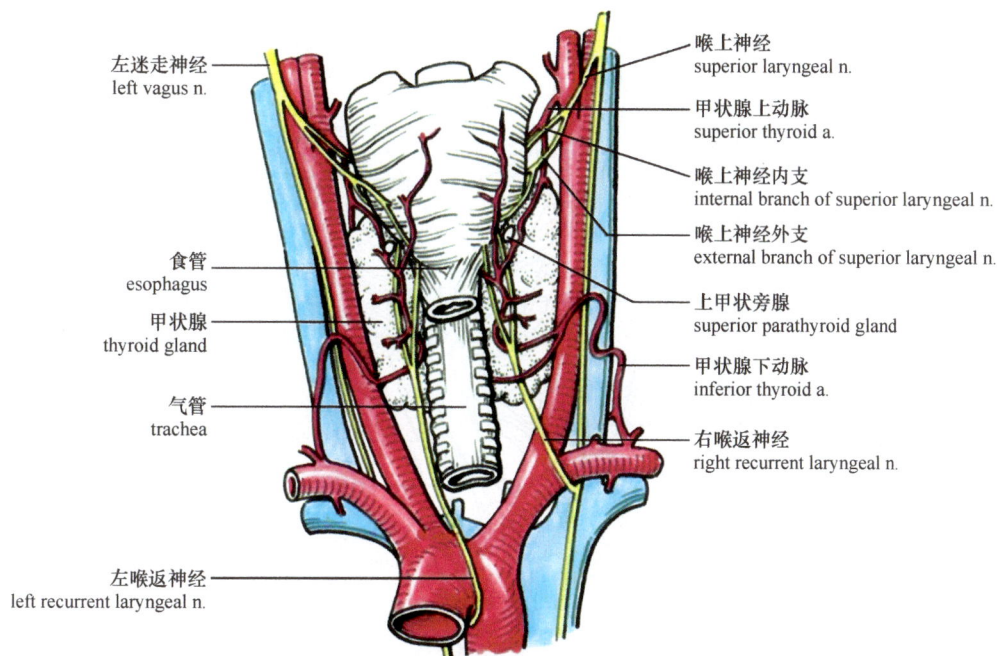

图 4-27 甲状旁腺的位置(后面观)

左迷走神经 left vagus n.
喉上神经 superior laryngeal n.
甲状腺上动脉 superior thyroid a.
喉上神经内支 internal branch of superior laryngeal n.
喉上神经外支 external branch of superior laryngeal n.
食管 esophagus
甲状腺 thyroid gland
上甲状旁腺 superior parathyroid gland
甲状腺下动脉 inferior thyroid a.
气管 trachea
右喉返神经 right recurrent laryngeal n.
左喉返神经 left recurrent laryngeal n.

(重庆医科大学 周庭永 孙善全)

第四节 胸锁乳突肌区及颈根部

一、胸锁乳突肌区

(一) 境界

胸锁乳突肌区 sternocleidomastoid region 是指为该肌所覆盖的区域,此区的浅层结构详见第二节颈部层次结构,其深层结构如下。

(二) 内容

1. 颈动脉鞘 carotid sheath 由颈筋膜中层包裹颈总动脉或颈内动脉、颈内静脉和迷走神经而形成。上起颅底,下续纵隔。鞘的动脉侧较厚,静脉则较薄。

(1)内容及安排:在鞘内上部,颈内动脉位居前内侧,颈内静脉在其后外侧,两者之间的后方为迷走神经;在鞘内下部,颈总动脉位于后内侧,颈内静脉在其前外侧,迷走神经行于二者之间的后外方。

(2)毗邻:于鞘的浅面,有胸锁乳突肌、胸骨舌骨肌、胸骨甲状肌和肩胛舌骨肌下腹,颈袢及甲状腺上、中静脉;在鞘的后方,有甲状腺下动脉横过,隔椎前筋膜有颈交感干、椎前肌和颈椎横突等;在鞘的内侧,有咽和食管、喉与气管、甲状腺侧叶和喉返神经等。

2. 颈袢 ansa cervicalis

(1)组成:颈袢由第 1～3 颈脊神经前支的分支构成,其中来自第 1 颈脊神经前支的部分纤维随舌下神经走行,在颈动脉三角内离开此神经,形成颈袢上根,沿颈内动脉及颈总动脉浅面下行;来自第 2～3 颈脊神经前支的部分纤维组成颈袢下根,沿颈内静脉浅面(或深面)下行。上、下两根在颈动脉鞘内或其浅面合成颈袢(图 4-28)。

（2）位置：多在颈动脉鞘前方（浅面），肩胛舌骨肌中间腱上缘，环状软骨水平，也可在鞘内。

（3）分支：由袢上发出分支支配肩胛舌骨肌、胸骨舌骨肌和胸骨甲状肌。甲状腺手术时，多平环状软骨切断舌骨下诸肌，可避免伤及神经。若损伤颈袢及其分支，可导致舌骨下肌群萎缩，出现气管前突畸形。

3. 颈丛 cervical plexus

（1）组成：颈丛由第 1～4 颈脊神经前支组成（图 4-29）。

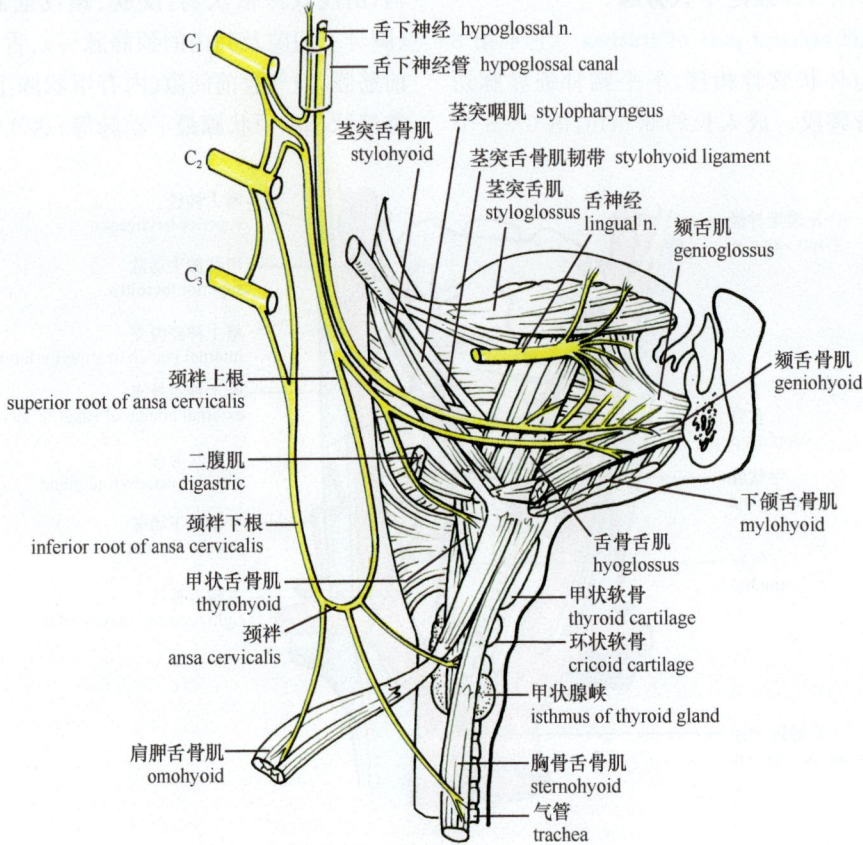

图 4-28　颈袢的组成及分支

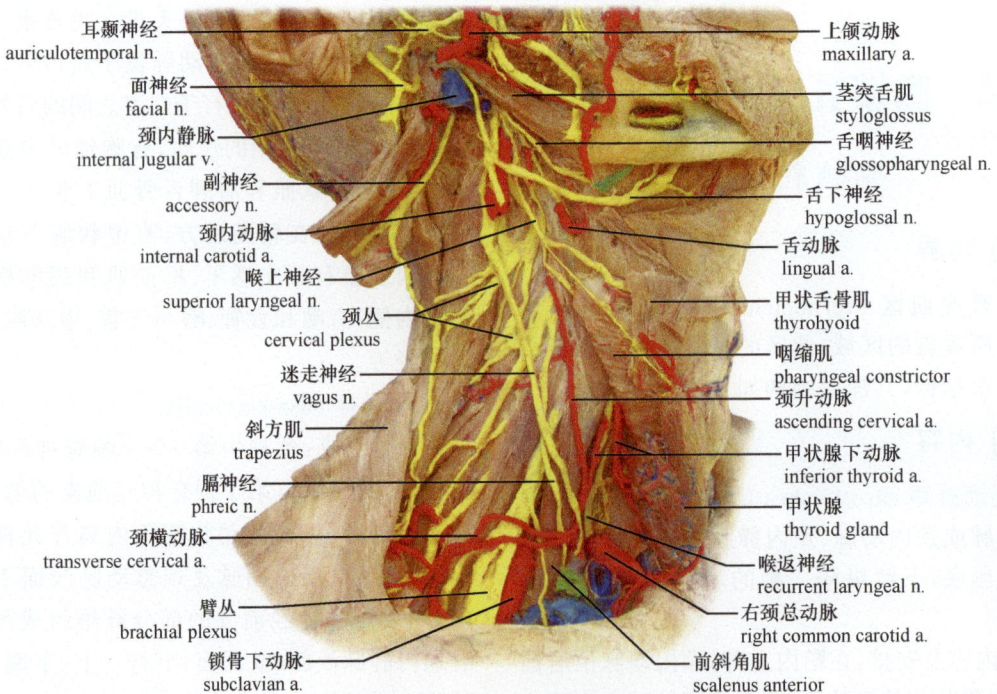

图 4-29　颈丛及其分支

（2）位置：位于胸锁乳突肌上部深面，中斜角肌和肩胛提肌的浅面。

（3）分支：其分支有皮支、肌支和膈神经。

1）**皮支**：自胸锁乳突肌后缘中点附近处穿深筋膜浅出至皮下，主要分支有枕小神经、耳大神经、颈横神经和锁骨上神经。

2）**肌支**：支配舌骨下肌群（颈袢）、颈部深层肌（椎前肌和椎旁肌等）和肩胛提肌。

3）**膈神经** phrenic nerve：由第3～5颈脊神经前支的分支构成，属混合神经。沿前斜角肌表面下降入胸腔，经肺根前方下降达膈，运动纤维支配膈肌；感觉纤维分布于心包、肝、胆、胸膜及膈下腹膜。

4. 颈交感干 cervical part of sympathetic trunk

（1）组成：颈交感干由颈上、中、下交感神经节及其节间支组成。

（2）位置：位于脊柱两侧，椎前筋膜后方。**颈上神经节** superior cervical ganglion 最大，长约3cm，呈梭形，位于第2、3颈椎横突前方。**颈中神经节** middle cervical ganglion 较小，位于颈动脉结节平面，但不恒定。**颈下神经节** inferior cervical ganglion 多与第1胸神经节融合成**颈胸神经节**，又称**星状神经节** stellate ganglion，位于第1肋颈的前方。上述三神经节均发出心支入胸腔参与心丛的组成。

二、颈　根　部

（一）境界

颈根部 root of neck 系指颈部、胸部和上肢之间的交接区（图4-30，图4-31），前为胸骨柄，后为第1胸椎体，两侧为第1肋。

（二）内容

颈根部的结构众多，其中来往于颈胸之间的结构主要位于内侧或中线上，纵行安排，如颈总动脉、颈内静脉、迷走神经、膈神经、颈交感干和胸导管等；而来往于颈、胸部与上肢之间的结构多在外侧，呈横行或斜行安排，如锁骨下动脉、静脉和臂丛等。在诸结构中，**前斜角肌** anterior scalenus muscle 为其标志性结构（图4-32，图4-33）。

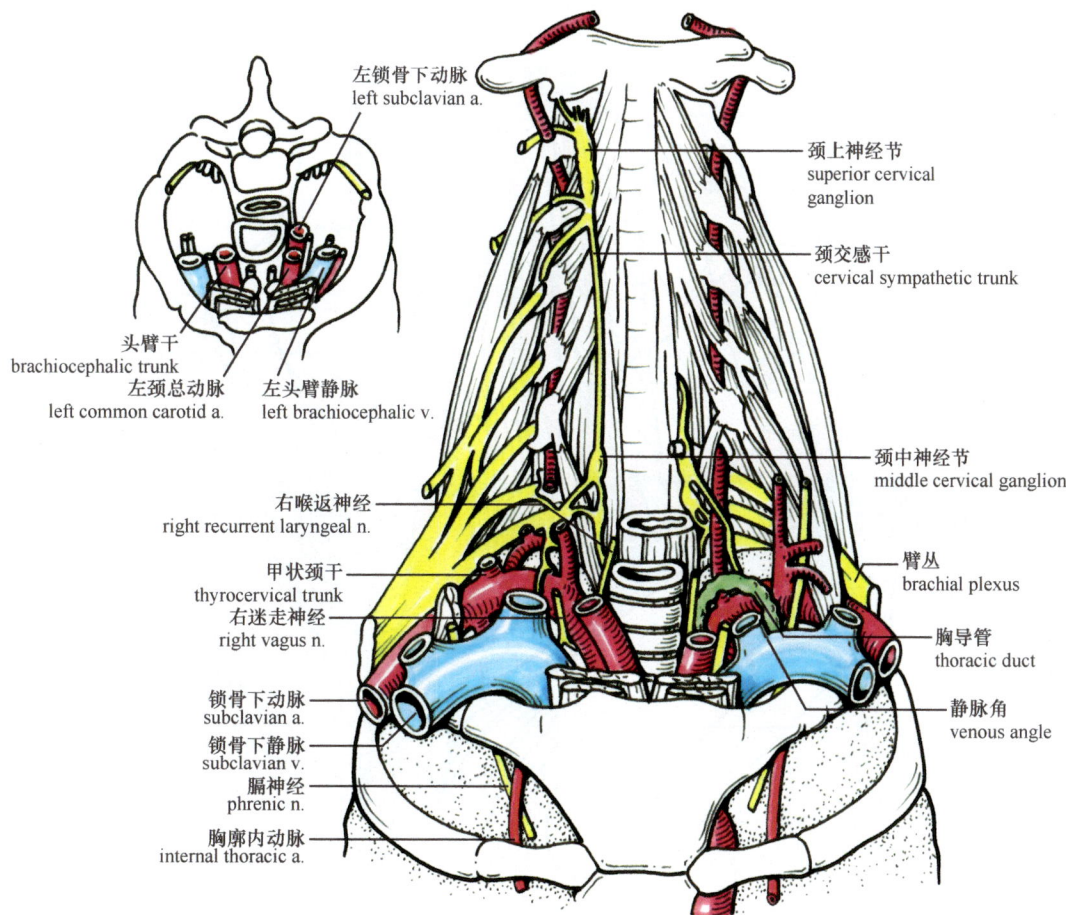

左锁骨下动脉
left subclavian a.

头臂干
brachiocephalic trunk

左颈总动脉
left common carotid a.

左头臂静脉
left brachiocephalic v.

右喉返神经
right recurrent laryngeal n.

甲状颈干
thyrocervical trunk

右迷走神经
right vagus n.

锁骨下动脉
subclavian a.

锁骨下静脉
subclavian v.

膈神经
phrenic n.

胸廓内动脉
internal thoracic a.

颈上神经节
superior cervical ganglion

颈交感干
cervical sympathetic trunk

颈中神经节
middle cervical ganglion

臂丛
brachial plexus

胸导管
thoracic duct

静脉角
venous angle

图 4-30　颈根部（1）

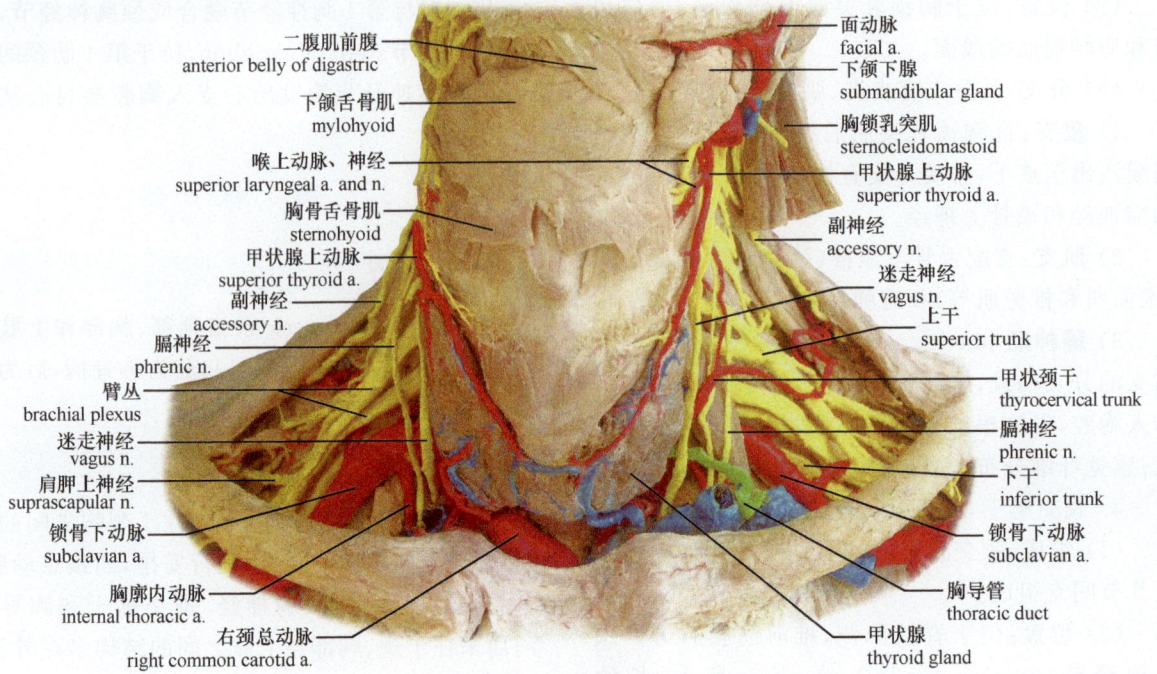

二腹肌前腹
anterior belly of digastric

下颌舌骨肌
mylohyoid

喉上动脉、神经
superior laryngeal a. and n.

胸骨舌骨肌
sternohyoid

甲状腺上动脉
superior thyroid a.

副神经
accessory n.

膈神经
phrenic n.

臂丛
brachial plexus

迷走神经
vagus n.

肩胛上神经
suprascapular n.

锁骨下动脉
subclavian a.

胸廓内动脉
internal thoracic a.

右颈总动脉
right common carotid a.

面动脉
facial a.

下颌下腺
submandibular gland

胸锁乳突肌
sternocleidomastoid

甲状腺上动脉
superior thyroid a.

副神经
accessory n.

迷走神经
vagus n.

上干
superior trunk

甲状颈干
thyrocervical trunk

膈神经
phrenic n.

下干
inferior trunk

锁骨下动脉
subclavian a.

胸导管
thoracic duct

甲状腺
thyroid gland

图 4-31 颈根部(2)

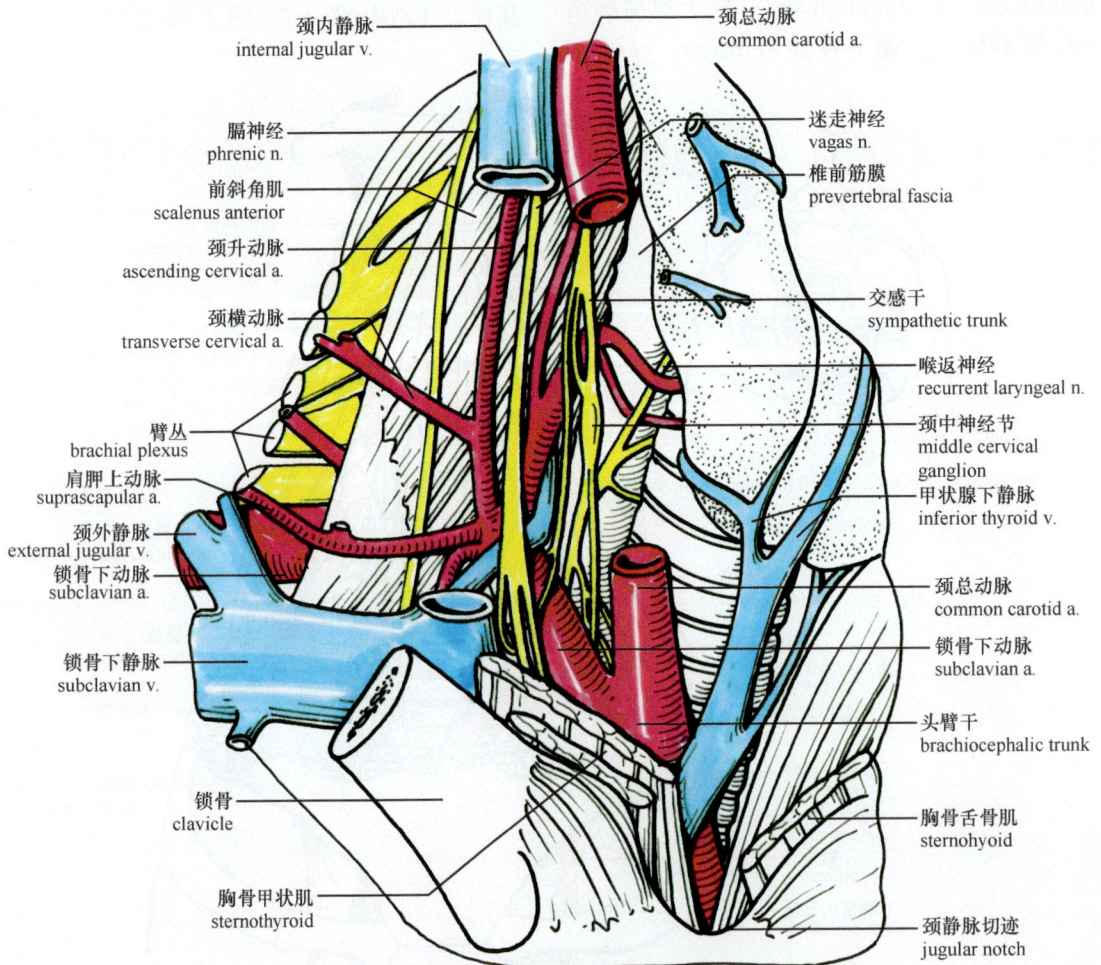

颈内静脉
internal jugular v.

膈神经
phrenic n.

前斜角肌
scalenus anterior

颈升动脉
ascending cervical a.

颈横动脉
transverse cervical a.

臂丛
brachial plexus

肩胛上动脉
suprascapular a.

颈外静脉
external jugular v.

锁骨下动脉
subclavian a.

锁骨下静脉
subclavian v.

锁骨
clavicle

胸骨甲状肌
sternothyroid

颈总动脉
common carotid a.

迷走神经
vagas n.

椎前筋膜
prevertebral fascia

交感干
sympathetic trunk

喉返神经
recurrent laryngeal n.

颈中神经节
middle cervical ganglion

甲状腺下静脉
inferior thyroid v.

颈总动脉
common carotid a.

锁骨下动脉
subclavian a.

头臂干
brachiocephalic trunk

胸骨舌骨肌
sternohyoid

颈静脉切迹
jugular notch

图 4-32 前斜角肌的毗邻结构

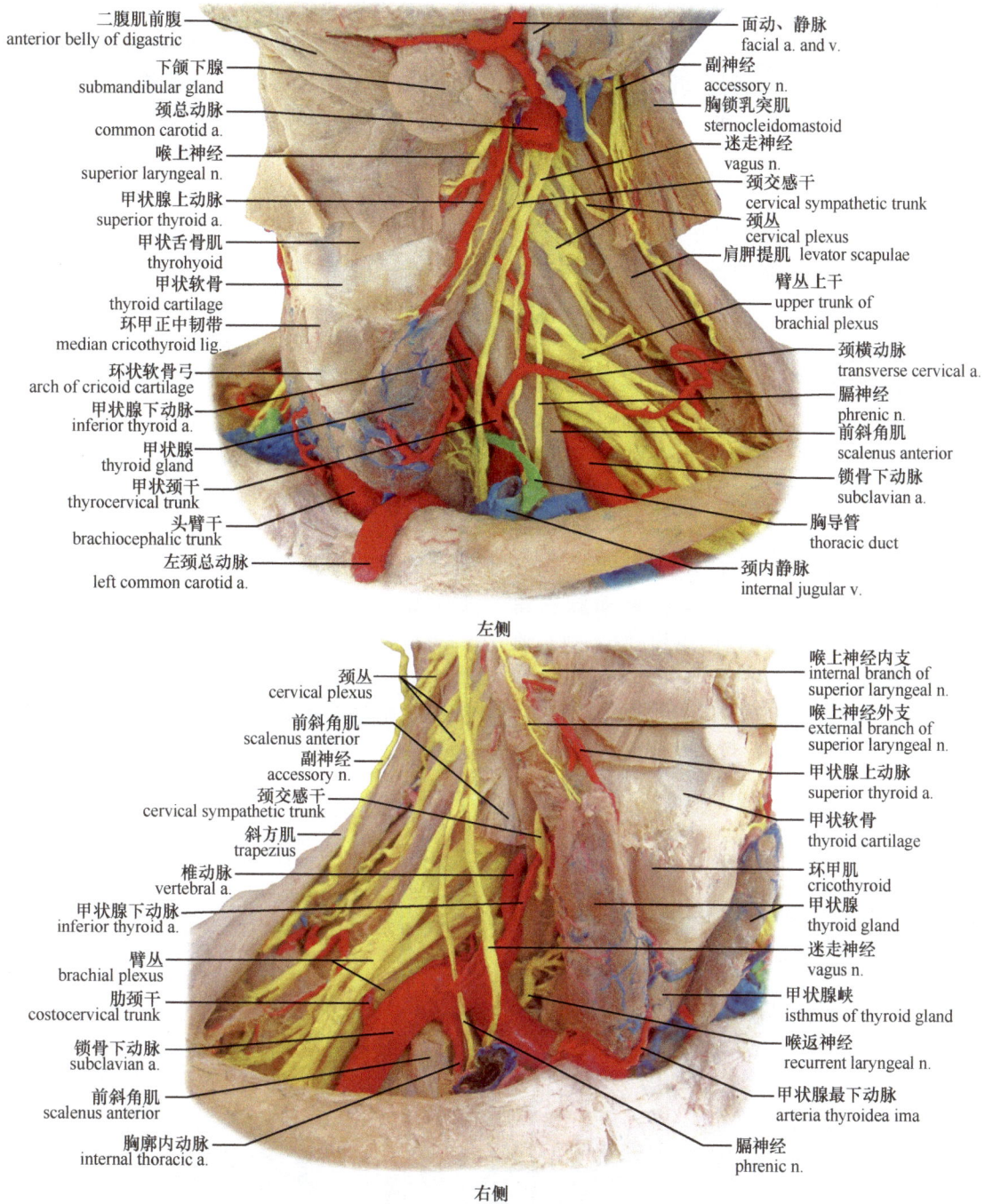

二腹肌前腹
anterior belly of digastric

下颌下腺
submandibular gland

颈总动脉
common carotid a.

喉上神经
superior laryngeal n.

甲状腺上动脉
superior thyroid a.

甲状舌骨肌
thyrohyoid

甲状软骨
thyroid cartilage

环甲正中韧带
median cricothyroid lig.

环状软骨弓
arch of cricoid cartilage

甲状腺下动脉
inferior thyroid a.

甲状腺
thyroid gland

甲状颈干
thyrocervical trunk

头臂干
brachiocephalic trunk

左颈总动脉
left common carotid a.

面动、静脉
facial a. and v.

副神经
accessory n.

胸锁乳突肌
sternocleidomastoid

迷走神经
vagus n.

颈交感干
cervical sympathetic trunk

颈丛
cervical plexus

肩胛提肌 levator scapulae

臂丛上干
upper trunk of brachial plexus

颈横动脉
transverse cervical a.

膈神经
phrenic n.

前斜角肌
scalenus anterior

锁骨下动脉
subclavian a.

胸导管
thoracic duct

颈内静脉
internal jugular v.

左侧

颈丛
cervical plexus

前斜角肌
scalenus anterior

副神经
accessory n.

颈交感干
cervical sympathetic trunk

斜方肌
trapezius

椎动脉
vertebral a.

甲状腺下动脉
inferior thyroid a.

臂丛
brachial plexus

肋颈干
costocervical trunk

锁骨下动脉
subclavian a.

前斜角肌
scalenus anterior

胸廓内动脉
internal thoracic a.

喉上神经内支
internal branch of superior laryngeal n.

喉上神经外支
external branch of superior laryngeal n.

甲状腺上动脉
superior thyroid a.

甲状软骨
thyroid cartilage

环甲肌
cricothyroid

甲状腺
thyroid gland

迷走神经
vagus n.

甲状腺峡
isthmus of thyroid gland

喉返神经
recurrent laryngeal n.

甲状腺最下动脉
arteria thyroidea ima

膈神经
phrenic n.

右侧

图 4-33　颈根部的结构安排

1. 前斜角肌平面以前的结构　指前斜角肌平面与肩胛舌骨肌下腹及其筋膜之间,即斜角肌前间隙内的结构,主要是静脉和淋巴。

（1）**锁骨下静脉** subclavian vein：在第 1 肋外缘由腋静脉延续而来,横跨前斜角肌止点前方,向内侧在胸锁关节后方与颈内静脉汇合,构成**静脉角** venous angle 并形成头臂静脉。由于锁骨下静脉管径大、管壁较薄,且与锁骨下肌和前斜角肌筋膜愈着紧密,损伤后易致气栓。临床上常采用锁骨下静脉穿刺或插管,测定中心静脉压或输入营养

物质。

（2）胸导管和右淋巴导管

1）**胸导管** thoracic duct：经食管左侧上行出胸廓上口至颈根部,向外侧形成**胸导管弓** arch of thoracic duct,行经颈动脉鞘的后方,椎动、静脉、颈交感干、甲状颈干、膈神经和锁骨下动脉等结构的前方,并于此处接纳左颈干、左锁骨下干和左支气管纵隔干,多汇入左静脉角。左颈干、左锁骨下干和左支气管纵隔干亦可单独直接注入颈内静脉、锁骨下静脉或左静脉角。

2）右淋巴导管 right lymphatic duct：长约 1～1.5cm，由右颈干、右锁骨下干和右支气管纵隔干在右静脉角附近汇合形成，因其出现率仅为 20% 左右，故右颈干、右锁骨下干和右支气管纵隔干多直接注入右颈内静脉、右锁骨下静脉或右静脉角。

（3）**颈深下淋巴结**：又称为**锁骨上淋巴结** supraclavicular lymph nodes。其中邻近左侧静脉角的锁骨上淋巴结（**魏尔啸淋巴结** Virchow lymph node），常为胃癌或腹部其他内脏癌肿细胞转移侵犯的淋巴结。

（4）**膈神经** phrenic nerve：位于前斜角肌浅面，椎前筋膜的深面，由外上向内下斜跨过前斜角肌表面，在胸膜顶的内侧，迷走神经的外侧，穿锁骨下动、静脉之间入胸腔。据文献记载，约 48% 的人有副膈神经，由第 5 或第 5～6 颈脊神经前支的分支构成，多在膈神经的外侧下行进入胸腔。

2. 前斜角肌内侧的结构　即椎动脉三角 triangle of vertebral artery 内的结构（图 4-34），该三角外侧界为前斜角肌，内侧界为颈长肌，下界为锁骨下动脉第一段，尖为第 6 颈椎横突前结节。三角的前方有颈动脉鞘、膈神经以及胸导管弓（左侧）

等；后方为胸膜顶、第 7 颈椎横突、第 8 颈神经前支和第 1 肋颈。三角内的主要结构有椎动脉、椎静脉、甲状腺下动脉、颈交感干及颈胸神经节等。

（1）**锁骨下动脉** subclavian artery 右侧在胸锁关节后方起自头臂干，左侧源自主动脉弓，两侧至第 1 肋外缘续为腋动脉。该动脉以前斜角肌为标志可分为 3 段，从起点至前斜角肌内侧缘为第 1 段；前斜角肌覆盖部为第 2 段；前斜角肌外侧缘至第 1 肋外缘为第 3 段。锁骨下动脉第 1 段位于胸膜顶前方，在其前面，左侧有膈神经和胸导管跨过；右侧为迷走神经所跨过。该段的主要分支有：

1）**椎动脉** vertebral artery：经胸膜顶的前面行向后内上方，至第 6 颈椎横突处入颈椎横突孔，经上位 6 个颈椎横突孔和枕骨大孔入颅腔。

2）**胸廓内动脉** internal thoracic artery：正对椎动脉起始处，由锁骨下动脉下壁发出，向下经锁骨下静脉的后方进入胸腔。

3）**甲状颈干** thyrocervical trunk：在椎动脉外侧由锁骨下动脉上壁发出，沿前斜角肌内侧上行并分为**甲状腺下动脉**、**颈升动脉**、**颈横动脉**和**肩胛上动脉**。

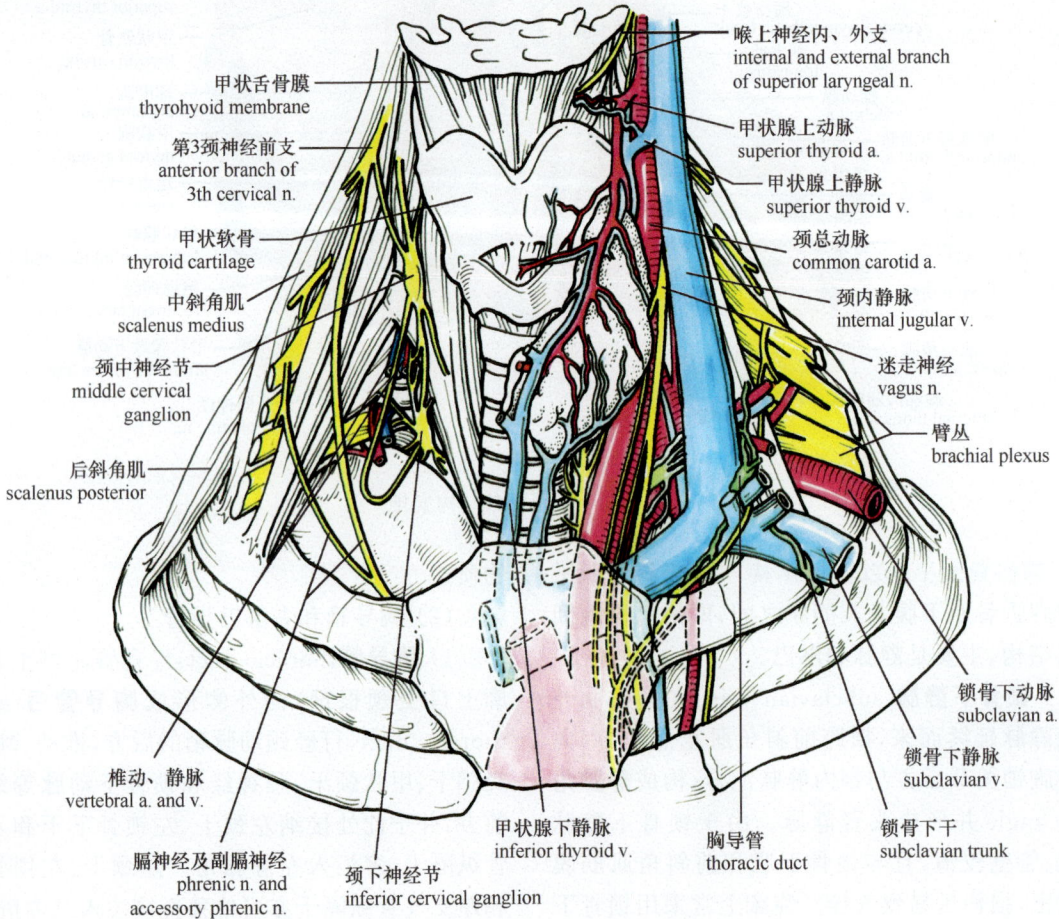

图 4-34　椎动脉三角内的结构

（2）颈交感干和星状神经节。

（3）**胸膜顶** cupula of pleura 为覆盖肺尖部的壁胸膜，向上突入颈根部，体表投影在锁骨内侧 1/3 段上方约 2～3cm 处。在胸膜顶表面有自第 7 颈椎横突、第 1 肋颈和第 1 胸椎体连至胸膜顶的筋膜覆盖，称**胸膜上膜** suprapleural membrane（Sibson 筋膜），该筋膜对胸膜顶具有保护和悬吊作用。当行肺萎陷手术时，必须切断上述筋膜，才能使肺尖塌陷。

3. 前斜角肌后方的结构 即位于前、中斜角肌之间，**斜角肌间隙** space of scalene muscle 内的结构，通常以动脉和神经为主。

（1）锁骨下动脉第 2 段及**肋颈干** costocervical trunk，后者可起自锁骨下动脉第 1 段或第 2 段的后壁，向后上跨过胸膜顶，分为**颈深动脉**和**最上肋间动脉**。

（2）**臂丛** brachial plexus 的五个根，由颈 5～8 和胸 1 脊神经前支的大部分所构成。

（3）胸膜顶。

4. 前斜角肌外侧的结构 即位于锁骨上大窝深部的结构。

（1）锁骨下动脉第 3 段。

（2）臂丛 3 干，位于锁骨下动脉的后上方，其中上干由颈 5～6 脊神经前支汇合形成；颈 7 脊神经前支自成中干；颈 8 和胸 1 脊神经前支的大部分形成下干。

（重庆医科大学 周庭永 孙善全）

第五节 颈外侧区

颈外侧区为胸乳突肌后缘、斜方肌前缘与锁骨中 1/3 段上缘之间的区域，在颈筋膜浅层的深面，该区被肩胛舌骨肌下腹进一步划分为其上方的枕三角（肩胛舌骨肌斜方肌三角）和下方的锁骨上三角（肩胛舌骨肌锁骨三角）。此区的浅层结构详见第二节颈部层次结构，其深层结构如下。

一、枕 三 角

枕三角 occipital triangle，又称肩胛舌骨肌斜方肌三角（图 4-35）。

（一）境界

位于胸乳突肌后缘、斜方肌前缘与肩胛舌骨肌下腹上缘之间，颈筋膜浅层形成该三角的顶，颈筋膜深层（椎前筋膜）和深层肌（头夹肌，肩胛提肌，前、中和后斜角肌）构成该三角的底。

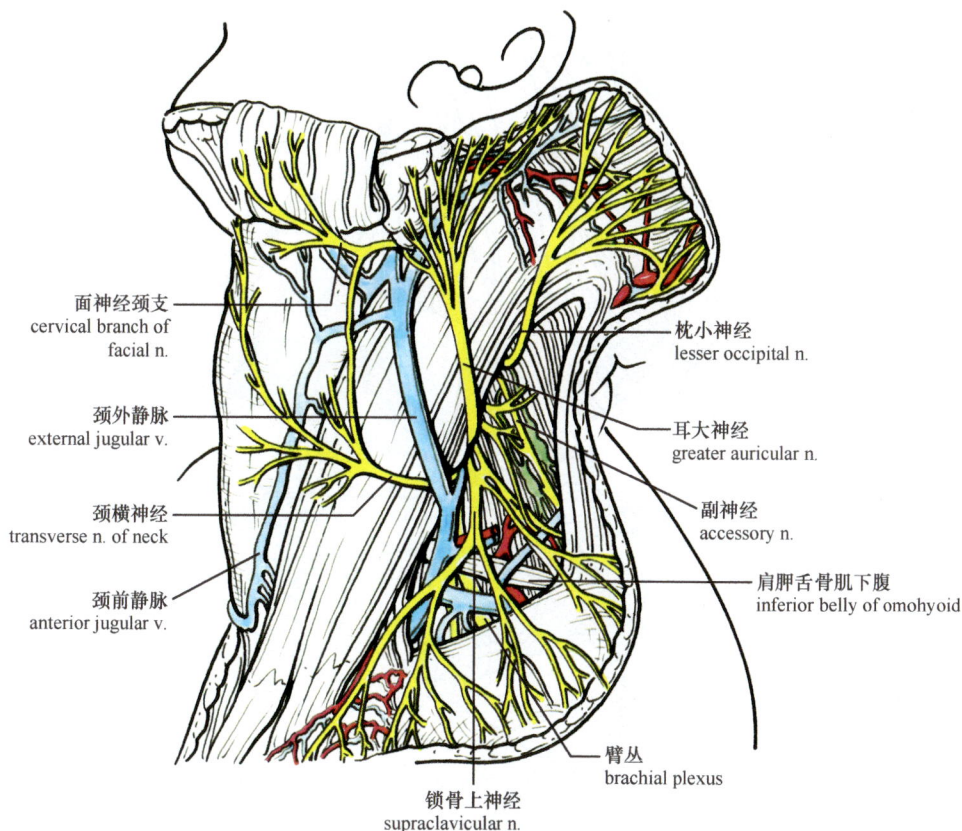

面神经颈支
cervical branch of facial n.

颈外静脉
external jugular v.

颈横神经
transverse n. of neck

颈前静脉
anterior jugular v.

枕小神经
lesser occipital n.

耳大神经
greater auricular n.

副神经
accessory n.

肩胛舌骨肌下腹
inferior belly of omohyoid

臂丛
brachial plexus

锁骨上神经
supraclavicular n.

图 4-35 枕三角

（二）内容

1. 副神经 accessory nerve 于胸锁乳突肌后缘上、中 1/3 交界处进入枕三角，在该处被枕小神经勾绕，继后在颈筋膜浅、深层之间向后下斜行跨过枕三角至斜方肌前缘中、下 1/3 交界处，即斜方肌前缘锁骨上两横指处的深面进入该肌。副神经被枕小神经勾绕处和进入斜方肌处，这两点可作为辨识该神经的标志。副神经在三角内的位置表浅，周围有淋巴结排列，在颈淋巴结清除术时应避免伤及副神经。副神经的体表投影，自乳突尖与下颌角连线中点，经胸锁乳突肌后缘中、上 1/3 交点，至斜方肌前缘中、下 1/3 交点的连线。

2. 颈丛和臂丛的分支，颈丛的分支详见胸锁乳突肌区。臂丛在此区的分支有肩胛背神经和肩胛上神经，前者经椎前筋膜的深面行向后外，支配肩胛提肌和菱形肌；后者经肩胛上切迹入冈上窝，支配冈上肌和冈下肌。

二、锁骨上三角

锁骨上三角 supraclavicular triangle 又称**肩胛舌骨肌锁骨上三角**（图 4-36），位于锁骨上缘中 1/3 的上方，在体表呈一明显的三角形凹陷区域，故又名**锁骨上大窝**。

（一）境界

锁骨上三角由胸锁乳突肌后缘、肩胛舌骨肌下腹和锁骨中 1/3 段上缘围成，其浅层结构依次为皮肤、浅筋膜及颈筋膜浅层，深面为椎前筋膜。

（二）内容

1. 锁骨下静脉 subclavian vein 及静脉角 venous angle 于第 1 肋外缘由腋静脉延续而来，位于锁骨下动脉的前下方，向内侧经胸膜顶的前方至前斜角肌内侧，沿途收集肩胛背静脉和颈外静脉的静脉血，在胸锁关节后方与颈内静脉汇合构成静脉角，并形成头臂静脉。胸导管及右淋巴导管分别在此注入左、右静脉角。

2. 锁骨下动脉 subclavian artery 由前斜角肌后方进入此三角，为该动脉第 3 段，其下方为第 1 肋，后上方为臂丛，前下方是锁骨下静脉。在三角中尚可见其直接和间接的分支，肩胛背动脉、肩胛上动脉和颈横动脉分别行向斜方肌深面及肩胛区。

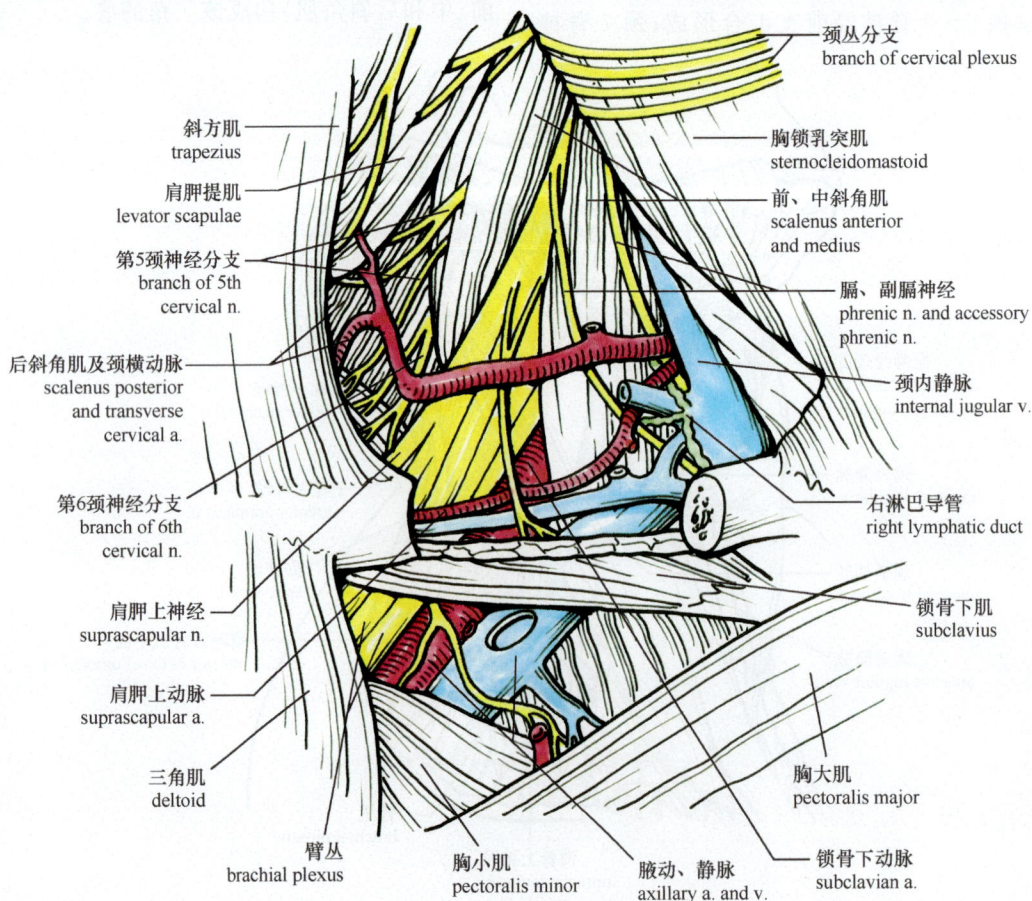

图 4-36　锁骨上三角

3. 臂丛 brachial plexus

（1）组成：由颈 5～8 脊神经前支和胸 1 脊神经前支的大部分组成臂丛的五个根。

（2）位置：位于斜角肌间隙内，出间隙后，反复分支、合并，其中颈 5～6 脊神经前支合成上干，颈 7 脊神经前支构成中干，颈 8 和胸 1 脊神经前支合成下干，各干又分为前、后两股。由根、干、股形成臂丛的锁骨上部，其 3 干比较集中，恰位于锁骨中点上方，位置较浅，临床上常在此处进行臂丛阻滞麻醉。

（3）分支：臂丛在此三角内发出的锁骨上分支多为短肌支，分布于颈深肌、背浅肌、部分上肢带肌和胸上肢肌。其主要分支有：

1）**胸长神经** long thoracic nerve：起自臂丛的脊神经根，在前锯肌表面伴胸外侧血管下降，支配前锯肌。

2）**肩胛背神经** dorsal nerve of scapula：起自臂丛的脊神经根，穿经中斜角肌，越过肩胛提肌，在肩胛骨与脊柱之间伴同名动脉下行，支配肩胛提肌和菱形肌。

3）**肩胛上神经** suprascapular nerve：起自臂丛上干，经肩胛上切迹入冈上窝，再伴同名动脉绕肩胛冈入冈下窝。肌支支配冈上肌、冈下肌，皮支分布于肩关节。

（4）体表投影：为自胸锁乳突肌后缘中、下 1/3 交点至锁骨中、外 1/3 交点稍内侧的连线。

臂丛和锁下动脉经斜角肌间隙穿出，椎前筋膜随之包裹臂丛和锁骨下动脉并向下外延伸入腋腔，构成**腋鞘** axillary sheath。

（重庆医科大学　周庭永　孙善全）

第六节　颈 部 淋 巴

一、颈部淋巴的特点

颈部淋巴结的数目众多，全身约有 800 多个淋巴结，其中有 300 多集中在颈部，分组引流一定区域的淋巴。颈淋巴收集范围广，不仅收集头、颈部和胸部及上肢的淋巴，还是全身淋巴的总汇区。淋巴是炎症和肿瘤（癌）转移的主要途径。

二、颈部淋巴结的分群及其引流范围

颈部淋巴结按其所在部位可分为颈上、颈前和颈外侧淋巴结（图 4-37，图 4-38）。

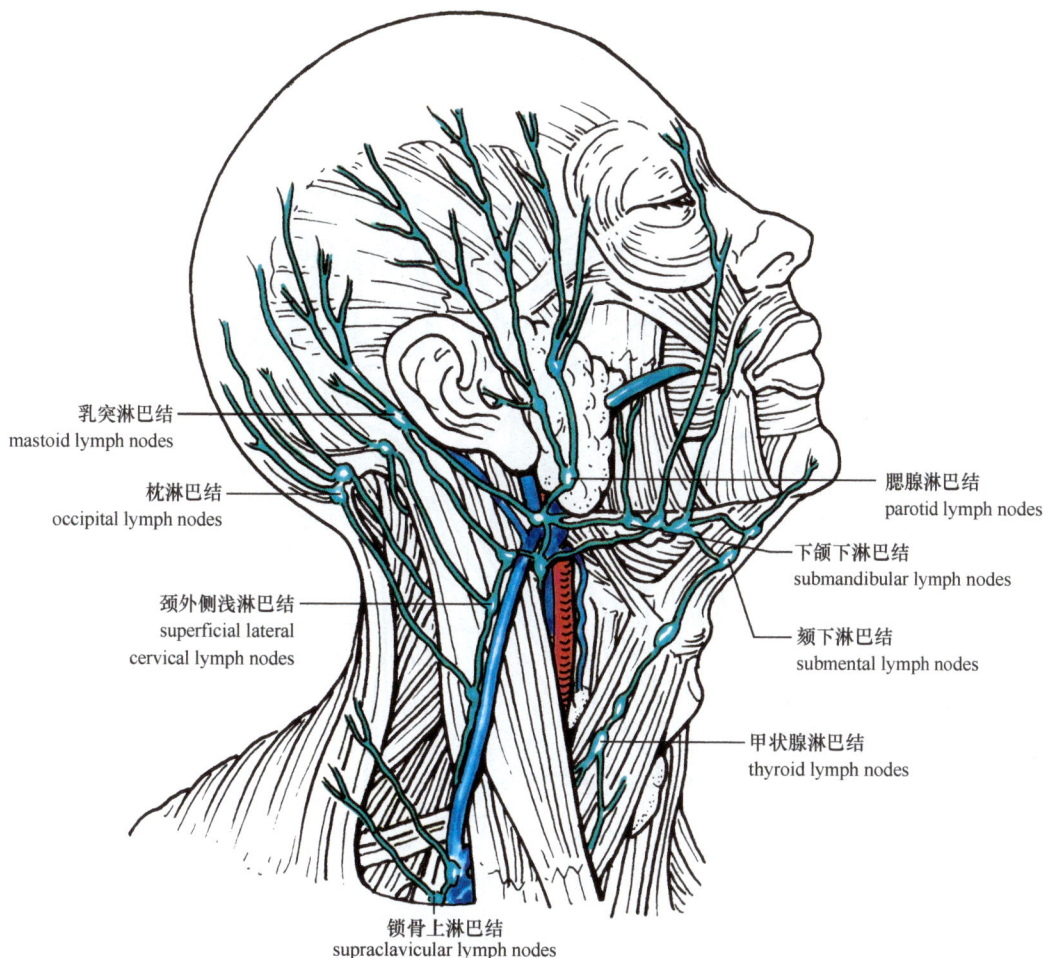

乳突淋巴结
mastoid lymph nodes

枕淋巴结
occipital lymph nodes

颈外侧浅淋巴结
superficial lateral
cervical lymph nodes

腮腺淋巴结
parotid lymph nodes

下颌下淋巴结
submandibular lymph nodes

颏下淋巴结
submental lymph nodes

甲状腺淋巴结
thyroid lymph nodes

锁骨上淋巴结
supraclavicular lymph nodes

图 4-37　颈部浅淋巴结

（一）颈上部淋巴结

颈上部淋巴结多为头部淋巴管的局部淋巴结，沿头、颈交界处排列，位置表浅，可分为 5 组。

1. 颏下淋巴结 submental lymph nodes 位于颈筋膜浅层的深面，颏下三角内，收纳颏部、下唇中部、口底及舌尖等处的淋巴。其输出管注入下颌下淋巴结及颈内静脉二腹肌淋巴结。舌尖或下唇的癌可转移至此群淋巴结。

2. 下颌下淋巴结 submandibular lymph nodes 位于下颌下三角内，下颌下腺的附近，收纳眼、鼻、唇、牙、舌及口底的淋巴。其输出管注入颈外侧上、下深淋巴结。面部、鼻、唇以及口腔的感染都可能引起此群淋巴结的肿大。

3. 腮腺淋巴结 parotid lymph nodes 位于腮腺表面及实质内，在腮腺浅面的收纳来自头皮前部、面部和耳廓的淋巴；在腮腺实质内或深面的收纳来自外耳道、中耳鼓室、咽鼓管、鼻、腭、颊深部的淋巴。输出管注入颈外侧浅及颈深上淋巴结。

4. 乳突淋巴结 mastoid lymph nodes 位于耳后，胸锁乳突肌上端表面，收纳颞、顶、乳突区及耳廓的淋巴，输出管注入颈外侧浅、深淋巴结。

5. 枕淋巴结 occipital lymph nodes 位于枕部皮下，斜方肌起点的表面，收纳枕部和项部的淋巴。输出管注入颈外侧浅、深淋巴结。

（二）颈前淋巴结

颈前淋巴结位于舌骨以下，胸骨柄以上，两侧胸锁乳突肌和颈动脉鞘之间，近中线附近。可分为颈前浅淋巴结和颈前深淋巴结。

1. 颈前浅淋巴结 superficial anterior cervical lymph nodes 沿颈前静脉排列，收纳舌骨下区的浅淋巴。输出管注入颈外侧下深淋巴结或锁骨上淋巴结。

2. 颈前深淋巴结 deep anterior cervical lymph nodes 位于喉、甲状腺和气管颈段的两侧及前方，包括喉前淋巴结、甲状腺淋巴结、气管前淋巴结和气管旁淋巴结等。输出管注入颈外侧上、下深淋巴结。

（三）颈外侧淋巴结

颈外侧淋巴结分为颈外侧浅、深淋巴结群。

1. 颈外侧浅淋巴结群 superficial lateral cervical lymph nodes 位于颈阔肌的深面，沿颈外静脉排列，接受枕部、耳后和腮腺附近的淋巴。其输出管主要注入颈外侧上深淋巴结。

2. 颈外侧深淋巴结群 deep lateral cervical lymph nodes 指沿颈内静脉和副神经排列的淋巴结，上始于颅底，下至颈根部，以肩胛舌骨肌与颈内静脉的交界处为界，可分为颈外侧上深淋巴结和颈外侧下深淋巴结。

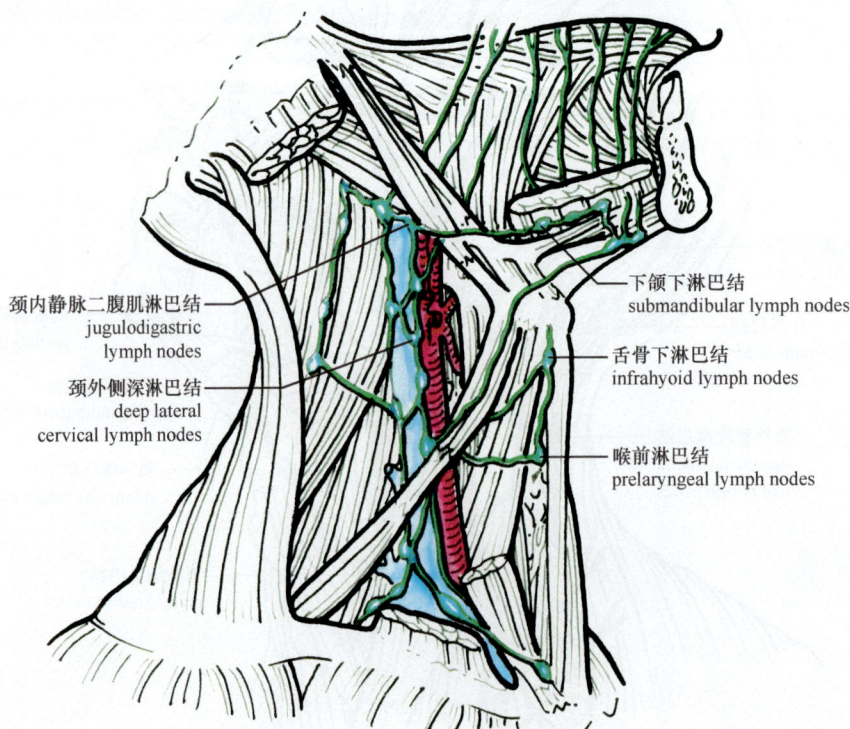

图 4-38　颈部深淋巴结

（1）**颈外侧上深淋巴结**superior deep lateral cervical lymph nodes：位于胸锁乳突肌深面，颈内静脉周围。收纳颈外侧浅淋巴结、腮腺淋巴结、颏下淋巴结、下颌下淋巴结以及喉、气管、食管、腭扁桃体及舌的淋巴，输出管注入颈外侧下深淋巴结。该组淋巴结中，位于二腹肌后腹与颈内静脉交角处者，称**颈内静脉二腹肌淋巴结**jugulodigastric lymph node（角淋巴结），收纳鼻咽部、腭扁桃体及舌根部的淋巴。在临床上较为重要，这些部位的癌转移，常较早侵害该处的淋巴结。位于枕三角内，沿副神经周围排列者，称**副神经淋巴结**，收纳耳后的淋巴。其输出管主要注入颈外侧下深淋巴结。

（2）**颈外侧下深淋巴结**inferior deep lateral cervical lymph nodes：位于肩胛舌骨肌中间腱下方，颈内静脉和颈横血管周围。输出管汇成左颈干或右颈干，左侧汇入胸导管，右侧汇入右淋巴导管。该组淋巴结中，位于颈内静脉与肩胛舌骨肌交界处者，称**颈内静脉肩胛舌骨肌淋巴结**juguloomohyoid lymph nodes，收纳颏下和舌尖部的淋巴，故舌尖部的癌常首先转移至此。位于锁骨中部上方，沿颈横血管排列者，称**锁骨上淋巴结**supraclavicular lymph nodes。其中邻近左侧静脉角的锁骨上淋巴结，称**Virchow（魏尔啸）淋巴结**，常为胃癌或腹部其他内脏癌肿细胞转移所侵犯，体检时，可在左侧胸锁乳突肌后缘与锁骨上缘的交角处扪及肿大的淋巴结。

（重庆医科大学　周庭永　孙善全）

第七节　颈部的断层影像解剖

一、经舌骨体的横断面

经舌骨体的横断面影像解剖，见图 4-39。

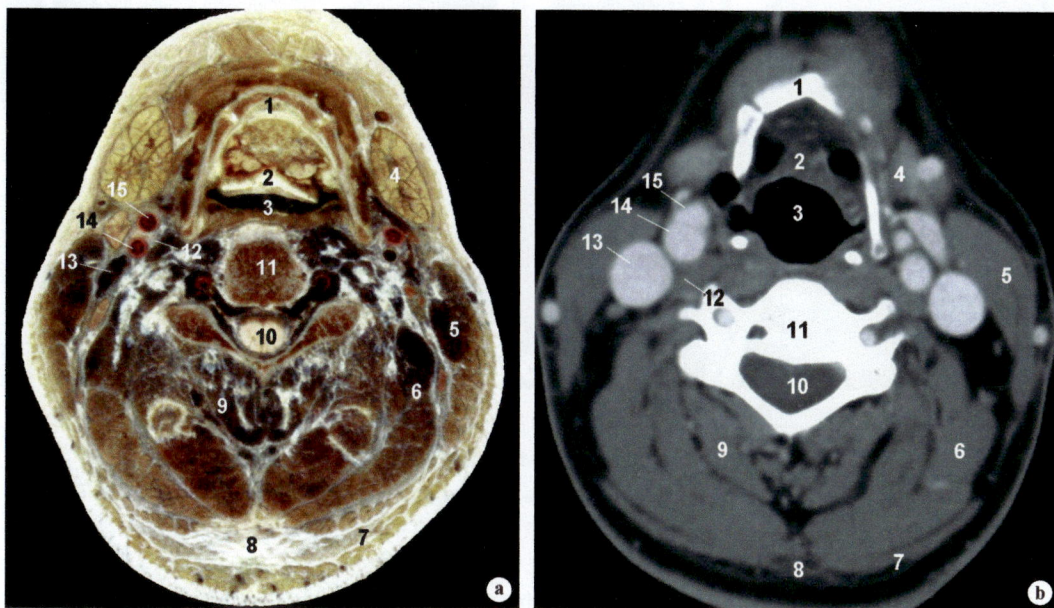

图 4-39　经舌骨体的横断面
a. 断层标本；b. CT

1. 舌骨体 body of hyoid bone；2. 会厌软骨 epiglottic cartilage；3. 喉咽 laryngopharynx；4. 下颌下腺 submandibular gland；5. 胸锁乳突肌 sternocleidomastoid；6. 头夹肌与颈夹肌 splenius capitis/ splenius cervicis；7. 斜方肌 trapezius；8. 项韧带 ligamentum nuchae；9. 颈半棘肌 semispinalis cervicis；10. 脊髓 spinal cord；11. 颈 3～4 椎间盘 C$_{3\sim4}$ intervertebral disc；12. 右迷走神经 right vagus n.；13. 右颈内静脉 right jugular v.；14. 右颈内动脉 right internal carotid a.；15. 右颈外动脉 right external carotid a.

二、经下颌支的冠状断面

经下颌支的冠状断面影像解剖，见图 4-40。

三、颈部正中矢状断面

颈部正中矢状断面影像解剖，见图 4-41。

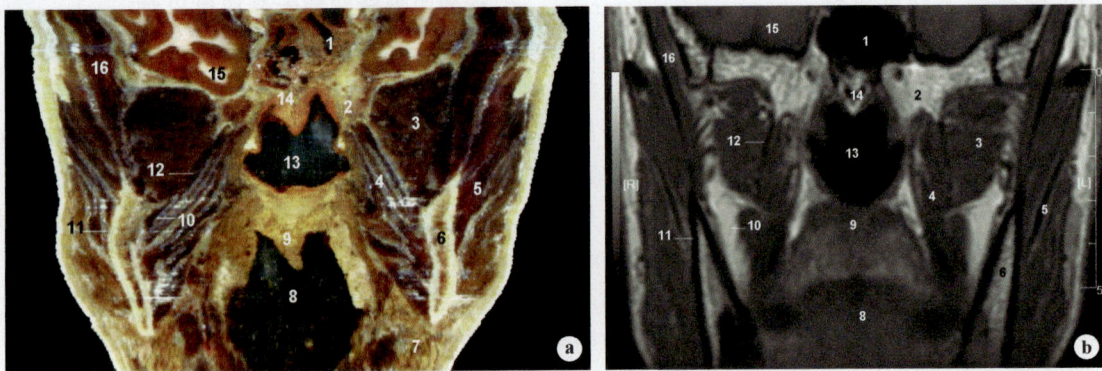

图 4-40　经下颌支的冠状断面
a. 断层标本；b. MRI

1. 蝶窦 sphenoidal sinus；2. 蝶骨翼突 pterygoid process of sphenoid bone；3. 翼外肌 lateral pterygoid；4. 翼内肌 medial pterygoid；5. 咬肌 masseter；6. 下颌支 ramus of mandible；7. 下颌下腺 submandibular gland；8. 口咽 oropharynx；9. 腭垂 uvula；10. 翼下颌间隙 pterygomandibular space；11. 咬肌间隙 masseteric space；12. 翼肌间隙 pterygoid space；13. 鼻咽部 nasal pharynx；14. 蝶骨体 body of sphenoid bone；15. 颞叶 temporal lobe；16. 颞肌 temporalis

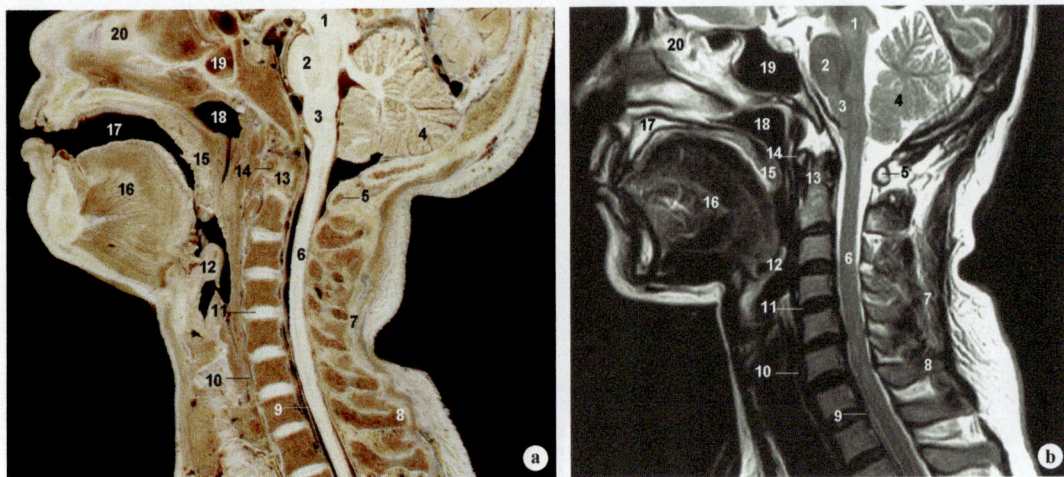

图 4-41　颈部正中矢状断面
a. 断层标本；b. MRI

1. 中脑 midbrain；2. 脑桥 pons；3. 延髓 medulla oblongata；4. 小脑 cerebellum；5. 寰椎后弓 posterior arch of atlas；6. 脊髓 spinal cord；7. 项韧带 ligamentum nucha；8. 第 7 颈椎棘突 7th cervical spinous process；9. 后纵韧带 posterior longitudinal lig.；10. 前纵韧带 anterior longitudinal lig.；11. 颈 4～5 椎间盘 $C_{4\sim5}$ intervertebral disc；12. 会厌 epiglottis；13. 齿突 dens；14. 寰椎前弓 anterior arch of atlas；15. 软腭 soft palate；16. 颏舌肌 genioglossus；17. 固有口腔 oral cavity proper；18. 鼻咽部 nasal pharynx；19. 蝶窦 sphenoidal sinus；20. 鼻中隔 nasal septum

（山东大学　李振平）

第八节　颈部解剖操作

一、颈前区和胸锁乳突肌区

尸体取仰卧位，垫高肩部使头部尽量后仰，以利颈部解剖。

（一）皮肤切口

1. 纵切口　自下颌骨下缘中点起，沿颈正中线向下至胸骨颈静脉切迹中点作一纵切口。注意颈部皮肤较薄，切口不宜过深。

2. 横切口　在纵行切口的上端，沿下颌骨下缘，下颌支后缘至乳突根部做横切口；或在纵行切口的下端，沿锁骨至肩峰做横切口。

（二）解剖颈部浅层结构

1. 皮肤　颈部皮肤较身体其他处薄而松软，血液供应丰富。按上述切口由颈中线向两侧剥离皮肤至斜方肌前缘为止。

2. 解剖颈阔肌 清理颈阔肌表面的结缔组织，显露该肌全貌。颈阔肌属皮肌，起自胸上部筋膜，肌束斜向上内跨过锁骨，覆盖颈部前面和侧面（但肌纤维未达颈中线），越过下颌骨下缘后，止于口角处皮肤。沿锁骨切断颈阔肌，向上翻起至下颌骨下缘，注意保护其深面的浅静脉和皮神经。在下颌角处，找出从腮腺下端由深筋膜浅出并分布于颈阔肌的面神经颈支。

3. 解剖浅静脉和浅淋巴结

（1）解剖颈前静脉及颈前浅淋巴结：颈前静脉左、右各一，起自颏下部，主干沿颈前正中线两侧下行，至胸锁乳突肌下份前缘，距胸骨柄上缘约3cm处穿颈深筋膜浅层进入胸骨上间隙，本干弯行向外，经胸锁乳突肌深面汇入颈外静脉。解剖时注意，颈前静脉变异甚大，可很小或缺如，也可左、右合成一干，沿颈前正中线下行，称颈前正中静脉。在胸骨上间隙内，左、右颈前静脉之间有一横行的静脉弓相连，称颈静脉弓（此处暂不解剖）。沿颈前静脉可见颈前浅淋巴结，观察后可清除。

（2）解剖颈外静脉及颈外侧浅淋巴结：在下颌角后方找到由下颌后静脉后支与耳后静脉及枕静脉汇合而成的颈外静脉，见其垂直下行，跨过胸锁乳突肌表面，至锁骨中点上方约2.5cm处穿深筋膜，汇入锁骨下静脉。沿颈外静脉周围有颈外侧浅淋巴结，观察后清除之。

4. 解剖颈丛皮支 在胸锁乳突肌后缘中点附近的浅筋膜内、约相当于颈外静脉与该肌后缘相交处，找出颈丛的皮支：①枕小神经沿胸锁乳突肌后缘上行至枕部，分布于枕部和耳廓背面皮肤；②耳大神经伴随颈外静脉在胸锁乳突肌表面垂直上行至耳廓附近，分布于耳廓及腮腺区皮肤；③颈横神经向前内侧横行跨越胸锁乳突肌表面，分为上支和下支分布于颈前区皮肤；④锁骨上神经可分为内侧、中间、外侧3支，向下呈扇形分布于颈外侧、胸上部及肩部皮肤。

解剖观察上述浅层结构后，可将颈前静脉和颈丛皮神经各支游离（尽可能保留其根部以备复习），便于深层解剖。

5. 解剖颈筋膜浅层和胸锁乳突肌 颈筋膜浅层在中线上形成颈白线，沿此线切开该筋膜（勿伤及深层结构），牵开并分离，可见其在胸骨颈静脉切迹上方分成两层，形成胸骨上间隙，间隙内容纳颈静脉弓和少量脂肪组织及淋巴结。剥离颈筋膜浅层，将其翻向两侧，至胸锁乳突肌前缘可见它分层

包裹胸锁乳突肌，形成该肌的肌鞘。剔除胸锁乳突肌表面的筋膜，观察该肌起自胸骨柄和锁骨内侧1/3的上缘，肌腹向后上，止于乳突外面和上项线外侧1/3。切断胸锁乳突肌的胸骨和锁骨起点。将该肌及深面的颈筋膜浅层向后上一同翻起，同时做钝性分离，直至暴露副神经为止。注意，在进行此步骤时，不要破坏胸锁乳突肌区和颈外侧区的内容。将胸锁乳突肌翻起后，仍将其置于原位，再作下一步解剖。

（三）解剖舌骨上区

1. 解剖颏下三角 清除颏下颈筋膜浅层和颏下淋巴结，观察颏下三角由左、右两侧二腹肌前腹与舌骨体围成。其深面为下颌舌骨肌。

2. 解剖下颌下三角 显露二腹肌前、后腹，确认由它们与下颌骨下缘围成的下颌下三角的境界后，切开颈筋膜浅层形成的下颌下腺鞘，显露下颌下腺，观察下颌下腺的位置及毗邻结构。寻找在腺体浅面与下颌骨下缘之间的下颌下淋巴结，观察后清除之。

（1）解剖面动脉、静脉：在下颌下腺与下颌骨之间解剖出面动脉。追踪面动脉，可见其在茎突舌骨肌及二腹肌后腹深面，穿入下颌下腺鞘，经下颌下腺的深面（可行经腺体内）的沟中走行，绕下颌骨下缘至面部。面静脉与面动脉伴行越过下颌骨下缘，进入下颌下三角后与动脉分开，行于下颌下腺和二腹肌后腹的浅面，至舌骨大角附近汇入颈内静脉。

（2）解剖下颌舌骨肌及神经：将下颌下腺翻向上，修洁二腹肌后腹和茎突舌骨肌，切断二腹肌前腹在下颌骨上的附着点，将其向外翻开，修洁三角深面的下颌舌骨肌，注意在该肌表面前行的同名神经。

（3）解剖舌骨舌肌浅面的结构：切断下颌舌骨肌在舌骨上的附着部，将该肌翻向上，暴露其深面的舌骨舌肌。于下颌下腺深部寻找出由其前端发出下颌下腺导管及行于舌骨舌肌表面的舌神经和舌下神经，可见舌神经先位于下颌下腺管后上方，然后向前经其外侧，勾绕该管至内侧，分布于舌。向后上追踪舌下神经，至发出颈袢的上根处。在舌骨大角上方与舌下神经之间，解剖出舌动脉及伴行静脉，可见该动脉由舌骨舌肌后缘潜入其深面。

（四）解剖舌骨下区

1. 解剖舌骨下肌群及颈袢 修洁舌骨下肌

群,见其有共四块,浅层两块并列,内侧为胸骨舌骨肌,外侧为肩胛舌骨肌;深层两块纵列,下方为胸骨甲状肌,上方为甲状舌骨肌。其中胸骨甲状肌直接覆盖在甲状腺表面,甲状腺肿大时此肌可变得很薄不易辨认。在上述诸肌外侧缘的筋膜中寻找出颈袢至各肌的分支,并沿分支向上追踪颈袢至颈动脉鞘,可见颈袢是由第1颈神经前支的部分纤维(颈袢上根)先随舌下神经走行,然后沿颈总动脉下降并与第2、3颈神经的前支(颈袢下根)在鞘的表面汇合形成。袢的位置高低不一,通常位于环状软骨水平。

2. 解剖颈动脉三角　首先将胸锁乳突肌和舌骨下诸肌置于原位,确认颈动脉三角是由胸锁乳突肌前缘上份,肩胛舌骨肌上腹和二腹肌后腹所围成。

(1) 解剖颈动脉鞘:牵开胸锁乳突肌下半,可见颈总动脉、颈内静脉和迷走神经为颈筋膜中层所形成的筋膜鞘所包裹,此筋膜鞘即为颈动脉鞘。鞘的动脉侧较厚,静脉则较薄,有时不易辨认。鞘下段位于胸锁乳突肌下半深面,近中段处表面为肩胛舌骨肌上腹所跨过,至此即进入颈动脉三角范围。纵行切开颈动脉鞘,查看颈总动脉、颈内静脉和迷走神经三者在鞘内的位置关系,可见颈总动脉位于内侧,颈内静脉位于外侧,分开两者,可见位于两者之间后方的迷走神经。

(2) 解剖颈总动脉及其分支、颈内静脉和迷走神经及其分支。

1) 解剖颈总动脉及其分支:于颈动脉鞘内找出颈总动脉,见其沿气管及喉的两侧上行,至甲状软骨上缘或舌骨大角水平处,分为颈内动脉和颈外动脉。在颈总动脉分叉水平,可见颈总动脉末段和颈内动脉起始部管壁膨大形成颈动脉窦。在颈总动脉分叉处的后内侧,有一约米粒大小,呈褐色的扁平体,贴附于动脉管壁上,此即颈动脉体(球)。注意观察,颈内动脉在颈部无分支,借此可与颈外动脉鉴别,颈内动脉的位置,初在颈外动脉的后外,继而至其后内,沿咽侧壁上行至颅底,经颈动脉管进入颅腔;颈外动脉在颈内动脉的前内侧,较细,自甲状软骨上缘水平起始上行,至下颌角处进入二腹肌后腹的深面,在此区域内颈外动脉向前有3个重要分支,由下而上为分别为甲状腺上动脉、舌动脉和面动脉。现只追踪甲状腺上动脉,它由颈外动脉起始部分出,在舌骨下肌群的深面行向前下至甲状腺上极,沿途发出分支至喉和邻近肌肉。

2) 解剖颈内静脉:在颈内动脉外侧找出颈内静脉,向下追踪至胸锁关节的深面,见其与锁骨下静脉汇合形成头臂静脉。注意查看颈内静脉沿途接收的面静脉、舌静脉和甲状腺上、中静脉,以及沿其周围排列的淋巴结,此即颈外侧深淋巴结。该淋巴结群以肩胛舌骨肌与颈内静脉的交界处为界,分为颈外侧上深淋巴结和颈外侧下深淋巴结;其颈外侧下深淋巴结输出管形成颈干,右侧汇入右淋巴导管,左侧汇入胸导管。

3) 解剖迷走神经:牵开颈内静脉和颈内动脉,在两者间的后方找出迷走神经。喉上神经起自迷走神经的结状神经节。其起点位置较高,可不追踪。

3. 解剖肌三角　此三角由胸锁乳突肌前缘下份、肩胛舌骨肌上腹与颈正中线所围成。在胸骨柄上缘水平切断胸骨舌骨肌和胸骨甲状肌,将断端向上4翻起并分离至舌骨和甲状软骨起点,即可显露颈中线诸结构。由上而下可见舌骨、甲状舌骨膜、甲状软骨、环甲膜(韧带)、环状软骨、甲状腺(峡部和侧叶)和气管等。

(1) 观察甲状腺的形态、位置和毗邻:可见甲状腺位于喉和气管的前外侧,其上下范围,约在甲状软骨中点至第6气管软骨环水平。甲状腺由两个侧叶和一个峡部构成,左、右侧叶不一定对称,近似锥形,尖向上,底向下。侧叶浅面为舌骨下肌群;内侧与喉、气管、食管以及喉返神经相邻;后外方为颈动脉鞘及其内容、椎前肌和颈交感干等。峡部一般位于第2~4气管软骨环的前方,峡部上方偶见一锥状叶,其尖端借一纤维束(甲状舌管遗迹)连于舌骨。有时可无峡部。

(2) 查看甲状腺的被囊:可见由颈筋膜中层包裹甲状腺所形成的甲状腺假囊,囊的前壁薄而透明。切开囊前壁,仔细查看在甲状腺实质的表面由结缔组织所形成的真囊,注意真囊与甲状腺实质关系紧密。切断甲状腺峡部,将腺体翻向两侧,可见在甲状软骨、环状软骨、上位气管软骨环与甲状腺之间有致密结缔组织相连,此即甲状腺悬韧带,由假囊在此增厚形成。

(3) 解剖甲状腺的血管和喉的神经:清理甲状腺周围的结缔组织,注意勿损及血管和神经,依次解剖下列结构:

1) 解剖甲状腺上动、静脉及喉上神经外、内支:在甲状腺叶的上极附近,寻找出甲状腺上动、静脉,并在其后内侧寻找与其伴行并走向环甲肌的喉上神经外支,三者在此伴行,呈前外向后内排列,其中喉上神经外支位居后内侧,甲状腺上静脉位于前外侧,甲状腺上动脉位于两者之间。在甲状腺上动脉的后内侧,用镊小心清理周围结缔组织,找出细小的喉上神经外支,该神经远端贴近咽下缩肌,最终进入环甲肌可作鉴别。仔细查看该神经与动脉的关系;在舌骨大角与甲状软骨间找出喉上动脉及其伴行的喉上神经内支,追踪至进入甲状舌骨膜处。

2)解剖甲状腺下动脉及喉返神经:在甲状腺叶的下极附近寻找甲状腺下动脉,将甲状腺侧叶向内翻起暴露其后缘,剔除周围的结缔组织,找到甲状腺下动脉。该动脉一般在甲状腺侧叶后缘附近分为上、下两支进入腺体,并与甲状腺上动脉吻合。观察甲状腺下动脉在分支与喉返神经的关系,此在甲状腺外科手术处理甲状腺下动脉时甚为重要。暴露甲状腺侧叶后缘,在环甲关节后方或气管食管旁沟内寻找喉返神经,仔细查看该神经与甲状腺下动脉及其分支、甲状腺悬韧带和甲状腺后缘的关系。注意左、右喉返神经的行径及其与甲状腺下动脉的关系各不相同,故应左、右侧交叉观察。

3)解剖甲状腺最下动脉:在甲状腺峡下方的气管前间隙内寻找甲状腺最下动脉,常较小,不成对。该动脉一般起自主动脉弓或头臂干,沿气管前方上行,至峡部下缘进入腺体。

4)解剖甲状腺静脉:可见甲状腺静脉先在腺体的表面形成静脉丛,然后汇集成甲状腺上、中、下三对静脉出腺体。甲状腺上静脉与同名动脉伴行注入颈内静脉;甲状腺中静脉,多从腺侧叶的中、下1/3交界处出腺体,跨颈总动脉的前方注入颈内静脉,观察后可切断;甲状腺下静脉,自腺的下缘出腺体向下注入头臂静脉。两侧甲状腺下静脉在气管前方互相吻合成的甲状腺奇静脉丛。

(4)解剖甲状旁腺:在真假被囊之间,甲状腺侧叶后方上、中1/3交界处和侧叶后方下1/3处,甲状腺下动脉分支附近寻找甲状旁腺。正常甲状旁腺似黄豆大小,色泽棕黄,有单独的包囊和血供。

二、颈外侧区和颈根部

继颈前区解剖操作,将皮肤向后剥离至显露斜方肌前缘为止。

(一)颈外侧区

1. 解剖颈外侧区浅层结构　见颈前区和胸锁乳突肌解剖操作。

2. 解剖颈外侧区深层结构　剔除颈筋膜浅层至显露斜方肌前缘为止,提起胸锁乳突肌断端继续向上分离至乳突起点。注意在其上、中1/3交界处,深面有副神经通过并支配该肌,不要切断。完成此步骤后,将胸锁乳突肌置于原位,确认颈外侧区的境界。寻找肩胛舌骨肌下腹,进一步确认枕三角和锁骨上三角(锁骨上大窝)的境界。

(1)解剖副神经:副神经在枕三角顶(颈深筋膜浅层)与底(椎前筋膜)之间的结缔组织中。从胸锁乳突肌后缘中点稍上方至斜方肌前缘,锁骨上二横指处,进入斜方肌深面,解剖时可以此为标志追寻和辨认。注意在该神经稍下方,有来自颈3和颈4的神经与之并行或相连需予鉴别。修洁副神经,可见沿其周围排列的副神经淋巴结。

(2)解剖颈丛:在副神经出胸锁乳突肌后缘处的稍下方,可找到颈丛皮支,清除神经周围的结缔组织,可见枕小、耳大和颈横三条神经由颈2和颈3前支组合形成;三条锁骨上神经是由颈3和颈4前支组合形成。将胸锁乳突肌翻向上外,颈动脉鞘的内容牵向外侧,在中斜角肌和肩胛提肌的表面清理颈丛至其根部,可见膈神经起自第3、4、5颈神经的前支,在椎前筋膜深面,由前斜角肌上部的外侧向下内斜跨该肌表面至下部的内侧,继而经锁骨下动、静脉之间,从迷走神经的外侧进入胸腔。

(3)观察枕三角底的肌肉:副神经斜跨枕三角,把该三角大致分为上下两半。其上半无重要血管神经通过,可大胆剔除肌肉表面的筋膜。其下半、接近颈根部,重要结构较多,需细心操作。此处可只作分离,目的是辨认肌肉。

1)头半棘肌:位于枕三角尖端,肌纤维垂直,需剔净表面的筋膜才能显露。

2)头颊肌:位于该三角的上份,肌纤维斜向下内。

3)肩胛提肌:位于该三角的中份,副神经行于其表面。

上述肌肉位置较深,如操作确有困难可不予解剖。

4)中、后斜角肌:位于该三角的下份,胸长神经的上两根穿过该肌浅出。

5)前斜角肌:位于中斜角肌的前方,与中、后斜角肌之间构成斜角肌间隙,其间通过锁骨下动脉和臂丛。

透过椎前筋膜可辨认上述结构。

6)肩胛舌骨肌下腹斜跨颈外侧区,构成枕三角的下界,但并不参与构成枕三角的底。该肌由前向后,行经锁骨中分上方1~2横指处,在此处并为颈深筋膜中层所包裹和固定。肩胛舌骨肌下腹与前斜角肌之间形成斜角肌前间隙。

(4)解剖臂丛及其分支:在前斜角肌外侧,寻找出臂丛的三干,沿三干向内侧清理至臂丛的五根,验证五根与三干的形成关系;向外侧可见三干各分为前、后两股,经锁骨后方进入腋腔。臂丛在此区发出的分支有:①胸长神经,在前斜角肌与中斜角肌之间,起自臂丛第5~7颈神经根,向下经第1肋外缘入腋腔至前锯肌的表面并支配该肌;②肩胛背神经,起自臂丛第5颈神经根,穿过中斜角肌,越过肩胛提肌至肩背部;③肩胛上神经,起自臂丛的上干或上干的后股,经肩胛上切迹入冈上窝。后两者可待肩背部解剖时进一步追寻。

(5)解剖锁骨下静脉:可见锁骨下静脉由腋静脉在第1肋外缘延续而来,位于锁骨下动脉的前下方;向内侧清理追踪,见其经前斜角肌前方至该肌的内侧,沿途接收肩胛背静脉和颈外静脉;在胸锁关节后方与颈内静脉汇合构成静脉角,并形成头臂静脉。

(6)解剖锁骨下动脉:在锁骨下静脉后上方寻找出锁骨下动脉,此处为该动脉的第3段,其下方为第1肋,后上方为臂丛,前下方为锁骨下静脉。于该区还可见其直接和间接的分支,肩胛背动脉、肩胛上动脉和颈横动脉分别行向斜方肌深面及肩胛区。

(二)颈根部

颈根部系指颈前、外侧区的最下份,它实际上包括了前斜角肌前方(胸锁乳突肌最下份后方)、后方(斜角肌间隙)、外侧(锁骨上三角)和内侧(椎动脉三角)的内容。翻起胸锁乳突肌断端,清理筋膜找到肩胛舌骨肌下腹和中间腱。其深面可见大量淋巴结组织包裹在大静脉周围。剔除脂肪组织和部分淋巴结,保留主要淋巴结和较大的淋巴导管,找出前斜角肌并以该肌为标志,寻找和辨认颈根部的结构。现由浅入深,分别解剖下列内容:

1. 解剖锁骨下静脉　将锁骨尽量推向下,必要时可解脱胸锁关节,将锁骨内端游离(注意保护其深面结构)。剔除锁骨下方的筋膜,即可显露锁骨下静脉。见其起始于第1肋外缘,横跨前斜角肌前方,向内至胸锁关节后方与颈内静脉汇合成头臂静脉而告终。左静脉角接受胸导管汇入;右静脉角接受右淋巴导管汇入。

2. 解剖锁骨上淋巴结、胸导管或右淋巴导管　锁骨上淋巴结位于锁骨上大窝内,肩胛舌骨肌下腹及其筋膜的深面(前面已作清理)。现在左静脉角处找出胸导管,见其贴食管左后外侧壁上行,至第7颈椎横突水平呈弓状弯向外,经颈动脉鞘后方,最终汇入左静脉角。汇入前一般还接受左颈干、左锁骨下干和左支管纵隔干。如操作在右侧进行,可在右静脉角附近寻找右颈干、右锁骨下干和右支气管纵隔干,三者可合并成右淋巴导管,汇入右静脉角,或分别汇入右静脉角附近的大静脉。

3. 解剖迷走神经和喉返神经　右侧操作者可在颈内静脉与颈总动脉之间的后侧,找出前已解剖出的右迷走神经,向下追踪至颈根部可见它经锁骨下动、静脉之间进入胸腔,在锁骨下动脉的前方向外牵拉神经干,可见由右迷走神经干上发出一条神经,绕右锁骨下动脉第1段的下面、返行向上,此即右喉返神经。在左侧,迷走神经在左颈总动脉与左锁骨下动脉之间进入胸腔,左喉返神经不同于右侧者,其发出位置较低,始于主动脉弓下缘水平、经动脉导管韧带后方绕主动脉弓返行向上(待胸部解剖),该神经在颈部行于气管与食管沟内(前已解剖)。

4. 解剖膈神经　向内侧牵开颈内静脉和颈总动脉,显露前斜角肌,可见膈神经几乎垂直下行于前斜角肌表面(椎前筋膜深面),经锁骨下动、静脉之间,迷走神经的外侧进入胸腔。

5. 解剖甲状颈干及其分支　于颈内静脉根部上方切断该静脉,向上翻起颈内静脉,观察其后方的甲状颈干。该动脉为锁骨下动脉第1段的分支,沿前斜角肌内缘上行。该干较短,主要分支有:①甲状腺下动脉:由甲状颈干分出后,垂直上行至第6颈椎横突水平,呈弓状弯向内,经颈动脉鞘后方至甲状腺侧叶后缘(前已解剖),分布于甲状腺;②颈横动脉:由干分出后,向外横过前斜角肌表面,跨颈外侧区,潜入肩胛提肌深面;③肩胛上动脉:自干分出,向外经前斜角肌表面,潜入锁骨后方至岗上窝(不解剖)。以上诸结构皆位于前斜角肌的前方。

6. 解剖锁骨下动脉　该动脉两侧起点不同,但在颈部皆位于胸锁关节后方,由此向上、向外,经前斜角肌后方,呈弓状绕过胸膜顶。借前斜角肌可把锁骨下动脉分为3段。第1段位于前斜角肌内侧;第2段位于前斜角肌后方;第3段位于前斜角肌外侧。观察锁骨下动脉第1段的毗邻:前方有迷走神经、膈神经和椎静脉等结构跨过；右侧者有右喉返神经钩绕其下面和后方，左侧者有胸导管跨过其前方；两侧锁骨下动脉的深面均与胸膜顶和肺尖等结构相毗邻。清理锁骨下动脉第 1 段的分支，除前已剖出的甲状颈干外，其内侧还有：①椎动脉：位置较深，可向上追踪至 6 颈椎横突孔。②胸廓内动脉：起点与椎动脉相对应，向下进入胸前壁（待胸部解剖）。在前斜角肌外侧查看前已解剖出的锁下动脉第 3 段，此段位置最表浅，位于锁骨上大窝内。其前下为锁骨下静脉，下方为第 1 肋骨和胸膜顶，后方为臂丛等结构。该段的分支，主要是肩胛背动脉（也可起自第 2 段，约 1/3 还可与颈浅动脉共干起自甲状颈干，称颈横动脉，颈横动脉浅支即颈浅动脉，深/降支即肩胛背动脉），向后跨臂丛和中、后斜角肌进入肩胛提肌深面。

7. 解剖臂丛 可见臂丛由 $C_{5\sim8}$ 和 T_1 脊神经的前支组成，其五个根（脊神经前支）经前斜角肌后方出斜角肌间隙后，C_5 和 C_6 合成上干，C_7 构成中干，C_8 和 T_1 合成下干，下干的前方为锁骨下动脉第 3 段。

8. 解剖颈交感干 将颈总动脉和颈内静脉牵向外侧，颈部脏器推向内侧，于颈椎两侧，椎前筋膜深面，找出颈交感神经干，沿干向下跟踪，在第 6 颈椎横突水平，甲状腺下动脉弯曲处可找到颈交感神经的颈中神经节（颈上神经节位于环椎横突水平可不解剖）。沿交感干再向下追踪，在椎动脉起点的深面可找到颈下神经节。该节可与第 1 胸交感神经节合并成星状神经节，可暂不深入解剖，以免损坏胸部结构。

9. 复习椎动脉三角的境界及内容 将前斜角肌内侧的结构复回其原位，观察椎动脉三角的境界，其外侧界为前斜角肌，内侧界为颈长肌，下界为锁骨下动脉第 1 段，尖为第六颈椎横突前结节。三角的前方有颈动脉鞘、膈神经以及胸导管弓（左侧）等；后方为胸膜顶、第 7 颈椎横突、第 8 颈神经前支和第 1 肋颈。其内容主要为椎动、静脉，甲状腺下动脉，颈交感干及颈胸神经节等。

（重庆医科大学 周庭永 孙善全）

第九节 临 床 应 用

1. 喉上神经外支的形态及其分型 喉上神经及其分支与颈交感链发出的交通支常吻合成袢，称之为**喉上神经袢**（图 4-42）。据袢的不同形态，可分为五种类型 17 个亚型（图 4-43）。其中，喉上神经外支与颈交感链间有吻合者，占 78.3%（94 侧/120 侧）。因此，喉上神经外支呈袢状，而非传统的"干式"。喉上神经袢毫无例外地发出肌支和腺支，支配环甲肌和甲状腺。部分袢的吻合平面较低（25%，30 侧/120 侧），接近甲状腺侧甲上极，故在胸骨甲状腺喉三角内可见 1 支、2 支、3 支，甚至 4 支神经干（图 4-44）。

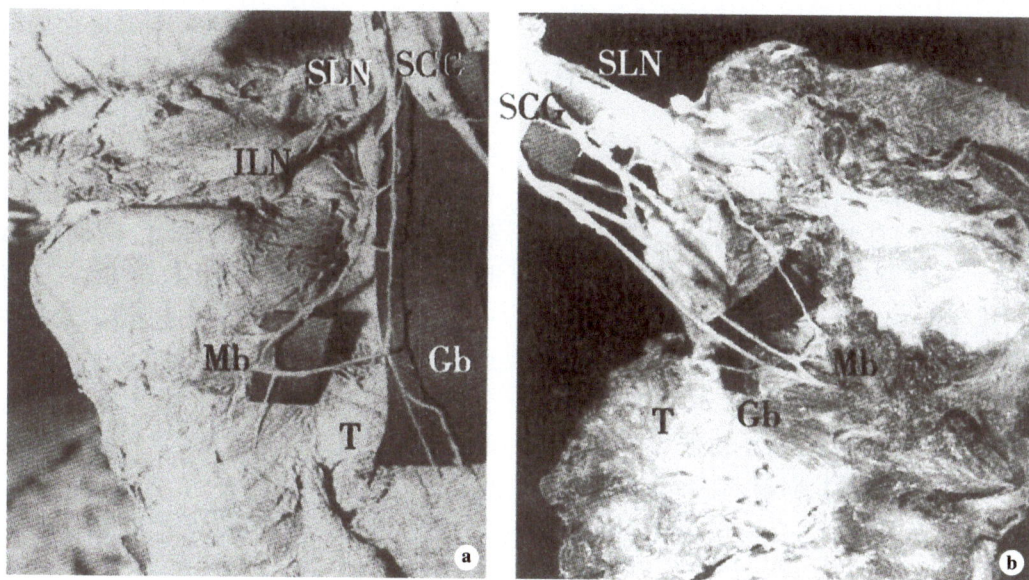

图 4-42 喉上神经外支与颈上神经节相交通，吻合或 u 型袢（a）和并列双袢（b）
由袢上发出环甲肌支和甲状腺支，分别支配环甲肌和甲状腺。SCG:颈上神经节;SLN:喉上神经;ILN:喉上神经内支;Mb:环甲肌支;Gb:甲状腺支;T:甲状腺

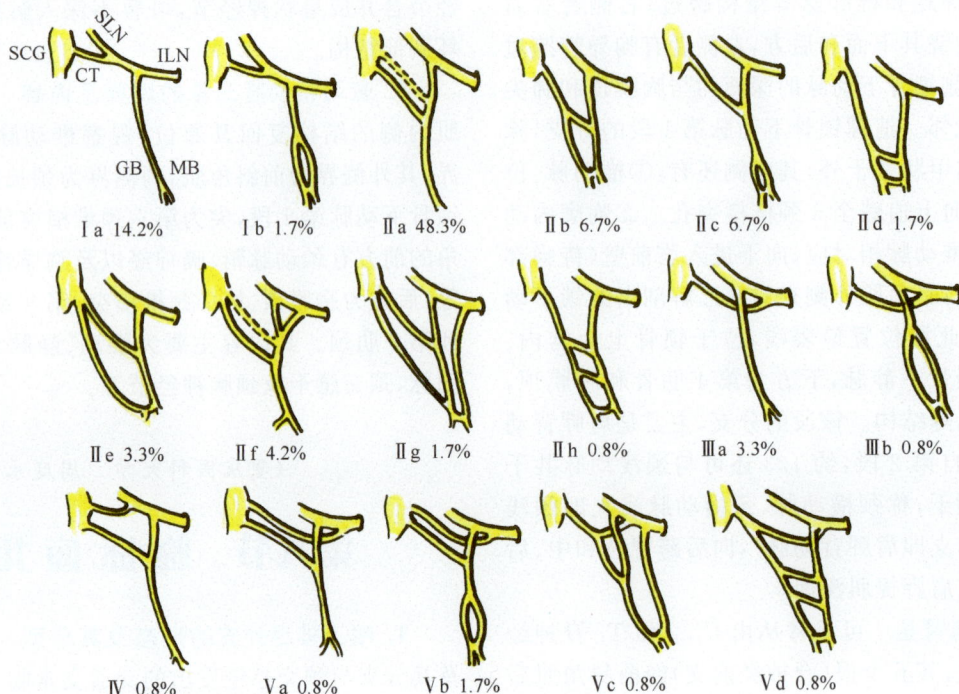

图 4-43　喉上神经袢分型

在 60 例(120 侧)中,118 侧喉上神经(SLN)及其分支(ILN、ELN)与交感神经颈上神经节(SCG)发出的交通支吻合成袢。喉上神经袢毫无例外地发出环甲肌支和甲状腺支。根据袢的不同形态,可将其分为五大类型和 17 个亚型。其中,Ⅰ型 19 侧,含两个亚型(a、b);Ⅱ型 88 侧,含 8 个亚型(a-h);Ⅲ型 5 侧,含两个亚型(a、b);Ⅳ型 1 侧,Ⅴ型 5 侧,含 4 个亚型(a-d)

目前,国内外学者多主张在结扎甲状腺上血管时,应仔细分离喉上神经外支/或袢,单独结扎甲状腺上血管,以保护该神经,免于损伤。

2. 喉返神经变异　偶见喉返神经分支与分支之间,分支与颈交感干之间吻合成袢(图 4-45,4-46)。在甲状腺侧叶后内方,可见 2 支神经干。在甲状腺手术时,显露喉返神经的过程中,应予重视,以免造成"漏认"和"误扎"。

3. 结扎甲状腺上、下动脉应注意的问题　由于喉返神经在甲状腺侧叶后缘中、下 1/3 交界处与甲状腺下动脉相交,且关系复杂。因此,目前国际上多主张在行甲状腺次全切除术,结扎甲状腺下动脉之前,应先行解剖,暴露喉返神经,在"直视"下结扎该动脉,以免损伤喉返神经。特别是右侧喉返神经与甲状腺侧叶后缘关系较紧密,有时甚至穿行于**甲状腺外侧韧带**(又称 **Berry's 韧带**)内,当向前牵拉甲状腺时,神经亦被拉向前,故手术时右侧喉返神经损伤的机会较左侧为多。在右侧尚可见因

右锁骨下动脉起始异常而导致的不返行的喉神经,这种不返行的喉返神经更易被误认为甲状腺下血管而被损伤。此外,尚有单侧"双侧喉返神经"的报道,手术时应注意。

4. 气管切开术应注意的解剖学要点　气管切开术须注意的是:①颈部结构的位置是相对固定的,头部运动时,可影响颈部器官及血管神经位置。②由于气管颈部周围疏松结缔组织相对较多,故活动性较大。③在仰头或低头时,气管可随之上、下移动 1.5cm。④当头转向一侧时,喉和气管也随之转向同侧,而食管则移向对侧。因此,在施行气管切开术时,头必须保持正中位,并使头尽量后仰,这可使气管接近体表,同时可避免伤及食管和周围的血管及神经。⑤此外,尚须注意在第 2、3、4 气管软骨环前方有甲状腺峡部,幼儿的胸腺、左头臂静脉和主动脉弓可高出胸骨颈静脉切迹,位居气管颈部的前方。⑥在幼儿施行气管切开术时,应注意不宜低于第 5 气管软骨环,避免损伤前述结构。

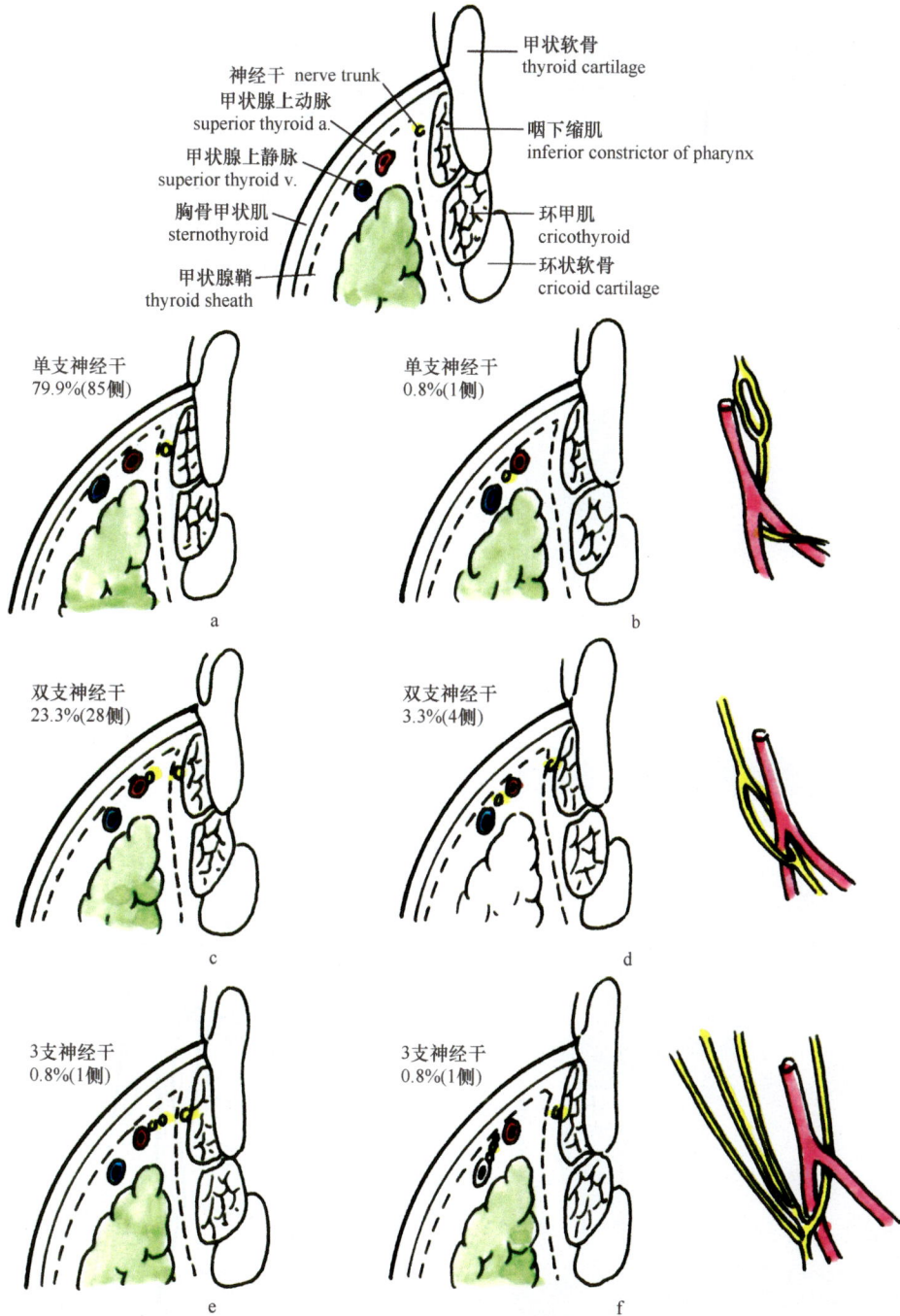

甲状软骨
thyroid cartilage

神经干 nerve trunk
甲状腺上动脉
superior thyroid a.

甲状腺上静脉
superior thyroid v.

咽下缩肌
inferior constrictor of pharynx

胸骨甲状肌
sternothyroid

环甲肌
cricothyroid

甲状腺鞘
thyroid sheath

环状软骨
cricoid cartilage

单支神经干
79.9%(85侧)

单支神经干
0.8%(1侧)

a   b

双支神经干
23.3%(28侧)

双支神经干
3.3%(4侧)

c   d

3支神经干
0.8%(1侧)

3支神经干
0.8%(1侧)

e   f

图 4-44 胸骨甲状腺喉三角内喉上神经袢及其毗邻

5. 颈内静脉穿刺 临床上可通过颈内静脉穿刺和插管至上腔静脉,测定中心静脉压或输入高营养物质。颈内静脉在颅底颈静脉孔的后部续于乙状窦,其起点处有颈静脉上球,位于鼓室底后部的下方。该静脉在颈动脉鞘内下行,至胸锁关节后方与锁骨下静脉汇合成头臂静脉,其末端膨大,称颈静脉下球,其内有静脉瓣。由于右侧颈内静脉较粗,且与右头臂静脉几乎成一直线通上腔静脉。因此,穿刺或插管术宜选在右侧施行。其常用部位:①胸锁乳突肌前缘中点或稍上方(甲状软骨上缘水平),将该肌前缘推向后方,颈总动脉推向内侧,在颈总动脉外侧约 0.5cm 处进针,进针角度与皮肤呈 30°～40°,针尖朝向同侧乳头或锁骨中、内 1/3 交界处;②胸锁乳突肌后缘中、下 1/3 交界处或锁骨上缘 3～5cm 处进针,此处颈内静脉位于胸锁乳突肌的深面偏外侧;③胸锁乳突肌的胸骨头与锁骨头之间的三角形间隙内进行,颈内静脉正好在此三角的中心通过,在三角的顶点即锁骨上缘 3～5cm 处与皮肤呈 30°角进针,进针方向与中线平行。此外,颈内静脉可用作血管移植的材料,如肠系膜上静脉与下腔静脉搭桥术,常取颈内静脉作为架桥材料。结扎一侧颈内静脉,不影响脑部的血液回流。

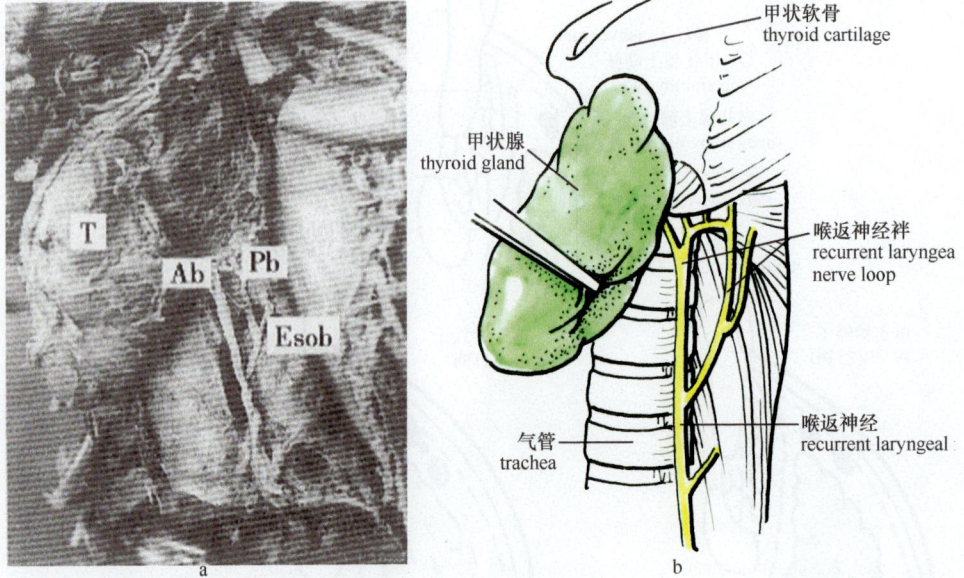

图 4-45 喉返神经变异(1)

a,b 喉返神经分支与分支之间吻合成袢,即喉返神经袢。该袢发出 4 条喉支(Ab,Pb)和一条食管支(Esob)

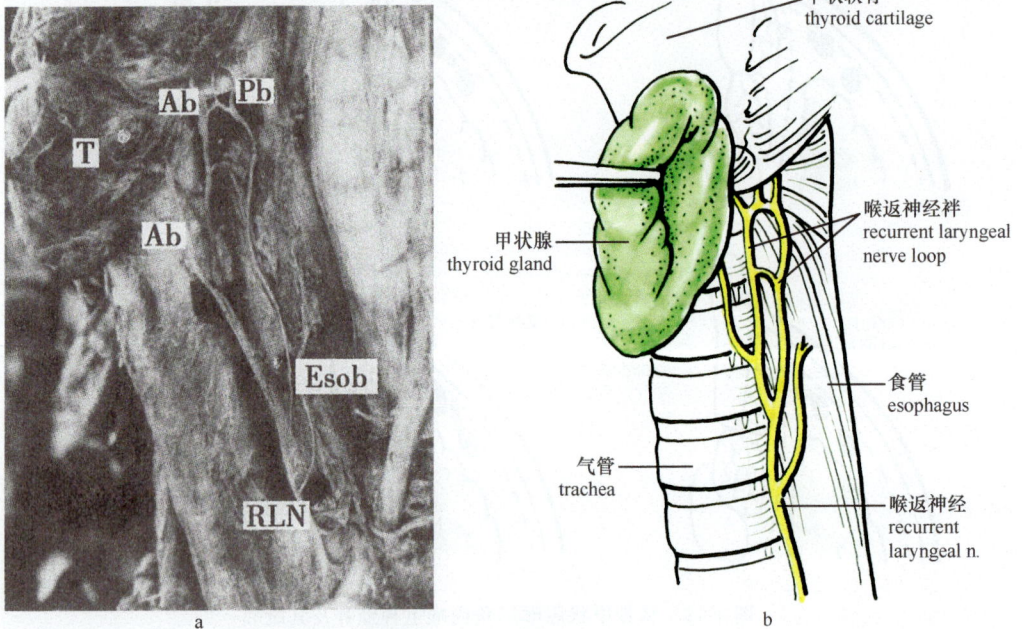

图 4-46 喉返神经变异(2)

a,b 喉返神经分支与分支之间吻合成两个袢。该袢发出 4 条喉支(Ab,Pb)和 1 条食管支。在甲状腺后内侧可见 2 条神经干

6. 锁骨下静脉穿刺 经锁骨下静脉穿刺插管技术临床已广泛应用。锁骨下静脉位于肋锁斜角肌三角内,在锁骨内侧端的后方,胸膜顶的前下方。在锁骨下静脉的前方,除锁骨下肌和锁骨外,并无重要的结构。根据锁骨下静脉和静脉角的投影位置(即锁骨下静脉的外端位于锁骨下缘的内、中 1/3 交点处,静脉角位于距锁骨内端向外约 3cm 处的锁骨后方,静脉深度均约 2cm),可由锁骨下缘的内、中 1/3

交点处至同侧胸锁关节上缘之间作一连线,作为穿刺进针方向的标志。按照静脉的深度及其与周围结构的关系,应紧贴锁骨后面进针。进针深度为 3～4cm,针尖不可过渡向后,以免伤及胸膜而导致气胸。

7. 臂丛阻滞麻醉 根据臂丛的组成及其根、干、股、束的位置,采用不同的阻滞点,其麻醉效果各异。

(1)颈路(斜角肌间隙)臂丛阻滞:以第 6 颈椎横突为标志,将麻醉药注入斜角肌间隙内,因组成

臂丛的五个根,位于斜角肌间隙内。但由于组成臂丛的五个根在此较为分散,特别是颈8和胸1脊神经前支的位置较低且深,仅颈5～7脊神经前支阻滞较好,适用于肩部、臂部手术。对臂丛以远的手术,尤以涉及尺神经分布范围,阻滞效果不理想。

(2)锁骨上路臂丛阻滞:进针点在锁骨中点上方一横指处,此处臂丛的上、中、下干均集中在锁骨下动脉后上方,故阻滞效果较完全,适用于上肢所有手术,但应注意勿伤及血管,进针不可过深,以免伤及胸膜顶及肺尖。

8. 颈部淋巴结 主要围绕在颈外静脉、颈内静脉、静脉角、锁骨下静脉、颈横动脉以及副神经的周围,颈部淋巴结活检时必须注意:①在枕三角内,副神经淋巴结与副神经外支紧密相邻,摘取该淋巴结时,应注意勿伤及副神经外支。②在锁骨上大窝内,淋巴结主要沿锁骨下静脉、静脉角及颈横动脉排列;其中沿颈横动脉排列者,称锁骨上淋巴结。靠近左静脉角者,称魏尔啸(Virchow)淋巴结,常因胃癌或食管下段癌的侵犯而肿大,可在左侧胸锁乳突肌后缘与锁骨上缘的交角处触及。在淋巴结活检术时,应注意保护上述结构,在颈根部左、右静脉角附近,应防止损伤胸导管和右淋巴导管。③在颈动脉三角与肌三角内,应注意保护颈动脉鞘,以免损伤颈内静脉、颈总动脉、迷走神经及颈袢。

(重庆医科大学 周庭永 孙善全)

【复习思考题】

1. 颈前区的层次和各层结构的形态特点。

(1)在颈中线上,环状软骨与胸骨柄上缘之间作纵切口,显露气管颈段。试列举手术入路通过的层次和间隙,以及可能遇到的血管。

(2)在胸骨柄上缘以上二横指处做一弧形切口(切口两端达胸锁乳突肌前缘),显露甲状腺。试列举手术入路通过的层次,以及可能遇到的血管神经。

2. 复习甲状腺的毗邻,思考甲状腺肿大时可能压迫哪些结构?

3. 颈部疾病常以"颈部包块"的形式出现,如甲状腺瘤、甲状舌骨囊肿、颈淋巴结肿大等。根据所学局解知识思考这三种肿块该如何鉴别?

4. 甲状腺血供的特点及与喉神经的关系。

(1)甲状腺的手术要点之一是止血,为什么?甲状腺手术后如果发生血肿,最大的危险是什么?

(2)甲状腺手术的重要环节是防止损伤喉上神经外支和喉返神经。避免这两条神经的损伤最重要的是掌握其解剖要点。试归纳:喉上神经外支的解剖要点是什么?左、右喉返神经的行径、毗邻有什么不同?根据喉上神经和喉返神经的解剖特点,防止其损伤的措施是什么?

5. 如何确定副神经的体表投影?

6. 根据臂丛的位置和组成,临床上可在什么部位进行臂丛的阻滞麻醉?

7. 鼻咽癌、舌尖癌、胃癌可能分别首先转移到哪组淋巴结?

第五章 胸 部

【学习目标】

【学习目标】

1. 说出胸壁的层次结构,肋间血管和神经的行程、分布。能阐述乳房的结构及淋巴回流,并能描述胸廓内动脉的行程、分支和分布。

2. 描述膈的位置、分部及膈的裂孔位置,说出穿经裂孔的结构有哪些,膈生理薄弱区的位置和意义,并描述膈的血液供应、神经支配及功能。

3. 说出胸膜分为几个部分,阐述胸膜腔及胸膜隐窝的概念,描述胸膜腔器官位置、毗邻。

4. 说出肺门和肺根的概念。

5. 说出胸膜和肺下界的体表投影位置。

6. 描述肺根内诸结构的位置关系。

7. 阐述纵隔的位置和分部。

8. 说出胸腺、上腔静脉及左右头臂静脉、升主动脉、主动脉弓及其分支的位置。

9. 阐述心包和心的位置、毗邻和体表投影。

10. 说出食管胸段、胸主动脉、胸导管的位置和毗邻关系。

第一节 概 述

胸部thorax 是躯干的一部分,位于颈根部和腹部之间,两侧上方与上肢相连。胸部由胸壁、胸腔及其内容物构成。以胸廓为支架,表面覆盖皮肤、筋膜、肌肉、血管、神经等软组织,内面衬以胸内筋膜,共同构成胸壁;胸壁与膈围成胸腔,胸腔两侧容纳肺和胸膜腔,中间为纵隔,有心及出入心的大血管、食管和气管等。纵隔向上经胸廓上口通颈部,向下借膈肌与腹腔分隔。

一、境 界

胸部与颈部的分界为颈静脉切迹,锁骨上缘、肩峰至第 7 颈椎棘突的连线;与腹部的分界相当于胸廓下口,即剑突、两侧肋弓,第 11、12 肋前端至第 12 胸椎棘突的连线;两侧上方与上肢的分界为三

角肌前、后缘上份和腋前、后襞下缘中点的连线。胸部以胸廓为支架,上窄,下宽,前后扁平,水平切面上呈肾形。胸廓与附于其上的软组织共同构成**胸壁**thoracic wall,胸壁与膈围成**胸腔**thoracic cavity。胸壁以腋后线为界分为胸前外侧壁和胸后壁,后者即脊柱区的背部。

二、表 面 解 剖

(一)体表标志

1. 颈静脉切迹 jugular notch 为胸骨柄上缘的切迹,平对第 2、3 胸椎之间。在切迹的深面可摸到气管和气管软骨环,临床常以此切迹检查气管是否偏移。

2. 胸骨角 sternal angle 也称 Louis 角,为胸骨柄与体连接处微凸向前的隆起,其两侧连接第 2 肋软骨,可作为胸前外侧壁计数肋和肋间隙的标志。胸骨角平面平对第 4 胸椎的下缘,此平面正对主动脉弓起始端与末端、气管杈、食管第 2 个狭窄处,胸导管由右侧转向左侧的部位,也是上、下纵隔分界的标志。

3. 剑突 xiphoid process 为胸骨的最下部,细长,其上端接胸骨体处称剑胸结合,平第 9 胸椎。剑胸结合的两侧与第 7 肋软骨相连,下端游离。

4. 锁骨 clavicle 和锁骨下窝 infraclavicular fossa 锁骨全长均可触及,其中、外 1/3 段交界处下方的凹陷为锁骨下窝,其深面有腋血管和臂丛通过。窝内锁骨下方一横指处可触及肩胛骨喙突。

5. 肋 rib 和肋间隙 intercostal space 第 1 肋的大部位于锁骨后方,不易触及。平胸骨角可摸到第 2 肋,依次向下可触及下方的肋间隙和肋,二者可作为胸、腹腔脏器的定位标志。

6. 肋弓 costal arch 和胸骨下角 infrasternal angle 自剑突两侧向外下可触及肋弓,肋弓是肝、脾触诊标志。两肋弓与剑胸结合共同构成胸骨下角。剑突与肋弓构成剑肋角,左侧剑肋角是心包穿刺常用进针部位之一。

7. 乳头 mammary papilla 男性乳头位于锁骨中线与第 4 肋间隙相交处,女性略低,偏向外下方。

8. 胸壁肌 发达者可见胸大肌和前锯肌肌齿

的轮廓。

（二）胸部的标志线

胸部的标志线系指通过胸部的垂直线（图 5-1），常用以表示胸部器官的前、后和内、外侧位置关系。

1. 前正中线 anterior median line　经胸骨正中所作的垂直线，此线将胸前区分为左、右对称两部。

2. 胸骨线 sternal line　经胸骨最宽处外侧缘所作的垂直线。

3. 锁骨中线 midclavicular line　经锁骨中点所作的垂直线。

4. 胸骨旁线 parasternal line　经胸骨线与锁骨中线之间中点所作的垂直线。

5. 腋前线和腋后线 anterior and posterior axillary line　分别经腋前、后襞与胸壁交界处所作的垂直线。

6. 腋中线 midaxillary line　经腋前、后线之间中点所作的垂直线。

7. 肩胛线 scapular line　两臂下垂时经肩胛骨下角所作的垂直线。

8. 脊柱旁线 paravertebral line　沿椎骨横突外侧端所作的连线，常为一稍凸向内侧的弧形线。

9. 后正中线 posterior median line　经身体后面正中所作的垂直线，相当于各棘突尖的连线。

10. 肩胛线 scapular line　通过肩胛骨下角的垂直线。

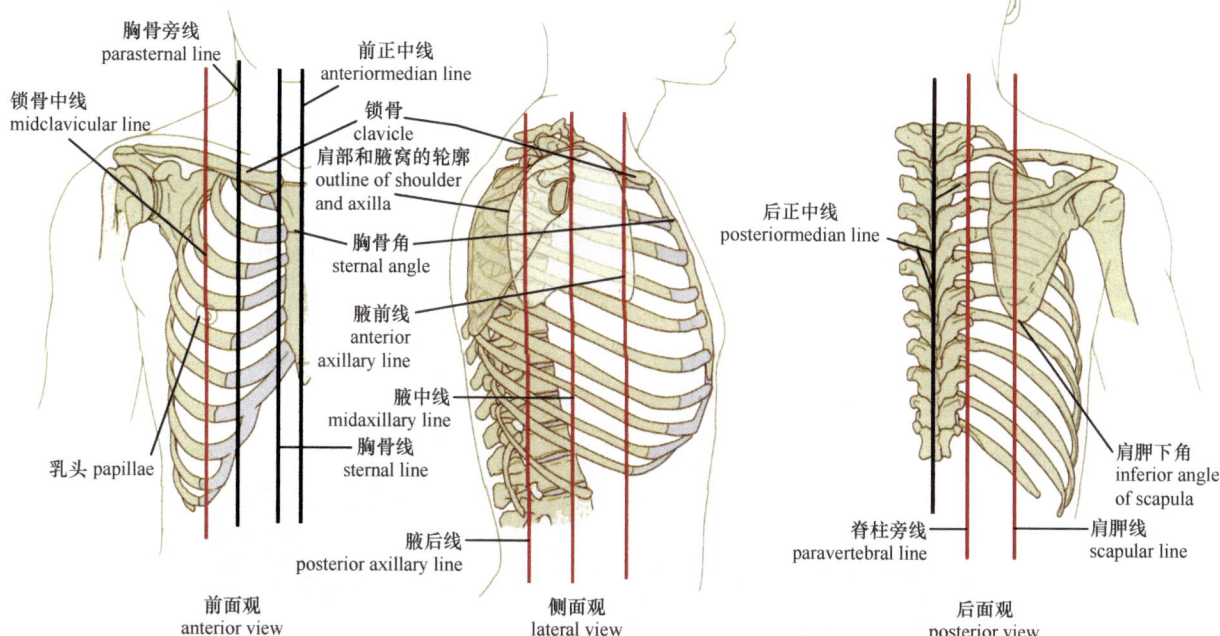

图 5-1　胸部标志线

（南方医科大学　欧阳钧）

第二节　胸　　壁

胸壁由附于胸廓外面的皮肤，浅、深筋膜，胸上肢肌，背肌，腹肌上部，胸廓与肋间组织（包括肋间肌、血管和神经），以及附于胸廓内面的胸横肌、胸内筋膜、胸廓内血管、胸内筋膜等构成。胸壁以腋后线为界分为胸前外侧区和胸背区，本节仅介绍胸前外侧区，胸背区将在脊柱区介绍。

一、线层结构

（一）皮肤

胸前外侧区的皮肤较薄，除胸骨区移动性较小外，其他区有较大的活动性。胸前部皮肤的血供直接由表皮血管和通过肋间肌、胸大肌的肌皮穿支联合供应。胸前部皮肤面积较大，颜色和质地与面部皮肤相近，可用于颌面部创伤的修复。

（二）浅筋膜

浅筋膜由疏松结缔组织和脂肪组织构成，内含浅血管、浅淋巴管、皮神经和乳腺（图 5-2）。

1. 浅血管　动脉主要来源于胸廓内动脉、肋间后动脉和胸肩峰动脉等的分支。静脉相互吻合成静脉网，汇入胸腹壁静脉及上述动脉的伴行静脉。

胸廓内动脉的穿支，由距胸骨侧缘约 1 cm 处穿出，分布于胸前区的皮肤和浅筋膜，其中第 2～4

穿支还分布于女性乳房。肋间后动脉的前、外侧皮支及胸肩峰动脉的终支分布于胸前、外侧区的肌肉、皮肤、浅筋膜和乳腺。

胸腹壁静脉 thoracoepigastric vein 起于脐周静脉网，沿腹前外侧壁向上至胸前外侧壁，收集腹壁上部、胸前区及外侧区浅层的静脉血，经胸外侧静脉注入腋静脉。此静脉是沟通上、下腔静脉的重要通道之一。当门静脉回流受阻时，可借此静脉建立门静脉－腔静脉的侧支循环。

2. 淋巴　胸壁浅淋巴管主要汇入腋淋巴结及胸骨旁淋巴结。

3. 皮神经　胸前外侧区的皮神经来源于颈丛和上 8 对肋间神经的分支，呈带状分布，上部几乎水平，下部斜行。颈丛的皮支**锁骨上神经** supraclavicular nerve 有 3～4 支，从颈丛发出后沿颈部向下跨过锁骨前面，分布于胸壁上部第 2 肋以上和肩部皮肤，其余部分由肋间神经的前皮支和外侧皮支分布，具有明显节段性。第 2 肋间神经分布于胸骨角，第 4 肋间神经平男性乳头，第 6 肋间神经平剑胸结合。

（三）乳房

1. 位置和形态　**乳房** mamma（breast）位于胸前上部的浅筋膜内、胸肌筋膜表面，筋膜深部为胸大肌和前锯肌。女性的乳房呈半球形、圆锥形、不同程度下垂的梨形或薄而平坦。成年女性的乳房基部相当于第 2～6 肋，内侧缘至胸骨旁线，外侧缘接近腋中线。乳房前面正中的突起称**乳头** mammary papilla，乳头周围有色素较深的环形皮肤区称**乳晕** areola of breast（图 5-3），乳头和乳晕表面无毛发，皮肤较薄，富含汗腺和皮脂腺。

2. 结构　乳房主要由乳腺、脂肪和皮肤构成。**乳腺** mammary gland 被结缔组织分隔为 15～20 个乳腺叶，每个腺叶内又分若干小叶。每个腺叶有一条以乳头为中心呈放射状排列的**输乳管** lactiferous ducts，输乳管在乳晕深面呈梭形膨大称输乳窦，末端开口于乳头的输乳孔。乳腺脓肿在乳房近乳头处切开引流时，宜行放射状切口，以防损伤输乳管，而在乳房根部切口时，作环形切口为宜。

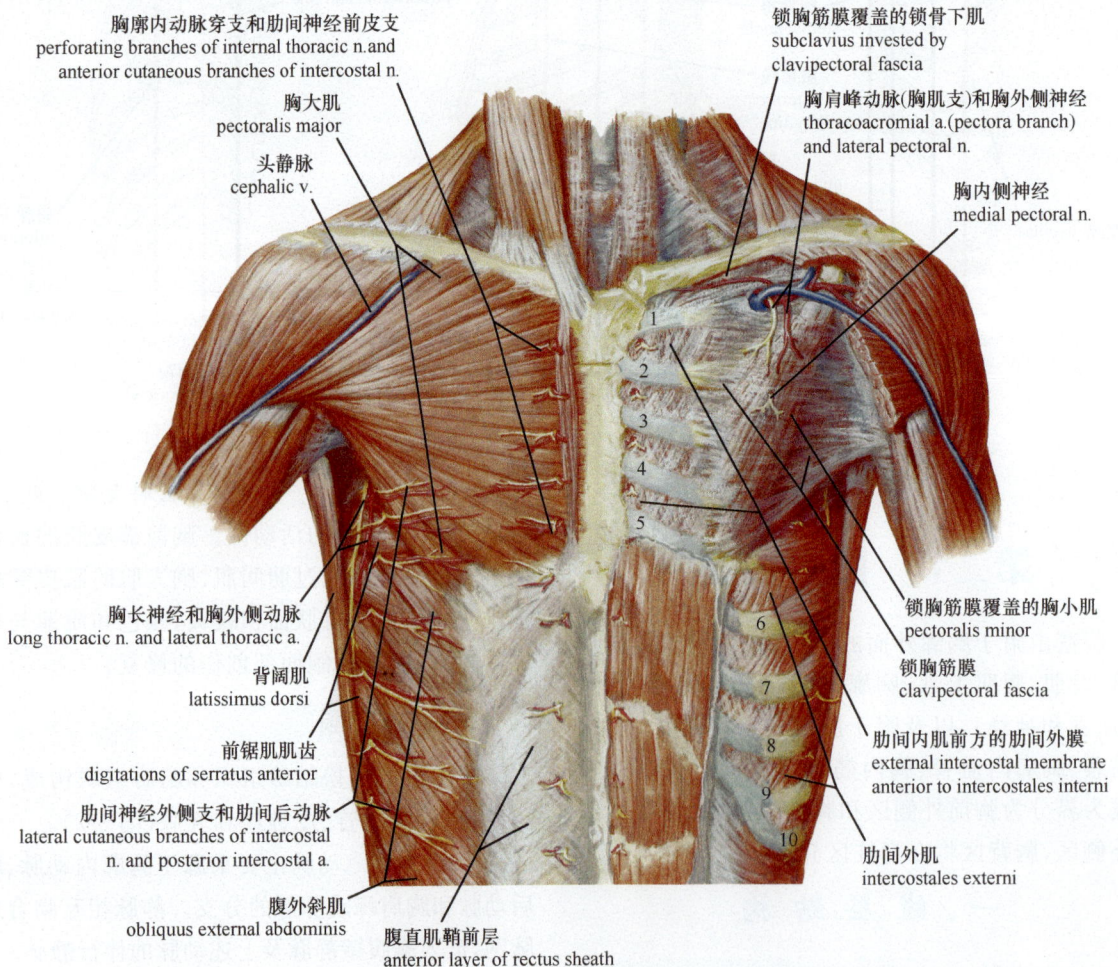

胸廓内动脉穿支和肋间神经前皮支
perforating branches of internal thoracic n. and anterior cutaneous branches of intercostal n.

胸大肌
pectoralis major

头静脉
cephalic v.

锁胸筋膜覆盖的锁骨下肌
subclavius invested by clavipectoral fascia

胸肩峰动脉（胸肌支）和胸外侧神经
thoracoacromial a.（pectora branch） and lateral pectoral n.

胸内侧神经
medial pectoral n.

胸长神经和胸外侧动脉
long thoracic n. and lateral thoracic a.

背阔肌
latissimus dorsi

前锯肌肌齿
digitations of serratus anterior

肋间神经外侧支和肋间后动脉
lateral cutaneous branches of intercostal n. and posterior intercostal a.

腹外斜肌
obliquus external abdominis

腹直肌鞘前层
anterior layer of rectus sheath

锁胸筋膜覆盖的胸小肌
pectoralis minor

锁胸筋膜
clavipectoral fascia

肋间内肌前方的肋间外膜
external intercostal membrane anterior to intercostales interni

肋间外肌
intercostales externi

图 5-2　胸前外侧区浅层结构

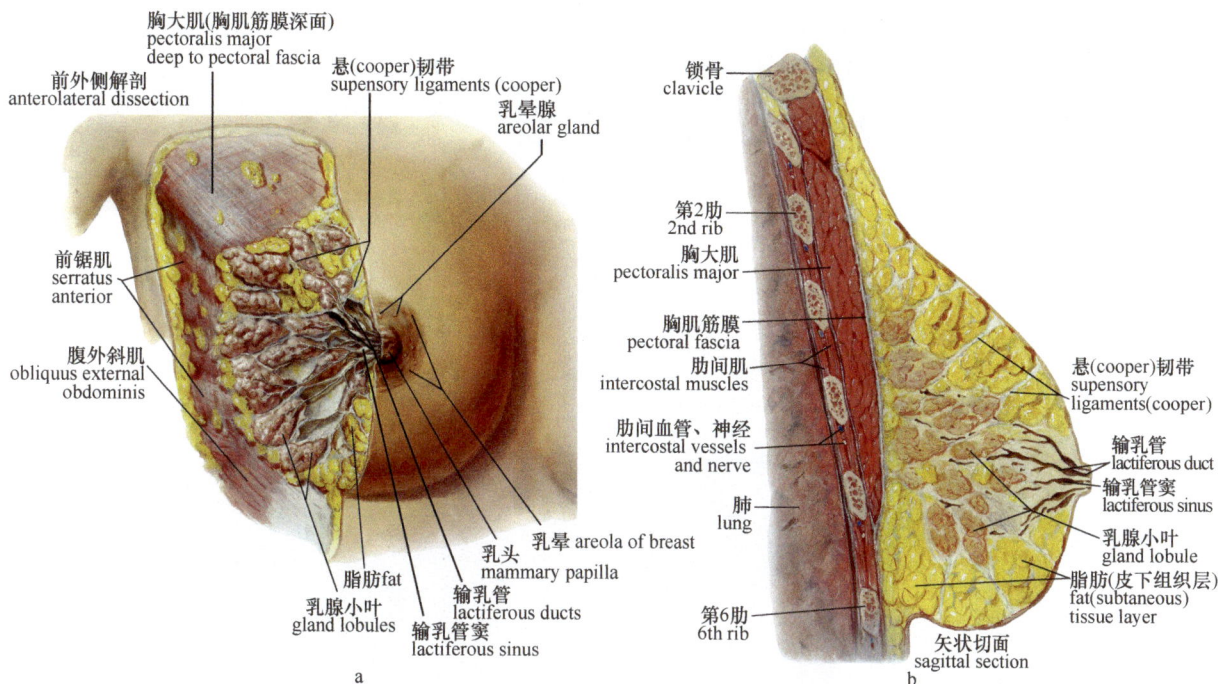

图 5-3 女性乳房

3. 支持组织 腺叶间脂肪组织包于乳腺周围，称脂肪囊，其内有许多一端连于皮肤和浅筋膜，一端连于胸肌筋膜的结缔组织纤维束，称乳房悬韧带或 Cooper 韧带，对乳腺起固定作用。由于韧带两端固定，无伸展性，乳腺癌晚期，腺组织肿大而韧带变得相对缩短，使该处皮肤被牵拉出现凹陷，皮肤表面呈橘皮样变，临床上也称为"酒窝征"，是乳腺癌的重要体征之一。乳房基底面稍凹陷，浅筋膜深层与胸肌筋膜间有一结缔组织间隙，称乳房后隙，内含疏松结缔组织、脂肪和淋巴管，此间隙为乳腺癌向深处转移的途径之一。因此，正常时乳房可轻度移动，而乳腺癌时，乳房可被固定于胸前壁而影响移动。若乳房后间隙发生脓肿，易向下扩散，宜行低位切开引流术。

4. 血液供应 乳房主要由腋动脉、胸廓内动脉及一些肋间动脉的分支供应。乳晕的周围有一环行静脉丛。来自该静脉丛的血液以及来自腺组织的静脉血汇入与动脉伴行的静脉。

5. 淋巴回流 女性乳房淋巴管非常丰富，淋巴回流变异较大，一般分浅、深两组，彼此广泛吻合。浅组位于皮内和皮下，淋巴管无瓣膜，在乳晕周围吻合成网，注入深淋巴管或胸肌淋巴结，深组位于乳房周围的间隙和输乳管壁内，管径粗、有瓣膜，其淋巴回流大致有以下 5 条途径（图 5-4）：①乳房外侧部和中央部的淋巴管注入腋淋巴结的胸肌淋巴结，这是乳房淋巴回流的主要途径；②乳房内侧部的淋巴管穿 1～5 肋间隙注入胸骨旁淋巴结并与对侧乳房淋巴管吻合；③乳房上部的淋巴管注入腋淋巴结的尖淋巴结和锁骨上淋巴结；④乳房内下部的淋巴管注入膈上淋巴结并与腹前壁上部、膈下及肝的淋巴管相吻合；⑤乳房深部淋巴管，穿胸大肌和胸小肌，注入胸肌间淋巴结或尖淋巴结。

6. 神经分布 乳房的神经支配来自第 4～6 肋间神经的前支和外侧支，含有感觉神经纤维和交感传出纤维。

二、深 层 结 构

（一）深筋膜

深筋膜分浅、深两层。浅层覆盖于胸大肌表面，其上缘附着于锁骨，向下移行于腹部深筋膜，向内与胸骨骨膜愈着，向后接胸背区深筋膜的浅层。深层位于胸大肌深面，上方附着于锁骨，向下分两层包裹锁骨下肌和胸小肌并覆盖于前锯肌表面，其中位于喙突、锁骨下肌与胸小肌上缘之间的部分称**锁胸筋膜**clavipectoral fascia。锁胸筋膜深面有胸内、外侧神经和胸肩峰动脉的分支穿出至胸大、小肌，头静脉、胸肩峰静脉和淋巴管等穿经此筋膜入腋腔。手术分离锁胸筋膜时要注意保护胸内、外侧神经，以免导致胸大、小肌瘫痪。胸大、小肌表面的深筋膜在其下缘融合至腋窝底，形成腋筋膜。

（二）肌层

肌层包括胸上肢肌、腹肌上部和胸固有肌。胸前外侧区肌层由浅至深大致分为 4 层：第 1 层为胸大肌、腹外斜肌和腹直肌上部；第2层为锁骨下肌、胸小肌和前锯肌；第3层为肋间肌；第4层为贴于胸廓内面的胸横肌（图5-5）。胸肌的起止、作用和神经支配见表5-1。

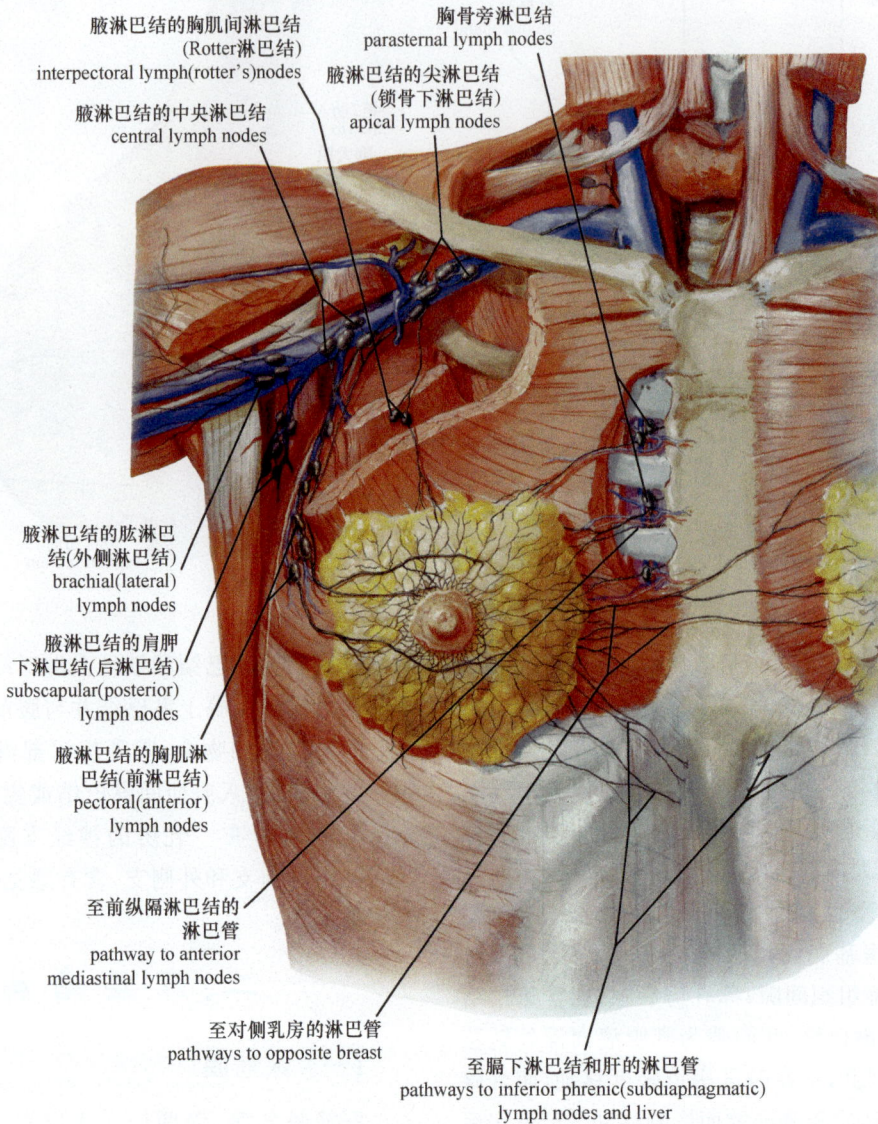

图 5-4　乳房的血供与淋巴回流

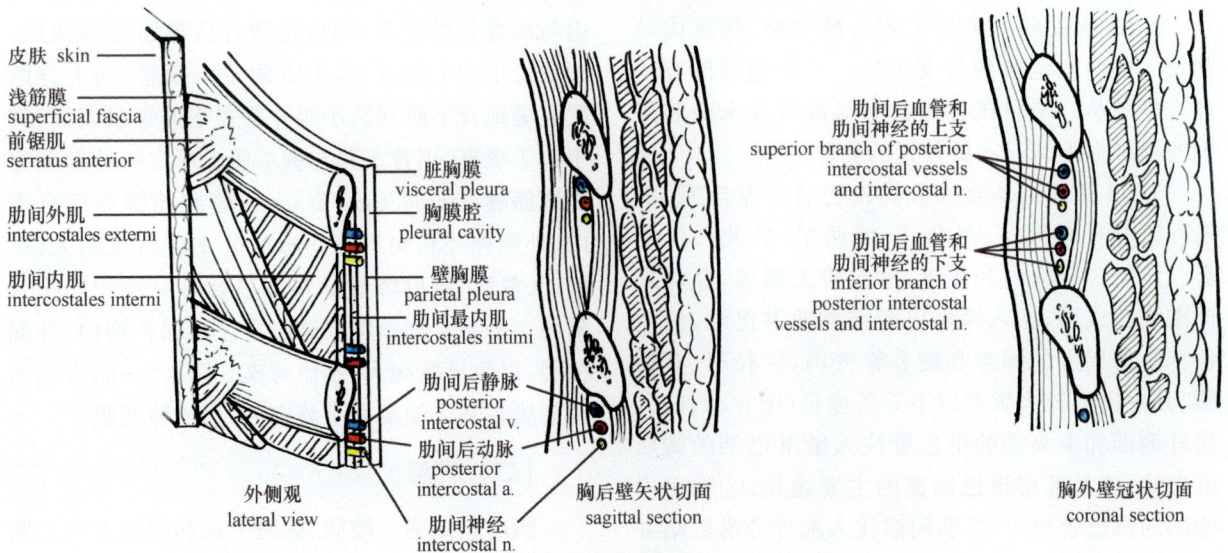

图 5-5　胸壁层次

表 5-1　胸肌

肌群	名称	起点	止点	作用	神经支配
胸上肢肌	锁骨下肌	第 1 肋软骨上面	锁骨肩峰端	拉锁骨向内下	锁骨下神经($C_{4\sim6}$)
	胸大肌	锁骨内侧半、胸骨和第 1～6 肋软骨	肱骨大结节嵴	使肱骨内收、旋内和前屈	胸内、外侧神经($C_5\sim T_1$)
	胸小肌	第 3～5 肋骨	肩胛骨喙突	拉肩胛骨向前下	胸内、外侧神经($C_7\sim T_1$)
	前锯肌	上 8～9 个肋骨外面	肩胛骨内侧缘	固定肩胛骨于胸廓	胸长神经($C_{5\sim8}$)
胸固有肌	肋间外肌	上位肋骨下缘	下位肋骨上缘	提肋助吸气	肋间神经($T_{1\sim11}$)
	肋间内肌	下位肋骨上缘	上位肋骨下缘	降肋助呼气	肋间神经($T_{1\sim11}$)
	肋间最内肌	下位肋中部上缘	上位肋中部下缘	降肋助呼气	肋间神经($T_{1\sim11}$)
	胸横肌	剑突、胸骨体内面	第 3～6 肋软骨	降肋助呼气	肋间神经($T_{3\sim6}$)

胸大肌pectoralis major 是位于胸前区的扇形肌肉，宽而厚，起自锁骨的内侧半前面，胸骨前面和第 1～6 肋软骨，各部肌束聚合向外，以扁腱止于肱骨大结节嵴。其血供主要来自胸肩峰动脉的胸肌支和胸廓内动脉的穿支，由胸内、外侧神经支配。

前锯肌serratus anterior 位于胸外侧区的宽薄扁肌，以数个肌齿起自上 8 个或 9 个肋骨，肌束向后上内，止于肩胛骨内侧缘和下角。血供主要来自胸背动脉。由胸长神经支配，该神经损伤后可出现"翼状肩"。

（三）肋和肋间隙

肋间隙内有肋间肌、血管、神经和结缔组织膜等结构。

1. 肋间肌　肋间肌位于肋间隙中，由外向内为肋间外肌、肋间内肌和肋间最内肌（图 5-5，图 5-6）。

（1）**肋间外肌**intercostales externi：位于肋间隙浅层，起于上位肋骨的下缘，肌纤维斜向前下方，止于下位肋骨的上缘。该肌的肌纤维始于肋结节，至肋骨前端与肋软骨交界处移行为**肋间外膜**external intercostal membrane，此膜向内至胸骨（图 5-6）。该肌收缩时提肋助吸气。

（2）**肋间内肌**intercostales interni：位于肋间外肌深面，起于下位肋骨的上缘，肌纤维斜向前上方，止于上位肋骨的下缘。肌纤维斜行几乎与肋间外肌成直角。该肌的肌纤维从胸骨的外侧缘开始，向后至肋角处移行为腱性的**肋间内膜**internal intercostal membrane，后者向内侧与脊柱相连（图 5-6）。该肌收缩时，降肋助呼气。

（3）**肋间最内肌**intercostales intimi：该肌薄弱不完整，仅存在于肋间隙中 1/3 部，位于肋间内肌深面，肌纤维方向与肋间内肌一致，两肌间有肋间血管和神经通过（图 5-6）。由于肋间隙的前、后部无肋间最内肌，肋间血管和神经直接与其内面的胸内筋膜相贴，当胸膜感染时，易刺激神经引起肋间神经痛。

肋骨切除术剥离骨膜时，应沿肋缘顺肋间内、外肌纤维方向剥离骨膜，即沿肋下缘从前向后，沿肋上缘从后向前剥离。

2. 肋间后血管

（1）**肋间动脉**intercostal artery：包括肋间后动脉和肋间前支（图 5-7）。第 1 和第 2 对肋间后动脉来自锁骨下动脉的肋颈干，第 3～11 肋间隙的动脉为**肋间后动脉**posterior intercostal artery，最下一支沿第 12 肋下缘走行，称**肋下动脉**subcostal artery，均由胸主动脉发出。肋间前支来源于胸廓内动脉和肌膈动脉。

肋间后动脉初行于胸内筋膜与肋间内肌之间，横行向外。约在肋角处分出一下支沿下位肋骨上缘前行，而本干（即为上支）则在上位肋骨下缘前行，在肋间隙中 1/3 处二者行于肋间内肌与肋间最内肌之间，最后二者在肋间内肌与胸内筋膜之间行至肋间隙前端，与胸廓内动脉或肌膈动脉的肋间前支吻合，在每一肋间隙形成动脉环。肋间后动脉沿途还发出后支和外侧皮支，供应脊髓、背部肌肉和皮肤，本干则供应胸壁和腹壁上部。下 3 对肋间后动脉不分上、下支。

（2）**肋间后静脉**posterior intercostal vein：与肋间后动脉伴行，其前端与胸廓内静脉及肌膈静脉的属支相吻合；上位 2～3 条肋间后静脉的后端汇集成肋间最上静脉注入头臂静脉，其余的右侧汇入奇静脉，左侧汇入半奇静脉或副半奇静脉。

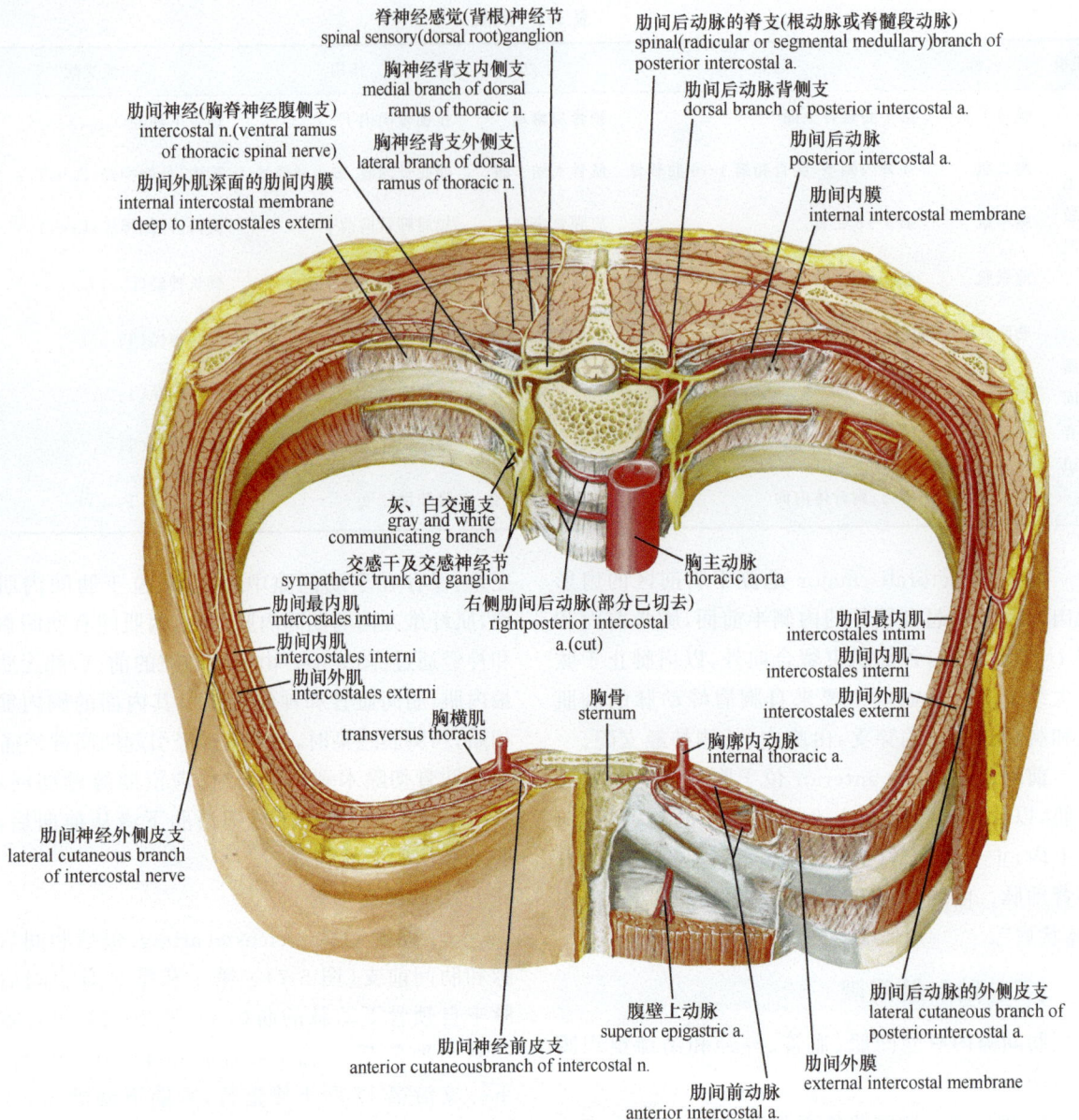

图 5-6　肋间血管和神经的行程

3. 胸神经前支 anterior branches of thoracic nerves　在 12 对胸神经前支中，上 11 对位于肋间隙，称为**肋间神经**intercostal nerve，第 12 胸神经前支行于第 12 肋下，称**肋下神经**subcostal nerve。它们离开椎间孔后，最初行于肋间内膜与胸内筋膜之间，至肋角处向前进入肋沟，伴行于肋间后血管下方，走行于肋间内肌与肋间最内肌之间，至腋中线附近发出外侧皮支，出肋间隙分布于胸外侧区皮肤（图 5-7）。肋间神经本干继续前行，上 6 对肋间神经伴行于肋间血管下方，至胸骨侧缘穿出肋间内肌和肋间外膜成为前皮支，分布于正中线两侧附近的皮肤；下 5 对肋间神经和肋下神经则斜向下内，经肋弓前面至中线附近浅出，易名为前皮支，分布于腹壁的肌、皮肤和腹膜壁层。

除第 1 胸神经前支和第 12 胸神经前支分别有纤维参与组成臂丛和腰丛外，其余的均独立行于相应的肋间隙。第 2 肋间神经的外侧皮支较粗大，横过腋窝至上臂内侧，称为肋间臂神经，分布于腋窝和臂内侧皮肤。

肋间血管神经行经肋间隙的部位：在肋角内侧的肋间隙后部，其位于肋间隙的中间，三结构上下排列次序不定；在肋角前方，二者主干的排列次序自上而下为静脉、动脉、神经，并分别发出下支行于下位肋的上缘。临床上胸腔积液进行胸膜腔穿刺宜在肋角外侧进针，常选肩胛线或腋后线第 7、8 肋间隙，靠近下位肋的上缘穿刺；若在肋间隙前部穿刺，为避免损伤其下支，进针部位应在肋间隙中部（图 5-5）。

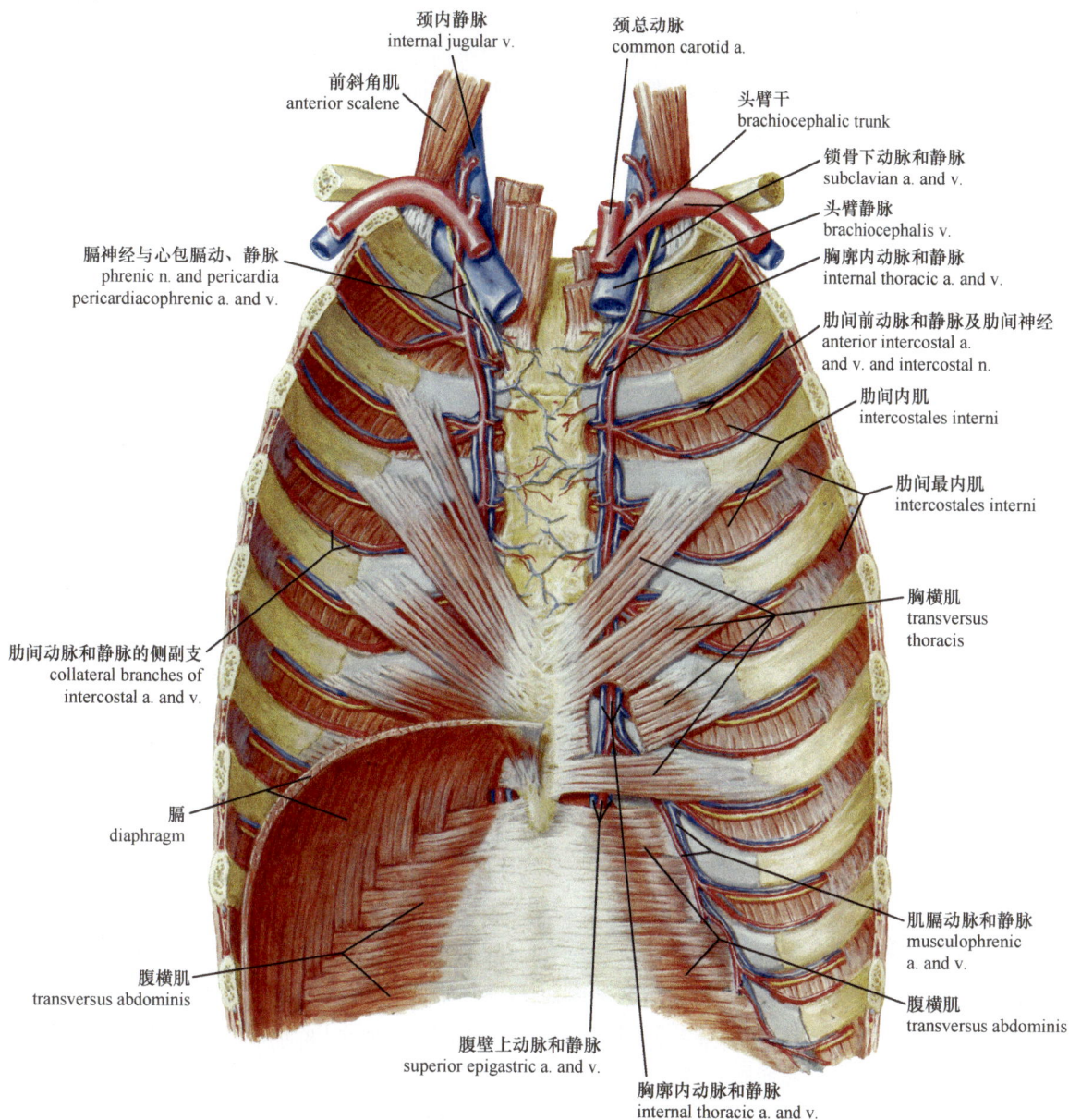

颈内静脉
internal jugular v.

颈总动脉
common carotid a.

前斜角肌
anterior scalene

头臂干
brachiocephalic trunk

锁骨下动脉和静脉
subclavian a. and v.

头臂静脉
brachiocephalis v.

胸廓内动脉和静脉
internal thoracic a. and v.

膈神经与心包膈动、静脉
phrenic n. and pericardia
pericardiacophrenic a. and v.

肋间前动脉和静脉及肋间神经
anterior intercostal a.
and v. and intercostal n.

肋间内肌
intercostales interni

肋间最内肌
intercostales interni

胸横肌
transversus
thoracis

肋间动脉和静脉的侧副支
collateral branches of
intercostal a. and v.

膈
diaphragm

肌膈动脉和静脉
musculophrenic
a. and v.

腹横肌
transversus abdominis

腹横肌
transversus abdominis

腹壁上动脉和静脉
superior epigastric a. and v.

胸廓内动脉和静脉
internal thoracic a. and v.

图 5-7 胸廓内血管和胸横肌

（四）胸廓内血管和胸横肌

1. 胸廓内动脉 internal thoracic artery 为锁骨下动脉第 1 段的分支,向下经胸廓上口入胸腔,沿胸骨外侧缘约 1.25cm 的第 1~6 肋软骨后面下降,至第 6 肋间隙分为肌膈动脉和腹壁上动脉(图 5-7)。

沿途发出下列分支:

(1)穿支:穿过上 5、6 个肋间,与相应的肋间神经前皮支伴行,分布于胸前壁内侧份。第 2~4 穿支还营养乳房。

(2)肋间前支:在上 6 肋间隙内行向外侧,每个肋间隙有上下两支,分别与肋间后动脉的上下支吻合。

(3)胸骨支:分布于胸横肌、胸骨后面的骨膜

和红骨髓中。

(4)心包膈动脉:它平第 1 肋间隙发自胸廓内动脉上段,与膈神经伴行,分布于心包及膈。

(5)**肌膈动脉** musculophrenic artery:为胸廓内动脉终支之一,于第 6 肋间隙处发出,然后沿膈与下 6 肋内面的附着缘行向外下,分支营养胸、腹前壁及膈前份。

(6)**腹壁上动脉**:为胸廓内动脉的直接延续,下行进入腹直肌鞘,营养腹直肌等,并与腹壁下动脉吻合。

2. 胸廓内静脉 internal thoracic vein 胸廓内动脉的两侧都有同名静脉(有时可为 1 支)伴行,注入头臂静脉,动脉的各支亦有同名静脉们伴行。

3. 胸横肌 transversus thoracis　是腹横肌向上的延续,贴于胸骨体和肋骨后面,常以 4 个肌束起自胸骨剑突和胸骨体下份后而,肌纤维呈扇形散开,向上止于第 2～6 肋软骨内面和下缘。此肌可降肋,助呼气,由肋间神经支配。

(五) 淋巴回流

胸壁的浅淋巴管向皮下分支,集合后主要注入腋淋巴结。胸肌区和乳腺周围皮肤的淋巴回流至胸淋巴结。胸骨缘外侧的淋巴管穿经肋软骨之间至胸骨旁淋巴结。上胸肌区的淋巴管上行越过锁骨至下方的颈深淋巴结。胸壁深面组织发出的淋巴管主要注入胸骨旁淋巴结、肋间和膈淋巴结。

1. 胸骨旁淋巴结 parasternal lymph node　位于胸骨内面两侧,沿胸廓内血管排列,有 6～8 个,以第 2 肋间隙多见。收纳胸前壁深部、同侧及对侧乳腺内侧份、脐以上腹前壁深层,以及肝膈面等处的淋巴,其输出淋巴管参与合成支气管纵隔干。乳腺内侧份癌症往往转移至此群淋巴结。

2. 肋间淋巴结 intercostal lymph nodes　位于肋间隙内,分前、中、后组,前组位于肋骨和肋软骨交界处,输出管注入胸骨旁淋巴结;中组位于腋前线至肋角范围内,输出管注入腋淋巴结;后组位于肋角内侧,输出管注入胸导管。

(六) 胸内筋膜

胸内筋膜endothoracic fascia 为衬在胸壁内面的一层致密的结缔组织膜,贴于肋和肋间肌内面以及胸椎前面和膈的上面。此筋膜各部厚薄不一,在胸骨、肋和肋间隙内面的部分较厚,脊柱两侧较薄。胸内筋膜向下覆于膈上面的部分称为**膈上筋膜** phrenicopleural fascia,也称**膈胸膜筋膜** phrenico-pleural fascia,向上覆于胸膜顶上面的增厚部分称为**胸膜上膜**,即 **Sibson 膜**。胸内筋膜与壁胸膜之间有疏松结缔组织,手术时将手或器械伸入此层,可使壁胸膜与胸壁分离,尤其脊柱两侧的胸内筋膜较厚,临床上可经此处剥离壁胸膜,施行后纵隔手术及胸膜外人工气胸等。

(南方医科大学　欧阳钧)

第三节　膈

膈diaphragm 是分隔胸腹腔的一片弯曲的扁肌,其上下面有膈上、下筋膜覆盖,分中央的腱性部和周围的肌性部。膈上面覆以膈胸膜,隔着胸膜腔与肺底相邻,中央部与心包相愈着。膈下面左半与肝左外叶、胃和脾相邻,右半与右半肝和部分肝左叶相邻。

一、膈的位置与分部

(一) 位置

膈位于胸腔和腹腔之间,呈穹隆形向上突入胸腔,右高左低,最高点分别位于右侧第 4 肋间隙和左侧第 5 肋间隙。但膈穹隆顶的高度常因呼吸、年龄及体型而有差别,儿童的膈位置较高,老年人的膈位置略低。

(二) 分部

膈的中央部称**中心腱**central tendon,是由纤维紧密交织形成的强韧腱膜;周围部的肌纤维起自胸廓下口的周缘和腰椎前面,根据其起始部位的不同,可分为胸骨部、肋部和腰部,膈各部的肌纤维向中心集中,终止于中心腱(图 5-8)。

1. 胸骨部 sternal part　起自胸骨剑突的后面,为一对小肌束,偶尔缺如。

2. 肋部 costal part　宽大,起自下 6 对肋及肋软骨的内面。

3. 腰部 lumbar part　分别以腱性的**膈脚**crus 起自腰椎体和内、外侧弓状韧带。右膈脚较粗而长,起自上 3 腰椎体的右前面;左膈脚较短小,起自上 2 腰椎体的左前面。膈脚外侧有**内侧弓状韧带** medial arcuate ligament 和**外侧弓状韧带** lateral arcuate ligament。前者跨越腰大肌前面,紧张于第 1 腰椎体侧面与第 1 腰椎横突之间,由该肌的筋膜增厚而成。后者跨越腰方肌前面,亦为该肌筋膜增厚而成,紧张于第 1 腰椎横突与末肋下缘中份之间。

二、膈的裂孔与薄弱区

有些结构要穿过膈上的裂孔,在膈上有 3 个大的生理性裂孔,此外还有一些小孔。

1. 主动脉裂孔 aortic hiatus　由左、右膈脚在第 12 胸椎前方会合围成一个裂孔,有主动脉和胸导管通过,有时还有奇静脉和半奇静脉。

2. 食管裂孔 esophageal hiatus　位于主动脉裂孔左前方,由来自膈肌脚(主要是膈右脚)的肌束围成,约平第 10 胸椎体平而,主要有食管和迷走神经前、后干通过。膈脚肌纤维收缩,可起到钳制食管的作用。若肌环发育不良,腹部器官可自此处突入胸腔形成食管裂孔疝。此外食管裂孔与食管壁之间行结缔组织形成的膈食管韧带,起固定食管和贲门的作用。由于吞咽时食管的运动和呼吸时膈的升降,此处的联系不牢固,也是食管裂孔疝的解剖学基础。

3. 腔静脉孔 vena caval aperture　在中心腱的后部,食管裂孔的右前方有一大孔,约在第8胸椎平面,居正中线右侧2~3cm处。内有下腔静脉及右膈神经的腹腔支(膈腹支)经过。

此外,每侧膈脚都有两个小裂孔,分别通过内脏大、小神经。交感干常在膈肌后方,内侧弓状韧带的深面进入腹腔。膈神经穿中心腱或腔静脉裂孔。

膈在各起始部之间形成三角形的裂隙,裂隙的上、下面仅覆以筋膜和胸膜或腹膜,主要有:

1. 腰肋三角 lumbocostal triangle　位于膈的腰部与肋部起点之间,有一个三角形区,尖向上,底为第12肋,仅有膈上、下筋膜覆盖而无肌纤维,有腹壁上血管通过。腹腔器官可经此三角突向胸腔形成膈疝。三角前方与肾后而相邻,后方有肋膈隐窝,故肾手术时应注意保护胸膜,以免撕裂导致气胸。

2. 胸肋三角 sternocostal triangle　位于腰部起自外侧弓状韧带的肌纤维与肋部起自末肋的肌纤维之间的一无肌纤维的三角区,有腹壁上血管和来自腹壁和肝上面的淋巴管通过。

胸肋三角与腰肋三角皆为膈的薄弱区,是膈疝的好发处。在病理情况下,腹腔内脏可经此突入胸腔,形成膈疝。

三、膈的血管、淋巴和神经

1. 血管　膈的血液供应主要来自胸主动脉发出的膈上动脉、膈下动脉和下位肋间后动脉的分支,胸廓内动脉发出的心包膈动脉和肌膈动脉。其伴行静脉分别汇入上、下腔静脉。

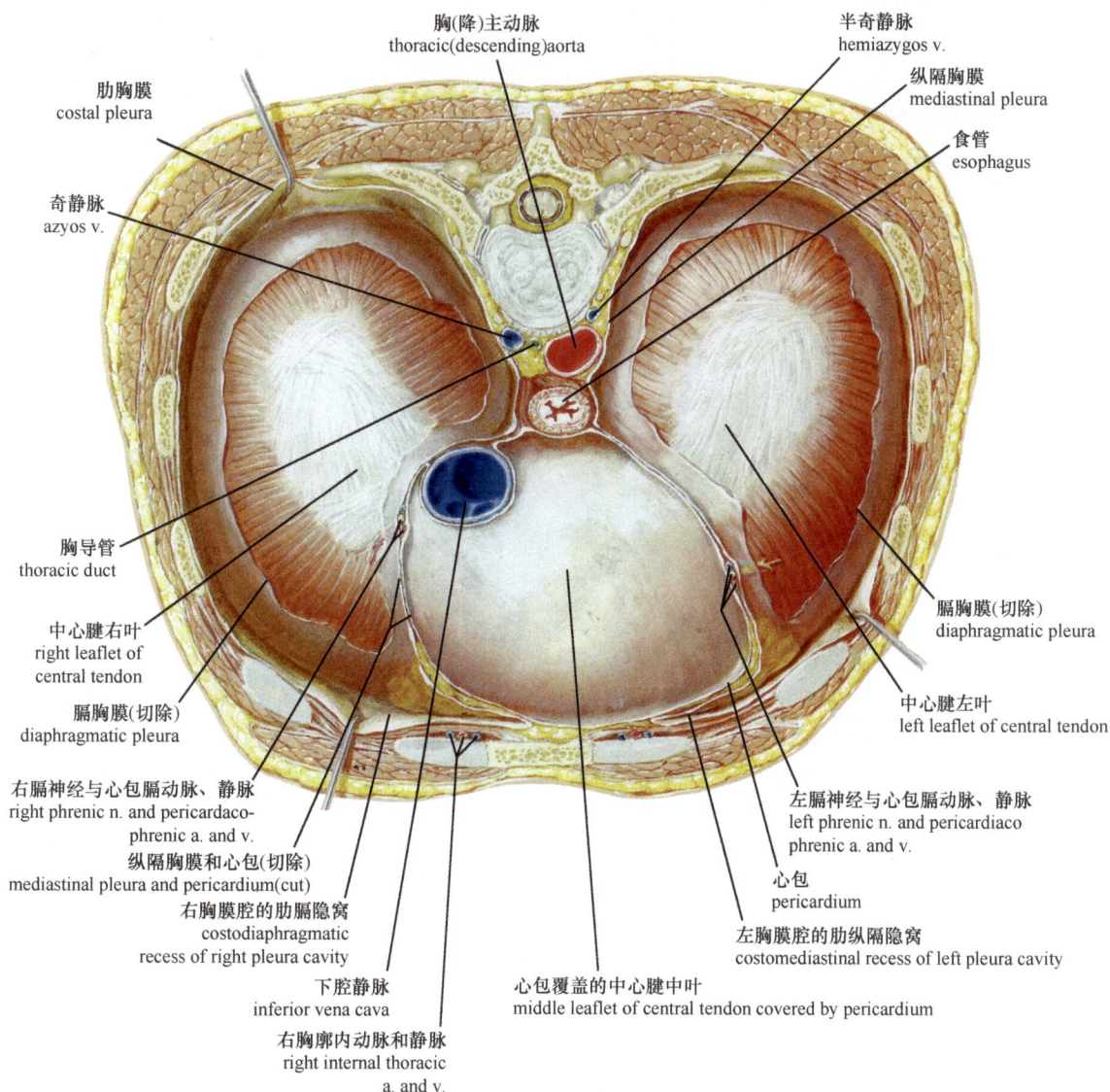

胸(降)主动脉
thoracic(descending)aorta

半奇静脉
hemiazygos v.

纵隔胸膜
mediastinal pleura

食管
esophagus

肋胸膜
costal pleura

奇静脉
azyos v.

胸导管
thoracic duct

中心腱右叶
right leaflet of central tendon

膈胸膜(切除)
diaphragmatic pleura

膈胸膜(切除)
diaphragmatic pleura

中心腱左叶
left leaflet of central tendon

右膈神经与心包膈动脉、静脉
right phrenic n. and pericardaco-phrenic a. and v.

左膈神经与心包膈动脉、静脉
left phrenic n. and pericardiaco phrenic a. and v.

纵隔胸膜和心包(切除)
mediastinal pleura and pericardium(cut)

心包
pericardium

右胸膜腔的肋膈隐窝
costodiaphragmatic recess of right pleura cavity

左胸膜腔的肋纵隔隐窝
costomediastinal recess of left pleura cavity

下腔静脉
inferior vena cava

心包覆盖的中心腱中叶
middle leaflet of central tendon covered by pericardium

右胸廓内动脉和静脉
right internal thoracic a. and v.

图 5-8　膈

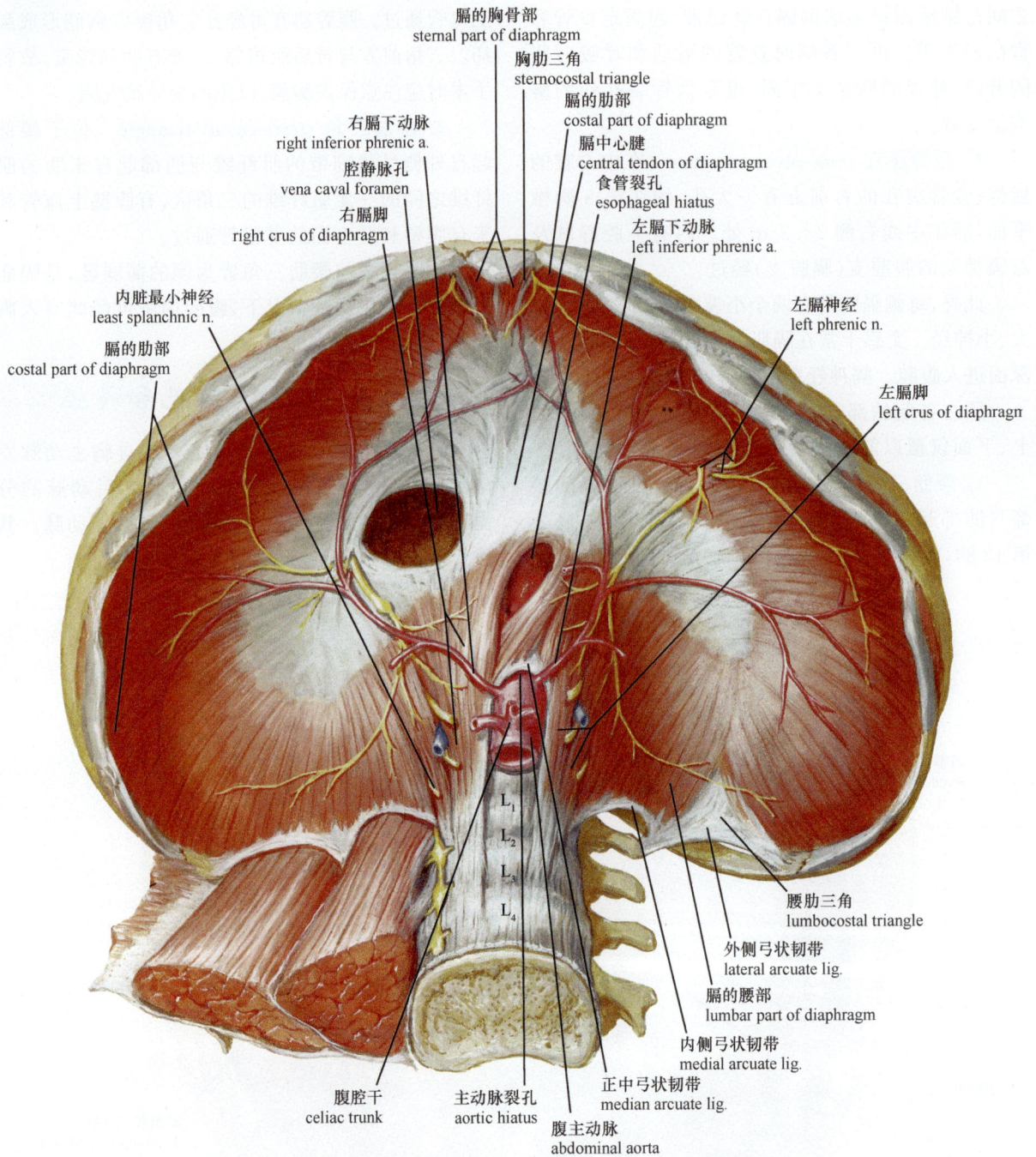

图 5-8 膈（续）

2. 淋巴 主要回流至膈上、膈下淋巴结。**膈上淋巴结**superior phrenic lymph nodes 位于膈的上方，可分前、中、后三组。前组位于剑突后方，中组位于膈神经穿膈处附近，后组位于主动脉裂孔周围。它们接受膈、心包前部和肝上面的淋巴管，其输出管注入胸骨旁和纵隔后淋巴结。肝癌可经膈上淋巴结向胸部转移。**膈下淋巴结**inferior phrenic lymph nodes 沿膈下血管排列，收纳膈下面后部的淋巴管，而膈下面前部的淋巴管穿过膈注入膈上淋巴结前组。

3. 神经 膈主要由来自颈丛的膈神经支配。膈神经由第3、4、5颈神经前支组成，在前斜角肌表面下降，经锁骨下动、静脉之间由胸廓上口进入胸腔。入胸腔后伴心包膈血管，经肺根前方、心包两侧至膈。在膈上方分支至膈的各部，除运动纤维外，还含感觉纤维，分布于膈中央部后方和下方的胸膜及腹膜。膈的外周部的上面和下面的胸膜和腹膜则接受下6对肋间神经的支配。

四、膈的功能

膈是主要的呼吸肌，收缩时使膈穹隆下降，扩大胸腔容积，以助吸气；膈肌松弛时，穹隆上升恢复原位，胸腔容积减少，以助呼气。膈与腹肌同时收缩,可使腹压增高,协助排便、呕吐及分娩等活动。

（南方医科大学 欧阳钧）

第四节 胸腔及其内容

胸腔thoracic cavity 为一底向上凸、前后稍扁的锥形腔,由胸壁和膈围成,向上经胸廓上口与颈部相连,向下借膈与腹腔分隔。整个胸腔被位于正中的纵隔分为左、右两部,容纳肺及包绕肺的胸膜和胸膜腔。纵隔内有心、心包、出入心的大血管、气管、食管、胸腺、胸导管和其他血管神经等。

一、胸 膜

胸膜 pleura 是一薄层浆膜,可分为脏胸膜和壁胸膜两部分(图 5-9)。**脏胸膜**visceral pleura 紧贴于肺的表面并伸入肺叶间裂内。**壁胸膜**parietal pleura 衬于胸壁内面、膈上面和纵隔侧面。脏、壁胸膜在肺根处互相移行,共同围成左、右各一的密封腔隙,即胸膜腔 pleural cavity。腔内含少量浆液以减少呼吸时两层胸膜间的摩擦。正常情况下,腔内为负压,压力随呼吸变化。

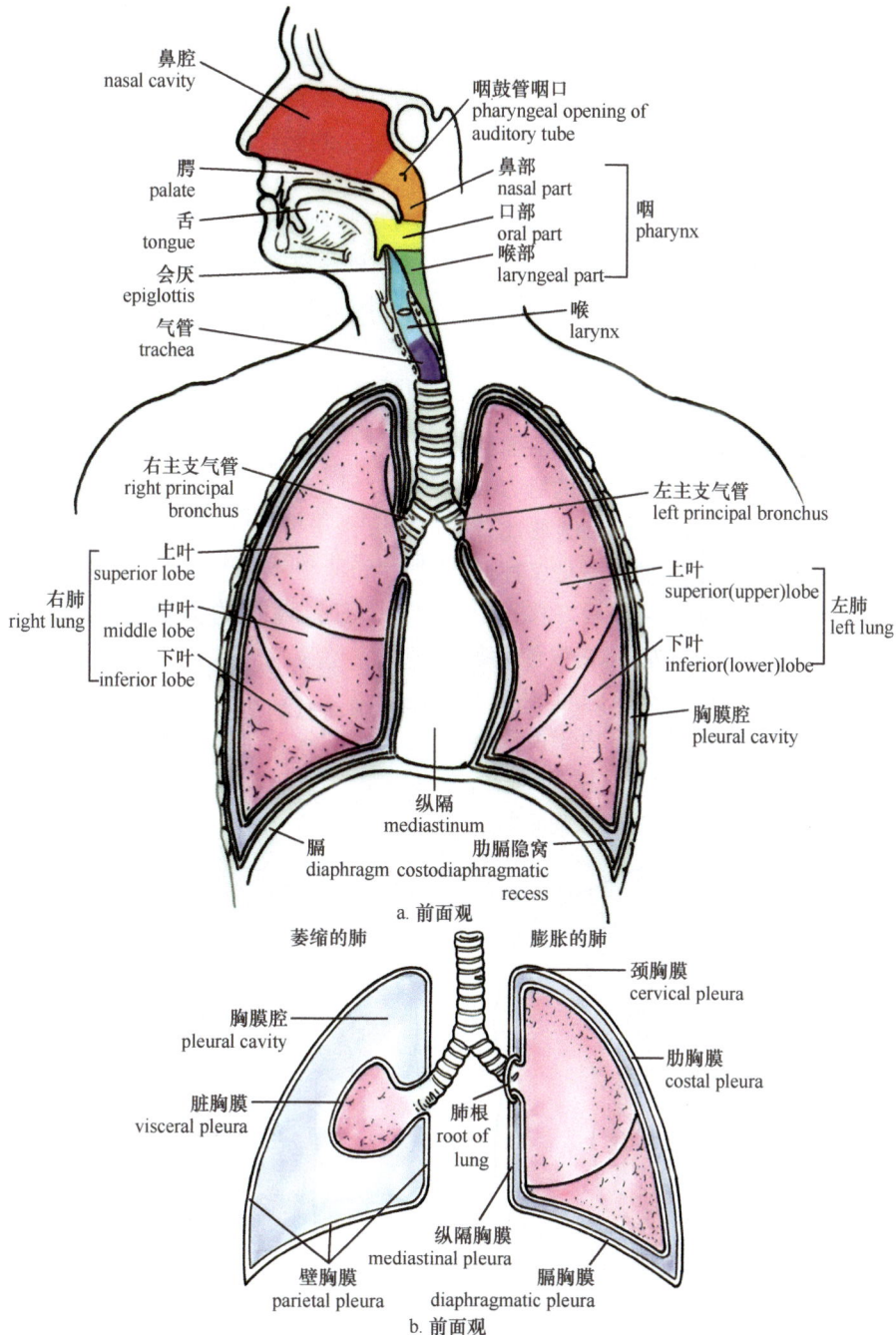

图 5-9 胸膜和胸膜腔

(一) 壁胸膜的分部

壁胸膜习惯上根据其衬覆的部位不同分为互相移行的 4 个部分。

1. 肋胸膜 costal pleura 贴于胸骨、肋、胸横肌、肋间肌和胸骨体两侧等壁内面。

2. 膈胸膜 diaphragmatic pleura 薄而紧密覆盖在膈上面的大部分。

3. 纵隔胸膜 mediastinal pleura 紧贴纵隔两侧面，是纵隔的外侧界，其中部包绕肺根移行于脏胸膜，并在肺根下方延伸形成双层的**肺韧带** pulmonary ligament，连于纵隔外侧面与肺内侧面之间，有固定肺的作用。

4. 胸膜顶 cupula of pleura 是肋筋膜的向上延续，覆盖肺尖部，因无胸廓保护，在颈部胸膜顶的表面有一层特别增厚由胸内筋膜延续而来的筋膜覆盖。此处胸膜顶的前、外、后 3 面还分别有前、中、后斜角肌围绕。

(二) 胸膜的体表投影

壁胸膜各部间的返折线为胸膜的界线，胸膜前界和胸膜下界具有重要临床意义（图 5-9）。

1. 胸膜前界 为肋胸膜与纵隔胸膜在前面的返折线，其两侧均起自胸膜顶，经胸锁关节的后方或稍外侧，向内下方斜行至胸骨角平面，两侧彼此接近。在中线附近平行下降至平第 4 肋软骨处又彼此分开。右侧垂直下降，经第 6 胸肋关节后方移行于下界。左侧在第 4 胸肋关节处弯向左下，在胸骨侧缘外侧约 2～3cm 处斜跨第 5 肋软骨、第 5 肋间，达第 6 肋软骨中点处移行为胸膜返折线下界。由于两侧胸膜前界在第 2～4 肋软骨平面之间相互靠拢，而向上、向下彼此分开，因而在胸骨后面形成 2 个无胸膜的三角形区域。上方为倒置三角形，称胸腺三角，为疏松结缔组织及胸腺所占据；下方的内有心包，故称心包三角（亦称心包裸区）。左心包内血管距胸骨左缘 1～2cm，因此在第 4、5 肋间隙紧贴胸骨左缘行心包穿刺或心腔内注射，一般不会伤及胸膜和胸廓内血管。

第 2～4 胸肋关节平面的两侧胸膜前界有时互相重叠，出现率约为 26%，老年人可高达 39.5%。在开胸手术时，应注意此种情况，以防发生损伤，导致双侧气胸。右侧胸膜可向下跨过右剑肋角，约占 1/3，故肋弓下切口应注意，有损伤右胸膜的可能。左侧胸膜前界第 4 胸肋关节以下部分，位于胸骨后方者相对较少，因此，心包穿刺部位以左剑肋角处较为安全。

2. 胸膜下界 是肋胸膜返折至膈胸膜的返折线，其投影两侧大致相同。右侧起自第 6 胸肋关节后方，左侧起自第 6 肋软骨中点处，两侧均向外下行，在锁骨中线与第 8 肋相交，腋中线与第 10 肋相交，肩胛线上与第 11 肋相交，近后正中线上平第 12 胸椎棘突高度。

国人下界后份在右侧第 12 肋颈下方者占 60%，左侧者占 40%，因右侧胸膜后份比左侧的低，故右侧腹后壁手术时，伤及右胸膜腔的可能性较大。

胸膜顶及肺尖一般高出第 1 肋软骨 3～4cm，在后方则平第 1 肋颈。其体表投影是由胸锁关节向外上，至锁骨内、中 1/3 的交界点作一弧线，线的最高点在锁骨内 1/3 段上方 2～3cm。

(三) 胸膜的血管、淋巴和神经

1. 血管 脏胸膜的血液供应来源于支气管动脉和肺动脉的分支，壁胸膜则来自于肋间后动脉、胸廓内动脉和心包膈动脉的分支。静脉与动脉伴行，最后分别注入肺静脉和上腔静脉。

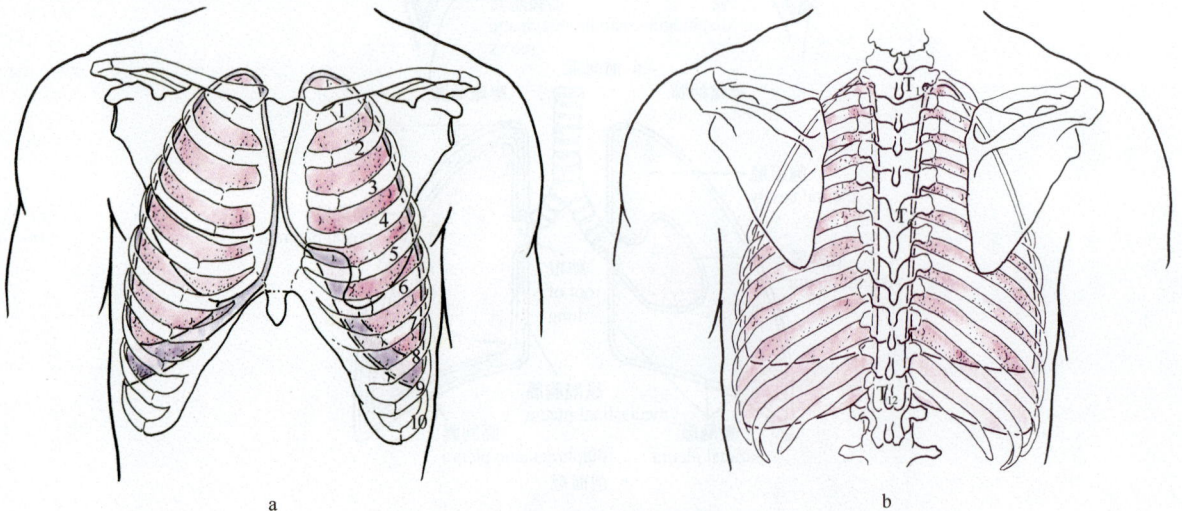

a

b

图 5-10　胸膜和肺的体表投影

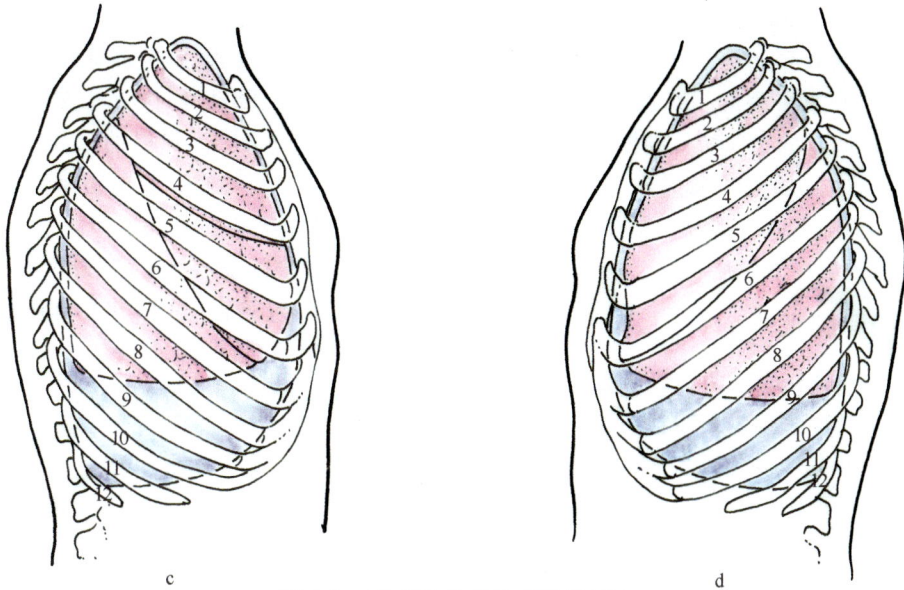

图 5-10 胸膜和肺的体表投影（续）

a. 前面观 antorior view；b. 后面观 posterior view；c. 右侧面观 right lateral riew；d. 左侧面观 left lateral view

2. 淋巴 脏胸膜的淋巴注入支气管肺淋巴结，胸膜各部的淋巴血流到附近的淋巴结分别注入肋间淋巴结、膈淋巴结、纵隔前后淋巴结、胸前旁淋巴结和脏淋巴结。

3. 神经 壁胸膜由脊神经躯体感觉神经支配。肋间神经分布于肋胸膜和膈胸膜的周围部分，膈神经分布于胸膜顶、纵隔胸膜和膈胸膜中央部。脏胸膜由**肺丛** pulmonary plexus 的内脏感觉神经支配。

二、胸 膜 腔

（一）胸膜腔

胸膜腔 pleural cavity 为脏、壁胸膜在肺根处相互延续共同围成的密闭潜在性腔隙，左右各一，腔内为负压，并有少量浆液。肺根下方脏、壁胸膜的移行部分形成双层的**肺韧带** pulmonary ligament，它上连肺根，下部可达肺的下缘，有固定肺的作用。当肺组织破裂等原因致空气进入胸膜腔，称为气胸。由于肺韧带的附着，肺固定于纵隔，而被压向内侧。在穿刺排气时，应选择胸腔上部，通常在第2肋间隙、锁骨中线附近进针。胸膜发生炎症时，胸膜表面变得粗糙，呼吸时，脏、壁胸膜相互摩擦，听诊时可发现胸膜摩擦音。

（二）胸膜隐窝（胸膜窦）

胸膜腔是一个潜在的腔隙，大部分壁胸膜与脏胸膜互相贴近，但在壁胸膜各部移行转折处，肺缘未能伸入其内，此处的胸膜腔称为**胸膜隐窝** pleural recess，也称胸膜窦（图 5-10）。重要的胸膜隐窝有：

1. 肋膈隐窝 costodiaphragmatic recess 位于肋胸膜转折为膈胸膜处，左右各一，呈半环形，是站立位时胸膜腔的最低处，胸膜腔内有过多液体时（脓、血、渗出液）积聚于此，临床上常于此处行穿刺抽液和引流，一般选择肩胛线和腋后线第8、9肋之间将针刺入此隐窝内。

2. 肋纵隔隐窝 costomediastinal recess 是胸前壁的肋胸膜与纵隔胸膜互相移行处，左右各一，但以左侧与左肺心切迹相对处更为明显，位于胸骨左侧第4~5肋间隙后方，心包前方，肺的心切迹内侧。

三、肺

（一）位置和分叶

肺 lung 是基本的呼吸器官，左右两肺分别位于纵隔的两侧。每侧肺在肺门和肺韧带处连接于心包和气管。肺近似半圆锥形，上部为肺尖，下部为肺底，外侧面对肋和肋间隙，称为肋面，内侧面对向纵隔和脊柱称纵隔面。

左肺由**斜裂** oblique fissure 分为上、下两叶。右肺由斜裂和**水平裂** horizontal fissure 分为上、中、下三叶。

（二）体表投影

1. 肺的前、下界 肺的前界（缘）几乎与胸膜前界一致，但两肺下界（缘）则较胸膜下界约高2肋（肩胛线处高1肋）（图5-10，表5-2）。小儿肺下缘通常比成人约高1肋。

2. 肺裂　肺叶斜裂的投影线是从第3胸椎棘突向外下方,绕过胸侧部至锁骨中线与第6肋骨交点所作的连线;右肺水平裂的投影线,是在胸廓的前外侧面,沿第4肋骨的走向所作的横线。从上述投影线可以看出,左肺的上叶大部分、右肺的上叶大部分及中叶和两肺下叶小部分投影在胸廓前面,两肺下叶大部分投影在胸廓后面。

(三) 肺门和肺根

1. 肺门 hilum of lung　两肺纵隔面中部的凹陷,有主支气管,肺动、静脉,支气管动、静脉,淋巴管和肺丛等出入,称第1肺门。各肺叶的叶支气管和肺血管的分支或属支等结构出入肺叶处,称第2肺门。

2. 肺根 root of lung　肺根连接纵隔和肺。由支气管、肺动脉、肺静脉、支气管动脉、支气管静脉以及神经、淋巴结、淋巴管等组成。肺根诸结构为疏松结缔组织所连结,被胸膜所包绕。肺根主要结构的排列有一定规律,由前向后,依次为肺静脉、肺

动脉、支气管。自上而下的排列左、右不相同:左肺根为肺动脉、支气管、肺上静脉和肺下静脉;右肺根为上叶支气管、肺动脉、中下叶支气管、肺上静脉和肺下静脉(图5-11)。肺根的毗邻左右不同。左肺根的前方有左膈神经和心包膈血管,后方有胸主动脉和左迷走神经,上方有主动脉弓跨过,下方有肺韧带。右肺根的前方有上腔静脉,心包、右心房、右膈神经和心包膈血管,后方有奇静脉和右迷走神经,下方有奇静脉弓跨过,下方有肺韧带。

(四) 支气管肺段

气管在胸骨角平面分为左、右主支气管。**主支气管**principal bronchus是气管分出的第1级支气管。主支气管在肺门处分支为**肺叶支气管**lobar bronchi,即第2级支气管,经第2肺门入肺叶。叶支气管再分为肺段支气管 segmental bronchi,为第3级支气管(图5-12)。一般每侧肺有10个段支气管,每个段支气管反复分支,管径越分越细,呈树枝状,称支气管树 bronchial tree。

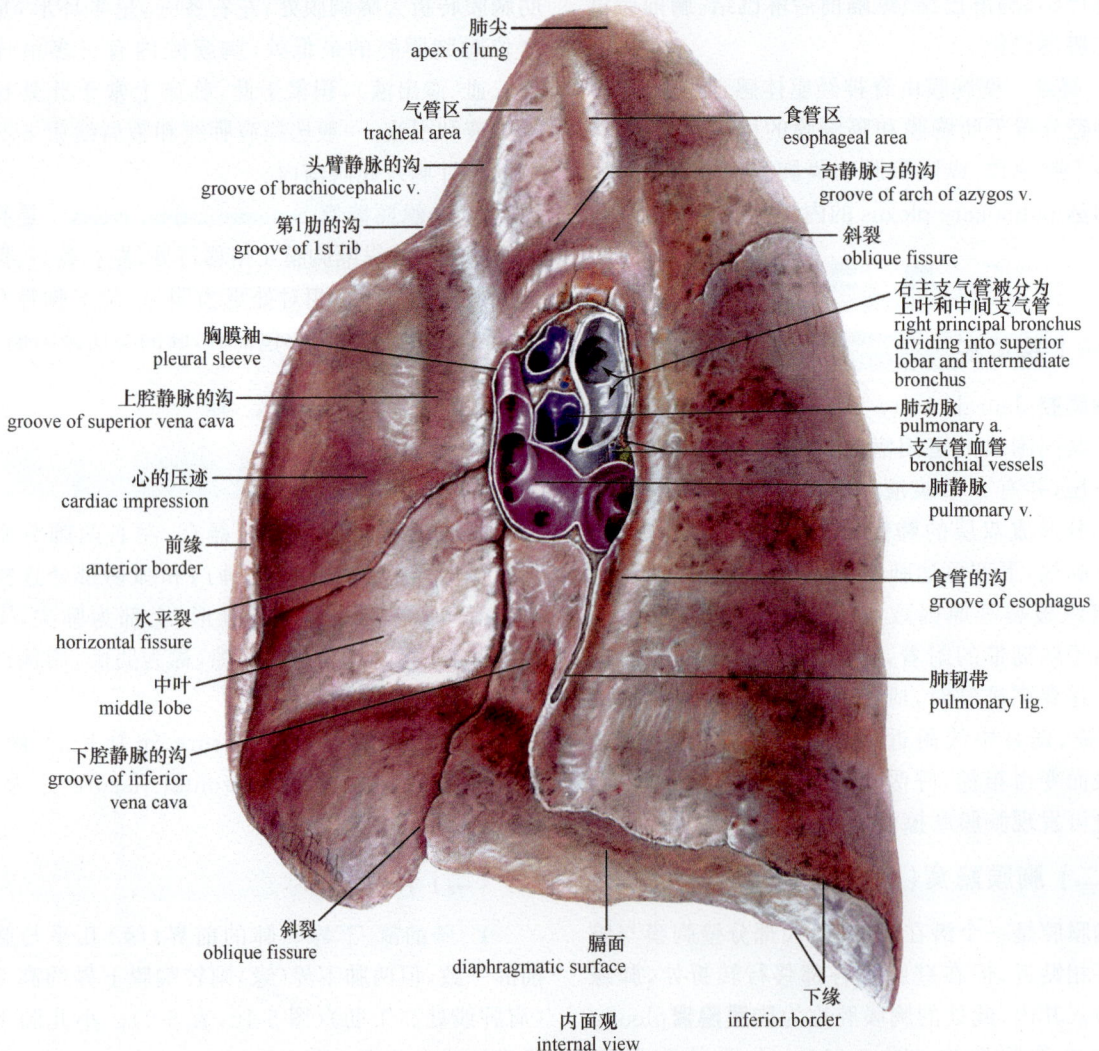

肺尖
apex of lung

气管区
tracheal area

头臂静脉的沟
groove of brachiocephalic v.

第1肋的沟
groove of 1st rib

胸膜袖
pleural sleeve

上腔静脉的沟
groove of superior vena cava

心的压迹
cardiac impression

前缘
anterior border

水平裂
horizontal fissure

中叶
middle lobe

下腔静脉的沟
groove of inferior
vena cava

斜裂
oblique fissure

膈面
diaphragmatic surface

内面观
internal view

食管区
esophageal area

奇静脉弓的沟
groove of arch of azygos v.

斜裂
oblique fissure

右主支气管被分为
上叶和中间支气管
right principal bronchus
dividing into superior
lobar and intermediate
bronchus

肺动脉
pulmonary a.

支气管血管
bronchial vessels

肺静脉
pulmonary v.

食管的沟
groove of esophagus

肺韧带
pulmonary lig.

下缘
inferior border

图5-11　肺的内侧面观

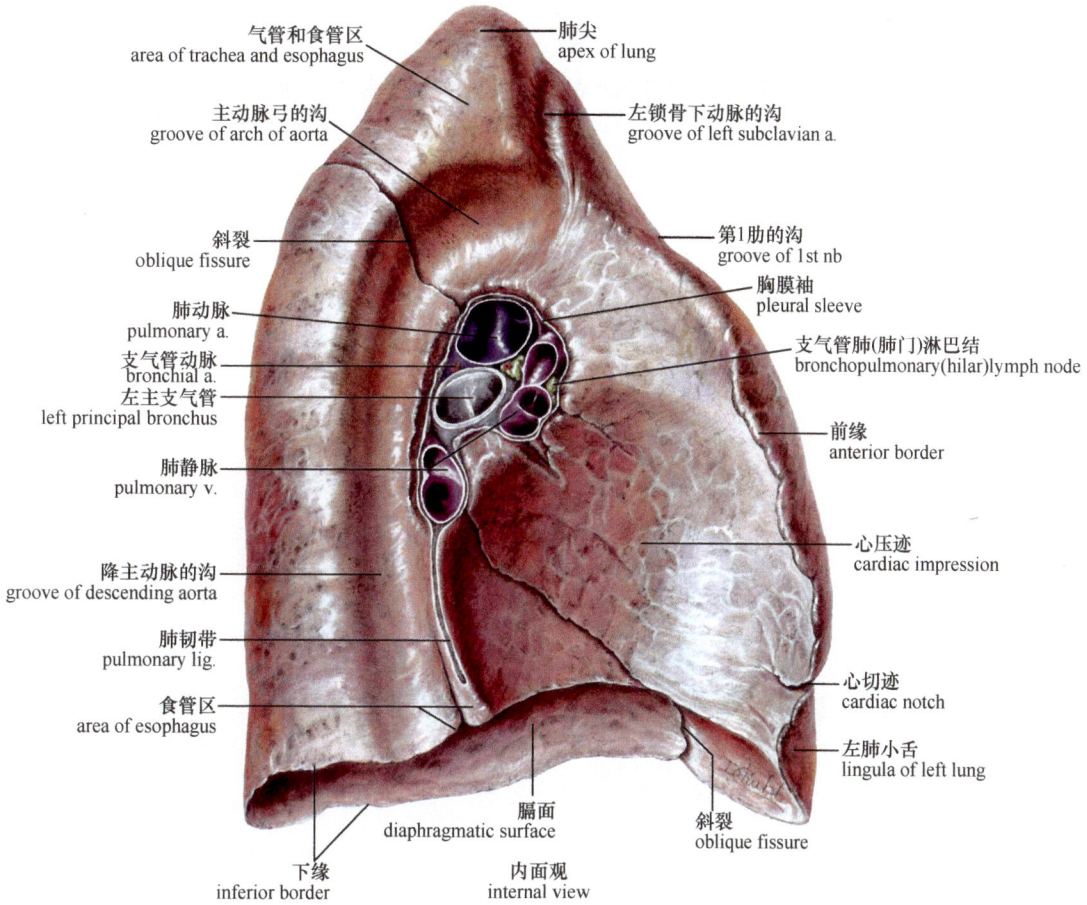

气管和食管区
area of trachea and esophagus

肺尖
apex of lung

主动脉弓的沟
groove of arch of aorta

左锁骨下动脉的沟
groove of left subclavian a.

斜裂
oblique fissure

第1肋的沟
groove of 1st nb

胸膜袖
pleural sleeve

肺动脉
pulmonary a.

支气管动脉
bronchial a.

左主支气管
left principal bronchus

支气管肺(肺门)淋巴结
bronchopulmonary(hilar)lymph node

前缘
anterior border

肺静脉
pulmonary v.

降主动脉的沟
groove of descending aorta

心压迹
cardiac impression

肺韧带
pulmonary lig.

食管区
area of esophagus

心切迹
cardiac notch

左肺小舌
lingula of left lung

下缘
inferior border

膈面
diaphragmatic surface

斜裂
oblique fissure

内面观
internal view

图 5-11 肺的内侧面观(续)

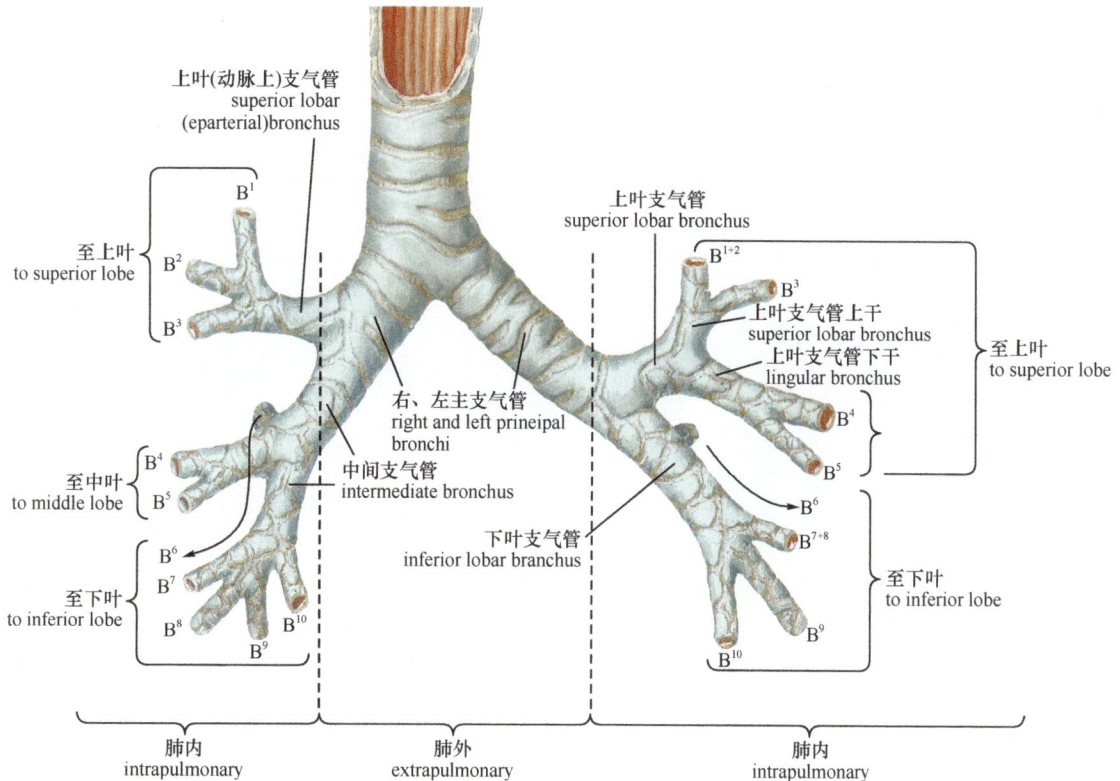

上叶(动脉上)支气管
superior lobar (eparterial)bronchus

上叶支气管
superior lobar bronchus

至上叶
to superior lobe

B¹

B²

B³

B¹⁺²

B³

上叶支气管上干
superior lobar bronchus

上叶支气管下干
lingular bronchus

至上叶
to superior lobe

右、左主支气管
right and left prineipal bronchi

中间支气管
intermediate bronchus

B⁴

B⁵

至中叶
to middle lobe

B⁴

B⁵

B⁶

B⁷⁺⁸

下叶支气管
inferior lobar branchus

至下叶
to inferior lobe

至下叶
to inferior lobe

B⁶

B⁷

B⁸

B¹⁰

B⁹

B⁹

B¹⁰

肺内
intrapulmonary

肺外
extrapulmonary

肺内
intrapulmonary

图 5-12 肺的内侧面观

每一个肺段支气管及其所属的肺组织称**支气管肺段**bronchopulmonary segments,简称肺段(图5-13)。肺段呈锥形,其尖朝向肺门,底朝向肺表面。肺段内有段支气管、肺段动脉和支气管血管伴行。各支气管肺段都占据一定部位,两肺段间除借表面的肺胸膜与胸膜下的小静脉支相连以外,还有少量结缔组织(肺胸膜的延续)和段间静脉,是肺段切除的标志。段间静脉收集相邻肺段的静脉血。肺段动脉往往与肺段相适应,并与肺段支气管伴行,终末支分布至肺段的边缘。支气管肺段在形态和功能上有一定的独立性,若某肺段支气管阻塞,则该肺段内呼吸完全中断。轻度感染或结核,可局限在一个肺段,随着病情发展可蔓延到其他支气管肺段。根据病变范围,按肺段为单位施行肺段切除,肺段的解剖学特征具有重要的临床意义。

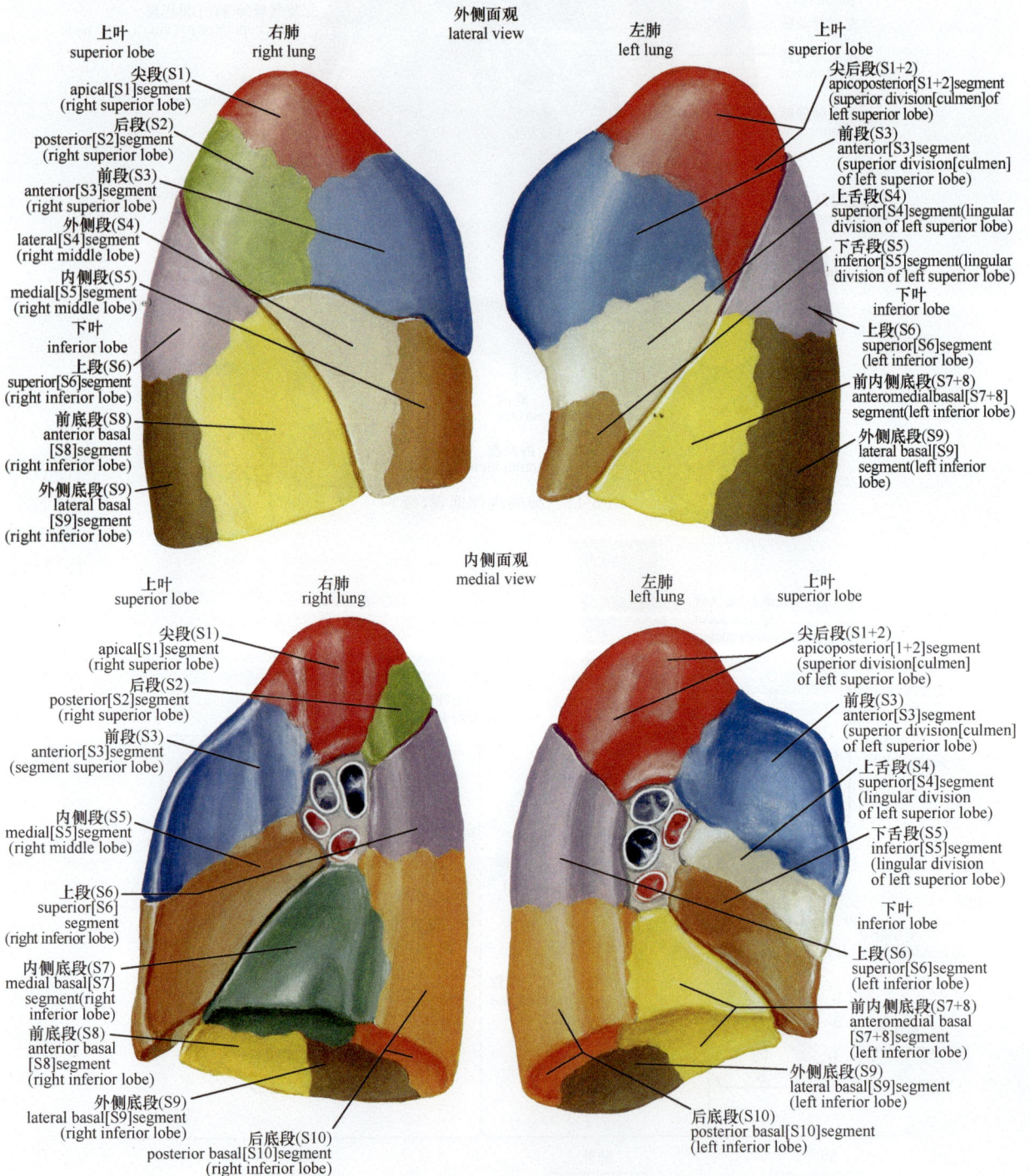

外侧面观
lateral view

上叶 superior lobe　右肺 right lung　　左肺 left lung　上叶 superior lobe

尖段(S1) apical[S1]segment (right superior lobe)
后段(S2) posterior[S2]segment (right superior lobe)
前段(S3) anterior[S3]segment (right superior lobe)
外侧段(S4) lateral[S4]segment (right middle lobe)
内侧段(S5) medial[S5]segment (right middle lobe)
下叶 inferior lobe
上段(S6) superior[S6]segment (right inferior lobe)
前底段(S8) anterior basal [S8]segment (right inferior lobe)
外侧底段(S9) lateral basal [S9]segment (right inferior lobe)

尖后段(S1+2) apicoposterior[S1+2]segment (superior division[culmen]of left superior lobe)
前段(S3) anterior[S3]segment (superior division(culmen) of left superior lobe)
上舌段(S4) superior[S4]segment(lingular division of left superior lobe)
下舌段(S5) inferior[S5]segment(lingular division of left superior lobe)
下叶 inferior lobe
上段(S6) superior[S6]segment (left inferior lobe)
前内侧底段(S7+8) anteromedialbasal[S7+8] segment(left inferior lobe)
外侧底段(S9) lateral basal[S9] segment(left inferior lobe)

内侧面观
medial view

上叶 superior lobe　右肺 right lung　　左肺 left lung　上叶 superior lobe

尖段(S1) apical[S1]segment (right superior lobe)
后段(S2) posterior[S2]segment (right superior lobe)
前段(S3) anterior[S3]segment (segment superior lobe)
内侧段(S5) medial[S5]segment (right middle lobe)
上段(S6) superior[S6] segment (right inferior lobe)
内侧底段(S7) medial basal[S7] segment(right inferior lobe)
前底段(S8) anterior basal [S8]segment (right inferior lobe)
外侧底段(S9) lateral basal[S9]segment (right inferior lobe)
后底段(S10) posterior basal[S10]segment (right inferior lobe)

尖后段(S1+2) apicoposterior[1+2]segment (superior division[culmen] of left superior lobe)
前段(S3) anterior[S3]segment (superior division[culmen] of left superior lobe)
上舌段(S4) superior[S4]segment (lingular division of left superior lobe)
下舌段(S5) inferior[S5]segment (lingular division of left superior lobe)
下叶 inferior lobe
上段(S6) superior[S6]segment (left inferior lobe)
前内侧底段(S7+8) anteromedial basal [S7+8]segment (left inferior lobe)
外侧底段(S9) lateral basal[S9]segment (left inferior lobe)
后底段(S10) posterior basal[S10]segment (left inferior lobe)

图 5-13　支气管肺段

（五）肺的血管、淋巴和神经

1. 血管　肺有两个功能不同的血管系统，一套是组成肺循环的肺动、静脉，起气体交换作用，为肺的功能血管；另一套为属于体循环的支气管动、静脉，供给肺的营养物质，为肺的营养血管。

（1）肺动、静脉：**肺动脉干**pulmonary trunk 发自右心室，内含静脉血，在左主支气管前方向左后上方斜行，至主动脉弓下方分为**左、右肺动脉**left and right pulmonary artery，于肺门入肺，伴随支气管行走，不断分支，最后在肺泡壁形成毛细血管，于此进行气体交换，使静脉血变成动脉血。然后由肺的毛细血管网汇集成小静脉逐渐合成较大的静脉，最后汇集成肺上、下静脉出肺门，注入左心房。故肺静脉内为动脉血。

（2）支气管动、静脉：**支气管动脉**bronchial arteries 较细小，多数起自胸主动脉起始部，少数发自肋间后动脉等，其数目不定，一般以左、右各 2 支为多见，但亦可为 1 支。支气管动脉于肺门后方，紧贴左、右支气管后壁，并随之入肺，在肺内分支分布于支气管壁、血管壁及脏胸膜等。静脉血汇集成支气管静脉，经奇静脉和副半奇静脉回流入右心房。

2. 淋巴　肺的淋巴管很丰富，分浅、深两组，浅淋巴管位于脏胸膜的深面；深淋巴管在肺内位于肺内各级支气管周围。浅、深淋巴管在肺门处互相吻合，并注入位于主支气管分支处的肺门淋巴结。

3. 神经　迷走神经和交感神经的分支在肺根前、后组成肺丛，肺丛的分支随支气管及肺血管入肺。内脏运动纤维支配气管、血管的平滑肌和腺体。迷走神经（副交感）兴奋，使支气管平滑肌收缩，血管静脉和腺体分泌；交感神经兴奋则相反，即使支气管扩张，血管收缩，抑制腺体分泌。故当支气管痉挛、哮喘发作时，可用拟交感神经药物（如肾上腺素类）解除痉挛。肺的传入神经纤维分布于肺泡、支气管黏膜和脏胸膜，随迷走神经传向脑干，构成呼吸反射弧的传入部分。

（南方医科大学　欧阳钧）

第五节　纵　　隔

一、概　　述

（一）位置与境界

纵隔mediastinum 是左、右纵隔胸膜之间全部

器官和组织的总称。纵隔呈矢状位，居胸腔正中偏左，上宽下窄，前短后长。

纵隔前界为胸骨和肋软骨的一部分，后界为脊柱胸段，两侧为纵隔胸膜，上为胸廓上口，下为膈（图 5-14，图 5-15）。临床上一侧气胸时，纵隔向对侧移位。

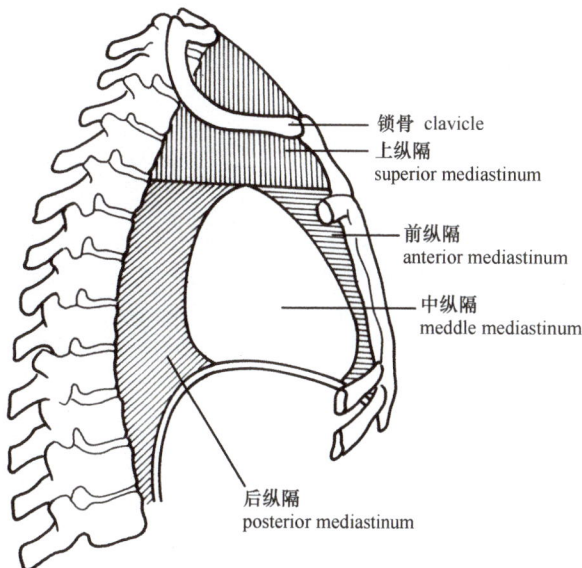

图 5-14　纵隔的分区（侧面）

（二）分区

为了便于描述和临床应用，将纵隔分为若干区，其划分方法通常有如下几种：

1. 四分法　解剖学上，以胸骨角与第 4 胸椎下缘平面为界，将纵隔分为**上纵隔**和**下纵隔**。下纵隔又以心包的前、后壁为界分为**前纵隔**、**中纵隔**和**后纵隔**3 部分。前纵隔为胸骨后面与心包前壁之间的部分；中纵隔为心包、心和出入心的大血管根部所占据的区域；后纵隔为心包后壁与脊柱之间的部分（图 5-14）。本书以下按四分法进行描述。

2. 三分法　临床上，以气管、气管权前壁和心包后壁的额状面为界分为**前纵隔**和**后纵隔**。再以胸骨角平面将前纵隔分为**上纵隔**和**下纵隔**。

3. 九分法　放射学检查中，在侧位 X 线片上，经气管、主动脉升部和心包前缘作一纵线，经食管前缘作另一纵线；再经胸骨角平面和肺门下缘平面各作一水平线，将纵隔分为 9 区。

（三）侧面观

1. 左侧面观　纵隔左侧面中部为左肺根。肺根上方为主动脉弓及其分支左颈总动脉和左锁骨下动脉；前下方为心包隆凸；后方为胸主动脉、左交感干及内脏大神经等。左锁骨下动脉、主动脉弓与脊柱围成了**食管上三角**superior esophageal triangle，

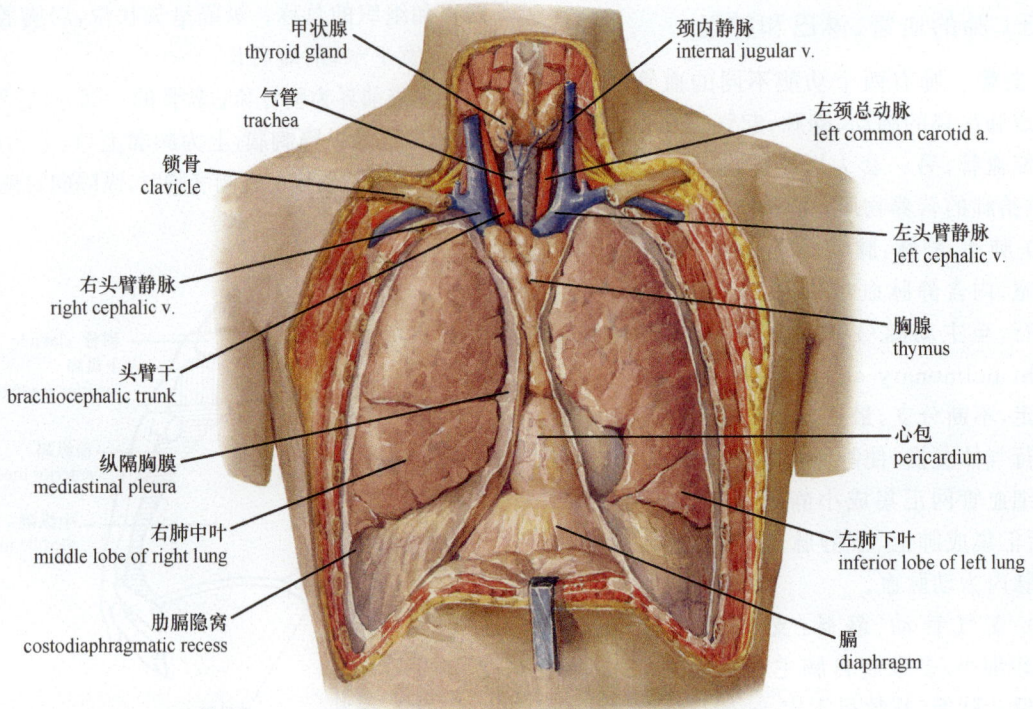

图 5-15 纵隔、胸膜和肺(前面)

内有胸导管和食管上份。胸主动脉、心包和膈围成**食管下三角** inferior esophageal triangle,内有食管下份。左膈神经与心包膈血管伴行,在主动脉弓左前方下降,经肺根前方沿心包侧壁至膈。左迷走神经于主动脉弓左前方,经肺根后方至食管前面下行。左喉返神经在主动脉弓下缘处自左迷走神经发出,在动脉韧带后外方绕主动脉弓反向上行(图5-16)。

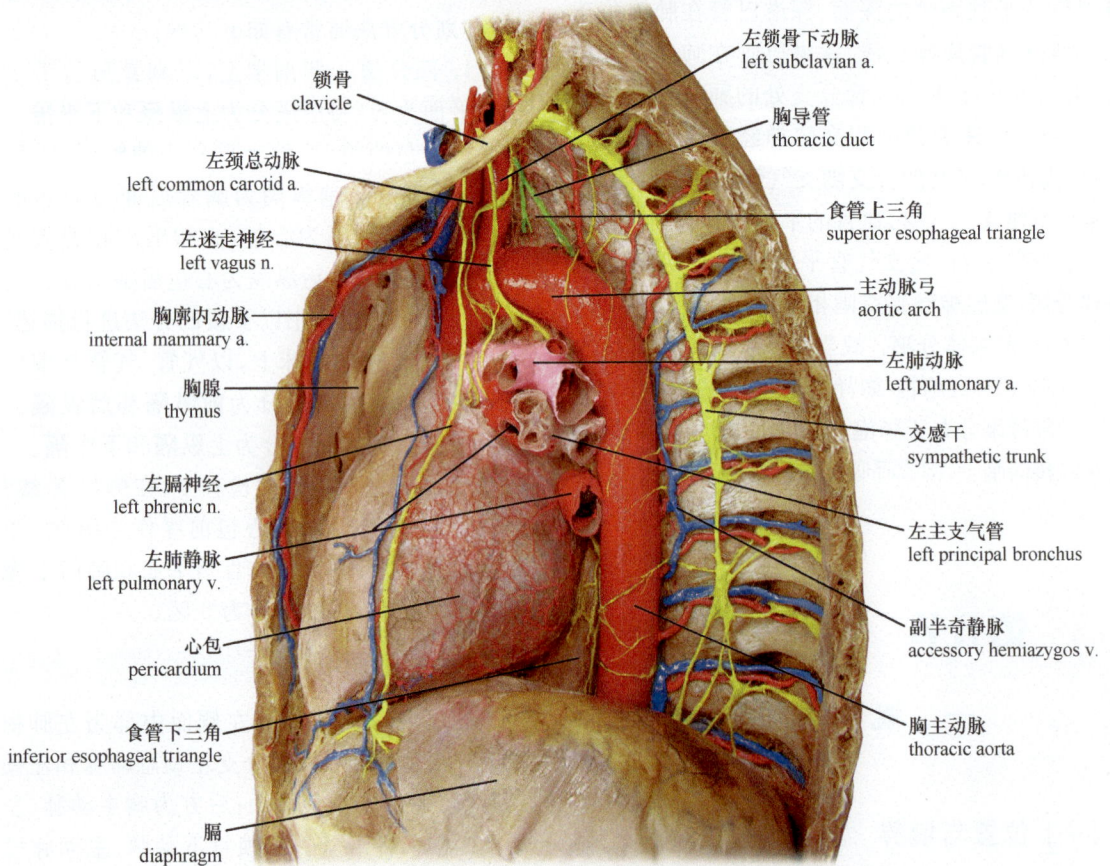

图 5-16 纵隔(左侧面)

2. 右侧面观　纵隔右侧面中部为右肺根。肺根上方有奇静脉弓，此弓向前注入上腔静脉，还有右头臂静脉、气管和食管；前下方有心包隆凸，该隆凸远小于左侧者，下方还有下腔静脉；后方有食管、奇静脉、右交感干和内脏大神经等。右膈神经与心包膈血管伴行，经上腔静脉右侧、肺根前方，紧贴心包右侧壁下行至膈。右迷走神经在气管右侧下行，经肺根后方至食管后面，该神经在右锁骨下动脉高度发出右喉返神经（图5-17）。

二、上　纵　隔

上纵隔superior mediastinum的器官和结构由前向后大致可分为浅、中、深3层：浅层有胸腺，左、右头臂静脉和上腔静脉；中层有主动脉弓及其3大分支（头臂干、左颈总动脉和左锁骨下动脉）、膈神经和迷走神经；深层有气管、食管、左喉返神经和胸导管等（图5-15，图5-18）。

（一）胸腺

胸腺thymus（见图5-15，图5-16）为人体重要的免疫器官，兼有内分泌功能。

1. 位置和毗邻　胸腺位于上纵隔浅层、上胸膜间区的结缔组织内，其上端可达胸廓上口，甚至伸入颈部；下端可至前纵隔内；前方为胸骨；后面附于心包和大血管前面。

2. 形态　胸腺由大小不等的左、右两侧叶构成，呈锥体状，表面覆以结缔组织被囊。在新生儿和幼儿期，胸腺较大，至青春期以后退化，被脂肪组织所代替，称为**胸腺剩件**。

3. 血管、淋巴和神经　胸腺的动脉主要来自胸廓内动脉和甲状腺下动脉，胸腺的静脉汇入头臂静脉或胸廓内静脉。胸腺的淋巴管丰富，注入纵隔前淋巴结或胸骨旁淋巴结。支配胸腺的神经来自颈交感干和迷走神经的分支。

纵隔前淋巴结anterior mediastinal lymph nodes位于上纵隔前部和前纵隔内，在头臂静脉、上腔静脉、主动脉弓及其分支、心包前方，收纳胸腺、心包前部、心、纵隔胸膜、膈前部和肝上面的淋巴，其输出管注入支气管纵隔干。

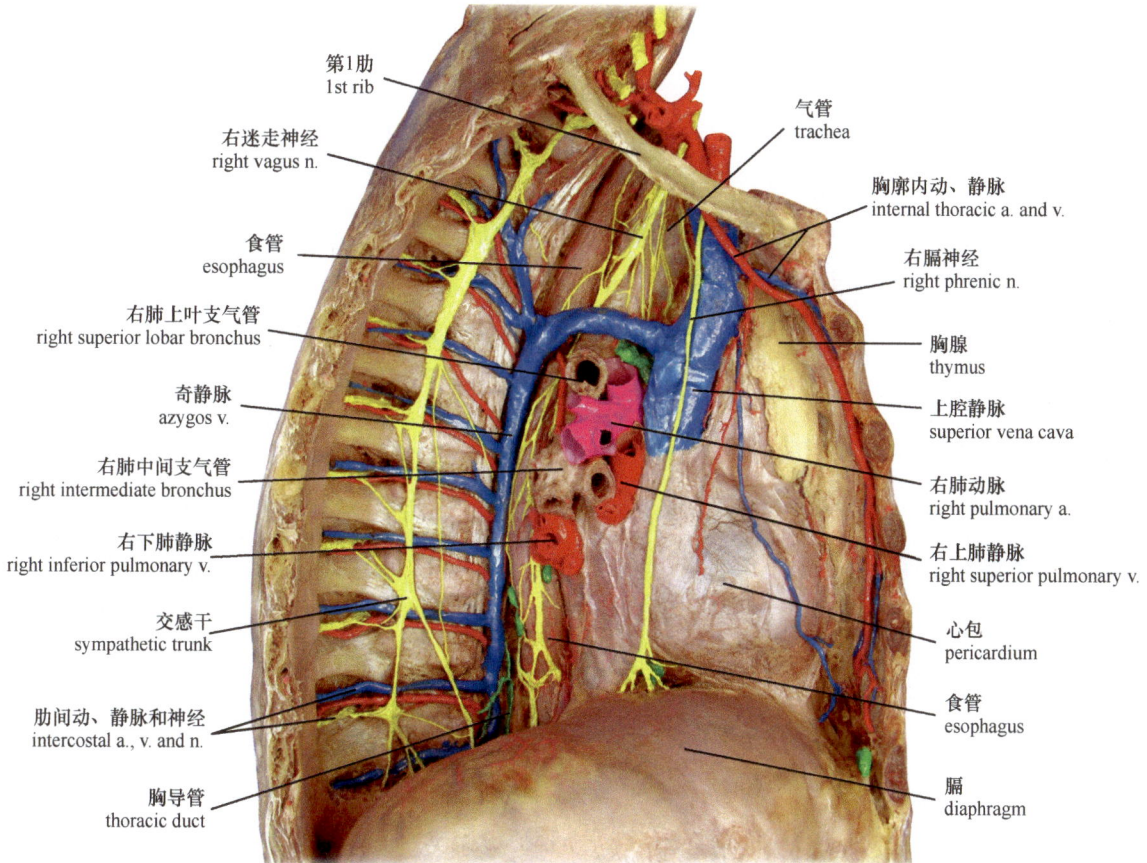

第1肋
1st rib

右迷走神经
right vagus n.

食管
esophagus

右肺上叶支气管
right superior lobar bronchus

奇静脉
azygos v.

右肺中间支气管
right intermediate bronchus

右下肺静脉
right inferior pulmonary v.

交感干
sympathetic trunk

肋间动、静脉和神经
intercostal a., v. and n.

胸导管
thoracic duct

气管
trachea

胸廓内动、静脉
internal thoracic a. and v.

右膈神经
right phrenic n.

胸腺
thymus

上腔静脉
superior vena cava

右肺动脉
right pulmonary a.

右上肺静脉
right superior pulmonary v.

心包
pericardium

食管
esophagus

膈
diaphragm

图5-17　纵隔（右侧面）

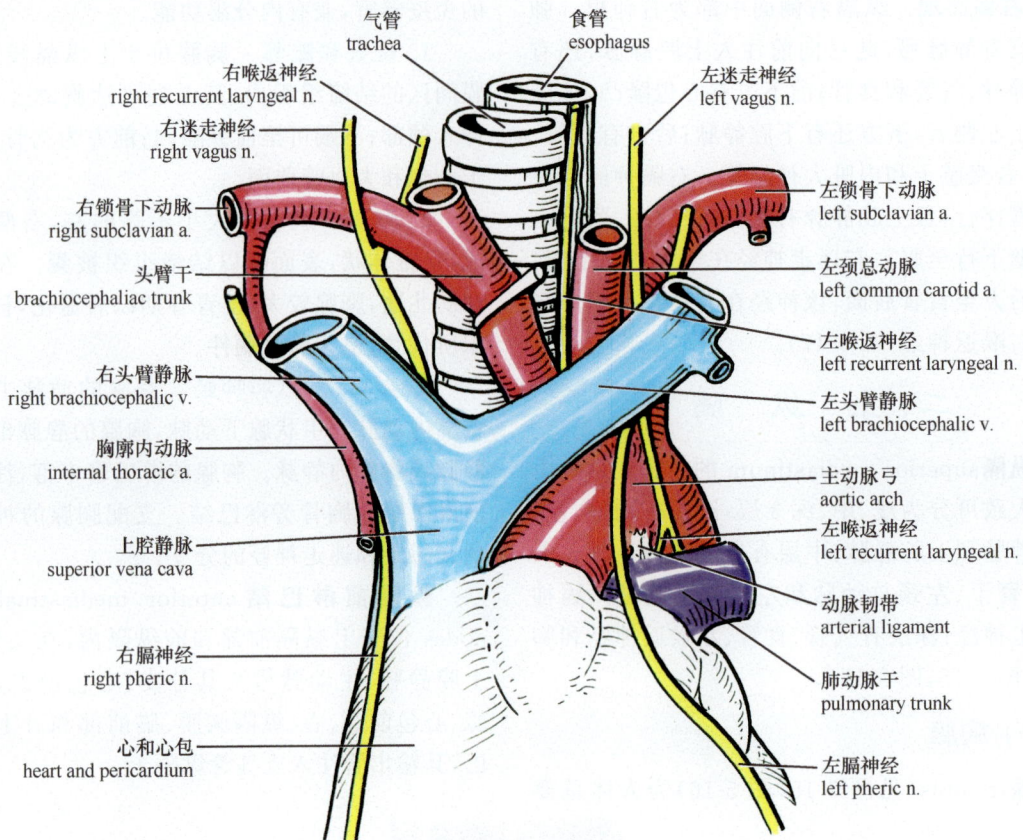

图 5-18　上纵隔

（二）头臂静脉及上腔静脉

1. 头臂静脉 brachiocephalic vein　由锁骨下静脉和颈内静脉在胸锁关节后方汇合而成（图 5-18，图 5-19）。**左头臂静脉**长 6～7 cm，斜向右下越过左锁骨下动脉、左颈总动脉和头臂干的前面；**右头臂静脉**长 2～3cm，其后方有右迷走神经，内后方有头臂干。左头臂静脉位于胸骨柄和胸腺后方，有时甚至高于胸骨柄，贴在气管颈部的前面，尤以儿童多见，故气管切开术时，应注意高位左头臂静脉存在的可能。

2. 上腔静脉 superior vena cava　长约 7 cm，位于上纵隔右前部、第 1、2 肋间隙前端的后方，由左、右头臂静脉在右侧第 1 胸肋结合处后方合成，向下穿心包至第 3 胸肋关节高度注入右心房（图 5-19）。在穿入纤维心包之前，有奇静脉注入。上腔静脉前方有胸膜和肺，后方有奇静脉、气管和右迷走神经，后下方有右肺根，左侧有升主动脉和主动脉弓起始部，右侧有右膈神经、心包膈血管和纵隔胸膜。

（三）主动脉弓及其分支

1. 位置　**主动脉弓** aortic arch 位于胸骨柄下

半部的后方，在右侧第 2 胸肋关节后方续升主动脉，呈弓形从右前弯向左后，行至第 4 胸椎体下缘左侧续为胸主动脉。主动脉弓的上缘平胸骨柄中部或稍上方，下缘平胸骨角，小儿主动脉弓位置较高，向上可达胸骨柄上缘，故气管切开或针刺时应予注意。新生儿主动脉弓在左锁骨下动脉与左颈总动脉起始部之间至动脉导管相对的部位常有一明显的窄带，称为**主动脉峡** aortic isthmus，其位置平对第 3 胸椎。

2. 毗邻　主动脉弓上缘由右向左有**头臂干** brachiocephalic trunk、**左颈总动脉** left common carotid artery 和**左锁骨下动脉** left subclavian artery（图 5-18，图 5-19），这些分支根部前方有左头臂静脉和胸腺，弓的下方有肺动脉、动脉韧带、左喉返神经、左主支气管和心浅丛；弓的左前方有左纵隔胸膜、肺、膈神经、心包膈血管、迷走神经及其发出的心支等；弓的右后方有气管、食管、左喉返神经、胸导管和心深丛等。左膈神经和迷走神经在主动脉弓与纵隔胸膜间下行，两神经间尚有来自左迷走神经和左颈交感干的心支，向下形成心浅丛。

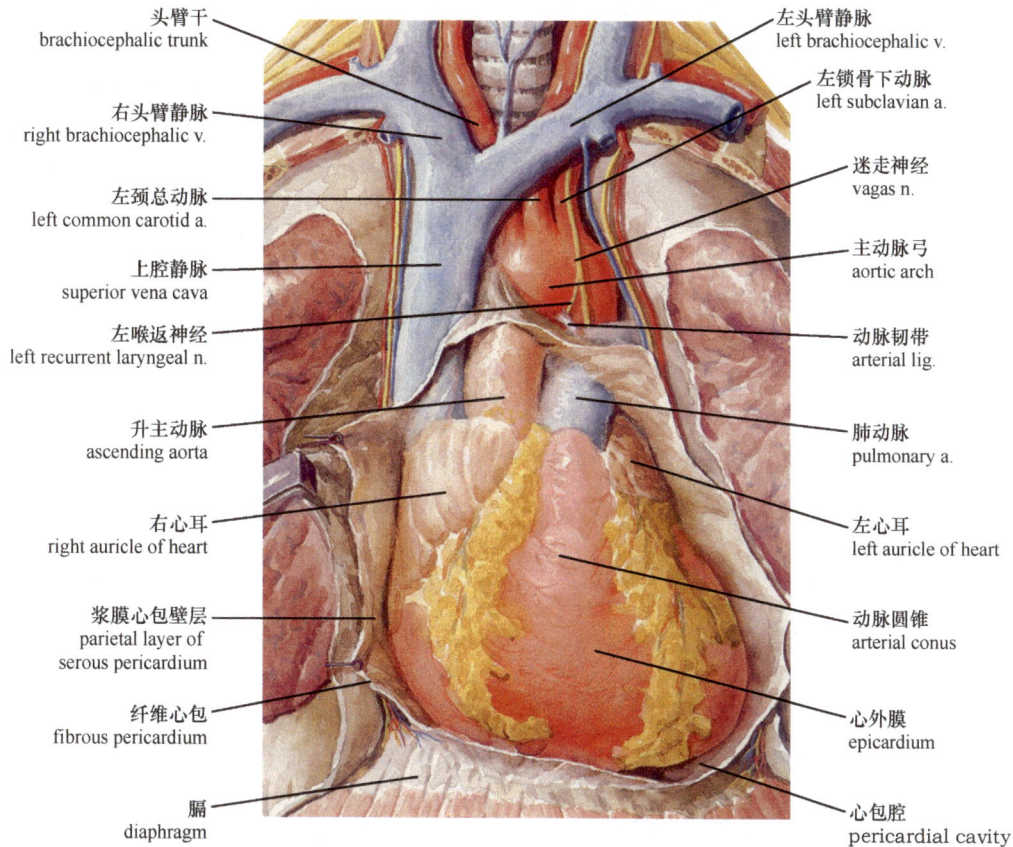

图 5-19　心、心包和出入心的血管

（四）动脉导管三角和动脉韧带

1. 动脉导管三角 triangle of ductus arteriosus
位于主动脉弓的左前方，其前界为左膈神经，后界为左迷走神经，下界为左肺动脉（图5-18）。该三角内有动脉韧带（或动脉导管）、左喉返神经和心浅丛等。由于左喉返神经紧贴动脉韧带（或动脉导管）左侧、绕主动脉弓下缘后上升，因此手术中常以左喉返神经作为寻找动脉导管的标志。

2. 动脉韧带 arterial ligament　连于主动脉弓下缘与左肺动脉起始部（图5-16，图5-18），长0.3～2.5 cm，宽0.3～0.6 cm，在胚胎时期，为动脉导管，出生后不久闭锁成为一纤维结缔组织索，若满1周岁仍未闭锁，即为先天性动脉导管未闭症，常须手术治疗（结扎），手术时注意勿损伤左喉返神经。**动脉韧带淋巴结**lymph nodes of arterial ligament 位于动脉韧带周围，左肺上叶的癌肿常转移至此结，动脉韧带淋巴结注入到纵隔前淋巴结。

（五）气管胸部和主支气管

1. 气管胸部 thoracic part of trachea　位于上纵隔中央，上端平胸骨颈静脉切迹与颈部相续，下端平胸骨角平面分为左、右主支气管，分杈处称为**气管杈**bifurcation of trachea。气管杈在主动脉弓下方，但婴儿的气管杈位置较高，约平第3胸椎。气管杈的内面下缘向上突形成半月形的**气管隆嵴**carina of trachea，是气管镜检查时，辨认左、右主支气管起点的标志。成年男性气管全长为13.60 cm，女子为12.11 cm。气管胸部前方有胸骨柄、胸腺、左头臂静脉、主动脉弓及其分支、心丛等，头臂干自前向右跨越气管，左颈总动脉则自前向左越过；气管胸部后方有食管，后外方有喉返神经；左侧尚有左迷走神经和锁骨下动脉；右侧有奇静脉弓，右前方有右头臂静脉和上腔静脉。**气管旁淋巴结**paratracheal lymph node 位于气管周围，收纳气管胸部和食管的部分淋巴，其输出管注入支气管纵隔干。

2. 主支气管 principal bronchus　左主支气管细长而倾斜，长4.5～4.8 cm，其下缘与气管中线的交角为37.5°。**右主支气管**粗短而陡直，长1.9～2.1 cm，其下缘与气管中线的夹角为23°，气管内异物多坠入右主支气管。左主支气管平第6胸椎高度进入左肺门，其前方有左肺动脉，后方有胸主动脉，中段上方有主动脉弓跨过。右主支气管平第5胸椎体高度进入右肺门，其前方有升主动脉、右肺动脉和上腔静脉，后上方有奇静脉弓勾绕。**气管支气管淋巴结**

tracheobronchial lymph node 位于气管杈和主支气管周围,收纳肺、主支气管、气管杈和食管的淋巴,其输出管注入气管旁淋巴结。

(六) 食管、胸导管和交感干

食管、胸导管和交感干位于上纵隔深部和后纵隔内,详见后纵隔。

三、下 纵 隔

下纵隔 inferior mediastinum 分为前纵隔、中纵隔和后纵隔。

(一) 前纵隔

前纵隔 anterior mediastinum 为位于胸骨体与心包之间的窄隙,内有胸腺下部、纵隔前淋巴结及疏松结缔组织。

(二) 中纵隔

中纵隔 middle mediastinum 以心包前、后壁为界,位于前、后纵隔之间,平第 5～8 胸椎,内有心包、心及出入心的大血管根部、奇静脉弓、膈神经、心包膈血管、心神经丛及淋巴结等。

1. 心包 pericardium 为包裹心及出入心的大血管根部的纤维浆膜囊,分内、外两层(图 5-19)。外层是**纤维心包** fibrous pericardium 为一底大口小的锥形囊,囊的上方与出入心的大血管外膜相移行,囊的下面与膈中心腱愈着。纤维心包厚而坚韧,不易伸展,当心包腔积液时,腔内压力升高,可

压迫心。内层是**浆膜心包** serous pericardium,分为脏、壁两层,壁层与纤维心包的内面紧密愈着,在出入心的大血管根部稍上方反折为脏层,即心外膜。慢性炎症时,脏、壁层可粘连愈着,限制心的舒缩。

(1) **心包腔** pericardial cavity:为浆膜心包脏、壁两层围成的狭窄而密闭的腔隙,内有少量浆液,在心搏动时起润滑作用。在心包腔内,位于升主动脉、肺动脉与上腔静脉、左心房之间的部分,称为**心包横窦** transverse sinus of pericardium,其大小可容一指,是心血管手术暂时阻断血流的部位;**心包斜窦** oblique sinus of pericardium 是位于两侧肺上、下静脉,下腔静脉,左心房后壁与心包后壁之间的间隙(图 5-20)。心包前下窦位置较低,是一部分浆膜心包壁层前部与下部移行处所夹的腔,深 1～2cm,心包积液常先积聚于此。

(2) **位置及毗邻**:心包位居中纵隔。心包前壁隔着胸膜和肺与胸骨和第 2～6 肋软骨相邻,在此形成**心包三角** triangle of pericardium,使一部分心包前壁直接与左侧第 4～6 肋软骨前部、第 4～5 肋间隙及胸骨下左半部相邻,为**心包裸区** bare area of pericardium,常在左剑肋角进行心包穿刺,可避免损伤胸膜和肺。心包上方有升主动脉、肺动脉干和上腔静脉。心包下壁邻下腔静脉和膈。心包后方有主支气管、食管、胸导管、胸主动脉、奇静脉和半奇静脉等(图 5-16,图 5-17,图 5-20)。心包两侧为纵隔胸膜,膈神经和心包膈血管自上而下行于心包与纵隔胸膜之间。

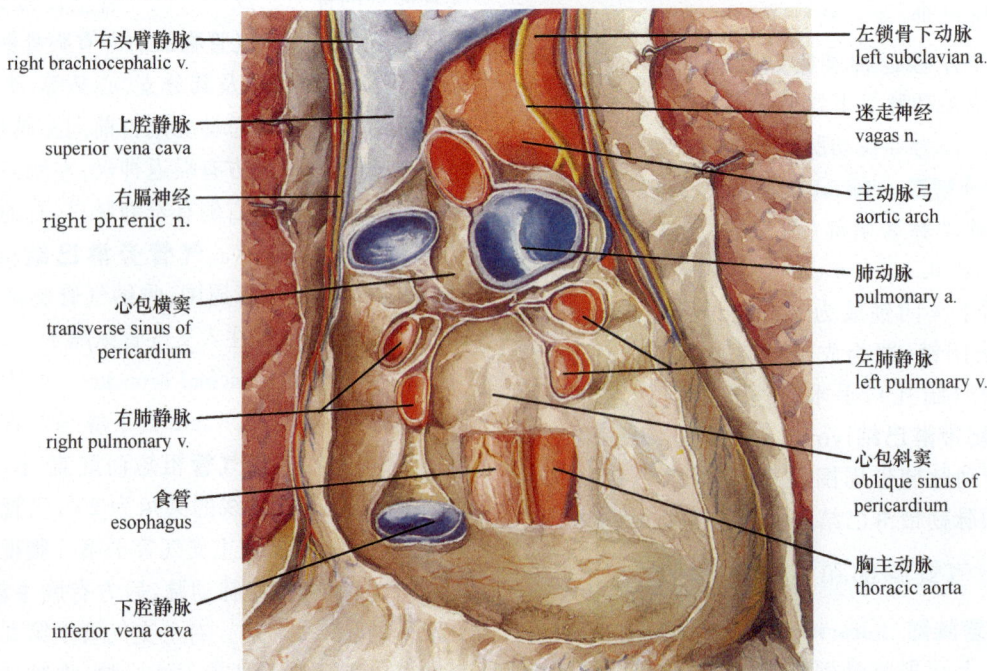

右头臂静脉 right brachiocephalic v.
上腔静脉 superior vena cava
右膈神经 right phrenic n.
心包横窦 transverse sinus of pericardium
右肺静脉 right pulmonary v.
食管 esophagus
下腔静脉 inferior vena cava
左锁骨下动脉 left subclavian a.
迷走神经 vagas n.
主动脉弓 aortic arch
肺动脉 pulmonary a.
左肺静脉 left pulmonary v.
心包斜窦 oblique sinus of pericardium
胸主动脉 thoracic aorta

图 5-20 心包后壁

（3）血管、淋巴和神经：心包的动脉来自心包膈动脉、肌膈动脉和食管动脉等，心包的静脉与动脉伴行，分别汇入胸廓内静脉、奇静脉或半奇静脉等。心包的淋巴注入纵隔前淋巴结、纵隔后淋巴结和膈上淋巴结。心包的神经来自心丛、肺丛、食管丛、膈神经、肋间神经和左喉返神经等。

2. 心包内大血管 心包内近心底处有出入心的大血管，相互之间的位置关系是：升主动脉居中，其左前方的肺动脉向左后方上行，右侧有上腔静脉下行，右后下方有下腔静脉向上开口于右心房。右肺上、下静脉在上腔静脉和右心房的后方，左肺上、下静脉在胸主动脉的前方向内行，汇入左心房。升主动脉前壁有一条比较恒定的**升主动脉襞**fold of ascending aorta，临床上可作为心血管手术的标志。该襞位于升主动脉出心室平面至心包反折线之间，由心包脏层形成，内含脂肪、小血管和神经丛。

3. 心 heart 呈形似倒置的、前后稍扁的圆锥体。外形包括1尖、1底、4沟和4腔。心尖朝向左前下方，在体表左侧第5肋间隙锁骨中线内侧1～2cm可触及心尖搏动。心底朝向右后上方，与上腔静脉、下腔静脉、左、右肺静脉相连。心表面借冠状沟、前、后室间沟和房间沟分为左、右心房，左、右心室。

（1）位置和毗邻：心斜位于中纵隔内，前方对胸骨体和第2～6肋软骨，后方平第5～8胸椎，约2/3在前正中线左侧，1/3在右侧。心周围裹以心包，其毗邻关系大致与心包相似（图5-19，图5-20），但其上界低于心包上界，出入心的大血管和肺根结构位于心的上方，并与之相毗邻。

（2）体表投影

1）心界：心在胸前壁的投影可用4点的连线来表示。左上点在左第2肋软骨下缘，距胸骨侧缘约1.2cm。右上点在右第3肋软骨上缘距胸骨侧缘1cm。左下点在左第5肋间隙距前正中线7～9cm或左锁骨中线内侧1～2cm。右下点在右第6胸肋关节处。左、右上点的连线为心上界，左、右下点的连线为心下界，右上、下点间作一微向右凸的弧形线为心右界，左上、下点间作一微向左凸的弧形线为心左界。心尖的投影即左下点。

2）房室瓣和动脉瓣：左房室瓣在左第4胸肋关节平面，脊柱左侧，右房室瓣在前正中线与第4肋间隙交点处，左房室瓣的右下方，脊柱的正前方。主动脉瓣在胸骨左缘第3肋间隙，对向脊柱左缘。肺动脉瓣在左第3胸肋关节处，脊柱的稍左侧。心瓣膜的投影位置与心脏听诊部位不完全一致，下面列表5-2进行对照（图5-21）。

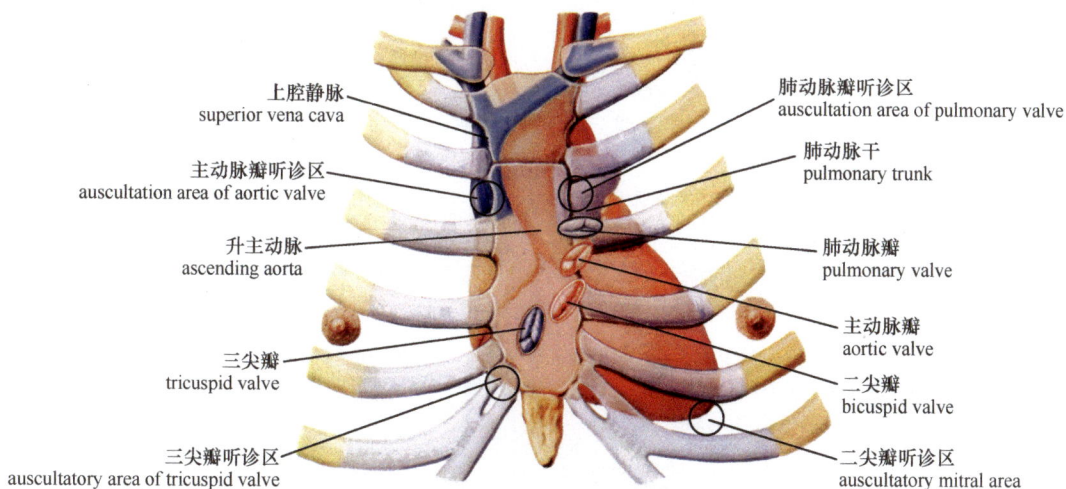

图 5-21　心瓣膜的体表投影

表 5-2　心瓣膜的投影位置于听诊部位

名称	投影位置	听诊部位
肺动脉瓣	左第3胸肋关节处	胸骨左缘第2肋间隙
主动脉瓣	胸骨左缘第3肋间隙	胸骨右缘第2肋间隙
左房室瓣	左第4胸肋关节处	左第5肋间隙锁骨中线内侧1～2cm
左房室瓣	前正中线与第4肋间隙交点处	胸骨下端偏右

（3）心的血管：心的血液供应来自左、右冠状动脉。**左冠状动脉**起自左主动脉窦，分为前室间支和旋支。**前室间支**行于前室间沟，分布于左心房、左心室前壁和室间隔前2/3部；**旋支**沿冠状沟左行，分布于左心房、左心室左侧面和膈面。**右冠状动脉**起于右主动脉窦，沿冠状沟行于房室交界点处分为后室间支和左室后支。**后室间支**分布于右心

房、右心室和室间隔后 1/3 部;**左室后支**分布于左心室下壁。心的静脉经冠状窦回流入右心房,此外,心小静脉直接开口于右心房。

(4) 心的淋巴:心的淋巴管注入纵隔前淋巴结和气管支气管淋巴结。

(5) 心的神经:心的神经来自心浅丛和心深丛,分布于心肌、传导系和冠状动脉。

(三) 后纵隔

后纵隔posterior mediastinum 位于心包后壁与下位 8 个胸椎体之间,上平胸骨角,下达膈。后纵隔内有食管、迷走神经、胸主动脉、奇静脉、半奇静脉、副半奇静脉、胸导管、交感干胸部、内脏大小神经和纵隔后淋巴结等。

1. 食管胸部 thoracic part of esophagus 自胸廓上口接食管颈部,向下纵行经过上纵隔后部和后纵隔,穿膈的食管裂孔续为食管腹部,长约 18 cm,约占食管全长的 7/10(图 5-22,图 5-23)。

(1) 分段与行程:食管胸部又以气管杈下缘为

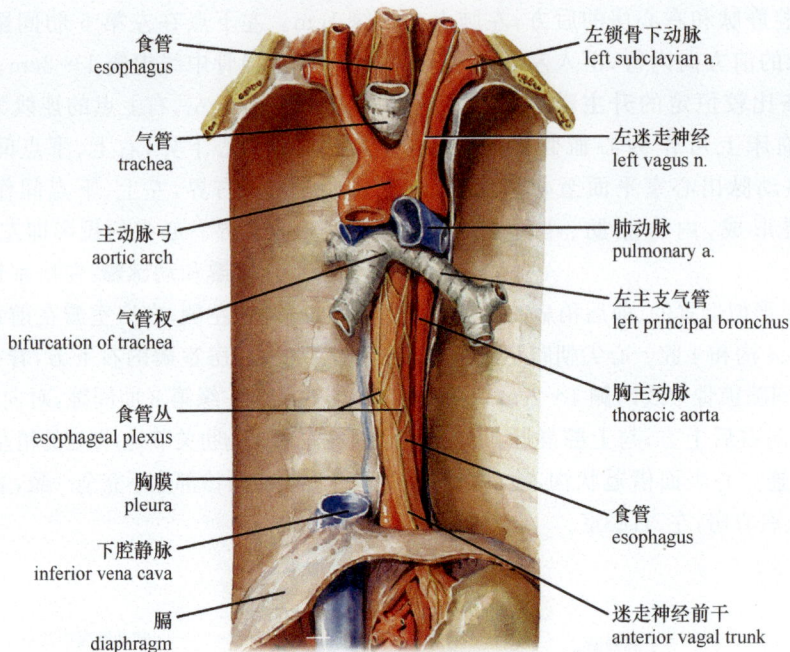

图 5-22　食管和主动脉(前面)

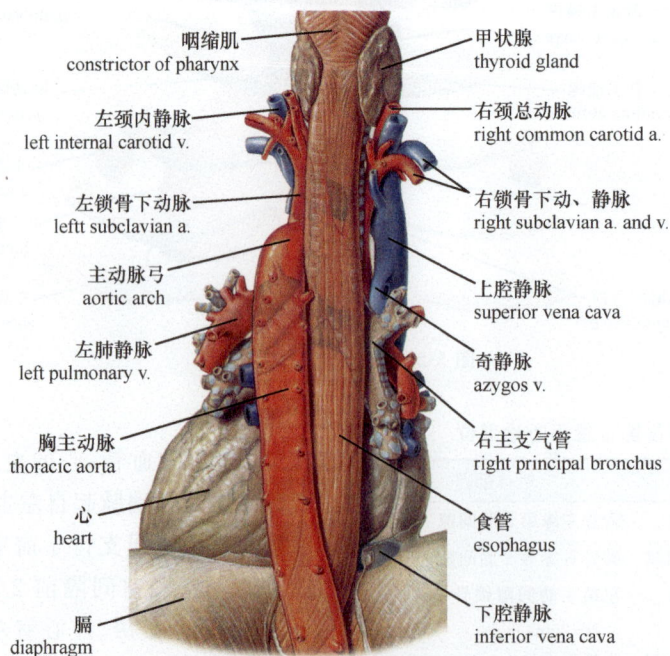

图 5-23　食管和主动脉(后面)

界分为胸上段和胸下段。临床上也常以主动脉弓上缘和左肺下静脉下缘为标志,将食管分为上、中、下段。食管是弯曲的。从侧方观察,食管呈凹向前的弯曲,其曲度与脊柱胸曲一致;从前方观察,食管走在上纵隔后部时,位于气管与脊柱之间稍偏左侧,向下越经气管权后方,逐渐位于中线上,于胸主动脉的右侧沿心包下行至第 7 胸椎高度又偏左侧,在胸主动脉前方向左前下行,至第 10 胸椎高度穿膈的食管裂孔续为食管腹部。

(2)毗邻:食管前方有气管、气管权、左主支气管、左喉返神经、右肺动脉、心包、左心房和膈。左主支气管在平第 4、5 胸椎间水平跨过食管前方向左,此处有食管的第 2 个狭窄,为异物常嵌顿处。在第 5 胸椎以下,食管与左心房相邻,左心房扩大可压迫食管,食管钡餐造影时出现明显的压迹。食管后方有脊柱胸段及其与食管间的食管后间隙,隙内有胸主动脉、胸导管、奇静脉、半奇静脉、副半奇静脉、右肋间后动脉和疏松结缔组织及淋巴结等。食管左侧有左颈总动脉、左锁骨下动脉、主动脉弓末段、胸主动脉胸导管上段和左纵隔胸膜。食管右侧有奇静脉弓和右纵隔胸膜。此外,在食管两侧有迷走神经绕肺根后方下行,左侧者向下至食管前面,右侧者至食管后面,分别形成食管前、后丛,由丛发出食管支至食管,其余纤维继续向下合成迷走神经前、后干,经食管裂孔至腹腔。

(3)食管与胸膜的关系:食管与纵隔胸膜相贴处,即食管上、下三角的所在部位。食管左侧在主动脉弓平面以上与左纵隔胸膜相贴,其间有胸导管和主动脉弓,在主动脉弓平面与第 7 胸椎之间的食管不与纵隔胸膜相贴,在第 7 胸椎以下又与纵隔胸膜相贴。食管右侧除奇静脉弓处外,其余部分均与右纵隔胸膜相贴。右纵隔胸膜在肺根以下常突至食管与奇静脉和胸导管之间达中线,形成**食管后隐窝**retroesophageal recess,故经胸入路行食管下段手术时,有破入右胸膜腔的可能;若此段食管穿孔,可导致右侧气胸或右侧胸膜腔感染。

(4)食管的狭窄和括约肌:食管胸部的 2 个生理狭窄,分别位于食管与左主支气管相交处和穿膈的食管裂孔处。在食管上、下两端有功能性的括约肌存在,可使食管与咽、胃隔开。除正常的吞咽动作外,这种括约肌的作用可使食管上、下端保持紧闭以防空气由咽进入,也可防止胃内容物的反流,使食管腔内保持略低于大气压的负压状态。

(5)血管、淋巴和神经:食管胸上段的动脉来自肋间后动脉和支气管动脉(图 5-24)约有 5 支;胸下段的动脉来自**食管动脉**esophageal artery,有 1~2 支。食管壁内静脉丰富,并形成食管静脉丛,由丛汇成数条**食管静脉**esophageal vein,再注入奇静脉、半奇静脉或副半奇静脉。食管静脉丛向下与胃左静脉属支有丰富吻合,当肝门静脉高压症时也可经此吻合途径建立门-腔静脉间的侧支循环,血液

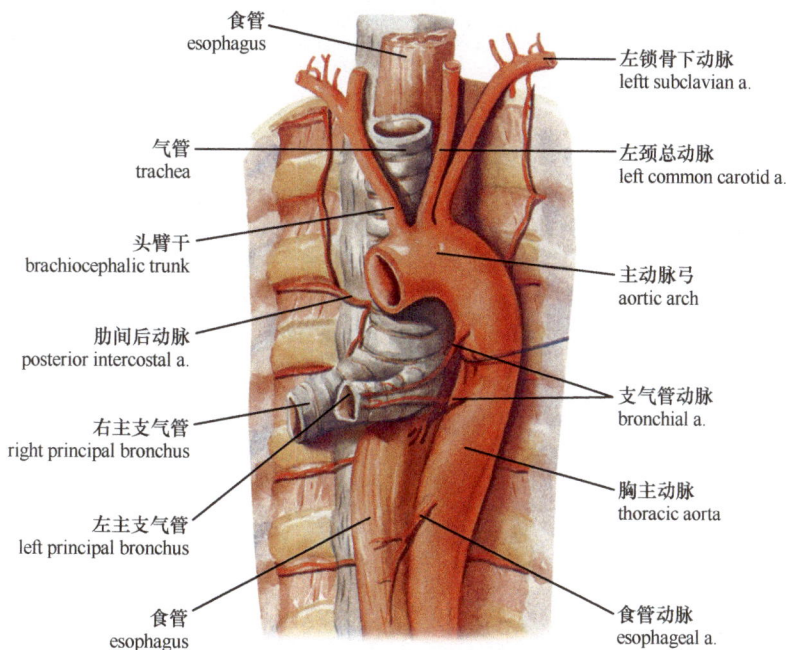

食管 esophagus
左锁骨下动脉 leftt subclavian a.
气管 trachea
左颈总动脉 left common carotid a.
头臂干 brachiocephalic trunk
主动脉弓 aortic arch
肋间后动脉 posterior intercostal a.
右主支气管 right principal bronchus
支气管动脉 bronchial a.
左主支气管 left principal bronchus
胸主动脉 thoracic aorta
食管 esophagus
食管动脉 esophageal a.

图 5-24 食管和支气管动脉

通过此静脉丛经奇静脉向上腔静脉分流,因而食管静脉丛血流量加大,可导致食管静脉曲张,甚至破裂出血。食管胸上段的淋巴管注入气管支气管淋巴结、气管旁淋巴结和纵隔前淋巴结,胸下段的淋巴管注入纵隔后淋巴结和胃左淋巴结及腹腔淋巴结。食管胸部尚有部分淋巴管可直接注入胸导管。食管的神经来自喉返神经、迷走神经和胸交感干。食管壁的横纹肌由喉返神经支配,平滑肌和腺体由交感和副交感神经支配,食管黏膜的感觉冲动经交感神经和迷走神经传入脊髓或脑。

2. 迷走神经 vagus nerve. 经肺根后方下行,与交感神经的分支一起在主动脉弓前下方及主动脉弓与气管杈之间形成**心浅丛**superficial cardiac plexus和**心深丛**deep cardiac plexus;在肺根周围形成**肺丛**pulmonary plexus。左、右迷走神经的分支在食管前、后面构成**食管前丛**anterior esophageal plexus和**食管后丛**posterior esophageal plexus,向下再汇合成**迷走神经前干**anterior vagal trunk和**迷走神经后干**posterior vagal trunk,经膈的食管裂孔入腹腔。

3. 胸主动脉 thoracic aorta 为主动脉弓的延续,自第4胸椎下缘沿脊柱和食管左侧下行,逐渐转至脊柱的前方和食管的后方,平第12胸椎下缘穿膈的主动脉裂孔续为腹主动脉(图5-16,图5-22~

图5-24)。胸主动脉后壁发出3~11**肋间后动脉**和**肋下动脉**,分布于胸腹壁,此外还发出**支气管动脉**(1~3支)和**食管动脉**(1~3支),分别分布于肺和食管。

胸主动脉毗邻:前方有左肺根、心包、食管和膈;后方有半奇静脉、副半奇静脉和脊柱;右侧有奇静脉、胸导管和右纵隔胸膜;左侧有左纵隔胸膜。

4. 奇静脉、半奇静脉和副半奇静脉(图5-25)
奇静脉azygos vein 在右膈脚处由右腰升静脉向上延续而成,行于右肋下动脉和下部肋间后动脉前面,食管后方,胸导管和胸主动脉右侧,上行至第4胸椎高度时,呈弓形绕右肺根后上方,注入上腔静脉。沿途收集右肋间后静脉、食管静脉、支气管静脉和半奇静脉的血液。奇静脉上连上腔静脉,下借右腰升静脉连下腔静脉,故是沟通上腔静脉系和下腔静脉系的重要通道之一。**半奇静脉**hemiazygos vein 在左膈脚处由左腰升静脉向上延续而成,沿胸椎体左侧上行,在第7~10胸椎高度经胸主动脉和食管后方向右越过脊柱前面,注入奇静脉,收集左下部肋间后静脉、食管静脉和副半奇静脉。**副半奇静脉**accessory hemiazygos vein 由左上部肋间后静脉汇成,沿胸椎体左侧下行,汇入半奇静脉或奇静脉。

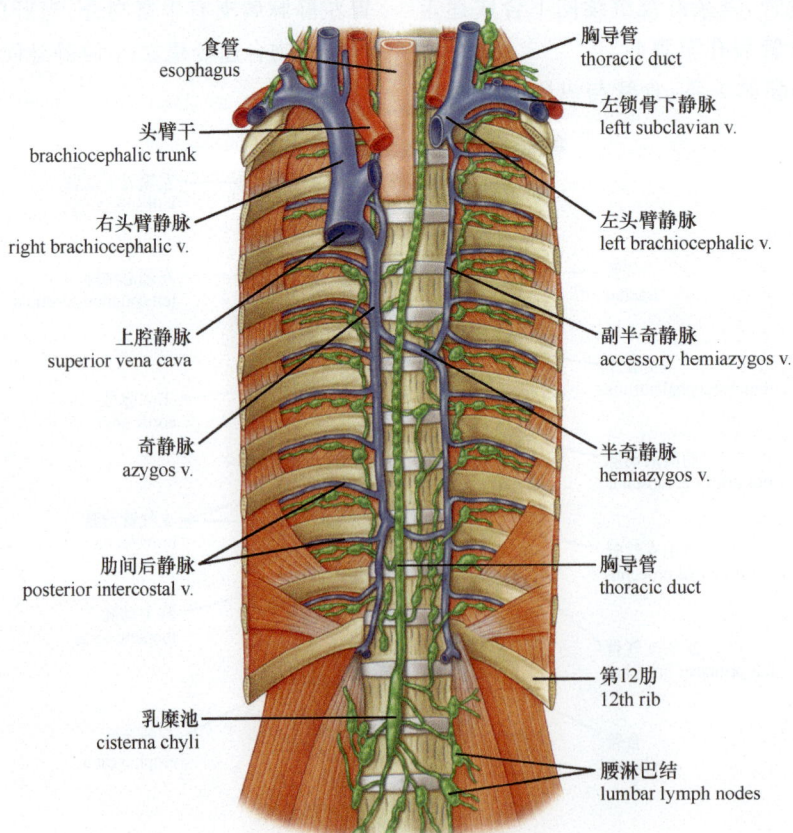

图 5-25　胸导管和奇静脉及其属支

5. 胸导管 thoracic duct　在第 12 胸椎下缘起自**乳糜池** cisterna chyli，经膈的主动脉裂孔入胸腔，在胸主动脉与奇静脉之间上行，至第 4～5 胸椎平面斜向左侧，行经食管后方至食管与左纵隔胸膜之间上行至颈部，平第 7 颈椎弯向前上，注入左静脉角（图 5-25）。

胸导管的毗邻关系：在上纵隔，胸导管前方有左颈总动脉，后方有脊柱，左侧有左锁骨下动脉和纵隔胸膜，右侧有食管和左喉返神经。在后纵隔，胸导管前方有食管，后方有右肋间后动脉和脊柱，左侧有胸主动脉，右侧有奇静脉和纵隔胸膜。因胸导管上段与左纵隔胸膜、下段与右纵隔胸膜相邻，故行食管胸段手术时，若损伤胸导管上段则常合并左胸膜破损，而引起左侧乳糜胸，若损伤胸导管下段则可引起右侧乳糜胸。

胸导管全长均可出现瓣膜，其中以注入左静脉角处最为恒定（77.45%）。胸导管一般以单干型为多见（84.66%），有时可为双干型、分杈型和左、右位胸导管（各占 0.66%）。双干型以两干起始，上行中合成一干，占 10.66%。分杈型（3.33%）在胸部分为 2 支，分别注入左、右静脉角。左、右位胸导管分别行于胸主动的左右侧，注入左、右静脉角，各占 0.66%。

6. 胸交感干 thoracic sympathetic trunk　位于脊柱两侧，奇静脉和半奇静脉的后外方（图 5-16，图 5-17）。上段在肋头和肋间后血管前方，下段逐渐内移靠近椎体两侧。每侧交感干有 10～12 个**胸神经节** thoracic ganglia，通过节间支相连，与肋间神经间借**白交通支** white communicating branch 和**灰交通支** gray communicating branch 相连。上 5 个胸神经节发出分支至胸主动脉、食管、支气管、心、肺等纵隔器官。第 6～9 胸神经节发出节前纤维组成**内脏大神经** greater splanchnic nerve，穿膈肌脚至腹腔，终于腹腔神经节。第 10～11 胸神经节发出节前纤维组成**内脏小神经** lesser splanchnic nerve，有时最末位的胸交感干神经节发出内脏最小神经，此 2 神经向下穿膈肌脚终于主动脉肾节。

7. 纵隔后淋巴结 posterior mediastinal lymph nodes　位于上纵隔后部和后纵隔内，分布于心包后方，食管两侧，胸主动脉前方，收纳食管胸部、心包后部、膈后部和肝的部分淋巴，其输出管多注入胸导管。

四、纵 隔 间 隙

纵隔间隙 mediastinal spaces 为纵隔内各器官

和机构之间的窄隙，隙内填充以疏松结缔组织，可适应器官活动和胸腔容积的变化，如大血管搏动、呼吸时气管运动和食管蠕动等。纵隔间隙与颈部和腹膜后隙相通，因此颈部出血和感染可向下蔓延至纵隔。胸部创伤时，纵隔气肿的气体可向上扩散至颈部引起皮下气肿，纵隔炎症积液可向下蔓延至腹膜后隙。

1. 胸骨后间隙 retrosternal space　位于胸骨后方与胸内筋膜之间，向下至膈。该间隙的炎症可向膈蔓延，甚而穿膈扩散至腹膜外脂肪层。

2. 气管前间隙 pretracheal space　位于上纵隔内，气管和气管杈与主动脉弓之间，向上通颈部的气管前间隙。

3. 食管后间隙 retroesophageal space　是位于食管与脊柱胸段之间的疏松结缔组织，内有奇静脉、胸导管和副半奇静脉等器官。食管后间隙向上通咽后间隙，向下通过膈的潜在裂隙与腹膜后隙相通。

（第二军医大学　张传森）

第六节　胸部的断层影像解剖

一、经颈静脉切迹的横断面

经颈静脉切迹的横断影像解剖，见图 5-26。

二、经主动脉弓上缘的横断面

经主动脉弓上缘的横断面影像解剖，见图 5-27。

三、经主动脉弓的横断面

经主动脉弓的横断面影像解剖，见图 5-28。

四、经主动脉肺动脉窗的横断面

经主动脉肺动脉窗的横断面影像解剖，见图 5-29。

五、经右肺动脉的横断面

经右肺动脉的横断面影像解剖，见图 5-30。

六、经右房室口的横断面

经右房室口的横断面影像解剖，见图 5-31。

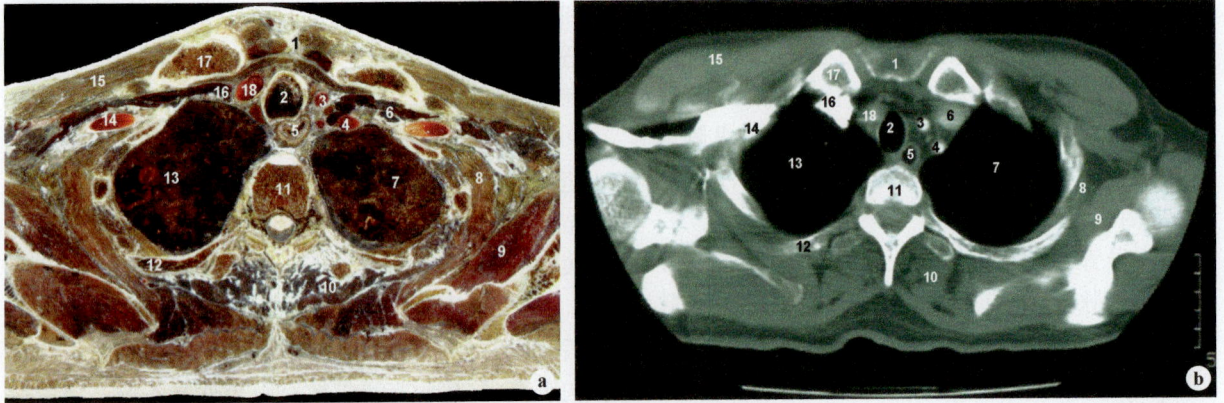

图 5-26　经颈静脉切迹的横断面
a. 断层标本；b. CT

1. 颈静脉切迹 jugular notch；2. 气管 trachea；3. 左颈总动脉 left common carotid a. ；4. 左锁骨下动脉 left subclavian a. ；5. 食管 esophagus；6. 左锁骨下静脉 left subclavian v. ；7. 左肺上叶 superior lobe of left lung；8 前锯肌 serratus anterior；9. 肩胛下肌 subscapularis；10. 竖脊肌 erector spinae；11. 胸 2～3 椎间盘 T$_{2～3}$ intervertebral disc；12. 第二肋 second rib；13. 右肺上叶 superior lobe of right lung；14. 右锁骨下动脉 right subclavian a. ；15. 胸大肌 pectoralis major；16. 右颈内静脉 right internal jugular v. ；17. 右锁骨 right clavicle；18. 头臂干 brachiocephalic trunk

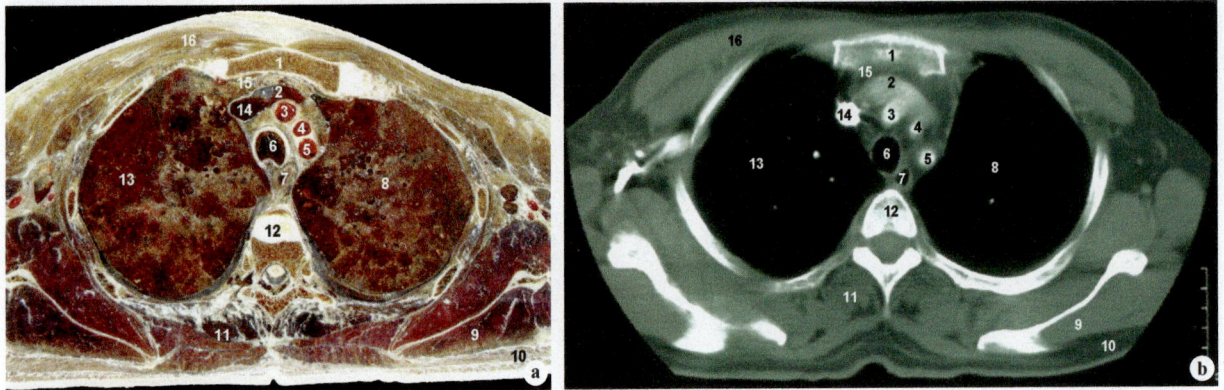

图 5-27　经主动脉弓上缘的横断面
a. 断层标本；b. CT

1. 胸骨柄 manubrium sterni；2. 左头臂静脉 left brachiocephalic v. ；3. 头臂干 brachiocephalic trunk；4. 左颈总动脉 left common carotid a. ；5. 左锁骨下动脉 left subclavian a. ；6. 气管 trachea；7. 食管 esophagus；8. 左肺上叶 superior lobe of left lung；9. 冈下肌 infraspinatus；10. 斜方肌 trapezius；11. 竖脊肌 erector spinae；12. 胸 3～4 椎间盘 T$_{3～4}$ intervertebral disc；13. 右肺上叶 superior lobe of right lung；14. 右头臂静脉 right brachiocephalic v. ；15. 胸腺 thymus；16. 胸大肌 pectoralis major

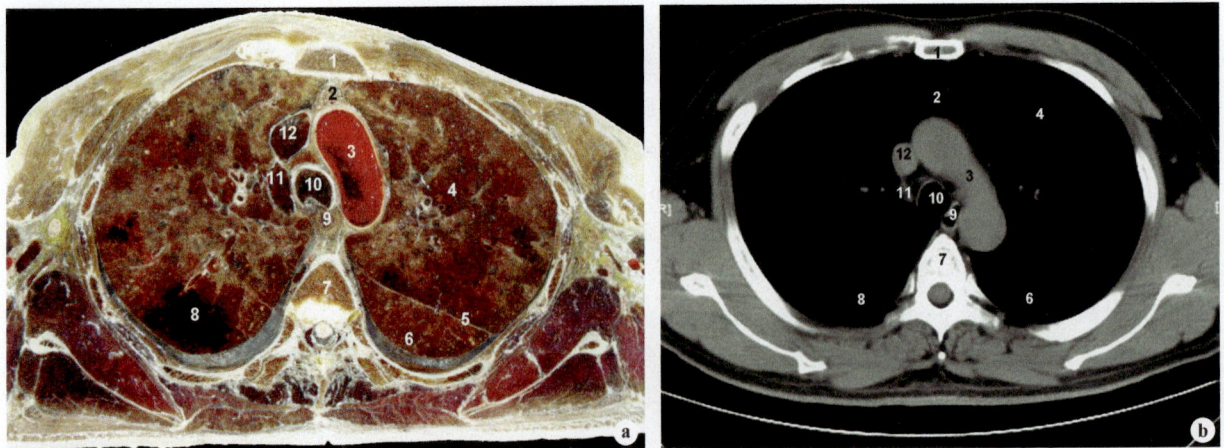

图 5-28　经主动脉弓的横断面
a. 断层标本；b. CT

1. 胸骨柄 manubrium sterni；2. 胸腺 thymus；3. 主动脉弓 aortic arch；4. 左肺上叶 superior lobe of left lung；5. 左肺斜裂 oblique fissure of left lung；6. 左肺下叶 inferior lobe of left lung；7. 第四胸椎体 4th. thoracic vertebral body；8. 右肺上叶 superior lobe of right lung；9. 食管 esophagus；10. 气管 trachea；11. 奇静脉弓 arch of azygos v. ；12. 上腔静脉 superior vena cava

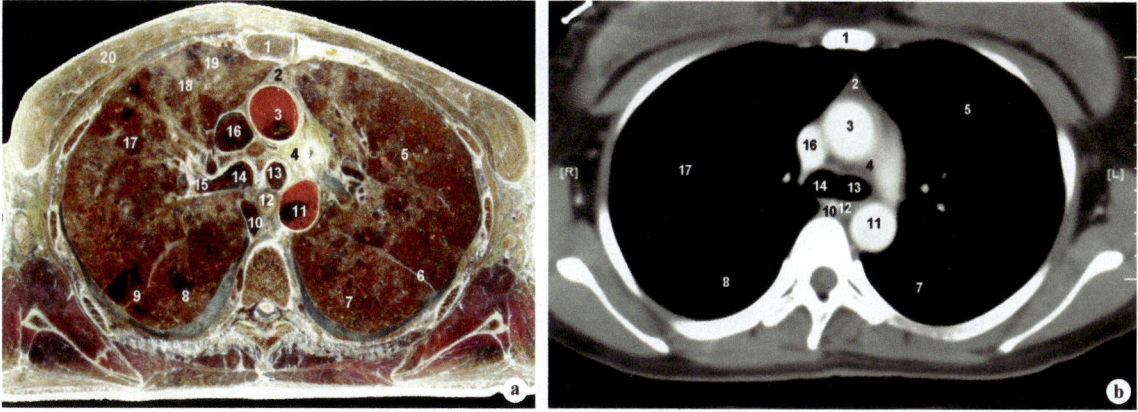

图 5-29 经主动脉肺动脉窗的横断面
a. 断层标本；b. CT

1. 胸骨角 sternal angle；2. 胸腺 thymus；3. 升主动脉 ascending aorta；4. 主动脉肺动脉窗 aortopulmonary window；5. 左肺上叶 superior lobe of left lung；6. 左肺斜裂 oblique fissure of left lung；7. 左肺下叶 inferior lobe of left lung；8. 右肺下叶 inferior lobe of right lung；9. 右肺斜裂 oblique fissure of right lung；10. 奇静脉 azygous v.；11. 胸主动脉 thoracic aorta；12. 食管 esophagus；13. 左主支气管 left principal bronchus；14. 右主支气管 right principal bronchus；15. 右肺上叶支气管 right superior lobar bronchus；16. 上腔静脉 superior vena cava

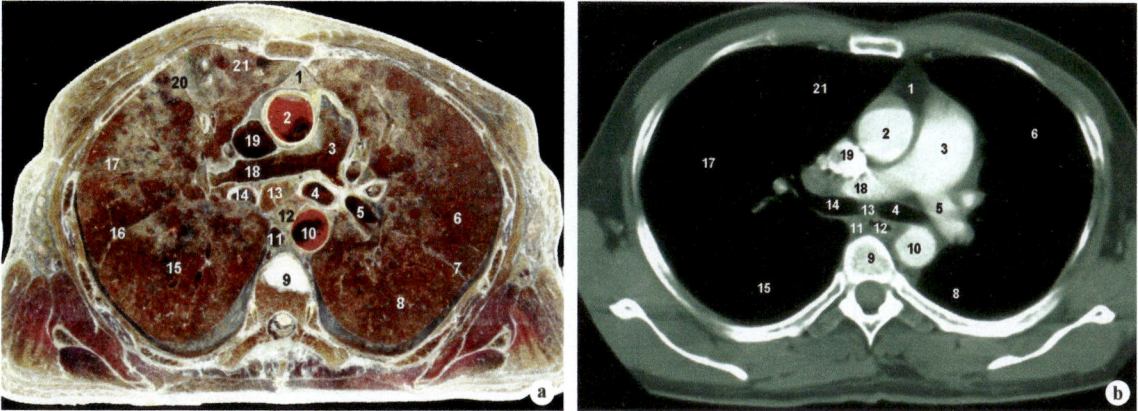

图 5-30 经右肺动脉的横断面
a. 断层标本；b. CT

1. 胸腺 thymus；2. 升主动脉 ascending aorta；3. 肺动脉干 pulmonary trunk；4. 左主支气管 left principal bronchus；5. 左肺动脉 left pulmonary a.；6. 左肺上叶 superior lobe of left lung；7. 左肺斜裂 oblique fissure of left lung；8. 左肺下叶 inferior lobe of left lung；9. 胸 4～5 椎间盘 $T_{4～5}$ intervertebral disc；10. 胸主动脉 thoracic aorta；11. 奇静脉 azygous v.；12. 食管 esophagus；13. 隆嵴下淋巴结 subcarinal lymph nodes；14. 中间支气管 intermediate bronchial；15. 右肺下叶 inferior lobe of right lung；16. 右肺斜裂 oblique fissure of right lung；17. 右肺中叶 middle lobe of right lung；18. 右肺动脉 left pulmonary a.；19. 上腔静脉 superior vena cava；20. 右肺水平裂 horizontal fissure of right lung；21. 右肺上叶 superior lobe of right lung

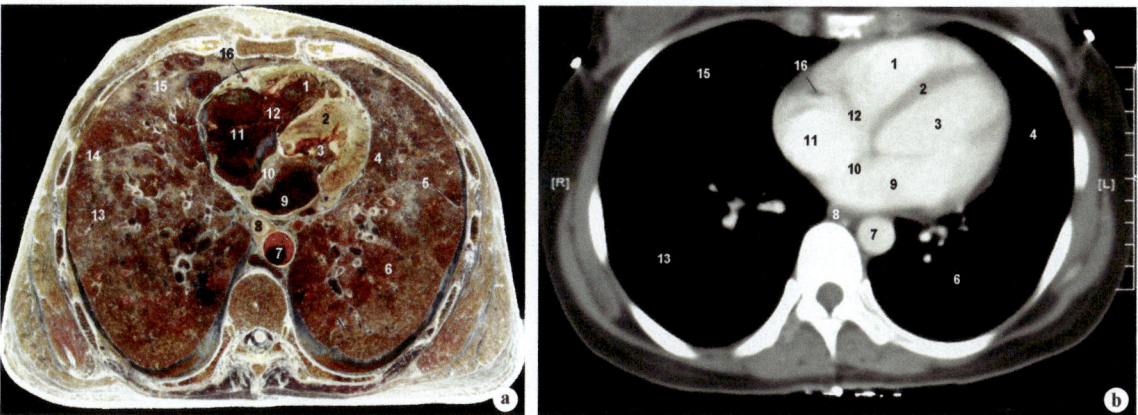

图 5-31 经右房室口的横断面
a. 断层标本；b. CT

1. 右心室 right ventricle；2. 室间隔肌部 muscular part of interventricular septum；3. 左心室 left ventricle；4. 左肺上叶 superior lobe of left lung；5. 左肺斜裂 oblique fissure of left lung；6. 左肺下叶 inferior lobe of left lung；7. 胸主动脉 thoracic aorta；8. 食管 esophagus；9. 左心房 left atrium；10. 房间隔 interatrial septum；11. 右心房 right atrium；12. 右房室口 right atrioventricular orifice；13. 右肺下叶 inferior lobe of right lung；14. 右肺斜裂 oblique fissure of right lung；15. 右肺中叶 middle lobe of right lung；16. 右冠状动脉 right coronary a.

（山东大学 李振平）

第七节 胸部解剖操作步骤

一、胸壁、胸膜和肺

(一)摸认体表标志

尸体仰卧位,摸认颈静脉切迹、胸骨角、胸骨体、剑突、第2~10肋、肋间隙、肋弓、胸骨下角和剑肋角。

(二)切口

尸体仰卧,做以下切口(在胸前区已经解剖的尸体可直接解剖胸壁):

1. 胸前正中切口 自胸骨颈静脉切迹沿前正中线切至剑突。

2. 胸上界切口 自前正中切口沿锁骨下缘切至肩峰。

3. 胸下界切口 自前正中切口下端向外沿肋弓切至腋中线。

4. 胸部斜切口 自前正中切口下端向外上方切至乳晕,环绕乳晕(女尸应环绕乳房),继续向外上方至腋前皱襞上部,再转折沿臂内侧切至臂上、中1/3交界处,然后转向外侧,由内侧向外侧切至臂外侧缘。

将皮瓣由内侧翻向外侧。

(三)解剖胸壁

1. 复查胸前外侧壁的浅层结构 复查在解剖上肢时已操作过的胸前外侧壁浅部结构,保留皮神经的残端,观察肋间神经外侧皮支和前皮支的穿出部位;观察前锯肌和腹外斜肌各自起点的肌齿在胸侧壁的相互交叉,用刀剥离前锯肌在各个肋骨上附着处或起点,连同其表面的胸长神经一起牵向外侧,显露肋及肋间隙。

2. 解剖肋间隙

(1)剖查肋间肌:在肋间隙的浅层可见肋间外肌,肌纤维方向如同手插袋内时的手指方向。沿肋间隙向前检查,观察肋间外肌与肋间外膜的延续。在肋软骨之间透过肋间外膜可见其深面的肋间内肌。在第4或第5肋软骨下缘自内侧向外侧切开肋间外膜及肋间外肌(不要切深,以免同时切断肋间内肌),长约3~5cm,将肋间外膜及肋间外肌整片翻向下方,暴露其深面的肋间内肌,观察二肌的纤维方向成直角相互交叉。

(2)寻找肋间后动、静脉和肋间神经:在腋前线附近沿第4或第5肋下缘轻轻切开肋间外肌与肋间内肌(不可过深,以免切破其深面的胸膜),切口长约3~5cm,向下翻开,用镊子在肋下缘寻找行走于肋间内肌与肋间最内肌之间的肋间神经后动、静脉本干及肋间主干,观察三者在此的排列关系(从上向下依次为静脉、动脉、神经)。并于同一肋间隙内沿下位肋骨上缘寻找肋间后血管下支。

3. 打开胸前壁

(1)切断胸锁乳突肌与舌骨下肌在胸骨上的起点。

(2)断离胸锁关节:用刀切开胸锁关节囊及锁骨下肌,将锁骨翻向外侧。

(3)切断肋间肌:沿腋前线将第1肋、沿腋中线将第2~9肋间隙的肋间肌纵行切开,并剥除约1.5cm宽,切剥时注意勿损伤深面的壁胸膜。将手指探入已剥除肋间肌的各肋间隙内,向深面缓缓地钝性按压、推开附于胸壁内面的壁胸膜,使之与胸内筋膜分离(注意暂勿弄破薄层的壁胸膜)。

(4)剪断肋骨:用肋骨剪较弯曲、圆钝的一端紧贴第1肋骨内侧缘插入胸廓上口,在肋骨与肋软骨连接处剪断第1肋,再向外下剪断第2肋。后沿腋前线依次剪断第3~10肋骨同时注意去掉肋骨断端的碎骨片,以防手被刺伤。

(5)掀开胸前壁:用一只手在胸骨柄处轻轻提起胸前壁,另一只手伸入胸前壁深面将其深面的结构和肋胸膜推开,边提边分离,用力不宜过猛,以免撕破壁胸膜。在胸前壁稍被掀起时,于第1肋间隙前端内侧剪断胸廓内血管(距该血管起始点约2cm处),继续掀开胸前壁,小心剥离胸前壁内面的壁胸膜,尽量保留壁胸膜的前返折线,将胸前壁一直翻至剑胸结合高度。在掀胸前壁时,还要钝性分离或切断连于胸骨与心包间的胸骨心包韧带。最终,将胸前壁翻向下方,置于腹前壁上。翻开胸前壁时,注意不要被肋骨的断端刺伤手指,也不应用力过猛,以免损伤胸骨和肋软骨。

4. 剖查胸前壁内面的结构

(1)观察胸内筋膜和胸横肌:观察衬于胸前壁内面的胸内筋膜的配布,透过此筋膜可见贴于胸骨体和肋软骨的胸横肌。

(2)剖查胸廓内动、静脉和胸骨旁淋巴结:在翻下的胸前壁内面找到胸廓内动、静脉的断端,该血管上段行于胸内筋膜浅面,下端位于胸横肌浅面,沿其行程向下分离、切断胸横肌,在第6肋间隙处找出腹壁上动脉和肌膈动脉两终支。注意寻认由胸廓内动脉发出的肋间前支、穿支、心包膈动脉和排列于血管周围脂肪组织内的胸骨旁淋巴结。

(四) 探查胸膜腔

1. 观察胸腔分部和内容　观察胸腔中部的纵隔、两侧胸膜囊的分布和各主要结构的位置。

2. 探查胸膜腔

(1) 切开壁胸膜:约在肋胸膜中点作"十"字切口,其纵切口长度为沿锁骨中线第 2 肋间隙与第 6 肋间隙之间;横切口长度为胸骨旁线与腋前线之间。将肋胸膜翻开,暴露胸膜腔及覆于肺表面的脏胸膜。脏、壁胸膜如有粘连,可钝性分离之。

(2) 探查壁胸膜:将手伸入胸膜腔探查胸膜顶、肋胸膜、纵隔胸膜和膈胸膜,伸手探明胸膜顶突至颈根部的位置、并观察其与颈根部大血管、臂丛的毗邻关系。观察覆于胸膜顶上方的胸膜上膜(见胸内筋膜)。左、右两侧同时将手深入胸膜腔内,循胸膜顶向下行,用手指探查壁胸膜前、下返折线。将胸前壁反复掀起、复位,验证胸膜前、下界的体表投影。在第 2 至第 4 肋软骨水平之间,左右胸膜前界于前正中线稍左可互相接触。观察上、下胸膜间区的范围。将手指循胸膜下返折线,由纵隔向外侧移动,测量一下胸膜下返折线与胸廓下缘的距离,有没有低于下缘的地方,胸膜后返折线留待去除肺以后再观察。

(3) 探查肋膈隐窝和左肋纵隔隐窝:将手伸入肋胸膜与膈胸膜返折线处的胸膜腔内探明肋膈隐窝,伸入左纵隔胸膜前缘下部与肋胸膜返折线处的胸膜腔内,探明左肋纵隔隐窝。于腋中线测量一下肋膈隐窝的深度。

(4) 探查肺韧带:沿胸膜前界、下界和腋中线剪除肋胸膜的前部。一手提起肺底,一手在肺根下方、纵隔胸膜外侧探入胸膜腔,拇指在前,其他指在后,摸摸张于纵隔与肺之间呈额状位的肺韧带。

(五) 取肺

1. 原位观察　观察两肺的位置、分叶和形态,探查肺尖突向胸膜顶伸至颈根部的情况。将已掀起的胸前壁反复复位,验证肺前、下缘和叶间裂的体表投影,并比较其与胸膜前、下界的关系。将肺稍向上推,观察肺底与膈穹隆的关系。

2. 取肺　一手自肺前缘沿纵隔面伸入,将肺拉向外侧,另一手摸清肺根和肺韧带,在紧靠肺门处自上而下切断肺根各结构和肺韧带。并注意勿切及肺组织。将肺取出后,剔除肺门处的结缔组

织,辨认肺上、下肺静脉,肺动脉,主支气管及肺门淋巴结的相互位置关系,比较左、右肺的形态差异及左、右肺门内结构的排列关系。在肺根后部,试寻认细小的支气管动脉。

3. 解剖肋间隙后部　先观察胸后壁胸膜壁层的后返折线(不明显)。透过胸后壁的肋胸膜,观察肋间隙中的肋间后血管和肋间神经及脊柱两侧的胸段交感干及其分支。剥除胸后壁的肋胸膜,自后向前清理两侧第 6、7 肋间隙的肋间后动、静脉和肋间神经。在肋角附近,清理出肋间后动脉发出的上、下支。观察血管神经在肋角内、外侧的位置关系和上、下支的行程。在肋头附近试寻找 1~2 个肋间淋巴结。在胸后壁的下部,观察肋下肌。

二、纵　　隔

(一) 观察纵隔侧面

1. 左侧面　纵隔左侧面中部为左肺根。肺根的前下方为心包,前方有膈神经与心包膈血管下行,后方有迷走神经、胸主动脉、交感干及内脏大、小神经,上方有主动脉弓及左颈总动脉和左锁骨下动脉。左喉返神经绕主动脉弓和动脉韧带上行。

2. 右侧面　纵隔右侧面中部为右肺根。肺根的前下方有心包,前方有膈神经与心包膈血管下行,后方有迷走神经、食管、奇静脉、交感干及内脏大、小神经,上方有奇静脉弓、右头臂静脉、上腔静脉、气管和食管,下方有食管后隐窝。将双手手指分别从心包两侧伸入心包和食管下端后方,即可探及食管后隐窝。

(二) 解剖上纵隔

1. 剖查胸腺　在上纵隔最前方的上胸膜间区内剖查胸腺。在脂肪中寻找残存腺体,观察其毗邻关系后剔除胸腺及其周围的结缔组织,撕去此部位的胸膜前返折线,观察深面的血管。

2. 剖查头臂静脉和上腔静脉　先清理左、右头臂静脉和上腔静脉及其属支,比较左、右头臂静脉毗邻的不同。在左头臂静脉注入上腔静脉处的稍左侧,剪断左头臂静脉,将其翻向左侧。

3. 剖查主动脉弓及其 3 大分支　清理主动脉弓及其向上发出的头臂干、左颈总动脉和左锁骨下动脉,观察主动脉弓及其分支的毗邻关系。清理 3 大分支时,宜纵行分离,以防切断行于其间的神经。清理头臂干上端,追至分为右颈总动脉和右锁骨下动脉处,清理动脉导管三角内的动脉韧带、左喉返

神经和心浅丛,注意观察左喉返神经的走行和与动脉韧带的毗邻关系。

4. 剖查气管胸部和主支气管 在左颈总动脉与头臂干起点间剪断主动脉弓,将其翻向两侧。清理气管胸部、主支气管、气管支气管淋巴结和气管旁淋巴结,游离位于气管杈前方的心深丛。比较左、右主支气管的形态特点,观察气管和主支气管的毗邻。

(三) 解剖中纵隔

1. 剖查膈神经和心包膈血管 撕去纵隔胸膜,分离肺根前方的膈神经和心包膈血管。追查膈神经向上至颈根部,向下追至膈,心包膈动、静脉向下清理一段即可。

2. 切开心包和探查心包腔 在心包两侧,用剪刀于膈神经和心包膈血管的前方和膈上方 1 cm 处作"U"形剪开心包,向上翻开心包前壁,显露心包腔及心脏。清除心包腔中可能的积存物。用手指探查浆膜心包脏、壁层的配布及两者的返折连续,观察与心相连的大血管根部。将示指、中指伸入升主动脉及肺动脉干的后面与上腔静脉及左心房的前面之间,探查心包横窦。掀起心尖,手伸入左心房后壁与心包后壁之间,探查心包斜窦。向前托起心,观察心包斜窦的范围。在心包前壁与下壁的返折处,用一手指探查心包前下窦。

3. 原位观察心的形态和毗邻 观察心的位置、心尖和心底的朝向。观察心前、后方的毗邻。观察冠状沟和前、后室间沟的走行。观察胸肋面、膈面、右缘、左缘和下缘的构成。观察后将胸前壁复位,验证心界的体表投影。

4. 取心 在心包内沿心包内面切断上、下腔静脉,升主动脉,肺动脉干和左、右肺上、下静脉,将心取出。观察心的外形、冠状动脉及其分支。冠状静脉及其属支。

(四) 解剖后纵隔

1. 剖查迷走神经 剖开纵隔胸膜,分离迷走神经的上段和喉返神经。左喉返神经绕主动脉弓或动脉韧带上部,沿气管与食管之间的沟上行至颈部。右喉返神经绕右锁骨下动脉上行至颈部。

2. 剖查食管和迷走神经前、后干 将气管和主支气管推向一侧,即见食管,注意观察食管与左主支气管、左心房和食管后隐窝的毗邻关系,其两侧紧贴纵隔胸膜,左侧并与胸导管毗邻。揭除心包,观察食管下段。在其前、后面用尖镊清理食管

前、后丛及由丛向下汇成的迷走神经前、后干。

3. 剖查胸主动脉及其分支 将气管和食管推向右侧,在第 4 胸椎左侧,自主动脉弓末端沿脊柱前面向下,清理胸主动脉至膈主动脉裂孔处。观察胸主动脉的走行和毗邻,注意清理观察食管动脉,清出 1～2 支即可;在胸主动脉起始部和沿主支气管后壁清理出支气管动脉,每侧寻认清理 1～2 支;稍提起胸主动脉,在其后壁分离 2～3 条(约平第 5～7 肋间隙者)肋间后动脉即可,向两侧清理至肋角附近,与肋间隙后部已解剖的一段衔接。复查肋间后动、静脉和肋间神经三者的位置关系。

4. 剖查胸导管 将食管推向右侧,在脊柱前方中线附近,在胸主动脉与奇静脉之间寻找胸导管下段,向上追踪至颈部注入左静脉角处,向下清理至膈。胸导管中段位于脊柱与食管之间,至第 5 胸椎高度斜行向左,在食管上三角内胸导管行于食管左侧壁与左纵隔胸膜之间上行至颈部。追踪清理时,注意观察胸导管的行程变化和毗邻。

5. 剖查奇静脉、半奇静脉及副半奇静脉 先将食管牵向左侧,在脊柱右前方、胸主动脉和胸导管的右侧找出奇静脉,追查其行程。观察自膈向上沿途收集的属支,包括右肋间后静脉、半奇静脉等。清理时,注意勿损伤其右后方的右内脏大神经及左侧的胸导管。然后将食管推向右侧,清理在脊柱左前方、胸主动脉后方的半奇静脉和副半奇静脉。在第 7～10 胸椎高度找出半奇静脉向右汇入奇静脉。

6. 剖查交感干及其分支 撕去脊柱两旁残余的肋胸膜,自上而下地显露位于肋头前方的长链状的胸交感干。用尖镊拨开其周围的结缔组织,观察干上膨大的椎旁节(胸神经节)和细支状的节间支。再清理胸交感干的分支,如灰、白交通支和内脏大、小神经。注意它们的组成和去向。

(第二军医大学　张传森)

第八节　临床应用

1. 胸壁皮肤的神经分布和牵涉痛 在胸骨角水平以上,胸前壁皮肤有锁骨下神经分布($C_{3\sim4}$);在胸骨角以下,肋间神经前皮支和外侧皮支按顺序分布于胸前壁皮肤。胸后部皮肤有脊神经后支分布。一条肋间神经除支配相应区域和皮肤外,还分布于肋骨、肋软骨、肋间肌和壁胸膜。第 7～11 肋间神经还进入腹前壁支配相应的皮肤、肌肉和壁腹

膜。这一点具有重要的临床应用意义。在胸壁的疾病有时可表现为肋间隙至腹前壁相应皮区的疼痛，这种情况出现的腹痛成为牵涉痛。

2. 胸腹联合伤　由于膈向上隆凸，故腹腔上部的一些器官（如肝、脾、肾、胃等）部分或全部被胸廓下份所覆盖。当胸部下份遭受暴力撞击伤、刺伤或火器伤时，除可造成相应的胸壁和胸腔脏器损伤外，还可能合并腹腔脏器的损伤（如肝、脾破裂），成为胸腹联合伤。由此导致的腹腔内出血或者腹膜炎在初期往往表现不明显，并常常被胸部损伤的表现所掩盖，因此容易被忽视而漏诊，给患者造成更大的伤害。故在处理胸部下份的损伤时，要提高警惕。

3. 肺的毗邻关系及其临床意义　肺的毗邻关系复杂，因此肺部与其周围结构的疾病常可以互相波及，产生复杂的临床症状。例如肺部的肿瘤，可因其发生的部位不同而累及附近的结构出现相应的症状：肺后部癌肿可能侵犯或压迫食管而导致吞咽异常感觉或困难；如果同时累及食管和气管，则可能导致气管、支气管与食管之间产生瘘管，形成气管-食管瘘；肺前部内侧的癌肿侵犯纵隔压迫上腔静脉时，则可导致头面部、颈部和上肢水肿，胸前壁淤血及静脉曲张；肺尖部的癌肿可能侵犯喉返神经而引起声音嘶哑，或压迫臂丛导致同侧肩关节、上肢内侧的疼痛；癌肿累及颈交感干时，可引起Horner综合征。

4. 胸外心脏按压术的解剖学基础　胸外心脏按压术也称闭胸心按压术，主要通过有节奏地将心挤压于胸骨与脊柱之间，使血液从左、右心室排出，放松时胸骨及两侧的肋骨、肋软骨借助弹性而恢复原先位置，此时，胸腔负压增加，静脉血向心回流，心充盈。如此反复按压推动血液循环，借此机械刺激恢复心自动节律性。胸外心脏按压术适用于各种创伤、电击、溺水、窒息、心疾病或药物过敏而引起的心跳骤停。

术者立于患者一侧，以一手掌近侧部放于患者胸骨下 2/3 部，伸直手指与肋骨平行，另一手掌置于该手背上该手背上，前臂与患者胸骨垂直，以上半身前倾之力，将胸骨和肋软骨有节奏地冲击式向脊柱按压。胸骨下陷程度以胸廓大小而定，一般成人每次按压使胸骨下陷 3～4 cm 左右，随即放松，以利心舒张。按压次数 60～80 次/分（小儿约 100 次/分）。按压的同时必须配合人工呼吸，二者之比约 4：1 或 5：1，直至心跳复苏。

5. 心内注射术的解剖学基础　心内注射术是将药物通过胸壁直接注入心室腔内的一种复苏术，以抢救心跳骤停的患者。穿刺进针点通常选在左侧第 4 肋间、胸骨左缘旁开 0.5～1 cm 处进针，或左侧第 5 肋间隙、胸骨左缘旁开 2 cm 垂直刺入或于剑突下偏左肋弓下约 1 cm，向后上方，朝心底方向刺入，针的长轴与腹前壁呈 15°～35°角。可不伤胸膜和肺。心前区穿刺点由浅入深层次为：经皮肤、浅筋膜、胸大肌、肋间外膜、肋间内肌、胸横肌、胸内筋膜、心包、右心室前壁至右心室腔。穿刺注意事项：穿刺时要垂直进针 3～4 cm，有回血后方可注药，以免将药物注入心肌而引起心律失常或心肌坏死；心前区穿刺点不可偏外，以免穿破胸膜，造成气胸；紧贴胸骨左缘进针有可能刺伤胸廓内血管，造成大出血，故应旁开 0.5～1cm 进针。

6. 食管手术入路的解剖学基础　食管行经颈、胸、腹部，食管外科的手术，可根据病变部位、手术方式及医生的经验，通过颈、胸、腹部切口或他们的联合切口或多切口进行。胸段食管位于上、后纵隔的中轴位置，且有一定的移动性，可经右胸或左胸手术入路解剖游离，即使一侧病变为主时，也可通过另一侧进行解剖游离和切除。一般情况是：食管下段的病变，用左后外侧切口，循左侧第 6 或第 7 肋床切口入胸，依次切开皮肤、浅筋膜、深筋膜、肌层、肋间肌、胸内筋膜和胸膜，即可暴露食管，必要时可切开膈肌甚至腹壁，将手术野扩大到腹腔。位于主动脉平面以上的食管上段手术，多采用右胸手术入路，切除右侧第 6 肋入胸后，切开覆盖在奇静脉表面的纵隔胸膜，分离、结扎、切断奇静脉，即可找到食管。食管中段的手术难度较大，其手术入路常视手术者的经验决定。

（南方医科大学　欧阳钧）
（第二军医大学　张传森）

【复习思考题】

1. 在腋前线第 8 肋间进行穿刺时，由浅入深经过哪些解剖层次？

2. 简述壁胸膜的分部及返折线的体表投影。

3. 何谓肺根？其内诸结构的位置关系如何？

4. 试述膈的裂孔及通过的结构。

5. 肺根的定义、毗邻和主要结构的排列关系如何？

6. 试述心的位置、毗邻和体表投影。

7. 试述食管的位置、走行、分部及各部的毗邻关系。

8. 胸导管胸段行经何处？为什么胸导管上部损伤易合并左侧乳糜胸，而下部损伤则合并右侧乳糜胸？

第六章 腹 部

第一节 概 述

　　腹部abdomen 位于胸部与盆部之间,包括腹壁、腹膜、腹腔脏器和腹膜后隙等结构。腹壁除在腹后壁由脊柱构成骨骼支架外,其余部分均由软组织构成。腹膜是衬贴在腹、盆壁内面,以及覆盖在腹、盆腔脏器表面的浆膜。腹腔脏器大部分为消化系器官。腹部的血管主干和重要的神经丛位于腹后壁。

一、境界与分区

(一) 境界

　　腹壁上界由剑突、剑胸结合、两侧肋弓下缘、第11肋前端、第12肋下缘到第12胸椎棘突的连线围成;下界由耻骨联合上缘、两侧的耻骨嵴、耻骨结节、腹股沟韧带、髂嵴以及第5腰椎棘突的连线围成。

　　腹腔上界为膈,下界为小骨盆上口,并经小骨盆上口通盆腔。

(二) 分区

　　腹壁在两侧以腋后线为界,分为腹前外侧壁和腹后壁。为便于描述腹腔脏器的体表位置,以大致确定和叙述腹腔内病变和损伤的部位,通常将腹部划分为若干区,主要有两种分区法。

　　1. 九分法　用两条水平线和两条垂直线将腹部分为九区(图6-1)。上水平线为连接两侧肋弓最低点(相当于第10肋)的连线;下水平线为连接两侧髂结节的连线。两条垂直线分别是通过左、右腹股沟中点作的垂直线。九区是:上方的**腹上区**epigastric region 和**左、右季肋区**hypochondriac region,中部的**脐区**umbilical region 和**左、右腰区**lumbar region(外侧区),下方的**腹下区**hypogastric region 和**左、右腹股沟区**inguinal region(髂区)。成人腹腔内主要器官在腹前壁的投影(表6-1和图6-1)。

　　2. 四分法　通过脐作一水平线和一垂直线,将腹部分为左、右上腹部和左、右下腹部四区。

二、体表标志

　　腹壁上界的剑突、肋弓等,腹壁下界的耻骨联合上缘、耻骨结节、髂嵴、髂前上棘、髂结节等。两侧髂嵴最高点连线平对第4腰椎棘突,为腰椎穿刺的常用标志。当腹肌收缩时,腹前壁正中出现一纵行浅沟,其深面即白线。白线两旁纵行隆起的深面是腹直肌。纵行隆起的表面有3～4条横行的凹陷,深面

为腱划。半月线即腹直肌的外侧缘。**脐**umbilicus位于第3～4腰椎间平面的白线上,脐的平面是第10对肋间神经分布。此处皮肤的深面无脂肪组织,与脐筋膜、腹膜直接相贴。

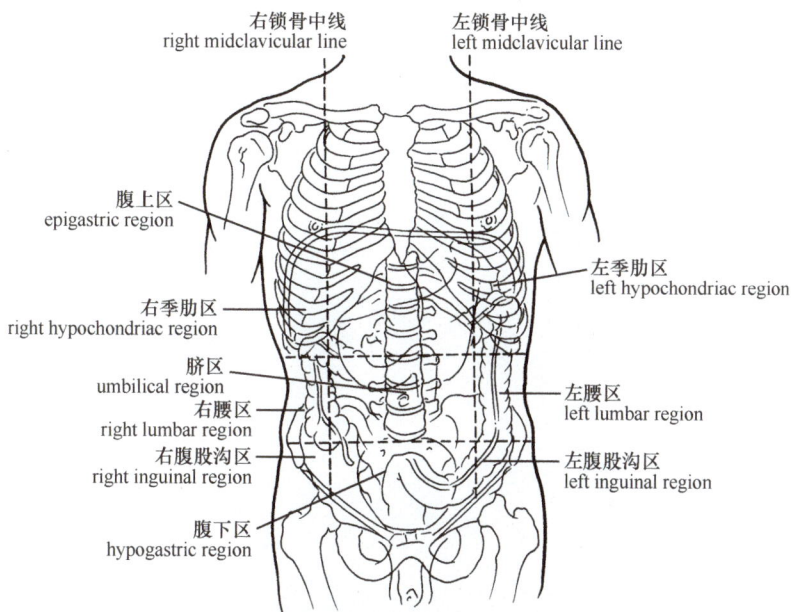

右锁骨中线 right midclavicular line
左锁骨中线 left midclavicular line

腹上区 epigastric region

左季肋区 left hypochondriac region

右季肋区 right hypochondriac region

脐区 umbilical region

右腰区 right lumbar region

左腰区 left lumbar region

左腹股沟区 left inguinal region

右腹股沟区 right inguinal region

腹下区 hypogastric region

图 6-1　腹部的分区及腹腔主要器官的体表投影

表 6-1　成人腹腔主要器官在腹前壁的投影

右季肋区	腹上区	左季肋区
1. 右半肝大部分	1. 右半肝小部分和左半肝大部分	1. 左半肝的小部分
2. 部分胆囊	2. 胆囊	2. 胃贲门、胃底、和部分胃体
3. 结肠右曲	3. 幽门部和部分胃体	3. 脾
4. 部分右肾	4. 胆总管、肝动脉和门静脉	4. 胰尾
	5. 十二指肠大部分	5. 结肠左曲
	6. 胰的大部分	6. 部分左肾
	7. 两肾的一部分和肾上腺	
	8. 腹主动脉和下腔静脉	

右外侧区	脐区	左外侧区
1. 升结肠	1. 充盈时的胃大弯	1. 降结肠
2. 部分回肠	2. 横结肠	2. 部分空肠
3. 右肾下部	3. 大网膜	3. 左肾下部
	4. 左、右输尿管各一部分	
	5. 十二指肠小部分	
	6. 部分空、回肠	
	7. 腹主动脉和下腔静脉	

右髂区	腹下区	左髂区
1. 盲肠	1. 部分回肠	1. 大部分乙状结肠
2. 阑尾	2. 充盈时的膀胱	2. 部分回肠
3. 回肠末端	3. 妊娠后期的子宫	
	4. 部分乙状结肠	
	5. 左、右输尿管各一部分	

（福建医科大学　王　玮　林如英）

第二节　腹前外侧壁

在腹前外侧壁的不同部位,层次和结构有很大差异,外科手术时,在腹部不同部位做手术切口,必须熟悉其不同的层次和结构(图6-2)。

一、浅层结构

(一) 皮肤

腹前外侧壁皮肤较薄而富有弹性,与浅筋膜连结疏松,易于分离,可供吻合的皮血管丰富,所以临床上常从腹前外侧壁取皮瓣,以修补缺损。正常分娩后的妇女,腹前壁皮肤的角质层被撕裂,留有白色条纹状瘢痕,称为妊娠纹。脐处皮下无浅筋膜,故胖人的脐为一凹陷。

(二) 浅筋膜

由脂肪和疏松结缔组织构成,脂肪的厚度因人而异。在脐平面以下,腹壁浅筋膜分为两层:浅层为含脂肪较多的脂肪层(Camper **筋膜**),向下与股部的浅筋膜连续;深层为富有弹性纤维的膜性层(Scarpa **筋膜**),它在腹正中线处附着于腹白线,向下越过腹

股沟韧带下方约一横指宽处,附于大腿阔筋膜,但在耻骨结节与耻骨联合之间向内下与阴茎筋膜、阴囊肉膜及会阴部浅筋膜的膜性层(Colles 筋膜)续连。因此,Scarpa 筋膜与腹前外侧壁肌层之间的间隙与会阴浅间隙(会阴浅筋膜与尿生殖膈下筋膜之间)相交通。当尿道球部破裂引起尿液外渗时,尿液可沿会阴浅间隙向上扩散到同侧的腹前外侧壁,但不能越过中线至对侧,也不能向下至股部。

浅筋膜内含有浅血管、浅淋巴管、皮神经等。

1. 浅动脉 在脐平面以上,主要为来自腹壁上、下动脉、肋间后动脉以及肋下动脉的细小分支(图 6-3,图 6-4)。脐平面以下有两条较大的股动脉

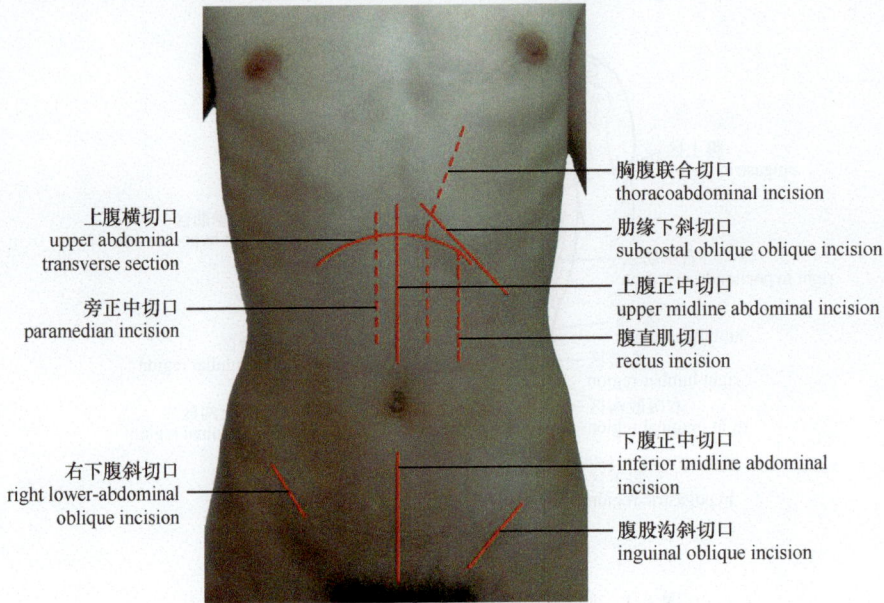

图 6-2 腹前壁手术常用切口

上腹横切口 upper abdominal transverse section
旁正中切口 paramedian incision
右下腹斜切口 right lower-abdominal oblique incision
胸腹联合切口 thoracoabdominal incision
肋缘下斜切口 subcostal oblique oblique incision
上腹正中切口 upper midline abdominal incision
腹直肌切口 rectus incision
下腹正中切口 inferior midline abdominal incision
腹股沟斜切口 inguinal oblique incision

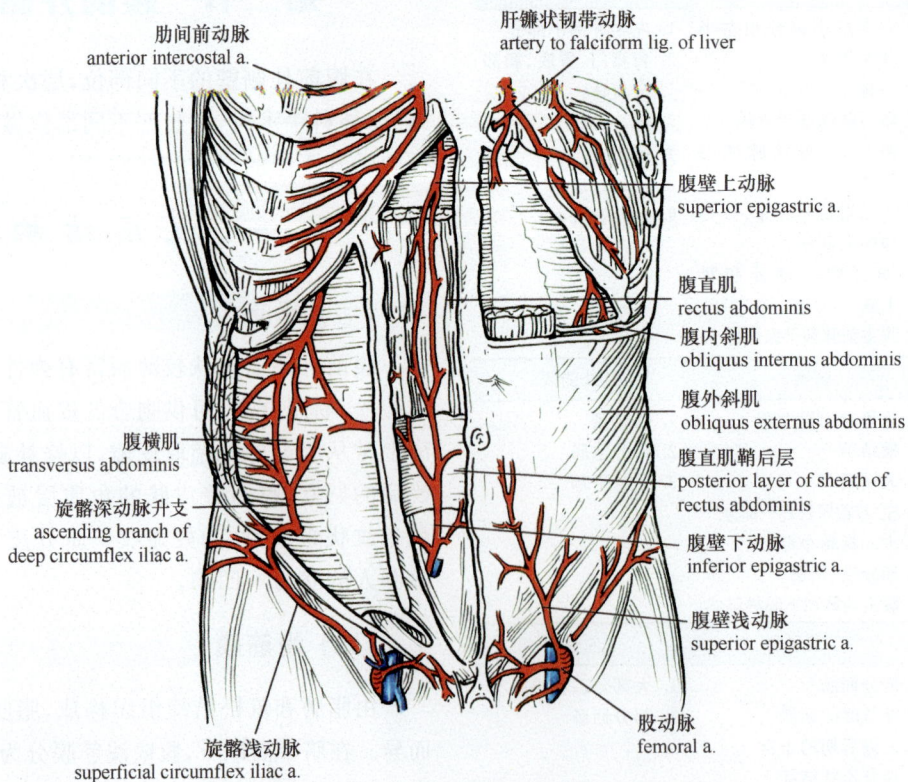

图 6-3 腹前外侧壁的动脉

肋间前动脉 anterior intercostal a.
肝镰状韧带动脉 artery to falciform lig. of liver
腹壁上动脉 superior epigastric a.
腹直肌 rectus abdominis
腹内斜肌 obliquus internus abdominis
腹外斜肌 obliquus externus abdominis
腹直肌鞘后层 posterior layer of sheath of rectus abdominis
腹壁下动脉 inferior epigastric a.
腹壁浅动脉 superior epigastric a.
股动脉 femoral a.
腹横肌 transversus abdominis
旋髂深动脉升支 ascending branch of deep circumflex iliac a.
旋髂浅动脉 superficial circumflex iliac a.

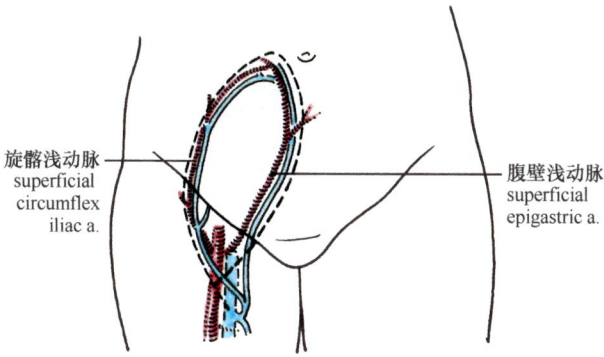

图 6-4　腹下部皮瓣的血管和皮肤切口(虚线示皮肤切口)

分支:**腹壁浅动脉**superficial epigastric artery 起自股动脉,越过腹股沟韧带中、内 1/3 交界处,走向脐部;**旋髂浅动脉**superficial iliac circumflex artery 来自股动脉,在腹壁浅动脉的外侧,沿腹股沟附近行向髂前上棘。由于这两条浅动脉走行于深、浅筋膜之间,故临床上切取皮瓣时,应保留足够的皮下组织,才能保证皮瓣的血供。

2. 浅静脉　腹前外侧壁的浅静脉较丰富,彼此吻合成网(图 6-5)。脐平面以上的浅静脉经胸腹壁静脉注入腋静脉;脐平面以下的浅静脉汇合成腹壁浅静脉和旋髂浅静脉,经大隐静脉注入股静脉。从而构成上、下腔静脉的侧支循环。当上腔静脉或下腔静脉阻塞时,腹壁浅静脉可出现曲张逆流现象。另外,脐周浅筋膜内的浅静脉与沿肝圆韧带走行的附脐静脉(肝门静脉的属支之一)吻合。故肝门静脉高压时,脐周静脉可能出现以脐为中心的放射状静脉曲张,临床称之为"海蛇头"。

3. 浅淋巴管　伴行浅血管,脐平面以上的引流入腋淋巴结;脐平面以下的汇入腹股沟浅淋巴结,沿肝圆韧带走向肝的淋巴管与腹壁浅淋巴管交通。

4. 皮神经　腹壁的皮神经分布有明显的节段性,相邻节段之间有重叠(图 6-6)。第 7 肋间神经分布于剑突平面;第 10 肋间神经分布于脐平面;肋下神经分布于脐和耻骨联合中点的平面。第 1 腰神经的髂腹下神经和髂腹股沟神经分布于腹股沟韧带的上方。行椎管麻醉术或胸段脊髓病变时,可根据腹壁皮肤的感觉缺失平面来判断麻醉平面或病变的部位。

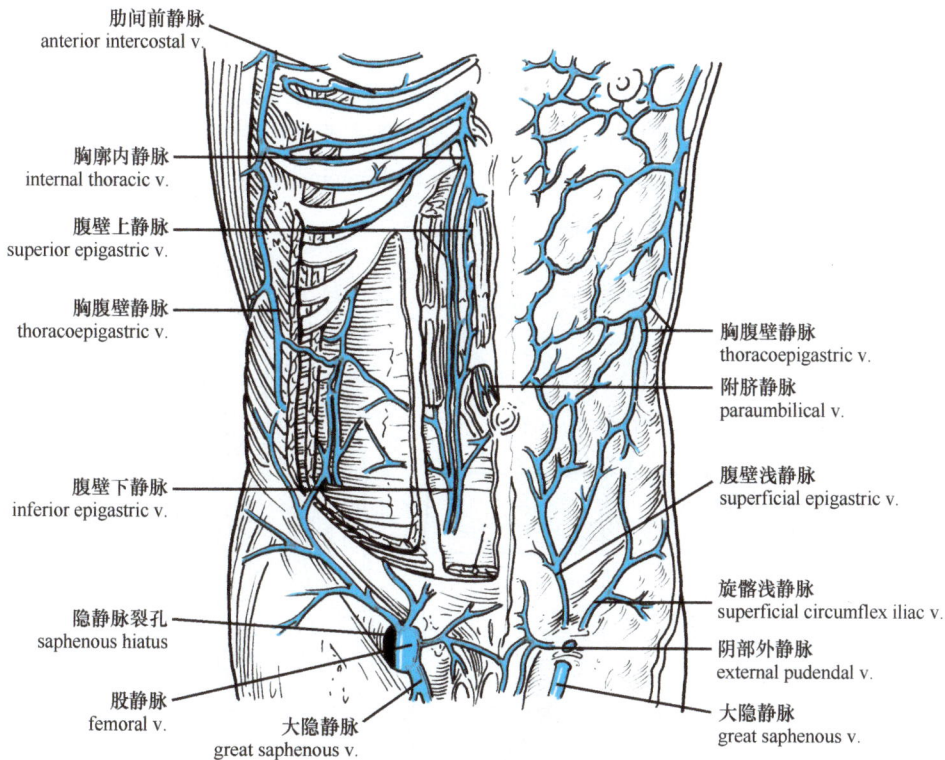

图 6-5　腹前外侧壁的静脉

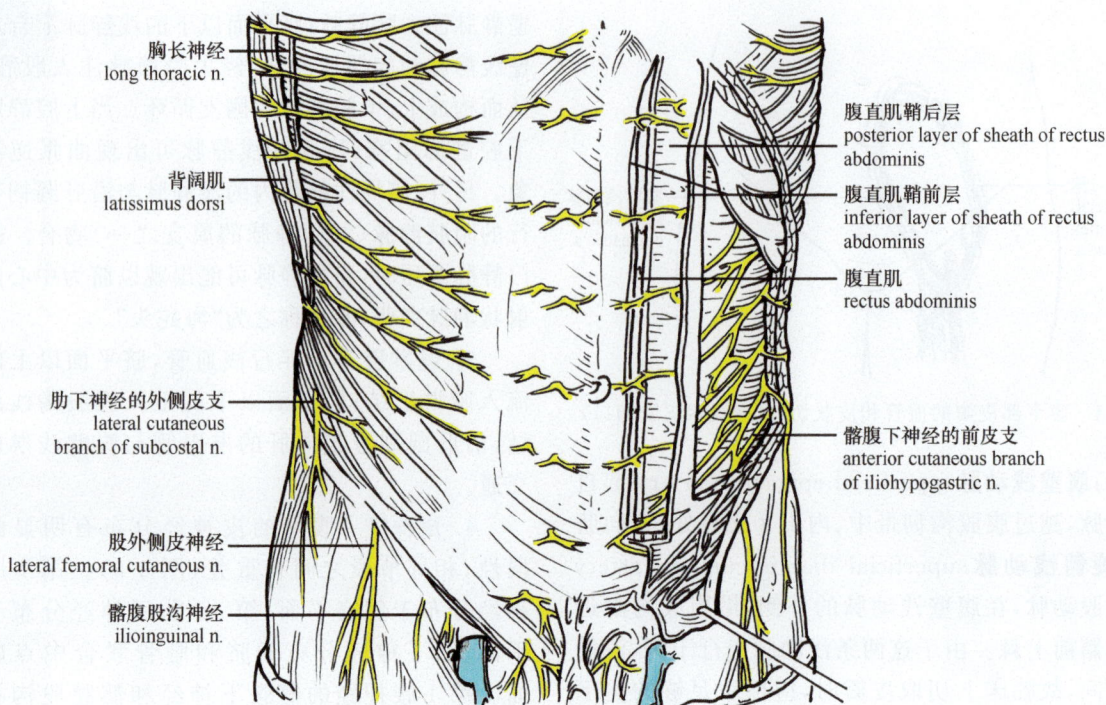

图 6-6　腹前外侧壁的神经

二、深 层 结 构

（一）肌层

1. 腹外斜肌 obliquus externus abdominis　起于下位 8 对肋外面，与前锯肌和背阔肌交错，肌束由外上斜向内下，在半月线外侧以及髂前上棘平面以下

移行为腱膜，行向内侧的腱膜越过半月线至腹直肌浅面，构成腹直肌鞘前层。腱膜的下部止于髂前上棘和耻骨结节，并在这两处附着点之间形成向后上卷曲增厚的游离下缘，称为**腹股沟韧带**inguinal ligament。腹外斜肌腱膜在耻骨结节上外方被精索（女性为子宫圆韧带）穿过，形成一个三角形缺口，称**腹股沟管浅环**superficial inguinal ring（皮下环）（图 6-7）。

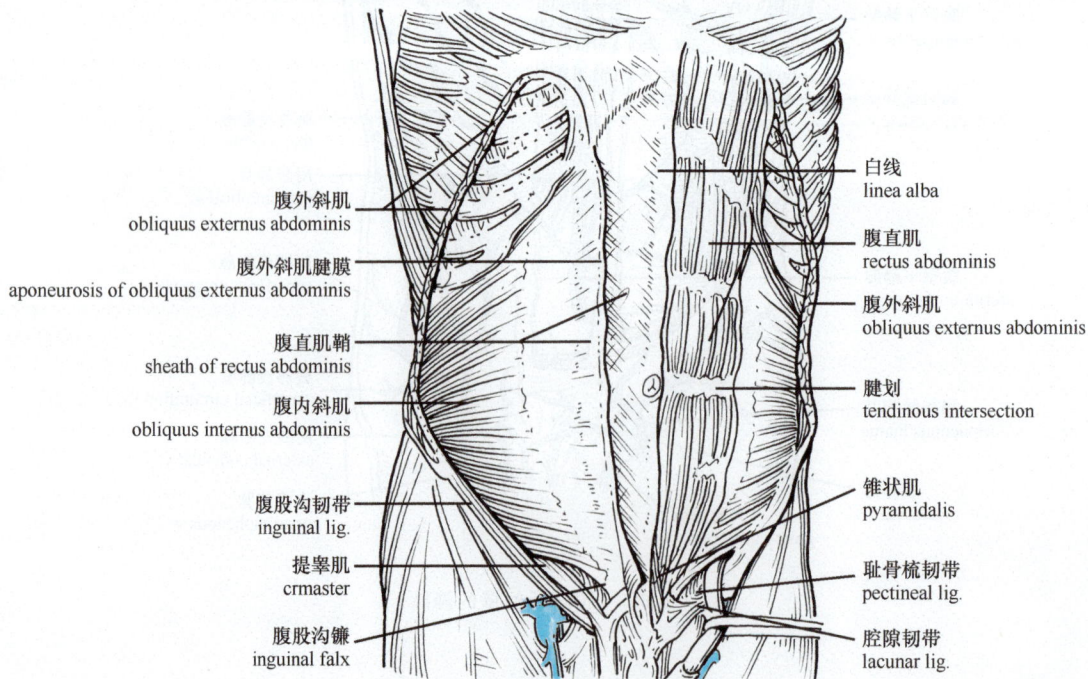

图 6-7　腹前外侧部的肌肉（浅层）

2. 腹内斜肌 obliquus internus abdominis 位于腹外斜肌深面,起自腹股沟韧带外侧 1/2 和髂嵴的前 1/2,肌纤维呈扇形散开,后上部肌束止于下位 3 个肋;大部肌束行向内上方,在半月线处移行为腱膜,参与构成腹直肌鞘;起自腹股沟韧带的下部肌束,弓状弯向内下,逐渐移行为腱膜构成**腹股沟镰**inguinal falx(**联合腱** conjoined tendon),止于耻骨嵴(图 6-8,图 6-9)。少量肌纤维随精索进入阴囊,构成提睾肌。

3. 腹横肌 transversus abdominis 位于腹内斜肌深面,起自下位 6 个肋软骨内面、胸腰筋膜、髂嵴以及腹股沟韧带外侧 1/3。肌束横行向前内,在半月线附近移行为腱膜,参与构成腹直肌鞘。腹横肌最下份的肌束与腹内斜肌下部肌束一样,弓状弯向内下,构成腹股沟镰,止于耻骨嵴(图 6-8,图 6-9)。也有少量肌纤维随精索至阴囊,参与构成提睾肌。

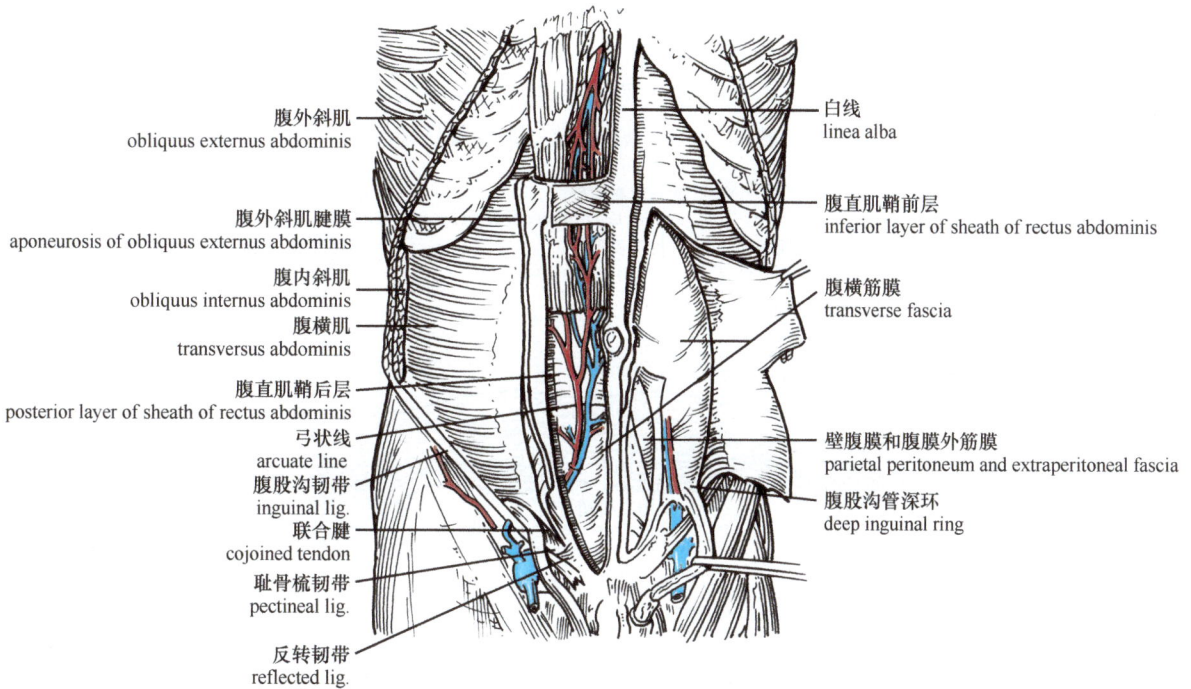

图 6-8 腹前外侧壁的肌肉(深层)

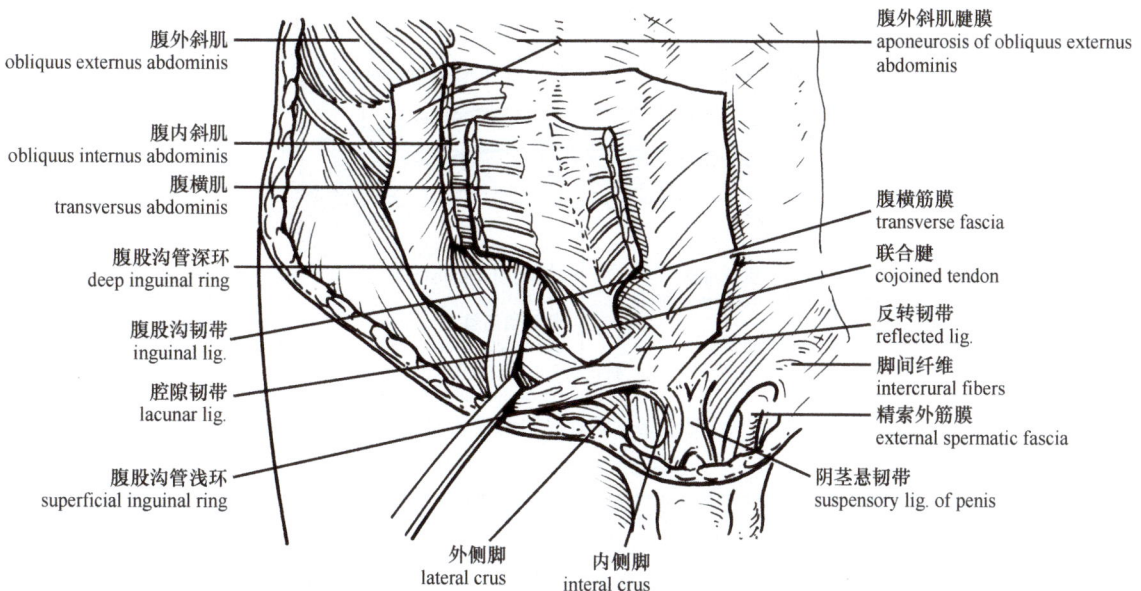

图 6-9 股沟区的解剖(前面观)

4. 腹直肌 rectus abdominis 与锥状肌 pyramidalis(图 6-7) 腹直肌位于白线两侧,上宽下窄,起自 5～7 肋软骨前面和剑突,止于耻骨嵴和耻骨联合。该肌被 3～4 条由结缔组织构成的横行腱划分隔,腱划是原始肌节愈合的痕迹,与腹直肌鞘前层紧密愈着。腹直肌后面与鞘的后层疏松连结。锥状肌为呈三角形的小块肌,位于腹直肌鞘内、腹直肌下端的前面;起自耻骨嵴,向上附着于腹白线的下部,该肌可紧张腹白线。

腹直肌鞘 sheath of rectus abdominis(图 6-10)由腹前外侧壁 3 对扁肌的腱膜形成,分为前、后两层,包裹着腹直肌、锥状肌等。3 对扁肌的腱膜在腹直肌外侧缘附近相互粘连,形成**半月线** linea semilunaris。在半月线处,腹内斜肌的腱膜分为前后两层:前层与腹外斜肌腱膜一起,形成腹直肌鞘前层;后层与腹横肌腱膜融合,形成腹直肌鞘后层。两侧腹直肌鞘的前、后层在腹前壁正中线上相互交织,形成白线。约在脐平面下方 4～5cm 处,鞘的后层转向前加入鞘

的前层,留下弓状的游离下缘,称为**弓状线** arcuate line 或**半环线** semicircular line。弓状线以下腹直肌的后面直接与腹横筋膜相贴。

白线 linea alba 在腹前壁正中线上,连于剑突和耻骨联合间,由两侧腹直肌鞘的纤维彼此交织形成的腱性结构,坚韧而缺乏血管。脐以上的白线宽约 1cm,脐以下因两侧腹直肌相互靠拢而变窄。

腹壁肌(表 6-2)的功能:①保护和支持内脏器官;②运动躯干,可使躯干前屈、侧屈和旋转;③紧张腹壁,与膈肌协同作用,增加腹内压力,有助于咳嗽、排便和分娩等生理活动时增加力量。

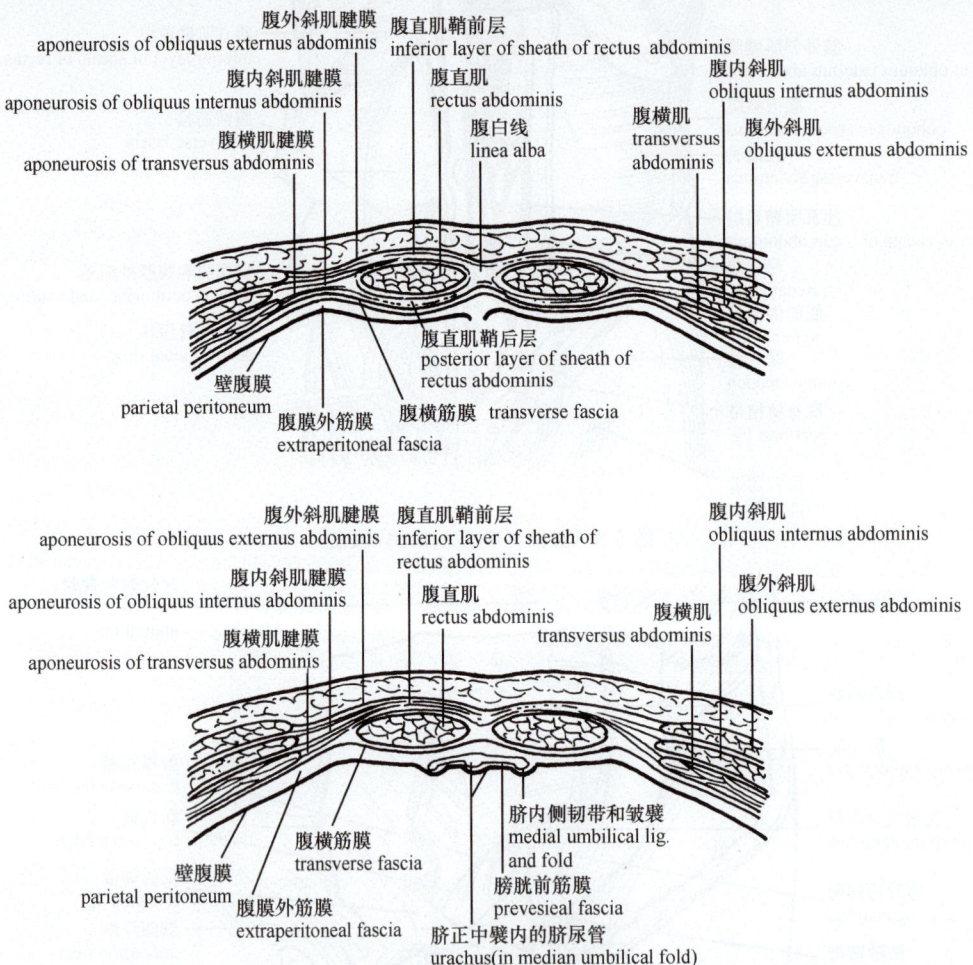

图 6-10　腹直肌鞘的横断面

表 6-2　腹前外侧壁的肌

肌名	起点	止点	作用	神经支配
腹直肌	第5～7肋软骨前面和剑突	耻骨嵴与耻骨结节之间	前屈脊柱、降胸廓,增加腹压	第5～11肋间神经及肋下神经
腹外斜肌	下8对肋骨外面	借腱膜止于腹白线、髂前上棘和耻骨结节	增加腹压,前屈、侧屈并旋转脊柱	第5～11肋间神经、肋下神经、髂腹股沟神经、髂腹下神经
腹内斜肌	胸腰筋膜、髂嵴、腹股沟韧带外侧1/2	借腱膜止于腹白线和下位3肋,下部肌束参与形成提睾肌腹白线		
腹横肌	胸腰筋膜、髂嵴、腹股沟韧带外侧1/3			

（二）血管神经

1. 血管 **腹壁上动脉**superior epigastric artery（图 6-3）是胸廓内动脉的终支之一，在剑突外侧越过第 7 肋软骨深面，经膈的胸骨部和肋部间进入腹直肌鞘，行于腹直肌与鞘后叶之间，分布于腹直肌的上部并与腹壁下动脉在肌内吻合。其同名伴行静脉汇入胸廓内静脉。**腹壁下动脉**inferior epigastric artery（图 6-3）在腹股沟韧带中、内 1/3 处深面发自髂外动脉，经腹环内侧斜行向上内方，越弓状线前方进入腹直肌鞘（由腹股沟的中点至脐的连线表示其体表投影），走行于鞘后层与腹直肌之间。腹壁下动脉在腹环附近发出一分支，称为耻骨支，沿股环的内侧陷窝韧带深面、下行与闭孔动脉耻骨支相吻合；当闭孔动脉不发达或缺如时，腹壁下动脉的耻骨支管径增大成为异常的闭孔动脉。同名伴行静脉注入股静脉。腹壁下静脉与浅静脉有吻合，并通过脐周静脉与肝门静脉系统交通。**旋髂深动脉**deep iliac circumflex artery发自髂外动脉，沿腹股沟韧带走向髂前上棘，穿过腹横筋膜和腹横肌，行于腹横肌和腹内斜肌之间。伴行静脉有两条，注入髂外静脉。由于旋髂深动脉经过较隐蔽，在阑尾切除术时，如过分向外延伸切口，有伤及旋髂深动脉的可能（图 6-3）。

2. 神经 下 6 对胸神经前支（第 7～11 肋间神经和肋下神经）伴随肋间血管，沿相应的肋间隙向前下进入腹壁，穿行于腹内斜肌与腹横肌之间（图 6-6），行至半月线，穿腹直肌鞘后层，再穿过腹直肌、腹直肌鞘前层浅出为前皮支。其外侧皮支和前皮支分布于腹壁皮肤；肌支支配腹前外侧壁诸肌；另有分支分布于壁腹膜。所以，经腹直肌切口时，要从正中往外拉，不要从腹直肌外侧缘往正中拉，以免损伤由该肌外侧缘深面穿入的肋间神经。

（三）腹横筋膜

腹横筋膜transverse fascia 衬贴在腹横肌和腹直肌深面的筋膜，向上连于膈肌下筋膜，往下续于髂腰筋膜和盆筋膜，止于髂嵴内缘和腹股沟韧带外侧半，在腹环处突出形成精索内筋膜。腹横筋膜与腹横肌结合疏松，但与腹直肌鞘后层紧密相连，手术时可作一层切开。

（四）腹膜外脂肪

腹膜外脂肪位于腹横筋膜和腹膜壁层之间，在下腹部特别是腹股沟处更发达。腹横筋膜、腹膜外脂肪和腹膜壁层三者连在一起，当切开腹横筋膜时也同时切开腹膜壁层，这一点在外科手术时应予注意。

（五）壁腹膜

壁腹膜parietal peritoneum（腹膜壁层）贴被于腹壁内面（待后述）。

三、腹股沟区

腹股沟区inguinal region 是下腹部两侧的三角形区域。内侧界为腹直肌外侧缘，外侧界为腹直肌外侧缘至髂前上棘的水平连线，下界为指腹股沟韧带（图 6-9）。

（一）各层结构及特点

1. 腹外斜肌腱膜（图 6-7，图 6-8） 腹外斜肌在腹股沟区移行为腱膜，分别附着在髂前上棘和耻骨结节，两附着点之间的下缘卷曲增厚，成为腹股沟韧带。韧带内侧端的部分纤维向下后方返折，形成**腔隙韧带（陷窝韧带）**lacunar ligament；腔隙韧带的纤维向后延伸附于耻骨梳，构成**耻骨梳韧带**pectineal ligament（Cooper **韧带**）（图 6-8）。腹股沟韧带深面的间隙，被髂耻弓（髂耻韧带）分隔为两部，外侧的是肌腔隙，有髂腰肌和股神经通过；内侧的称血管腔隙，含有股动、静脉和股管（详见股部）。腹股沟韧带既是腹部与股部的分界线，又是腹内斜肌和腹横肌的附着部位。

腹外斜肌腱膜在耻骨结节外上方形成腹股沟管浅环，浅环外下份纤维附于耻骨结节，称为**外侧脚**lateral crus；其上内侧份纤维附于耻骨联合，称为**内侧脚**medial crus（图 6-9）。环的尖部有横行的**脚间纤维**intercrural fibers 加强，以防止浅环裂开。浅环周缘的纤维延续包绕精索，称为**精索外筋膜**external spermatic fascia。

腹股沟韧带附于耻骨结节处的薄层腱纤维束，经精索后方斜行向上内止于白线，称**反转韧带**reflected ligament，其作用同脚间纤维。

2. 神经 此区内有髂腹下神经、髂腹股沟神经和生殖股神经（图 6-6），都是腰丛的分支。

（1）**髂腹下神经**（T_{12}、L_1）iliohypogastric nerve 与**髂腹股沟神经**（L_1）ilioinguinal nerve：先行于腹内斜肌与腹横肌之间，于髂前上棘前方约 2.5cm 处，穿过腹内斜肌至腹外斜肌腱膜的深面，与腹股沟韧带平行，走向内下方。髂腹下神经较粗大，位置较高，在浅环的上方穿出腹外斜肌腱膜,分布于耻骨上方的皮肤;髂腹股沟神经较细小,走行于髂腹下神经下方,精索的下外侧,经浅环浅出,分布于大腿内侧、阴茎和阴囊皮肤。有时二者共干,然后再分开走行。上述二神经除分布皮肤外,还支配腹内斜肌和腹横肌。在腹股沟疝修补术中,倘损伤上述两神经,易导致疝复发。

（2）**生殖股神经**（$L_{1\sim2}$）：从腰大肌前方穿出后沿该肌表面下行,在腹股沟韧带上方分为生殖支和股支。①生殖支沿精索内侧走行,经腹股沟管腹环进入腹股沟管,支配提睾肌和阴囊肉膜（或大阴唇）;终末支为皮支,分布大腿内上方的皮肤。②股支沿髂外动脉外侧入股部,分布于股三角中部上份的皮肤。通过腹股沟韧带的后方（股动脉的外侧）进入大腿分布股三角的皮肤。轻划该部皮肤,可引起睾丸上提,称为提睾反射。

根据上述皮神经分布的特点,所以在疝手术行局部麻醉时,需在髂前上棘内侧 2.5cm 处扇形注射麻醉药,阻滞髂腹下神经和髂腹股沟神经,还必须在皮下环处麻醉生殖股神经的生殖支。

3. 腹内斜肌和腹横肌 两肌在腹股沟区分别起于腹股沟韧带外侧 2/3 和外侧 1/3,其弓形下缘越过精索的前面和上方,移行为腱膜,构成腹股沟镰,止于耻骨梳和耻骨嵴;并有少量肌束下降覆盖

精索,形成**提睾肌**cremaster。腹股沟镰又叫联合腱（图6-8,图6-9）在腹股沟管浅环的深面,因而对浅环有保护作用。

4. 腹横筋膜 在腹股沟区增厚,向下与腹股沟韧带相连,其内下方附着于耻骨梳韧带。在腹股沟韧带中点上方一横指处有一漏斗形裂孔,即腹股沟管腹环。腹横筋膜随精索向下,包绕精索形成精索内筋膜。

凹间韧带interfoveolar ligament 是深环内侧腹横筋膜增厚的部分,上附于腹横肌下缘,下附于腹股沟韧带中点处,并沿腹壁下动脉呈扇形展开,但宽窄变化甚大。在腹横肌收缩时可关闭深环,并向外上方牵拉腹股沟管,使之更为倾斜,防止腹腔内容物经深环疝出。

（二）精索

精索spermatic cord 为一柔软的索状结构,由输精管、睾丸血管、输精管血管、淋巴管、神经、鞘突剩件（鞘韧带）及其被膜构成（图6-11）。精索被膜有 3 层:精索外筋膜,成自腹外斜肌腱膜的纤维;提睾肌,由腹内斜肌和腹横肌的肌束构成;精索内筋膜,在腹股沟深环处由腹横筋膜移行而成。

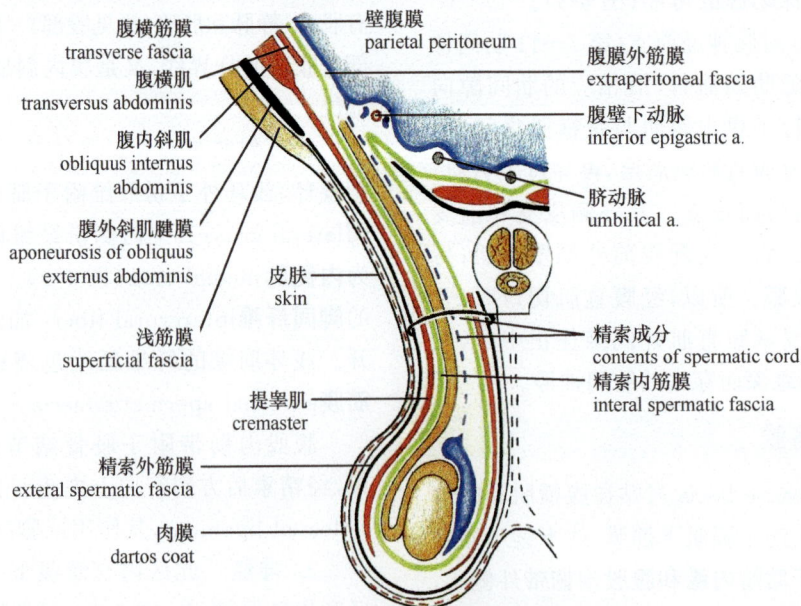

图 6-11　腹壁和阴囊的层次关系

1. 输精管ductus deferens 全长约 50cm,分为睾丸部、精索部、腹股沟部和盆部四部。左侧略长,壁厚腔小,直径约 0.3cm,触摸呈硬索状。在精索内,输精管位于睾丸动脉和蔓状静脉丛的内后侧。

2. 睾丸血管 ①**睾丸动脉**testicular artery 又称精索内动脉,细长,起自腹主动脉,向下经腹环进入精索,伴输精管降入阴囊,分支供应输精管、附睾及睾丸等。②**睾丸静脉**testicular vein,睾丸和附睾的小

静脉在输精管前面,围绕睾丸动脉形成蔓状静脉丛,最后汇合成为睾丸静脉。左、右侧睾丸静脉,沿腹后壁上升,左侧以直角注入左肾静脉,右侧以锐角注入下腔静脉。睾丸静脉曲张一般发生于左侧,因为左侧睾丸静脉成直角汇入左肾静脉,以及乙状结肠压迫等原因,不利于静脉回流所致。

（三）腹股沟管

1. 位置与构成 **腹股沟管** inguinal canal（图 6-9）位于腹股沟韧带内侧半的上方,是腹股沟管深环与浅环之间的肌筋膜裂隙。长约 4～6cm,男性有精索通过,女性为子宫圆韧带通过。

腹股沟管的构成:前壁为腹外斜肌腱膜,外侧 1/3 处有腹内斜肌下部加强;后壁为腹横筋膜,内侧 1/3 有腹股沟镰加强;上壁为腹内斜肌和腹横肌的弓状下缘;下壁为腹股沟韧带。腹股沟管深环由腹横筋膜构成,位于腹股沟韧带中点上方约一横指处;浅环为腹外斜肌腱膜在耻骨结节外上方的三角形裂口。

2. 腹股沟管的保护机制 ①腹股沟管为一斜行裂隙,腹压增加时,管的后壁与前壁紧贴,从而封闭腹股沟管。②管内容物（精索或子宫圆韧带）具有活塞作用,提睾肌收缩可使精索变粗,活塞作用加强。③浅环深面有腹股沟镰加强,深环的前面为腹内斜肌遮盖。当肌肉收缩时,对腹股沟管的俩口有封闭作用。④腹内斜肌和腹横肌收缩时,其弓状下缘被拉紧绷直,靠近腹股沟韧带,使弓状下缘与腹股沟韧带之间的半月形缺口接近消失,对腹股沟管起括约肌的作用。⑤腹横肌收缩,牵拉凹间韧带,使深环变小和增大腹股沟管的倾斜度,腹腔内容物不易膨出。

（四）腹股沟三角

腹股沟三角 inguinal triangle（Hesselbach 三角）由腹壁下动脉、腹直肌外侧缘、腹股沟韧带围成的三角形区域（图 6-12）,也是腹股沟区的一个薄弱部。若腹腔内容经此三角膨出时,称为腹股沟直疝。

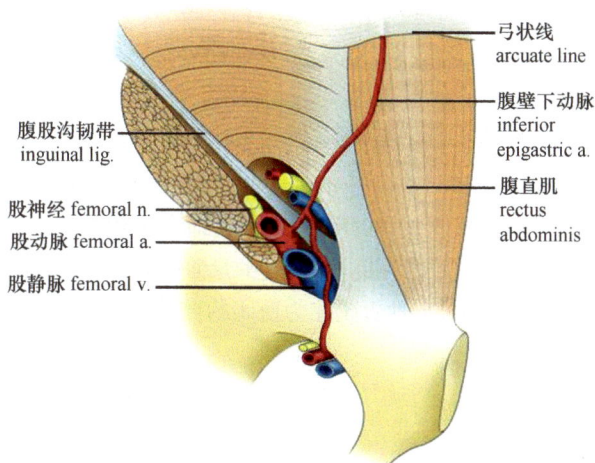

图 6-12 腹股沟三角

睾丸下降与腹股沟疝的关系:胚胎早期,睾丸位于腹后壁脊柱两侧,其下端连以致密结缔组织束,称为睾丸引带。引带的下端经腹股沟管附于阴囊底。随着胚胎发育成长,睾丸引带不断缩短,牵拉睾丸朝阴囊下移。在睾丸的下移过程中,腹膜亦有一漏斗状突起,随睾丸经腹股沟管下降至阴囊,称为腹膜鞘突。胎儿第 7 个月时,睾丸下降至腹股沟管深环处,出生前经腹股沟管下降至阴囊。随着睾丸向阴囊下降,腹膜鞘突的上段闭锁形成鞘突剩件（鞘韧带）,其下段则包绕睾丸形成睾丸鞘膜。若腹膜鞘突未闭锁,腹腔内容物可直接经鞘突进入阴囊,形成先天性腹股沟斜疝或交通性睾丸鞘膜积液（图 6-13）。

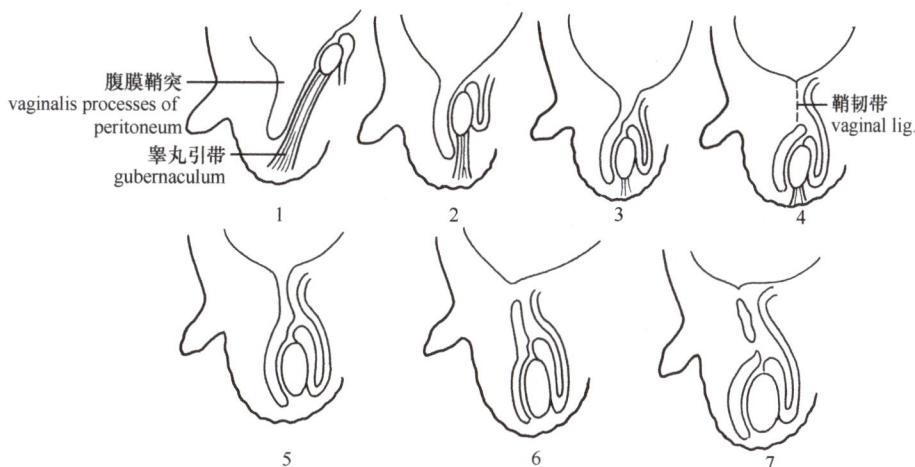

图 6-13 睾丸下降和先天性鞘膜积液

（福建医科大学 王 玮 林如英）

第三节 腹膜与腹膜腔

一、腹膜概况

腹膜peritoneum 为覆盖于腹、盆壁内面和腹、盆腔脏器表面的浆膜(图 6-14)。衬在腹、盆壁内面的称为**壁腹膜**parietal peritoneum 或腹膜壁层，覆盖于脏器表面的称为**脏腹膜**visceral peritoneum 或腹膜脏层。脏壁两层相互移行，形成韧带、网膜、系膜等结构，支持和固定脏器，也是分布脏器的血管、神经等必经之路；并且围成不规则的潜在性腔隙，即为**腹膜腔**peritoneal cavity。腔内为负压，仅有少量浆液，以减少脏器官相互摩擦。男性腹膜腔为密闭的腔隙；女性腹膜腔

及输卵管腹腔口，经输卵管、子宫、阴道与外界相通。

脏腹膜为内脏神经支配，对刀割针刺无明显感觉，但对牵拉等刺激较为敏感；壁腹膜由躯体神经支配，感觉敏锐，受伤或发炎时可引起剧烈疼痛。

腹、盆腔的器官根据被腹膜所覆盖的情况(图 6-15)分为：①腹膜内位器官，表面几乎全被腹膜覆盖的器官，如胃、十二指肠上部、空肠、回肠、阑尾、盲肠、横结肠、乙状结肠、脾、卵巢、输卵管等；②腹膜间位器官，表面大部分被腹膜覆盖的器官，如肝、胆囊、升结肠、降结肠、子宫、膀胱、直肠上段等；③腹膜外位器官，仅有一面为腹膜所覆盖的器官，如肾，输尿管，肾上腺，十二指肠降部、下部和升部，胰，直肠下段等。临床上对前两种器官施行手术时，需经过腹膜腔；而后一种器官的手术，可在腹膜腔外完成。

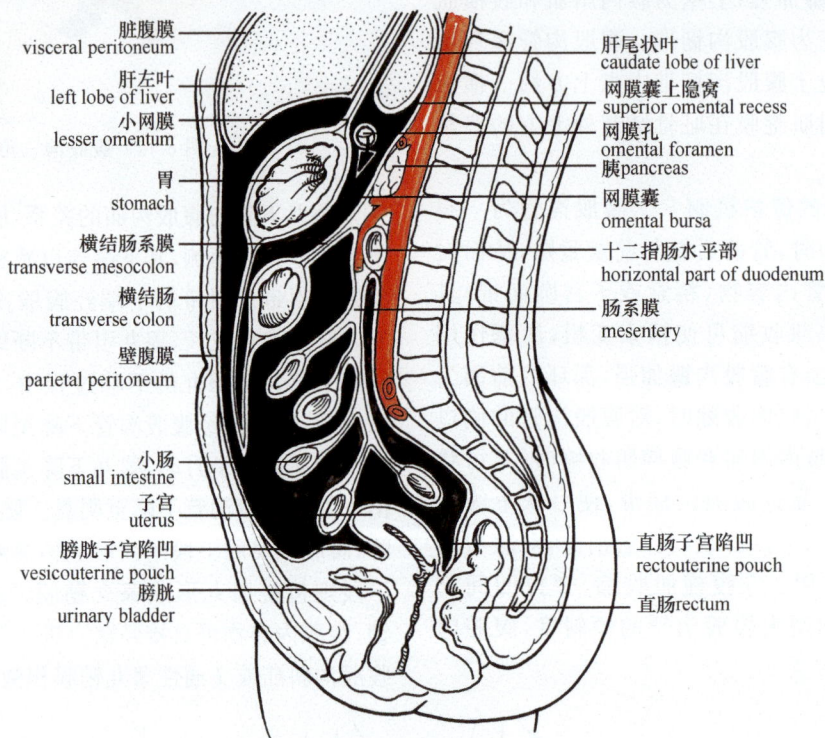

图 6-14 腹膜及腹膜腔(正中矢状面)

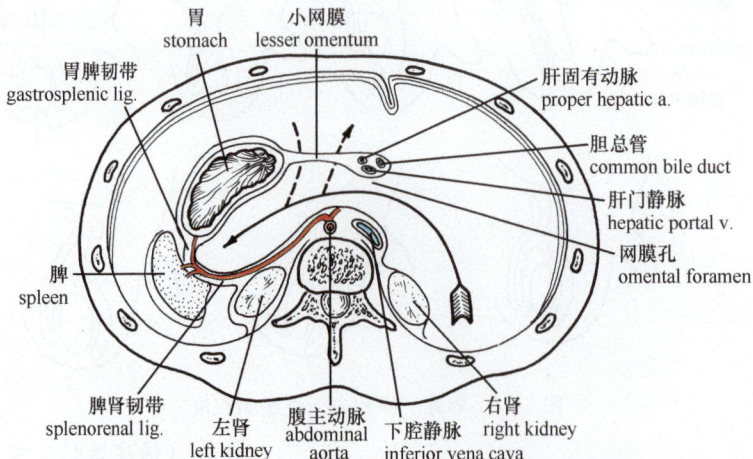

图 6-15 腹膜与脏器的关系示意图(经网膜孔的横断面)

二、腹膜形成的结构

（一）网膜

1. 小网膜 lesser omentum（图 6-16） 为肝门向下移行于胃小弯和十二指肠上部的双层腹膜。其中连结肝与胃的部分，称为**肝胃韧带**hepatogastric ligament；连结肝与十二指肠的部分，称为**肝十二指肠韧带**hepatoduodenal ligament。肝十二指肠韧带内有胆总管、肝固有动脉以及肝门静脉。在肝十二指肠韧带的后方有一孔，称为**网膜孔**omental foramen 又称 Winslow 孔，由孔入小网膜后方的部分腹膜腔，为**网膜囊**omental bursa。

2. 大网膜 greater omentum（图 6-16） 是连结胃大弯至横结肠的腹膜，共四层：覆盖胃前、后壁的腹膜在胃大弯处愈合，形成前两层；向下延伸然后向后上返折，包被横结肠，形成后两层。在胃大弯与横结肠之间的大网膜部分只有两层，称为**胃结肠韧带**gastrocolic ligament。

（二）系膜

1. 肠系膜 mesentery 连结空、回肠至腹后壁的双层腹膜，呈扇形。肠系膜附着在腹后壁的部分称为肠系膜根（图 6-17），其自第 2 腰椎斜向右下跨过脊柱前面和腹主动脉、下腔静脉等，止于右骶髂关节前方，长约 15cm。肠系膜内含有肠系膜上血管及其分支、淋巴管、淋巴结、神经丛等。

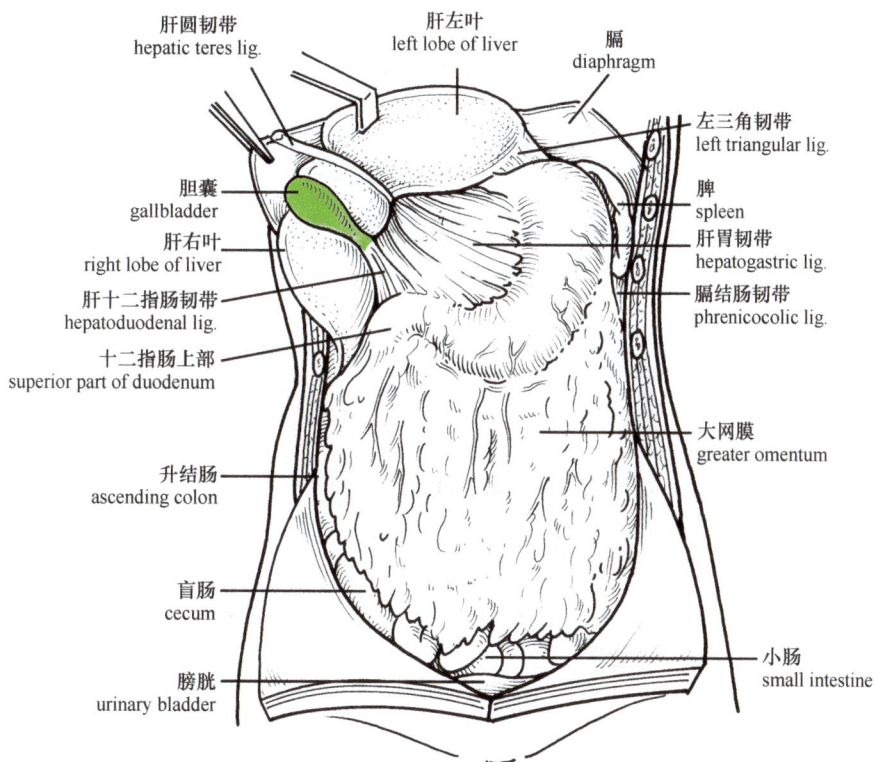

图 6-16 网膜

2. 横结肠系膜 transverse mesocolon 形成于大网膜的后两层包裹横结肠之后，向上附于腹后壁。横结肠系膜自结肠右曲开始，跨越右肾中部、十二指肠降部、胰、左肾的前方，至结肠左曲为止。系膜内有中结肠血管等。

3. 乙状结肠系膜 sigmoid mesocolon 是包绕乙状结肠连至腹后壁的腹膜，位于左髂窝和盆壁左后壁。系膜内含有同名血管等。

4. 阑尾系膜 mesoappendix 在阑尾的左缘，双层腹膜连于肠系膜的下方，内含阑尾血管。

肠管的系膜可因肠管的不恰当活动造成扭转，导致系膜内的血管被绞窄受阻，肠管发生缺血坏死。

（三）韧带

1. 肝的韧带

（1）**镰状韧带**falciform ligament：为肝的膈面到脐之间将肝与膈和腹前壁相连的矢状位双层腹膜。在镰状韧带的游离缘有一索状结构，为**肝圆韧带**ligamentum teres hepatis（图 6-18）。

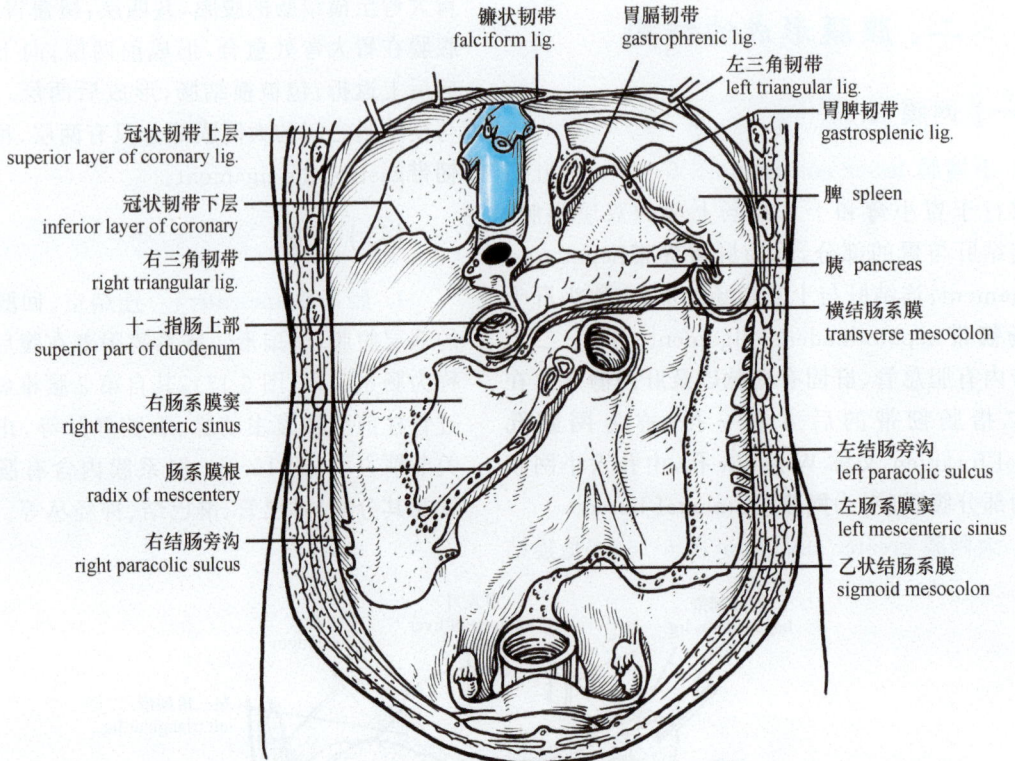

图 6-17 腹后壁腹膜配布

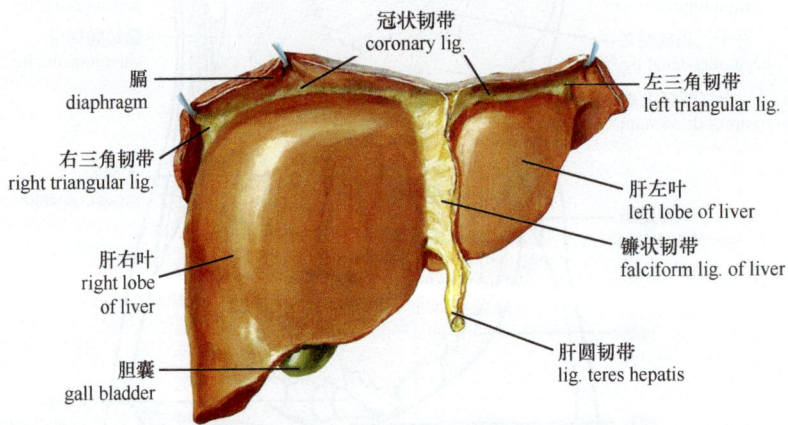

图 6-18 肝的韧带

（2）**冠状韧带** coronary ligament：在镰状韧带的两侧，是沿肝的膈面向后呈冠状位由膈到肝的腹膜。冠状韧带和镰状韧带移行处肝的表面无腹膜覆盖形成**肝裸区** bare area of liver。

（3）**右三角韧带** right triangular ligament：在肝右缘处，由肝冠状韧带两层形成右三角韧带。

（4）**左三角韧带** left triangular ligament：位于肝左叶膈面和膈之间，由前后两层腹膜构成。前层续于镰状韧带的左层，后层在静脉韧带裂上端起于小网膜前层。

2. 胃的韧带

（1）**胃脾韧带** gastrosplenic ligament：由胃底和胃大弯连至脾门，内上半部有胃短血管，下半部有胃网膜左血管及淋巴管、淋巴结等。

（2）**胃膈韧带** gastrophrenic ligament：从胃贲门左侧和食管腹段连至膈下。

（3）**胃胰韧带** gastropancreatic ligament：从胃幽门窦后壁连至胰。

3. 脾的韧带　胃脾韧带已由前述，另外 3 条韧带如下：

（1）**脾膈韧带** splenophrenic ligament：由脾至膈，很短，有时不明显。

（2）**脾结肠韧带** splenocolic ligament：位于脾前端和结肠左曲之间，固定结肠左曲，并从下方承托脾。

（3）**脾肾韧带**splenorenal ligament：自脾门向下左肾前面的双层腹膜，内有胰尾、脾血管和淋巴结、神经丛等。

（四）腹后壁的腹膜皱襞和隐窝

1. 肝肾隐窝hepatorenal recess　在肝右叶后脏面与右肾上端之间的深凹，也称为 Morison 囊（图 6-19）。

2. 盲肠后隐窝retrocecal recess　位于盲肠的后方。

3. 十二指肠上、下襞和上、下隐窝　十二指肠升部的左侧，相当于第 2 腰椎平面，有一个半月形腹膜皱襞，称**十二指肠上襞**superior duodenal fold，其下缘游离。皱襞的深面是开口朝下的**十二指肠上隐窝**superior duodenal recess，窝的左侧有肠系膜下静脉行经腹膜的深面。十二指肠上襞的下方，有一个三角形腹膜隆起，为**十二指肠下襞**inferior duodenal fold，襞的深面为开口朝上的**十二指肠下隐窝**inferior duodenal recess（图 6-20）。

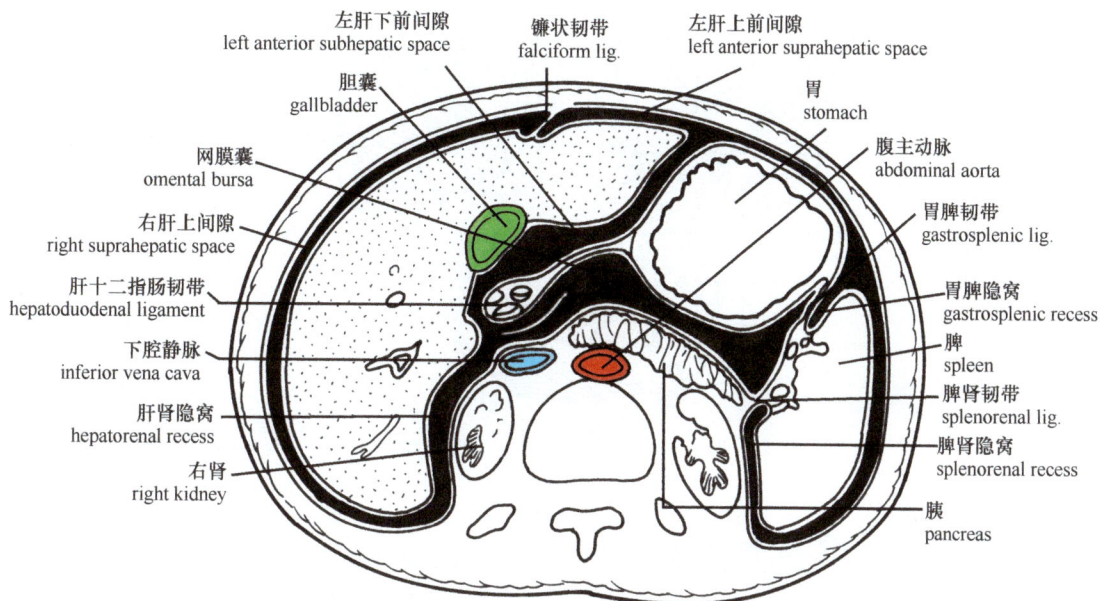

图 6-19　经网膜孔的横断面

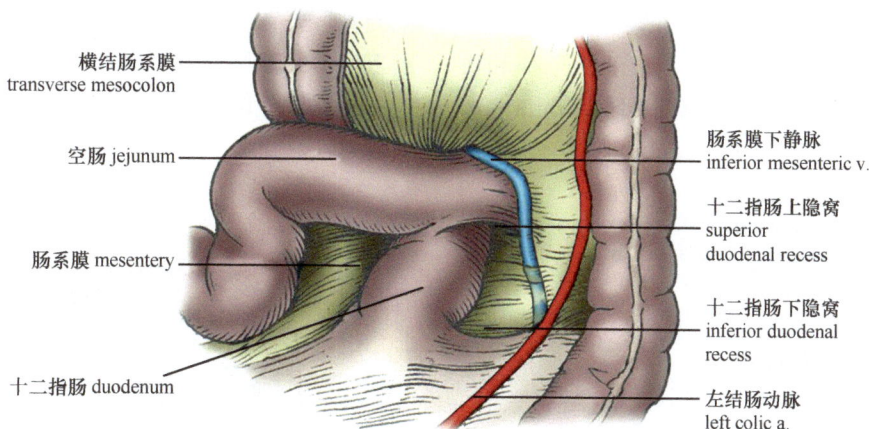

图 6-20　十二指肠隐窝

（五）腹前壁的腹膜皱襞和陷窝

腹前壁下部的壁腹膜形成 5 条纵行皱襞（图 6-21）。

1. 脐正中襞median umbilical fold　单个，沿正中线至脐，内含脐尿管索，是胚胎时期脐尿管的遗迹。

2. 脐内侧襞 medial umbilical fold　成对，位于脐正中襞的两侧，内含脐动脉索，为胚胎时期脐动脉的遗迹。

3. 脐外侧襞(腹壁下动脉襞)**lateral umbilical fold** 成对,位于最外侧,是腹膜遮盖腹壁下动脉形成。

上述皱襞之间形成 3 对浅的陷窝(图 6-21)。

(1)**膀胱上窝**supravesical fossa:位于脐正中襞与脐内侧襞之间。

(2)**腹股沟内侧窝**medial inguinal fossa:位于脐内、外侧襞之间,适对腹股沟三角。

(3)**腹股沟外侧窝**lateral inguinal fossa:位于脐外侧襞外侧,窝的尖端指向腹股沟管深环。

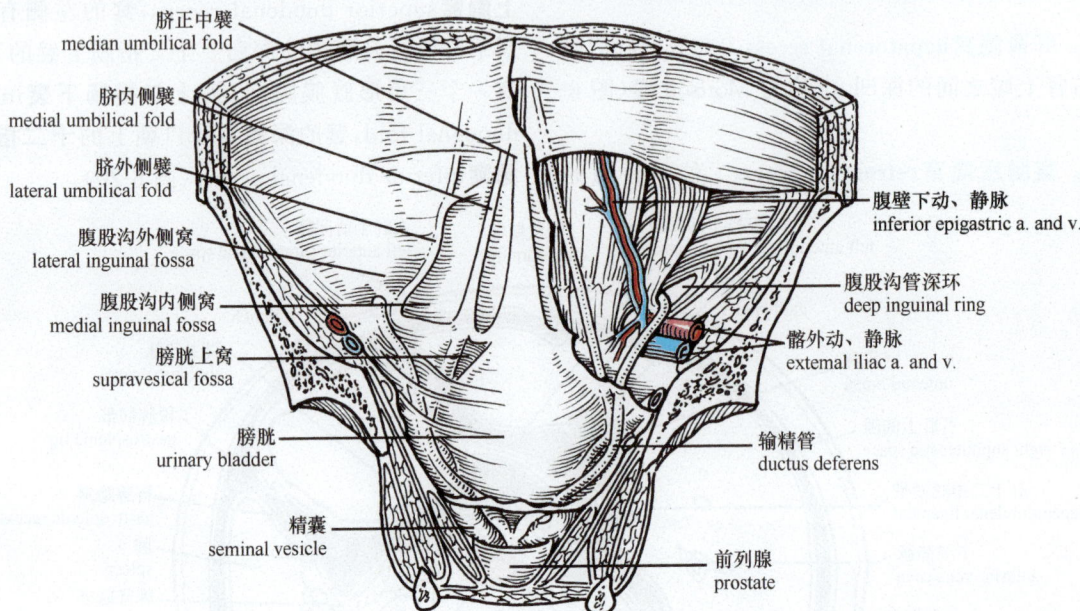

脐正中襞 median umbilical fold
脐内侧襞 medial umbilical fold
脐外侧襞 lateral umbilical fold
腹股沟外侧窝 lateral inguinal fossa
腹股沟内侧窝 medial inguinal fossa
膀胱上窝 supravesical fossa
膀胱 urinary bladder
精囊 seminal vesicle

腹壁下动、静脉 inferior epigastric a. and v.
腹股沟管深环 deep inguinal ring
髂外动、静脉 external iliac a. and v.
输精管 ductus deferens
前列腺 prostate

图 6-21　腹前壁内面的皱襞及陷窝

三、腹膜腔的分区和间隙

腹膜腔以横结肠及其系膜分为结肠上区和结肠下区两大部分。

(一)结肠上区的间隙

结肠上区supracolic compartment 介于膈和横结肠及其系膜之间,统称为**膈下间隙**subphrenic space 或肝周间隙。膈下间隙被肝脏分为上、下两部分,即肝上间隙与肝下间隙(图 6-22,图 6-23)。肝上间隙借镰状韧带分隔为左、右肝上间隙。左肝上间隙被左三角韧带分隔为左肝上前间隙和左肝上后间隙。肝下间隙以肝圆韧带为界,分为左肝下间隙和右肝下间隙。左肝下间隙被小网膜和胃分隔为左肝下前间隙和左肝下后间隙(网膜囊)。结肠上区的间隙除上述的腹膜腔间隙之外,尚有左、右两处腹膜外结缔组织间隙。

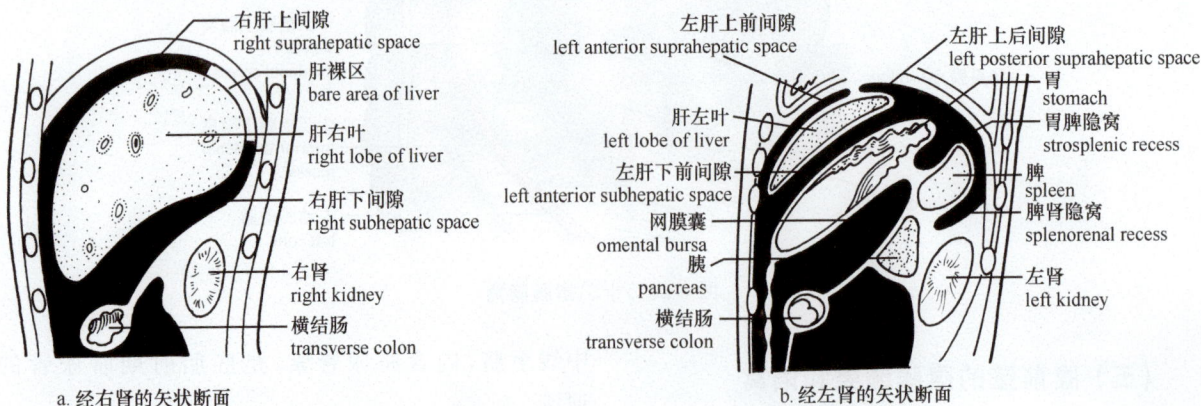

右肝上间隙 right suprahepatic space
肝裸区 bare area of liver
肝右叶 right lobe of liver
右肝下间隙 right subhepatic space
右肾 right kidney
横结肠 transverse colon

a. 经右肾的矢状断面

左肝上前间隙 left anterior suprahepatic space
肝左叶 left lobe of liver
左肝下前间隙 left anterior subhepatic space
网膜囊 omental bursa
胰 pancreas
横结肠 transverse colon

左肝上后间隙 left posterior suprahepatic space
胃 stomach
胃脾隐窝 strosplenic recess
脾 spleen
脾肾隐窝 splenorenal recess
左肾 left kidney

b. 经左肾的矢状断面

图 6-22　膈下间隙矢状面示意图

1. 左肝上间隙 left suprahepatic space　被左三角韧带分隔成前、后两个间隙。左肝上前间隙 anterior left suprahepatic space 的右界为镰状韧带，后方是左三角韧带前层。左肝上后间隙 posterior left suprahepatic space 前方为左三角韧带后层，上方是膈，下方是肝左叶上面。两间隙在左三角韧带游离缘交通。

2. 右肝上间隙 right suprahepatic space　较宽而深，左界为镰状韧带，后方至冠状韧带前层，右侧向下与右结肠旁沟交通。

3. 左肝下前间隙 anterior left subhepatic space　上为肝左叶脏面，下为横结肠及其系膜，右为肝圆韧带，后为胃和小网膜。

4. 左肝下后间隙 posterior left subhepatic space　即**网膜囊**omental bursa 是小网膜和胃后方的间隙。又称为小腹膜腔，是腹膜腔的一部分（图6-14，图6-19，图6-22）。前壁从上至下为小网膜、胃后壁、胃结肠韧带及大网膜前两层；后壁由上往下为壁腹膜、横结肠系膜和大网膜后两层；上壁为膈下腹膜和肝尾状叶；下壁为大网膜前、后两层返折处；左界为胃脾韧带、脾肾韧带和脾；右界即网膜孔。**网膜孔**omental foramen 又称 Winslow **孔**（图6-19），为网膜囊进入腹膜腔的通道。其上界为肝尾叶，下界为十二指肠上部，前界为小网膜游离缘，后界为遮被下腔静脉的腹膜。当网膜囊感染积液时，液体可局限于囊内，也可随量的增加经网膜孔进入大腹膜腔。

5. 右肝下间隙 posterior right subhepatic space　左侧为肝圆韧带，上为肝右叶脏面，下是横结肠及其系膜。肝肾隐窝为其后上部，左邻网膜孔和十二指肠降部，下通右结肠旁沟，仰卧位时是腹膜腔的最低部位；结肠上区内的渗出液，容易积存于此窝，且难以引流。

6. 膈下腹膜外间隙　**左膈下腹膜外间隙**left subphrenic extraperitoneal space 位于胃裸区与膈之间，左、右界为胃膈韧带的左、右层。间隙内的结缔组织中含有迷走神经后干、左肾上腺及左肾上极等结构。**右膈下腹膜外间隙**right subphrenic extraperitoneal space 是指肝裸区与膈之间的间隙，前、后界分别为冠状韧带的前、后层构成。间隙内有右肾上腺和右肾上极，肝穿刺行肝内胆管造影术常经此间隙进针。

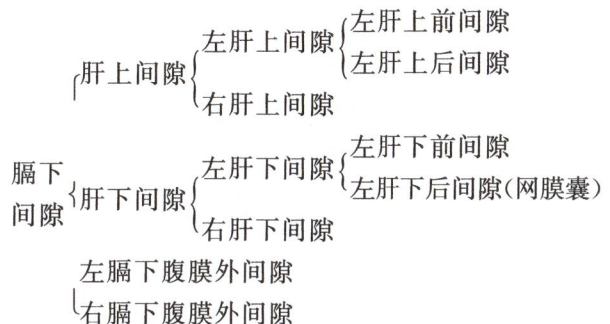

$$
膈下间隙
\begin{cases}
肝上间隙
\begin{cases}
左肝上间隙
\begin{cases}
左肝上前间隙 \\
左肝上后间隙
\end{cases} \\
右肝上间隙
\end{cases} \\
肝下间隙
\begin{cases}
左肝下间隙
\begin{cases}
左肝下前间隙 \\
左肝下后间隙(网膜囊)
\end{cases} \\
右肝下间隙
\end{cases} \\
左膈下腹膜外间隙 \\
右膈下腹膜外间隙
\end{cases}
$$

（二）结肠下区的间隙

结肠下区 infracolic compartment 有右结肠旁沟、左结肠旁沟、右肠系膜窦与左肠系膜窦（图6-23）。

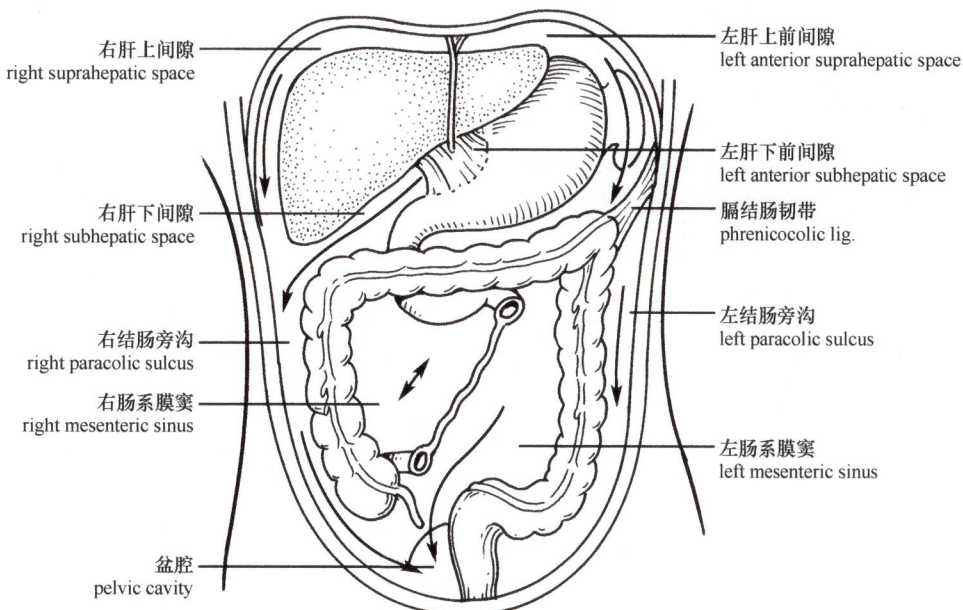

右肝上间隙 right suprahepatic space
左肝上前间隙 left anterior suprahepatic space
左肝下前间隙 left anterior subhepatic space
右肝下间隙 right subhepatic space
膈结肠韧带 phrenicocolic lig.
右结肠旁沟 right paracolic sulcus
左结肠旁沟 left paracolic sulcus
右肠系膜窦 right mesenteric sinus
左肠系膜窦 left mesenteric sinus
盆腔 pelvic cavity

图 6-23　腹膜腔的交通

1. 右结肠旁沟right paracolic sulcus 位于升结肠右侧，上通肝肾隐窝，下达右髂窝后可通入盆腔。结肠上区的液体可沿右结肠旁沟向下扩散，阑尾炎的渗出液亦可沿此沟向上，流入肝肾隐窝。

2. 左结肠旁沟left paracolic sulcus 位于降结肠左侧，由于膈结肠韧带限制，不易与结肠上区相通，但向下可通盆腔。

3. 右肠系膜窦right mesenteric sinus 由肠系膜、横结肠及其系膜、升结肠围成，略呈三角形，较为封闭，积脓时不易扩散。

4. 左肠系膜窦left mesenteric sinus 位于肠系膜、横结肠及其系膜、降结肠之间，呈向下开放的斜方形，窦内的感染易蔓延至盆腔。

（福建医科大学　王　玮　林如英）

第四节　结肠上区的结构

一、食管腹部

（一）位置与毗邻

食管腹部abdominal part of esophagus 由食管胸部在第 10 胸椎平面，穿膈食管裂孔移行而成，长约 1～2cm。自食管裂孔开始，食管腹部明显斜向左下方，至第 11 胸椎左侧与胃的贲门相续。食管的右缘与胃小弯相续，左缘与胃底之间有一明显凹陷，称贲门切迹。食管腹部表面被腹膜覆盖，腹膜的深面有迷走神经的前、后干自食管行向胃的前、后壁。

（二）血管、淋巴引流和神经

食管腹部的动脉来自膈下动脉和胃左动脉的食管支。食管的静脉在黏膜下吻合形成食管静脉丛，最后汇入胃左静脉。

食管腹部的淋巴管一部分注入气管支气管淋巴结，大部分行向下注入贲门淋巴结、胃左淋巴结和腹腔淋巴结。有的食管淋巴管不经局部淋巴结而直接注入胸导管。所以食管癌患者有时未见局部淋巴结受累，但已出现远处器官转移。

食管腹部接受迷走神经、胸交感干和内脏大神经的分支，它们构成食管前、后丛。食管的感觉神经纤维行于第 5～8 胸神经前支。

二、胃

（一）胃的位置和毗邻

胃stomach 中度充盈时，3/4 位于左季肋部，1/4 位于腹上部。贲门位于第 11 胸椎左侧，幽门位于第 1 腰椎下缘右侧。胃的贲门较为固定，其余部分移动较大。直立位时，幽门可下降至第 3 腰椎平面，胃大弯可降至脐或脐平面以下（图 6-24）。胃幽门相当于第 1 腰椎高度，通过胸骨颈静脉切迹与耻骨联合连线中点的平面，正好是幽门的高度，所以该平面又称为幽门平面。

胃前壁右侧半被肝左叶覆盖，左侧半上部邻膈、下部与腹前壁相贴，常称为胃前壁的游离区。胃后壁隔网膜囊与左肾、左肾上腺、脾、胰、横结肠及其系膜相邻，这些器官共同构成**胃床**stomach bed（图 6-25）。胃底达膈穹隆，深入心尖后方，过于饱食时可压迫心，造成不适感觉。

胃贲门有胃膈韧带与膈相连。肝胃韧带使胃悬于肝下面。肝十二指肠韧带固定胃幽门部。胃脾韧带与脾相连。胃结肠韧带连于横结肠。

（二）胃的血管

1. 胃的动脉 胃的动脉（图 6-26）来自腹腔干的分支，分布于胃壁的动脉彼此吻合，在黏膜下层构成血管网。因此，结扎一条甚至多条胃的动脉主干，不会影响胃的血液供给。

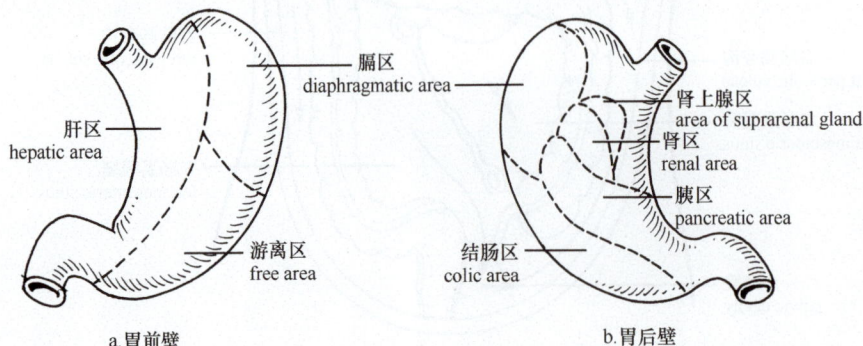

膈区
diaphragmatic area

肝区
hepatic area

游离区
free area

肾上腺区
area of suprarenal gland

肾区
renal area

胰区
pancreatic area

结肠区
colic area

a.胃前壁　　　　　　　　　　　b.胃后壁

图 6-24　胃的毗邻

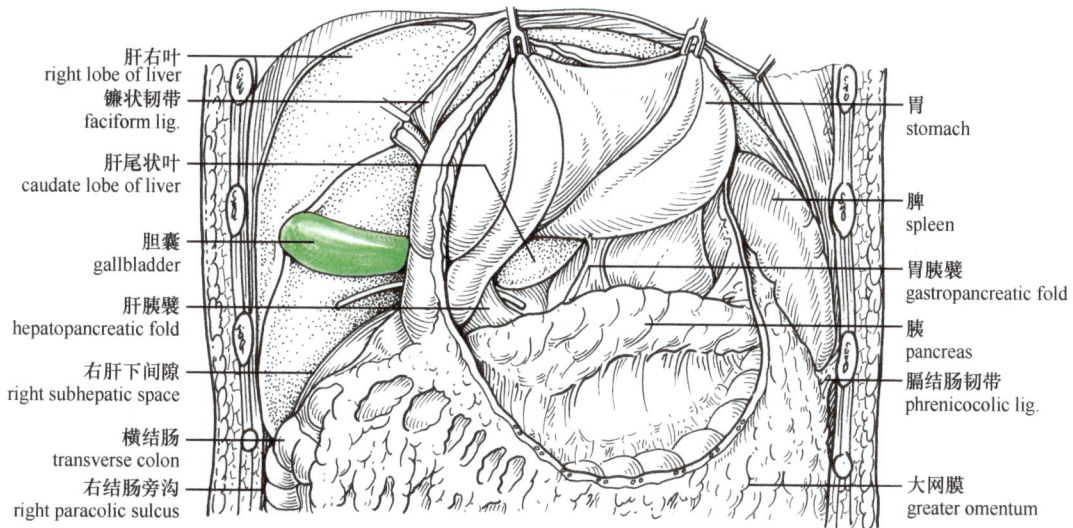

图 6-25 胃床

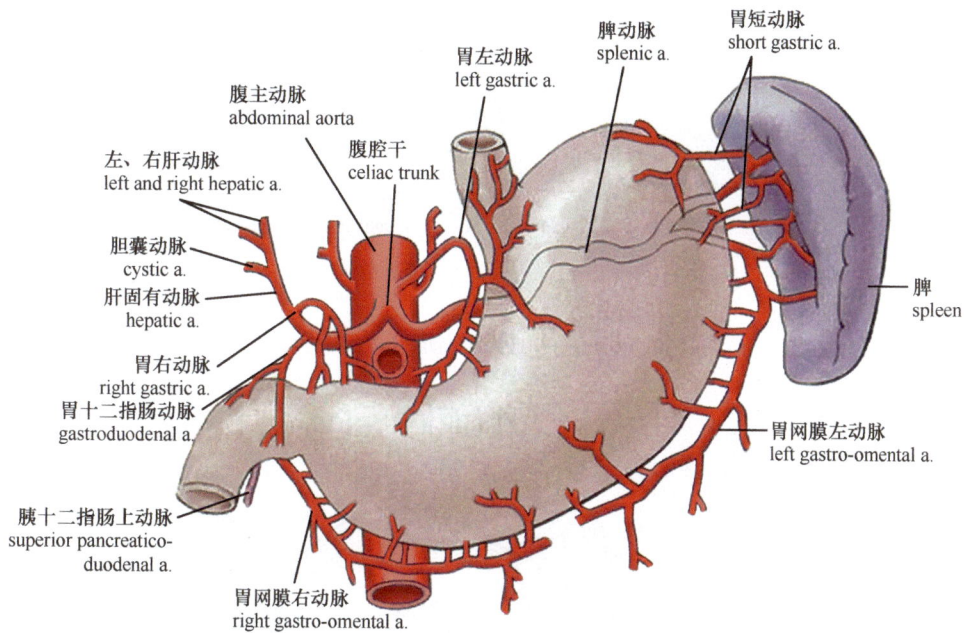

图 6-26 胃的动脉

（1）**胃左动脉**left gastric artery：起自腹腔干，在贲门处发出食管支，本干在小网膜内向右沿胃小弯行走，与胃右动脉吻合成动脉弓，由弓发支分布于胃小弯附近的胃前、后壁。部分人（约 11.5%）其胃左动脉发出副肝左动脉，所以在分离切断食管-胃结合部的小网膜时，慎勿盲目结扎，以免导致肝左叶部分缺血坏死。此外，左膈下动脉或右膈下动脉也可起自胃左动脉，因此在结扎时应注意保留膈的血液供应。

（2）**胃右动脉**right gastric artery：较细，由肝固有动脉发出，下行至幽门上缘附近，沿胃小弯走行于小网膜内，与胃左动脉吻合，沿途分支至胃前、后壁。

（3）**胃网膜左动脉**left gastroepiploic artery：发自脾动脉的分支或主干，在胃结肠韧带内行向右，与胃网膜右动脉吻合，分支供应胃前、后壁和大网膜。

（4）**胃网膜右动脉**right gastroepiploic artery：为胃十二指肠动脉的分支，沿胃大弯走行在胃结肠韧带之间，向左与胃网膜左动脉吻合成动脉弓，沿途发支分布于胃的前、后壁和大网膜。

（5）**胃短动脉**short gastric artery：由脾动脉分支发出，一般 3～4 支，行走于脾胃韧带内，分布于胃底。胃短动脉的分支行向右上，胃网膜左动脉的分支行向右下，两动脉分支之间的胃壁，形成所谓"无血管区"，常作为胃大部切除的标志。

（6）**胃后动脉** posterior gastric artery：多为1支，起在脾动脉干的左、中 1/3 交界处，出现率约72％，分布于胃底与贲门部的胃后壁。在脾切除及胃高位全切除术中，若忽略胃后动脉，易引起术后出血或残胃供血不足。

2. 胃的静脉　胃的静脉（图 6-27）伴行同名动脉。胃左静脉伴行胃左动脉，至贲门处转向右下，于肝总动脉上方向右走行，汇入肝门静脉。胃右静脉

注入肝门静脉，胃网膜左静脉和胃短静脉汇入脾静脉，胃网膜右静脉注入肠系膜上静脉。幽门前有一条幽门静脉，手术是可以作为幽门于十二指肠分解的表面标志，它注入胃右静脉或直接注入肝门静脉。

（三）胃的淋巴引流

胃的淋巴分别引流入胃周围的5组淋巴结（图 6-28）。

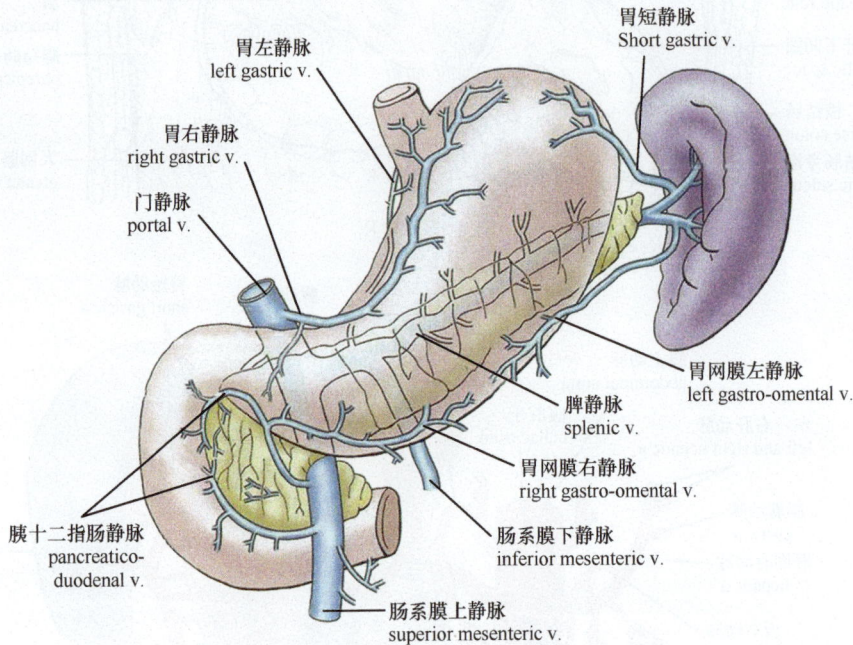

图 6-27　胃的静脉

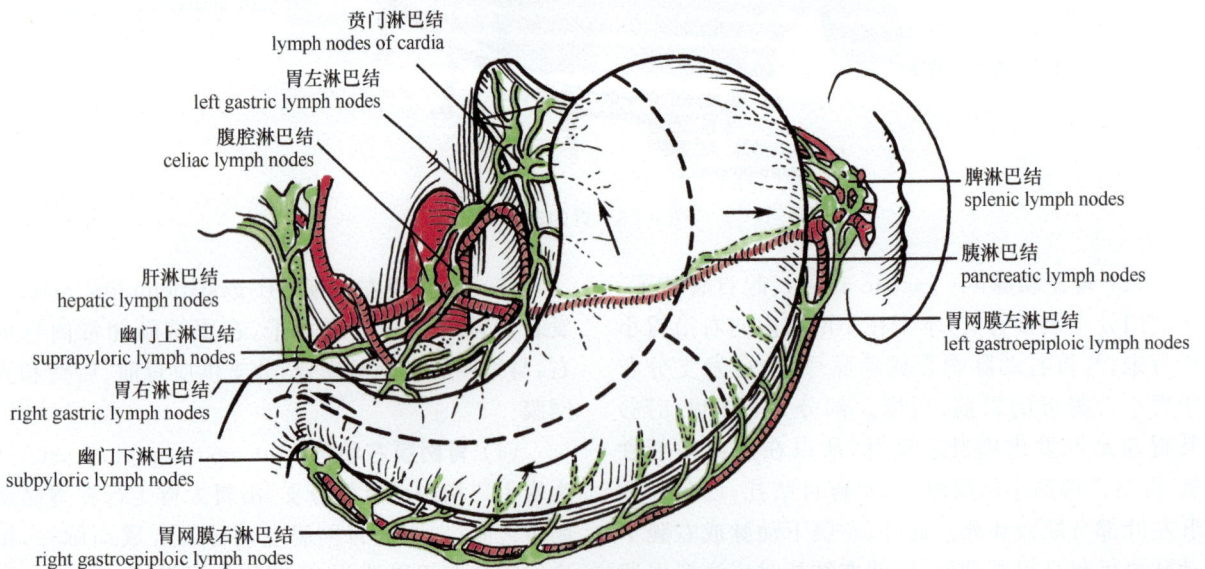

图 6-28　胃的淋巴引流

1. 胃左、右淋巴结 right and left gastric lymph nodes　排列在胃左、右血管周围，引流胃小弯处胃前、后壁的淋巴。

2. 胃网膜左、右淋巴结 right and left gastro-omental lymph nodes　分布于胃网膜左、右动脉周围，引流胃大弯侧胃前、后壁的淋巴。

3. 贲门淋巴结 cardiac lymph nodes 位于贲门附近,引流贲门部的淋巴。

4. 幽门淋巴结 pyloric lymph nodes 位于幽门上、下方,收纳胃幽门部、胰头、十二指肠上部以及胃网膜右淋巴结等的淋巴。

5. 脾淋巴结 splenic lymph nodes 位于脾门附近,收集胃底和胃网膜左淋巴结的淋巴。

上述淋巴结输出管,直接或间接地注入腹腔淋巴结。此外,胃的淋巴管与食管腹部和十二指肠的淋巴管交通。

(四)胃的神经

胃的交感神经节前纤维来自脊髓胸段第 6～8 节,经内脏大神经至腹腔神经节,更换神经元,节后纤维参与形成腹腔丛,其分支随腹腔干的分支到达胃。

胃的副交感神经来自左、右迷走神经。迷走神经的前干和后干,穿膈的食管裂的孔进入腹腔(图6-29)。前干沿胃小弯前缘向右,沿途发出 4～6 支分布于胃前壁,其最后的分支分布于幽门部,形成"鸦爪"状的小分支进入角切迹周围的胃壁。另外,前干还发出 1～3 条肝支,参加肝丛,分布于肝和胆囊。后干沿胃小弯后缘走行,分出粗大的腹腔支和胃支。前者加入腹腔丛,后者分布至胃后壁,最后同样以"鸦爪"状分支分布于胃幽门部。胃十二指肠溃疡的外科治疗方法之一,就是选择性地切断迷走神经前、后干的胃支,仅保留"鸦爪"支,可达到减少胃酸分泌、但不影响胃蠕动的作用,从而治愈溃疡,称为高选择性迷走神经切除术。迷走神经后干在食管裂孔稍下或少数在食管裂孔稍上,发出 1～2 细支至胃底后壁,行程隐蔽,在迷走神经切断术时,易被遗漏,以致术后溃疡复发,所以被称为"罪恶支(即胃底支)";但不要把该支与迷走神经后干的腹腔支混淆。

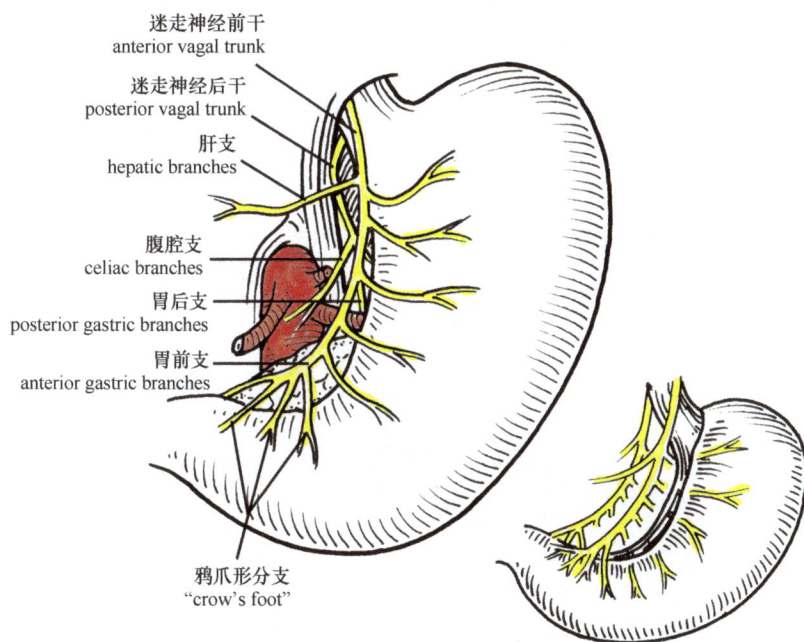

迷走神经前干 anterior vagal trunk
迷走神经后干 posterior vagal trunk
肝支 hepatic branches
腹腔支 celiac branches
胃后支 posterior gastric branches
胃前支 anterior gastric branches
鸦爪形分支 "crow's foot"

图 6-29 胃的迷走神经

三、十二指肠

十二指肠 duodenum 上接幽门,下续空肠,全长 25～30cm,呈"C"形环绕胰头。十二指肠位于第 1～3 腰椎平面内,大部分在腹膜后隙,分为上部、降部、水平部和升部。

(一)各部的结构特点和毗邻

1. 上部 superior part 长约 5cm,平对第 1腰椎,连接幽门,向右后上方走行,至胆囊颈平面转折成十二指肠上曲,移行为降部。近侧段肠属于腹膜内位,活动度较大。上方邻近肝门和肝方叶,下方贴附胰头,前方被胆囊和肝右叶遮挡,后方邻肝固有动脉、胃十二指肠动脉、胆总管、肝门静脉等(图 6-30)。

2. 降部 descending part 长 7～8cm,始于十二指肠上曲,沿脊柱右侧下降至第 3 腰椎平面,向左转折,形成十二指肠下曲,移行为水平部。降部为腹膜外位,前面有横结肠及其系膜横过,后邻右肾肾门;外侧邻近升结肠和结肠右曲,内侧紧贴胰头。

在降部与胰头之间的后方,有胆总管下行穿入肠壁,与胰管汇合形成肝胰壶腹,开口在十二指肠纵襞下端的**十二指肠大乳头** major duodenal papilla。十二指肠大乳头距幽门约 10cm,距切牙约 75cm。大乳头的上方约 2.5cm 处,可有十二指肠小乳头,为副胰管开口。

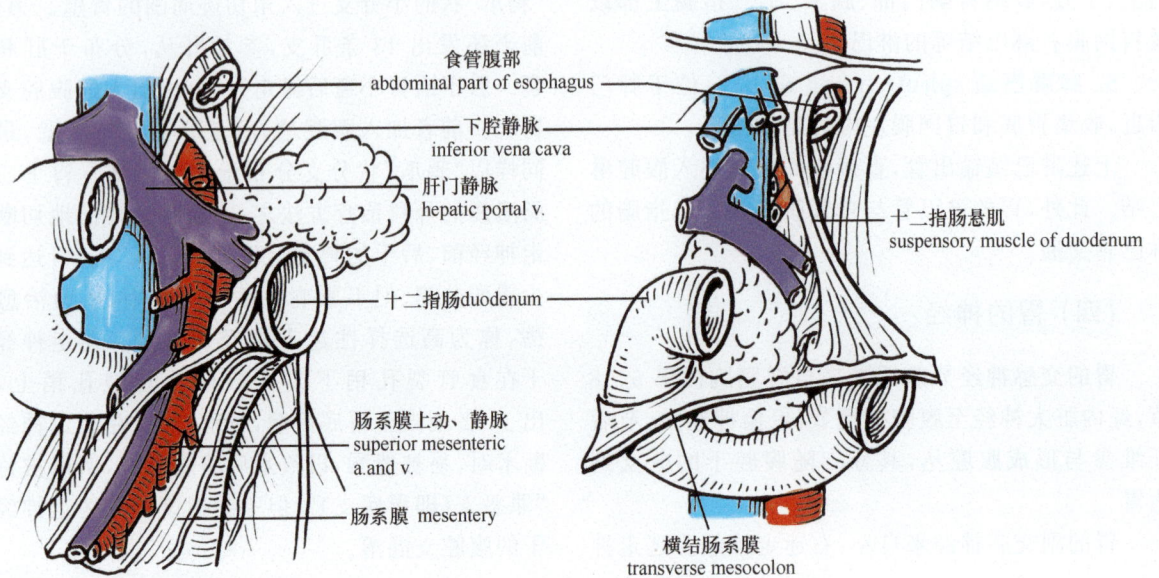

图 6-30　十二指肠水平部的毗邻

3. 水平部 horizontal part　又称下部,为腹膜外位,长约 10cm,续于十二指肠下曲,在胰的下方行于横结肠系膜根部深面,横越第 3 腰椎前方,至腹主动脉前方续为升部;上方为胰头及其钩突,后方邻右输尿管、腹主动脉和下腔静脉等;前方右侧份与小肠袢相邻,左侧份有肠系膜根和其中的肠系膜上动、静脉跨越(图 6-31)。水平部介于肠系膜上动脉与腹主动脉的夹角处,常由于消瘦等引起小肠下垂,肠系膜上动脉压迫水平部,引起十二指肠腔扩大,甚至梗阻,称为肠系膜上动脉压迫综合征。

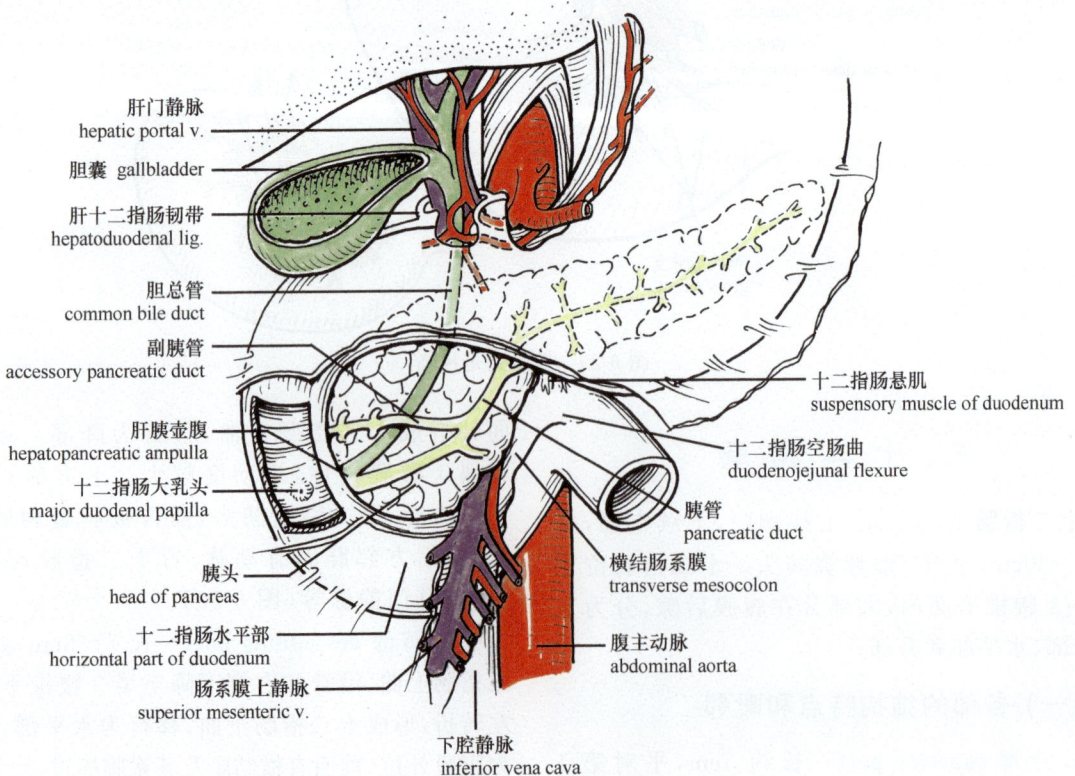

图 6-31　十二指肠的毗邻

4. 升部 ascending part 仅 2～3cm，由水平部往左上斜升至第 2 腰椎左侧，向前下转折为**十二指肠空肠曲**duodenojejunal flexure，移行为空肠。升部右侧毗邻胰头和腹主动脉，前面和左侧覆盖有腹膜。腹膜向左侧腹后壁移行处形成皱襞和隐窝。其中位于十二指肠空肠曲左侧、横结肠系膜根下方，相当于第 2 腰椎平面，有一个半月形腹膜皱襞，称十二指肠上襞或十二指肠空肠襞。

十二指肠空肠曲被一束结缔组织和平滑肌构成的结构固定于右膈脚，该结构称**十二指肠悬肌**suspensory muscle of duodenum，又名十二指肠悬韧带或 Treitz **韧带**，为手术中确定空肠起端的重要标志（图 6-32）。

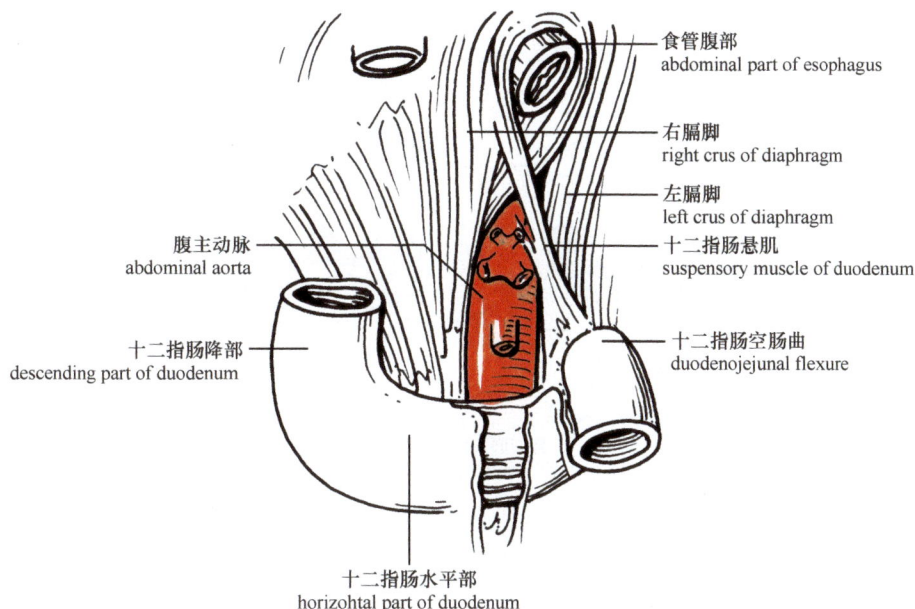

图 6-32 十二指肠悬肌

（二）血管、淋巴引流和神经

1. 血管 动脉主要来自**胰十二指肠上动脉**superior pancreaticoduodenal artery 和**胰十二指肠下动脉**inferior pancreaticoduodenal artery。前发自胃十二指肠动脉，后者来自肠系膜上动脉，它们均分为前、后两支，沿十二指肠与胰头之间行走，吻合形成前、后动脉弓，分支供应十二指肠与胰头。此外，十二指肠上部还接受胃十二指肠动脉发出的十二指肠上动脉和十二指肠后动脉、胃右动脉的分支、胃网膜右动脉的返支等小支供应（图 6-33）。

十二指肠的静脉与上述动脉伴行，最后回流至肝门静脉。

2. 淋巴引流 首先引流至胰十二指肠前、后淋巴结，最后汇入腹腔淋巴结和肠系膜上淋巴结。十二指肠上部的淋巴可引流到肝门淋巴结。

3. 神经 来自腹腔丛和肠系膜上丛的内脏神经纤维，随供血动脉分布至十二指肠。

四、肝

（一）位置和毗邻

肝liver 的大部分位于右季肋区和腹上区，小部分位于左季肋区，在左、右肋弓之间于剑突下方紧贴腹前壁。肝膈面大部分与膈相贴。肝左叶经膈与心的膈面相邻，肝右叶经膈与右肋膈隐窝和右肺底相邻。肝右叶脓肿时，可侵蚀肝的膈面和膈，波及右胸膜腔和右肺。肝的脏面：左叶邻胃，方叶邻幽门，右叶有胆囊附着并与结肠右曲和右肾相邻，肝门与十二指肠上部接近。肝左叶后缘靠近左纵沟附近，有食管腹段经过。

（二）体表投影

肝上界与膈穹隆一致，其体表投影自右向左分别为：在右腋中线平第 7 肋，到右锁骨中线处与第 5 肋相交，至前正中线平对剑胸结合，最后在左锁骨中线稍内侧平第 5 肋间隙。肝下界与肝前缘一致，右侧隐在右肋弓深面，在前正中线上超出剑突下方约 3cm，左侧被左肋弓遮挡（图 6-34）。通常，在

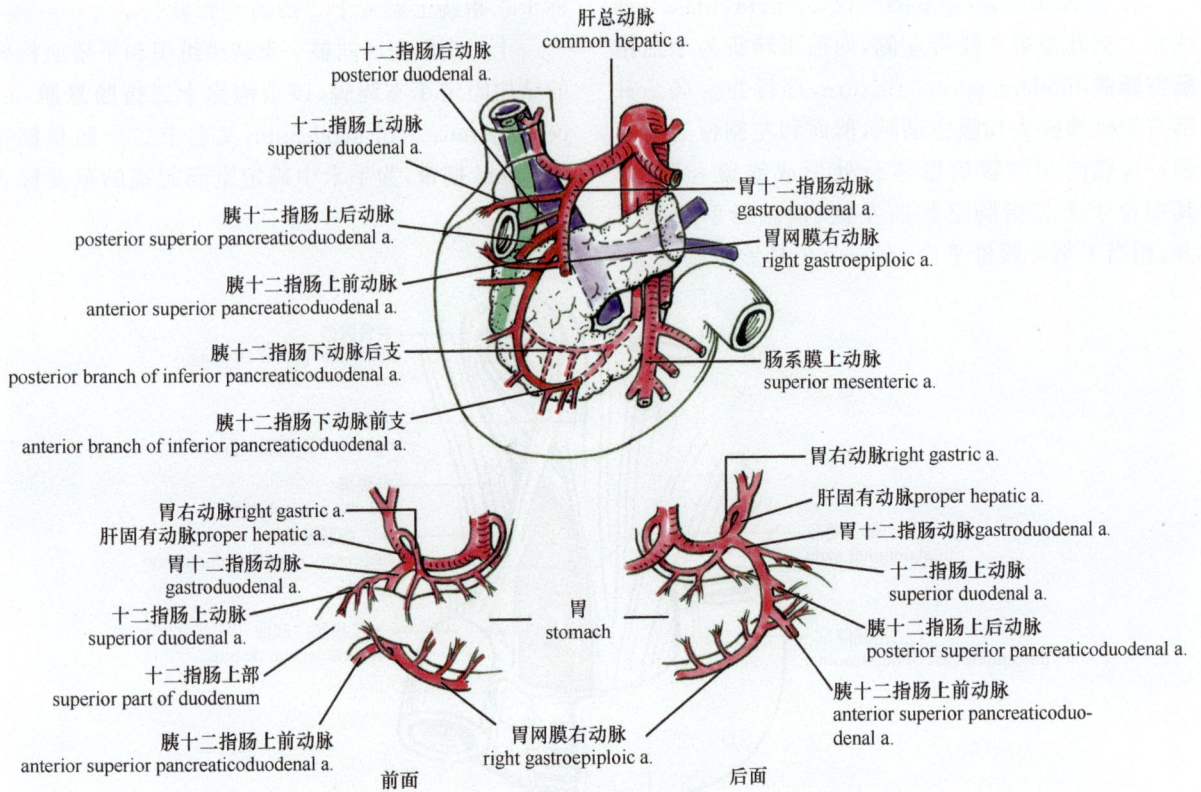

图 6-33 十二指肠的动脉

成人右肋弓下方如能触及肝的下缘,可考虑肝大。但在新生儿和婴幼儿,肝的体积相对较大,其下缘比右肋弓低约 2cm,可在腹前壁触及。

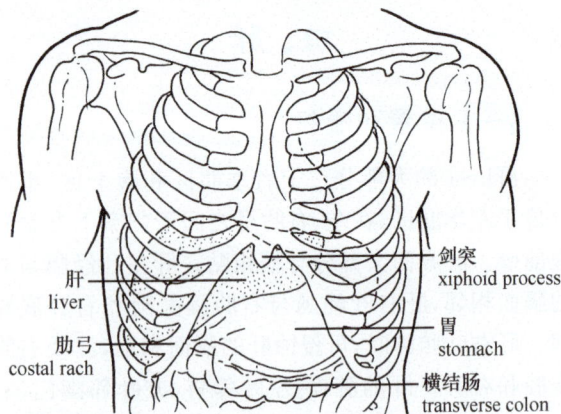

图 6-34 肝的体表投影

(三)肝门和肝蒂

肝的脏面有左纵沟(由静脉韧带裂和肝圆韧带裂组成)、右纵沟(由腔静脉沟和胆囊窝组成)和介于两者之间的横沟。横沟亦称为**肝门**portal hepatis 或**第一肝门**,有肝左、右管,肝门静脉左、右支和肝固有动脉左、右支,淋巴管和神经等出入(图 6-35)。这些出入肝门的结构总称为**肝蒂**hepatic pedicle,走行于肝十二指肠韧带内。在肝门处,肝左、右管在前,肝固有动脉居中,肝门静脉左、右支在后。肝左、右管的汇合点最高,紧贴横沟;肝门静脉的分叉点稍低;肝固有动脉的分叉点最低,相当于胆囊管与肝总管汇合部的水平。在肝十二指肠韧带内,胆总管位于门静脉右前方、肝固有动脉的右侧。

在腔静脉沟的上部,肝左、中、右静脉出肝处称为第二肝门(图 6-36)。它的肝外标志是沿着镰状韧带向上后方的延长线,此线正对着肝左静脉或肝左、中静脉注入下腔静脉处。因此,手术暴露第二肝门时可按这标志线寻找。还有一些肝小静脉开口在腔静脉沟下部左前壁、前壁和右前壁,该处称为第三肝门。

(四)固定结构

肝借韧带与腹膜壁层相连,通过裸区与膈之间以纤维性结缔组织相连。肝静脉与下腔静脉相连。

(五)神经和淋巴回流

1. 神经 肝的神经来自腹腔丛(含交感和副交感神经纤维),在肝十二指肠韧带内沿肝固有动脉周围上行,由肝门入肝。右膈神经的分支在下腔静脉附近入肝,肝疼痛常扩散到右锁骨上区,这是因为膈神经与锁骨上神经有共同来源。膈神经来自第 3、4、5 颈神经前支,而分布于锁骨上区的锁骨上神经来自第 3、4、5 颈神经前支,引起的牵涉痛。

2. 淋巴回流　肝的淋巴管可分为浅表淋巴管和深部淋巴管。浅表淋巴管位于腹膜壁层下的结缔组织内,注入下腔静脉末段的后纵隔淋巴结;肝上后部的浅表淋巴管注入贲门淋巴结,肝脏面的浅表淋巴管集中于肝门附近,注入肝淋巴结。肝深部淋巴管于肝实质内集中成为升、降两淋巴管,升淋巴管沿肝静脉,穿过腔静脉窝而注入下腔静脉终末部附近的后纵隔淋巴结。降淋巴管在肝门附近注入肝淋巴结。肝淋巴结在小网膜内沿胆总管排列,最远的一个沿胆囊动脉排列,即为胆囊淋巴结。肝淋巴结的输出管注入腹腔淋巴结(图 6-37)。

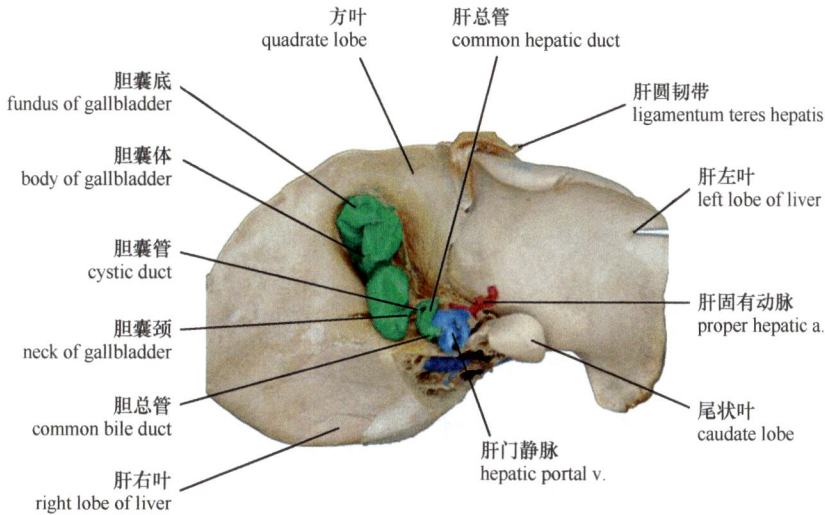

图 6-35　肝的脏面

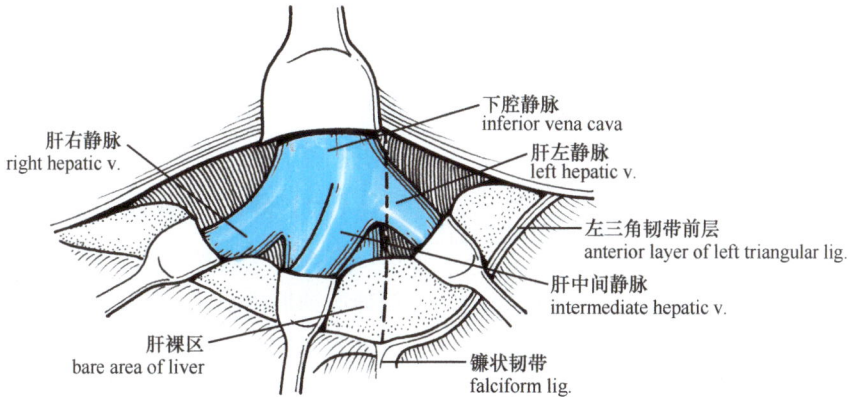

图 6-36　第二肝门及其结构(虚线示镰状韧带的延长线)

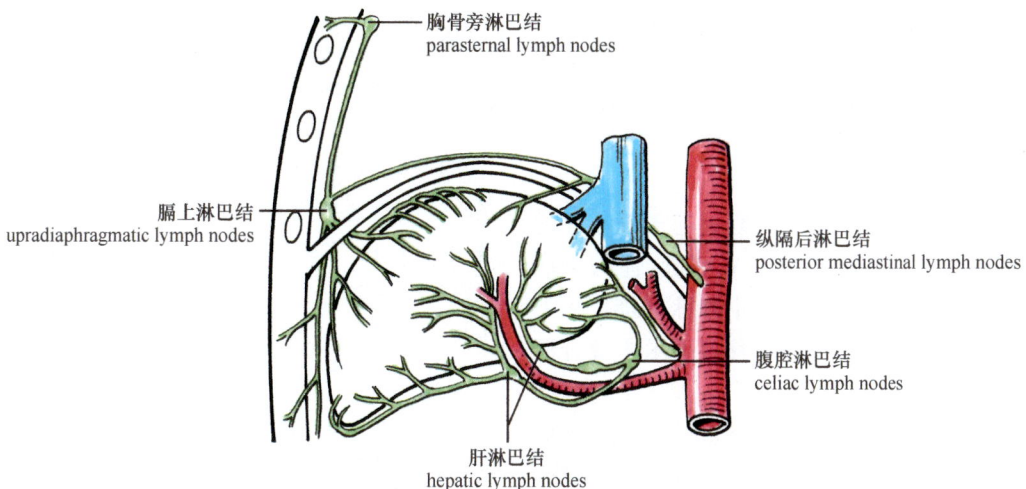

图 6-37　肝的淋巴引流

（六）肝内管道

1. 肝门静脉 hepatic portal vein 在横沟内稍偏右处分为左、右支（图 6-38）。左支经肝门进入肝左叶后，横向左行走，其主干自右向左被分为横部、角部、矢状部和囊部四部，通常角部发出左外叶上

支，囊部发出左外叶下支和左内叶支。

右支从肝门进入肝右叶后，在右段间裂平面行至肝门右侧，分出右前、后叶支，右前叶支和右后叶支再各自发出上段支和下段支，供应肝右前、后叶的上段和下段。

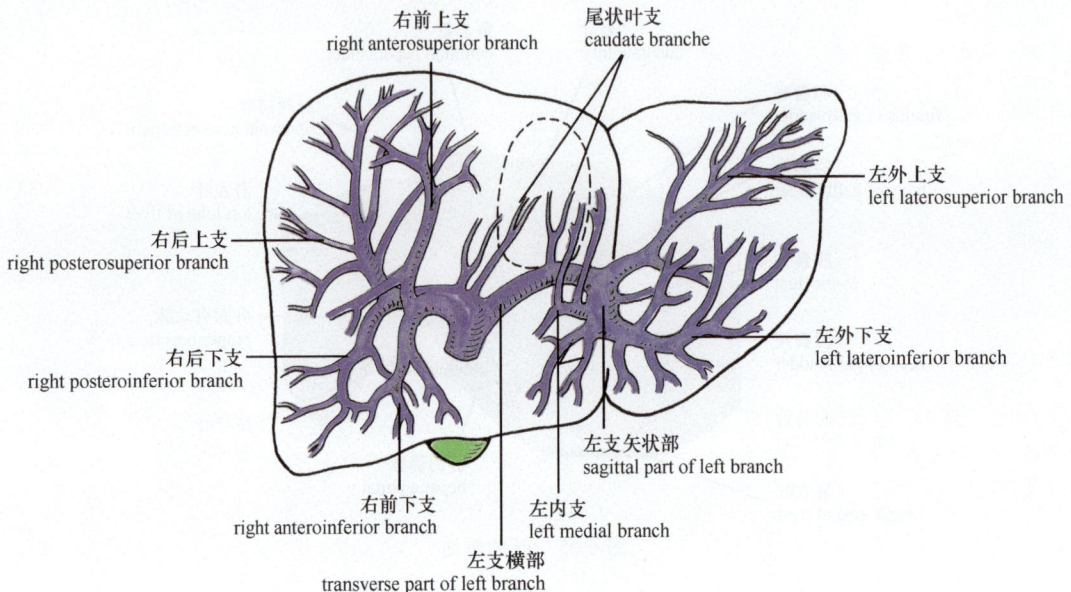

图 6-38　肝门静脉的分支

2. 肝固有动脉 proper hepatic artery 在肝门处发出左、右支，还可发出肝中动脉（63%）。左支入肝后，发出左内叶动脉（肝中动脉）和左外叶动脉，伴行肝门静脉左支的各分支，供应肝左叶。右支从肝门进入肝右叶后，在右段间裂平面行至肝门右侧，分出右前、后叶支，右前叶支和右后叶支再各自发出上段支和下段支，供应肝右前、后叶的上段和下段。

来源于肝固有动脉之外的分支称为迷走肝动脉。迷走肝动脉可与正常的肝动脉一同供应肝（副肝动脉），亦可在某支肝动脉缺如时替代供应肝（代替肝动脉）。在肝毗邻器官的手术中，应注意防止误伤变异的肝动脉，以免发生肝缺血坏死。

3. 肝静脉 hepatic vein 肝静脉起于肝小叶的中央静脉，逐级汇合成肝左、中、右静脉，注入下腔静脉，尾状叶及其附近数支肝的小静脉直接汇入下腔静脉。肝静脉无肝外行程，肝移植手术中缝合肝静脉比较困难。

4. 肝管 hepatic duct 左内叶肝管与左外叶肝管，在肝门静脉左支角部附近，汇合形成肝左管。右前叶和右后叶上、下段的肝管，分别汇合形成右

前叶肝管和右后叶肝管，两者在肝门静脉右支的前上方汇合为肝右管。

（七）分区和肝段

肝内管道包括肝内各级肝管、肝固有动脉和肝门静脉的肝内分支、肝静脉及其属支共 4 套管道，可分为 Glisson 系统和肝静脉系统两大部分（图 6-39，图 6-40）。Glisson 系统包括肝管、肝固有动脉和肝门静脉的分支，三者被结缔组织（Glisson 囊）包绕，走行和分布基本一致。系统的各大分支分布区域相对独立，区域内的血液供给和胆汁排放，由系统的相应分支执行。

结合肝内管道系统灌注法观察了肝内血管、胆管的分布规律，见到肝内有若干平面缺乏 Glisson 系统分布，这些平面是肝内分叶的自然界线，称为**肝裂** hepatic fissure。肝脏有 3 个主裂（正中裂和左、右叶间裂），2 个段间裂（左、右段间裂）和背裂（图 6-41）。

1. 正中裂 median fissure 在膈面，从胆囊切迹，向后上至左肝静脉进入下腔静脉处；在脏面以胆囊窝和腔静脉窝为界；将肝分为左、右半肝。裂的平面内有肝中静脉走行。

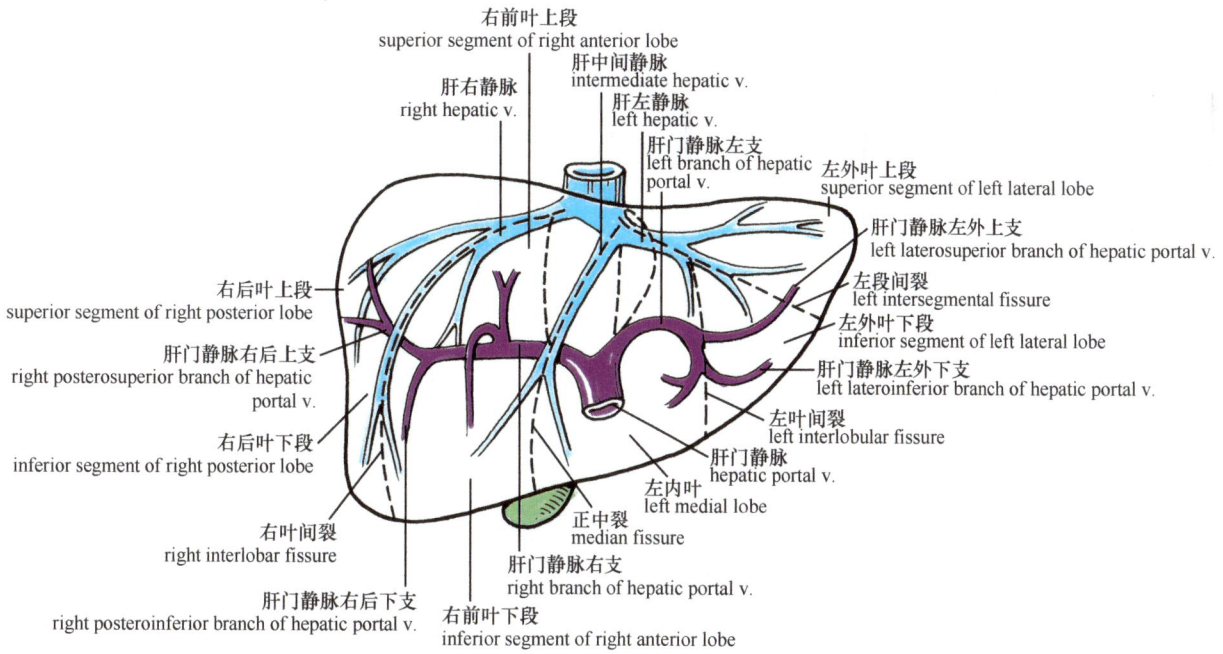

图 6-39 Glisson 系统和肝静脉系统

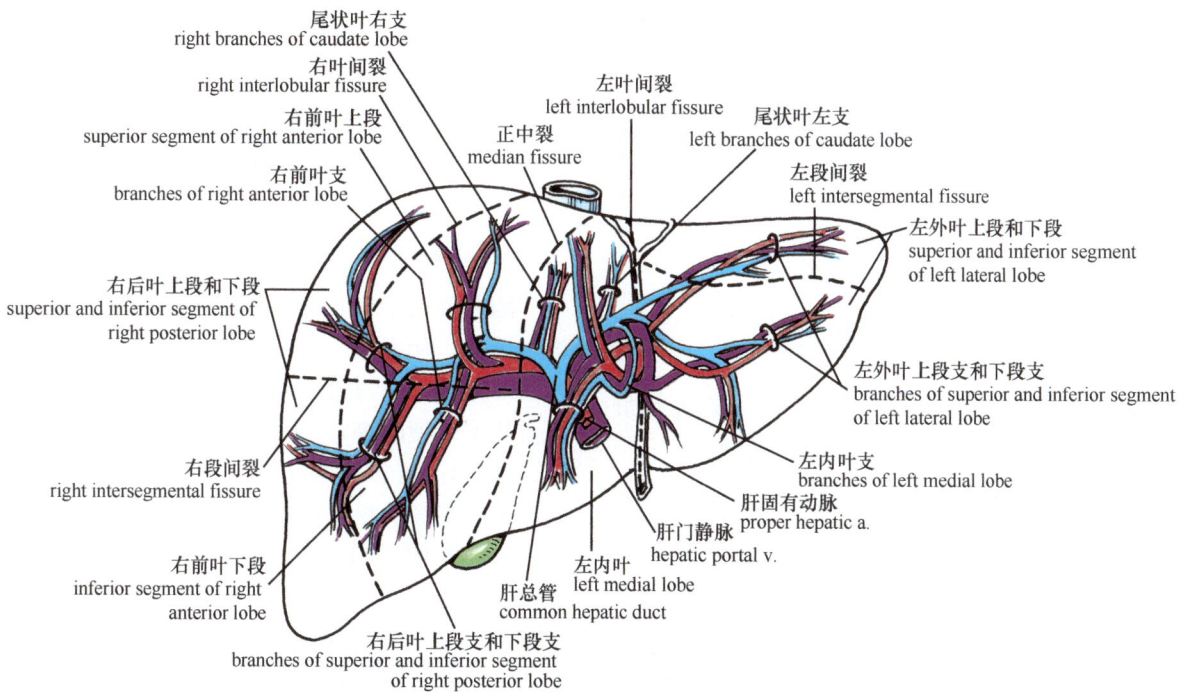

图 6-40 Glisson 系统在肝内的分布

2. 左叶间裂 left interlobar fissure 又称脐裂,从脐切迹(肝圆韧带切迹)至肝左静脉注入下腔静脉处。膈面以镰状韧带附着线为界,脏面以左纵沟为标志。该裂把肝左半肝分为左内叶和左外叶。裂内有肝左静脉走行。

3. 左段间裂 left intersegmental fissure 为肝膈面下腔静脉左壁至肝左缘上、中 1/3 交点的连线,转至脏面止于左纵沟中点稍后方处,将左外叶再分成上、下两段。

4. 右叶间裂 right interlobar fissure 在肝表面无明显标志,从肝右下角与胆囊切迹中点之间的外、中 1/3 交界处,斜行右后上方至肝右静脉进入下腔静脉处,将右半肝分为右前叶和右后叶。裂内有肝右静脉行走。

5. 右段间裂 right intersegmental fissure 又称横裂,从脏面肝门右端至肝右缘中点的连线,将右前、后叶各自再划分出上、下两段。

6. 背裂 dorsal fissure 位于静脉韧带裂(肝脏

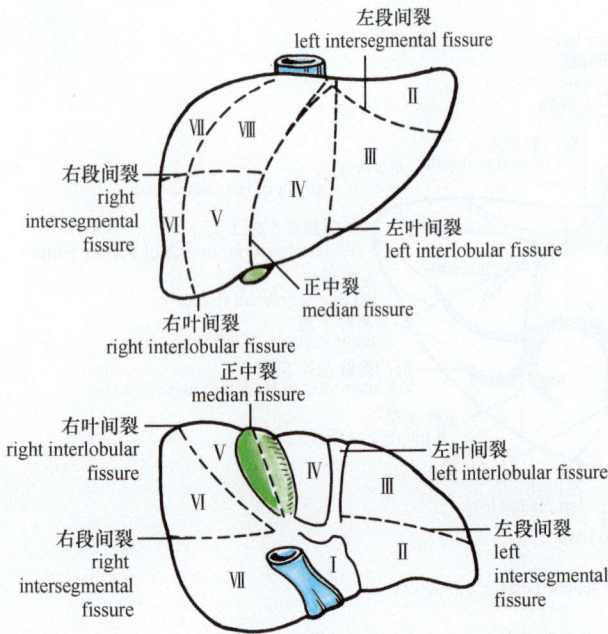

图 6-41 肝段划分法

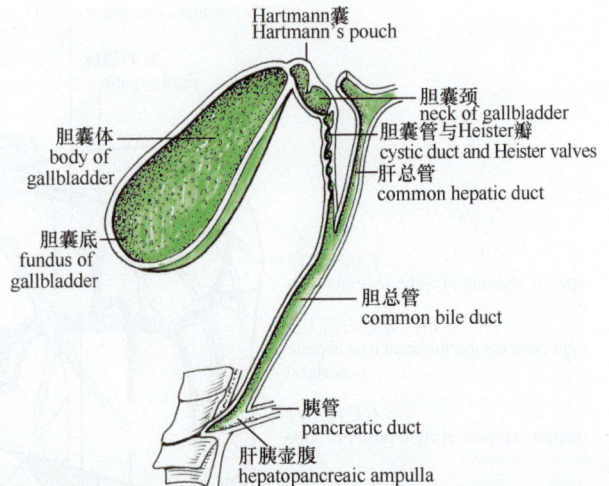

图 6-42 胆囊与肝外胆道

面左纵沟的后分)的平面上,肝脏后缘中部,尾状叶的前方,是肝静脉进入下腔静脉处,就是第二肝门处。它将尾状叶与其他肝段分开。

肝段是一个独立的单位,拥有独立的动脉胆管系统,门静脉血液供应和肝静脉回流。这样分叶分段,不仅符合肝的解剖生理学,而且有利于肝疾病的定位诊断和规则性的肝切除。

五、肝外胆道

肝外胆道extra hepatic bile passage 包括肝左、右管、肝总管、胆总管和胆囊(图 6-42)。

(一)肝管与肝总管

1. 肝左、右管 left and right hepatic duct 由

肝内胆小管在肝实质内逐级汇合而成,出肝门后位于肝固有动脉左、右支的前方,紧贴在肝门下方汇合成肝总管。

2. 肝总管 common hepatic duct 长约3cm,直径约 0.4～0.6cm,在肝十二指肠韧带内下行,其末端与胆囊管呈锐角或并行一段距离之后汇合成胆总管。肝总管前方偶有胆囊动脉越过,在肝和胆囊手术时,应予以注意。

(二)胆总管

胆总管common bile duct 由胆囊管与肝总管汇合形成。胆总管一般长 4～8cm,直径为 0.6～0.8cm,若直径大于 1.0cm 时,可视为病理状态(如胆总管下端梗阻等)。胆总管管壁含有大量弹力纤维,在梗阻时可扩张增粗而不破裂,手术中可被误认为十二指肠。根据胆总管的走行,可将其分为四段(图 6-43,图 6-44):

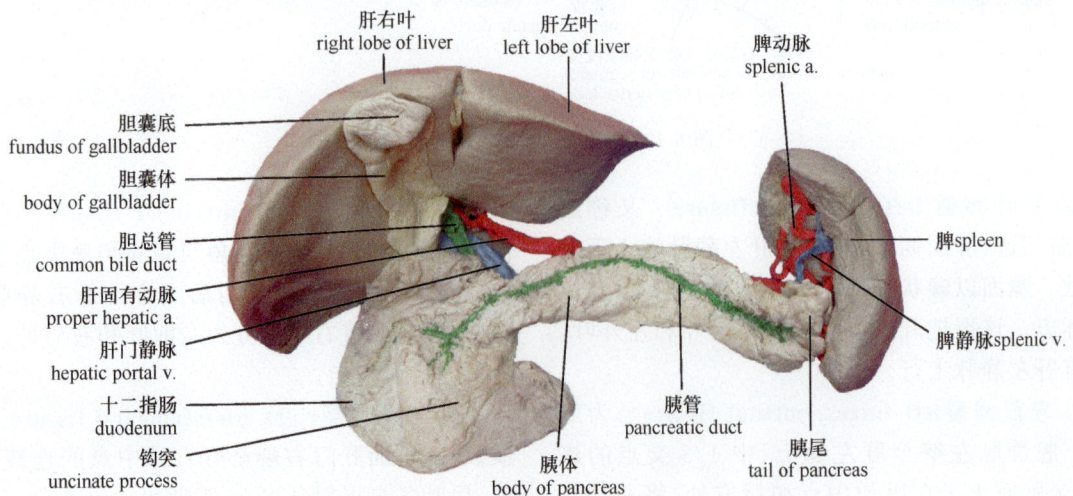

图 6-43 肝外胆道

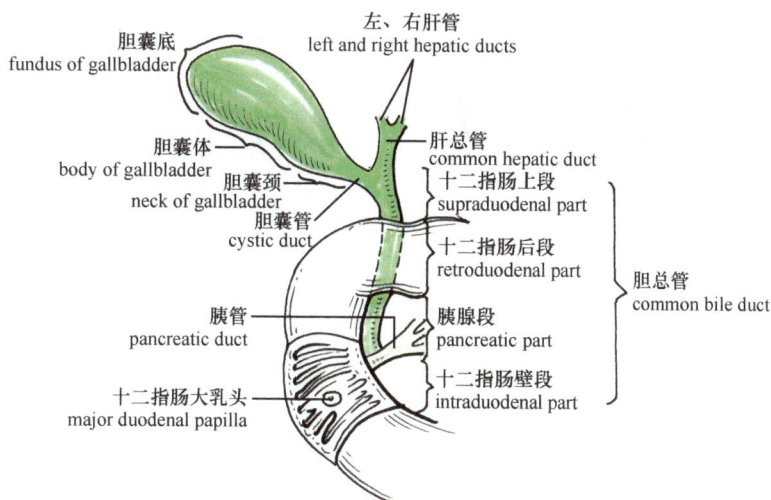

图 6-44　胆总管的分段

1. 十二指肠上段（第一段）　位于肝十二指肠韧带内，与左侧的肝固有动脉平行，两者后方为肝门静脉。胆总管切开探查引流的常用部位。

2. 十二指肠后段（第二段）　行经十二指肠上部的后方，左侧为肝门静脉，后方为下腔静脉。手术时常在网膜孔处探查该段有无结石。

3. 胰腺段（第三段）　该段上部紧贴胰头背面，下部常被薄片胰腺组织遮盖。胰头癌或慢性胰腺炎时，该段常受累而出现梗阻性黄疸。

4. 十二指肠壁内段（第四段）　斜穿十二指肠降部中份后内侧壁，与胰管汇合，形成略为膨大的**肝胰壶腹**hepatopancreatic ampulla（也称 Vater 壶腹）。壶腹开口于十二指肠大乳头。胆总管末端和胰管末端的环行平滑肌与肝胰壶腹周围的环行平滑肌一起合称为 Oddi **括约肌**，具有控制胆汁和胰液排放的作用（图 6-45）。

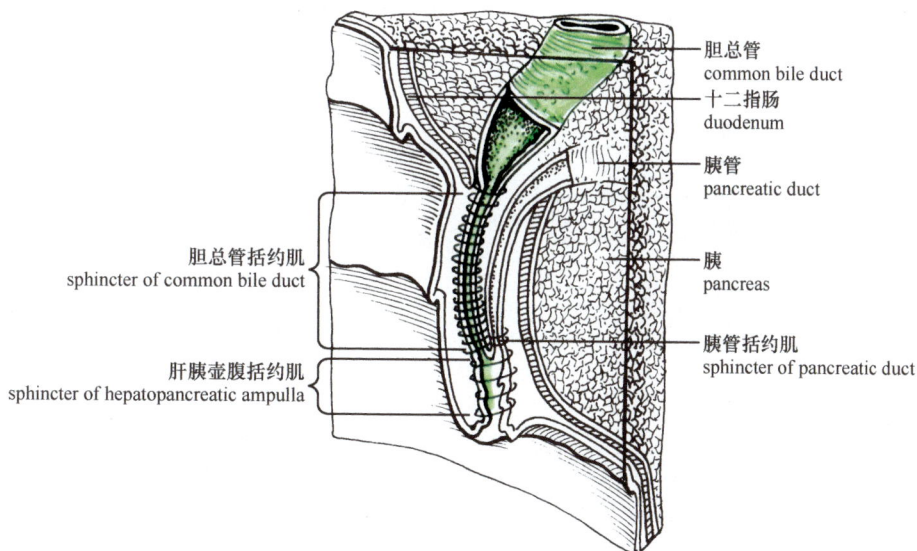

图 6-45　胆总管、胰管及肝胰壶腹括约肌

（三）胆囊

胆囊gallbladder 呈梨形，位于肝脏面的胆囊窝内，与肝之间借疏松结缔组织附着，组织内可含有连通胆囊与肝的小血管和小胆管；下面覆以腹膜。胆囊容积为 40～60ml，内压可达 0.392kPa。

1. 分部　分为底、体、颈、管四部（图 6-42）。胆囊底突出于肝的下缘，与腹前壁接触，壁薄，是穿孔的好发部位。体表投影位于右锁骨中线（或右腹直肌外缘）与肋弓相交处。胆囊炎症时，在此有压痛和反跳痛；用手指深按压此处并嘱病人深呼吸，病人可因深吸气疼痛而暂停呼吸，称为 Murphy **征**。胆囊体膨大，约在肝门右端逐渐移行为胆囊颈。胆囊颈迂曲变细，位置较深，常以直角向左下弯曲，移行为胆囊管。胆囊颈的起始部膨大，称为 Hartmann **囊**，为胆囊结石滞留的常见部位。胆囊管续于胆囊颈，长约 3～4cm，斜向下行于肝十二指肠韧带内，与肝总管汇合形成胆总管。

胆囊内面的黏膜呈蜂窝状，颈和管处的黏膜形成螺旋状皱襞突入腔内，称 Heister **瓣**(图 6-42)，能防止管壁过度扩张与缩窄，控制胆囊内胆汁的进入和排放。螺旋皱襞水肿或结石嵌顿时，可导致胆囊积液。

2. 毗邻　上方贴肝，下方邻十二指肠上部和横结肠，左侧靠近幽门，右侧与结肠左曲(肝曲)相邻，底与腹前壁内面接触。

3. 血管、神经和淋巴引流

(1) 胆囊动脉 cystic artery：发自右肝动脉，斜行于肝胆三角内，到达胆囊颈部，分为深、浅两支至胆囊深、浅面。胆囊动脉一般为 1 支，也可有 2 支。胆囊动脉的起源变异甚大，可发自腹腔干或其任何分支，亦可发自肠系膜上动脉。

胆囊三角 cystic triangle(又称 Calot **三角**)(图 6-46) 由肝总管、胆囊管和肝的脏面围成。胆囊动脉、肝右动脉、副肝管、异常肝右动脉等，均可行经该三角。

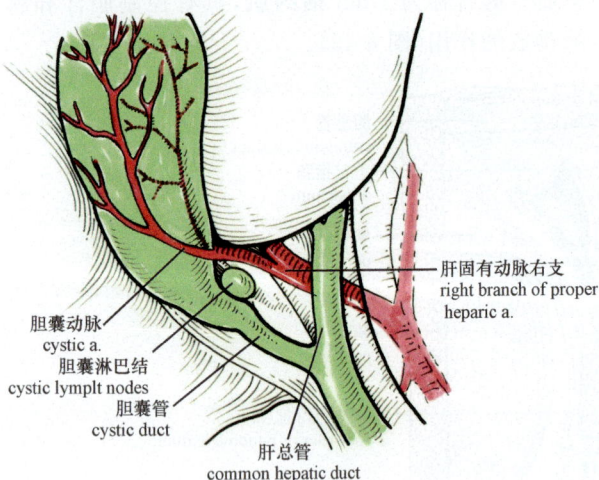

图 6-46　胆囊三角

(2) 胆囊静脉 cystic vein：是胆囊下面的静脉汇合成，有 1～2 支，汇入肝门静脉。

(3) 淋巴引流：主要引流入胆囊管与肝总管交角处的淋巴结和肝门处的淋巴结。

(4) 胆囊的神经：由交感神经、副交感神经与膈神经支配。副交感神经来自迷走神经，使胆囊收缩，Oddi 括约肌松弛；交感神经来自脊髓胸 4～10 节段，在腹腔神经节换元后经肝丛分布于胆囊，作用与副交感神经相反；右膈神经支配胆囊的感觉。胆囊炎时，常引起右肩部牵涉性疼痛。

六、胰

胰 pancreas 位于腹上区和左季肋区，紧贴腹后壁，横跨第 1、2 腰椎平面，属于腹膜外位器官。

(一) 分部和毗邻

胰从右向左分头、颈、体、尾 4 部(图 6-43)。

1. 胰头　膨大，下部有一向左的突起，称为**钩突** uncinate process。胰头被十二指肠呈"C"形围绕，后面有胆总管紧贴，再后方邻下腔静脉；二者均可被胰头肿块压迫，造成阻塞性黄疸或下腔静脉淤血。钩突与胰颈之间有肠系膜上动、静脉穿过。

2. 胰颈　短，为头、体移行的狭窄部分；后方邻脾静脉、肠系膜上静脉以及由二者汇合形成的肝门静脉；肿块压迫肝门静脉时，可导致肝门静脉高压症(图 6-47)。

3. 胰体　续于胰颈，走向左侧；上缘和后面有脾动、静脉贴附(图 6-47)，前方邻胃后壁，后方横越腹主动脉、左肾和左肾上腺，上方与腹腔干和腹腔丛相邻，下方为十二指肠水平部和升部。胰腺癌侵犯腹腔丛时，可引起持续性的剧烈疼痛。

4. 胰尾　是胰体接近脾门变细的部分，与脾蒂关系密切。

(二) 胰管 pancreatic duct

始于胰尾，贯穿于胰的全长，在十二指肠降部管壁内，与胆总管汇合形成肝胰壶腹，开口于十二指肠大乳头。副胰管细而短，收纳胰头前上部的胰液，开口于十二指肠小乳头，通常有分支与胰管相连(图 6-43，图 6-44)。

(三) 血供、淋巴和神经

1. 动脉(图 6-48)　胰头主要由胰十二指肠上、下动脉分布，前者发自胃十二指肠动脉，后者起于肠系膜上动脉。胰体和胰尾分别由胰背动脉(发自腹腔干、脾动脉或肝总动脉)，胰大动脉(为脾动脉胰支中最大者)和胰尾动脉(发自脾动脉或胃网膜左动脉)供应。

2. 静脉　由上述供血动脉的伴行静脉收纳，最后回流至肝门静脉。

3. 淋巴(图 6-49)　汇入十二指肠降部与胰头之间的胰十二指肠上、下淋巴结及沿脾动脉排列的脾淋巴结，最后汇入腹腔淋巴结。

4. 神经　由来自腹腔丛、脾丛和肠系膜上丛的交感神经和副交感神经纤维分布。

左、右肝管
left and right hepatic ducts

肝总管
common hepatic duct

脾动脉
splenic a.

肝门静脉
hepatic portal v.

胆囊颈neck of gallbladder

胆囊体body of gallbladder

脾静脉
splenic v.

胆囊底fundus of gallbladder

肠系膜下静脉
inferior mesenteric v.

空肠
jejunum

胆囊管
cystic duct

肠系膜上动、静脉
superior mesenteric a. and v.

胰钩突
uncinate process of pancreas

胆总管
common bile duct

胰管
pancreatic duct

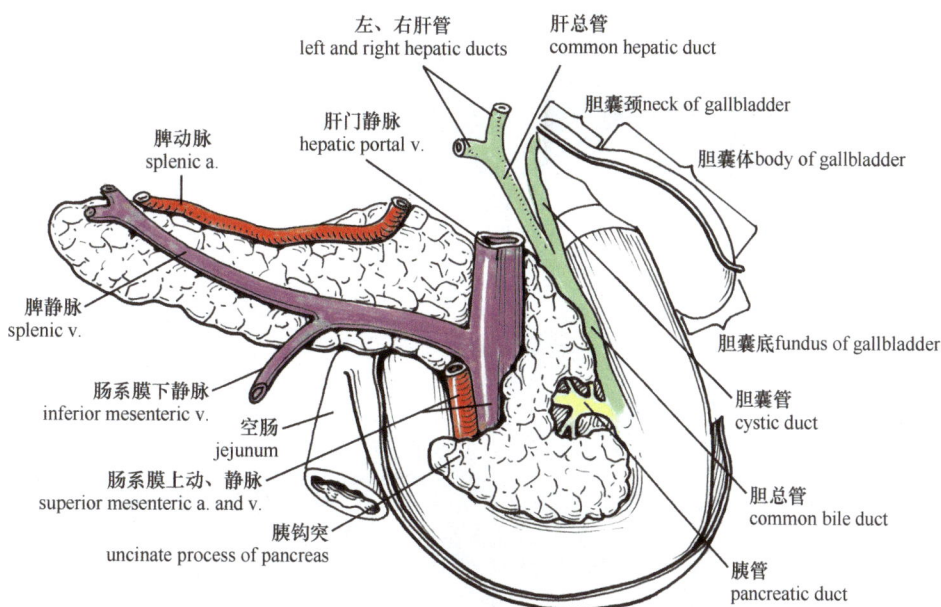

图 6-47 胰的后面观

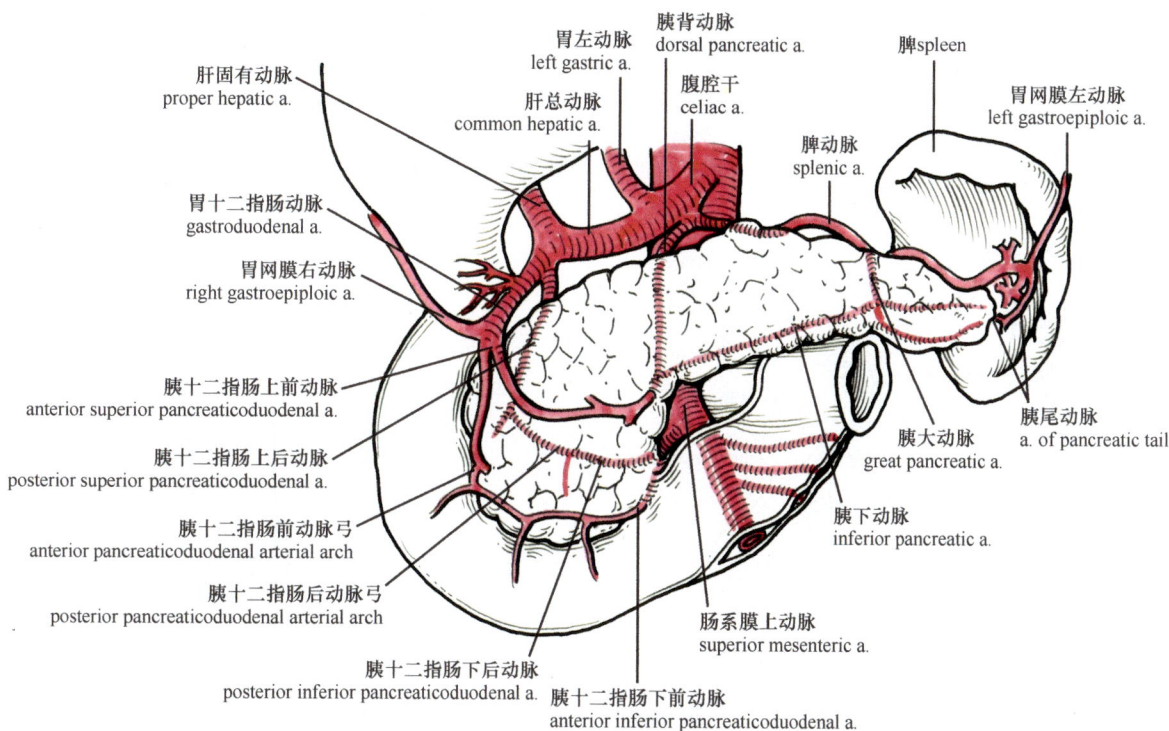

胃左动脉
left gastric a.

胰背动脉
dorsal pancreatic a.

脾spleen

肝固有动脉
proper hepatic a.

肝总动脉
common hepatic a.

腹腔干
celiac a.

脾动脉
splenic a.

胃网膜左动脉
left gastroepiploic a.

胃十二指肠动脉
gastroduodenal a.

胃网膜右动脉
right gastroepiploic a.

胰十二指肠上前动脉
anterior superior pancreaticoduodenal a.

胰十二指肠上后动脉
posterior superior pancreaticoduodenal a.

胰十二指肠前动脉弓
anterior pancreaticoduodenal arterial arch

胰十二指肠后动脉弓
posterior pancreaticoduodenal arterial arch

胰十二指肠下后动脉
posterior inferior pancreaticoduodenal a.

胰大动脉
great pancreatic a.

胰尾动脉
a. of pancreatic tail

胰下动脉
inferior pancreatic a.

肠系膜上动脉
superior mesenteric a.

胰十二指肠下前动脉
anterior inferior pancreaticoduodenal a.

图 6-48 胰的动脉

七、脾

脾spleen 为淋巴器官,色暗红,质柔软而脆。脾实质有致密被膜包被,被膜为腹膜。脾受暴力打击破裂时,若被膜与腹膜也破裂,血液将流入腹膜腔,若被膜未破裂,血液则聚集在被膜深面,形成被膜下血肿。脾的功能主要是参与机体免疫反应,同时具有防御、储存血液、清除衰老的红细胞等作用,胚胎时有造血功能。

(一)脾的形态、位置和毗邻

脾分前、后两端,上、下两缘,脏、膈两面。脾的膈面隆凸,脏面凹陷。脏面的中央处有脾血管、淋巴管和神经等进出,称为**脾门**splenic hilum。进出脾门的结构为腹膜包被,形成**脾蒂**splenic pedicle。脾的上缘有 2~3 个凹陷,称**脾切迹**splenic notch,为触诊时确定脾的重要标志(图 6-50)。

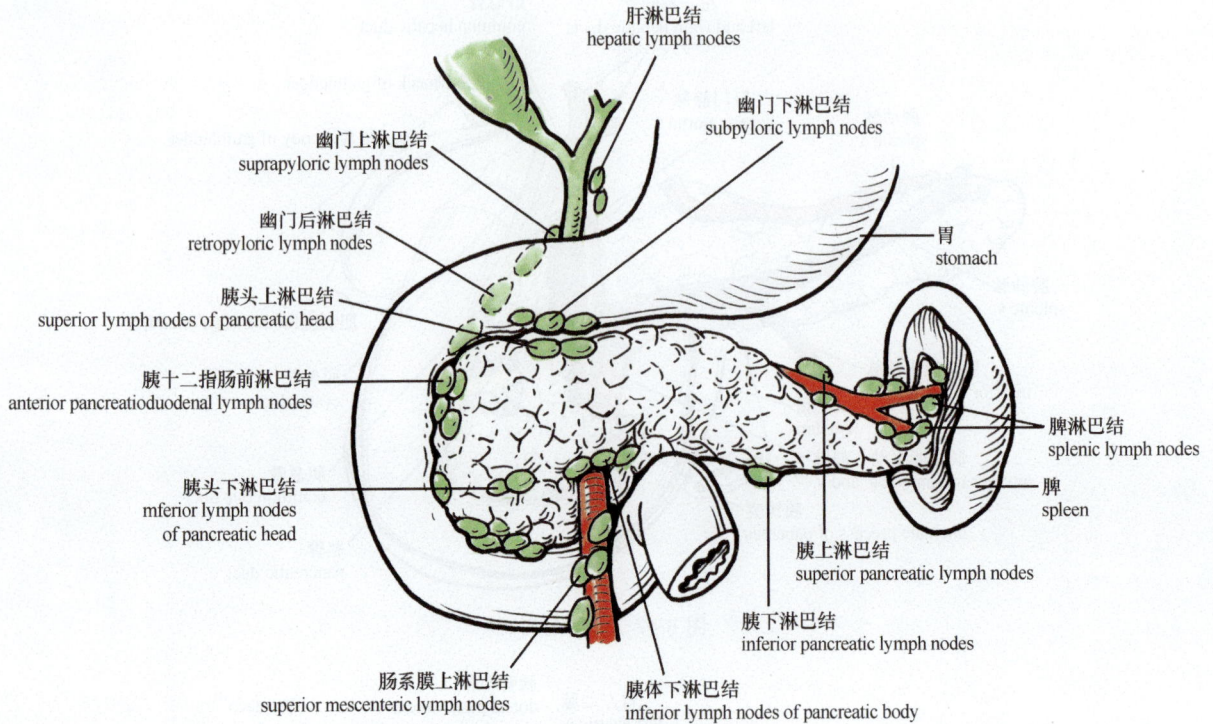

图 6-49 胰的淋巴结

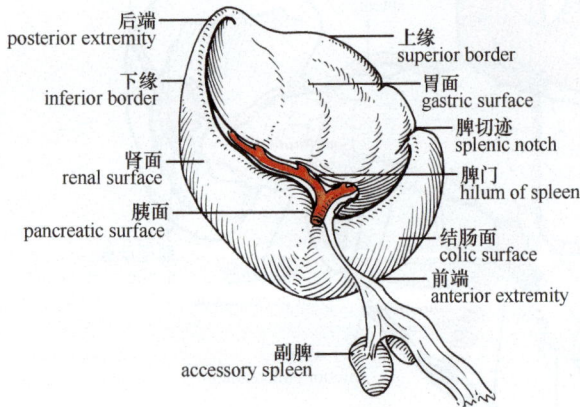

图 6-50 脾的形态

脾位于左季肋部肋弓的深处,适对第 9～11 肋,其长轴与第 10 肋一致(图 6-51)。正常情况,在左肋弓下缘不能扪及脾。左季肋部受暴力打击时,可能导致脾破裂。

脾的下方与结肠左曲及膈结肠韧带相邻。由于膈结肠韧带的阻止,脾大时,朝右下方扩大。脾的膈面贴膈,经膈与左肋膈隐窝和左肺相邻。脾的脏面的右侧,从前上向后下分别与胃、胰尾、左肾及左肾上腺相邻。脾的活动度较大,在直立位和吸气时可下降 2cm。

副脾accessory spleen,其色泽、质地及功能均与脾相同,出现率约为 15%～40%。但其位置、数目、大小变化甚大。副脾可位于脾门、脾蒂、大网膜、肠系膜、左侧睾丸等处。血小板减少性紫癜症患者做

脾切除术时,若有副脾,应一同切除,否则导致复发。

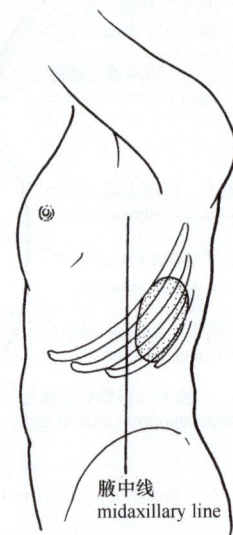

图 6-51 脾的位置

(二) 脾的血供、淋巴引流和神经支配

1. 脾的血管 脾动脉发自腹腔干,沿胰上缘迂曲左行,脾门附近分支入脾(图 6-52)。

脾静脉在脾门处由数条脾支汇合形成,紧贴胰腺后面行向右,在胰颈后方与肠系膜上静脉汇合为肝门静脉。脾静脉沿途还收纳胰的静脉和肠系膜下静脉。

2. 脾的淋巴 引流入脾淋巴结,最后汇入腹

腔淋巴结。

3. 脾的神经　来自腹腔神经丛等处的交感神经和副交感神经纤维，围绕脾动脉形成脾丛，随动脉分布到脾。此外，脾膈韧带和脾的腹膜，还接受左膈神经的感觉纤维分布，脾发生疾患时可出现左肩部牵涉性疼痛，称为**凯尔征**（Kehr's征）。

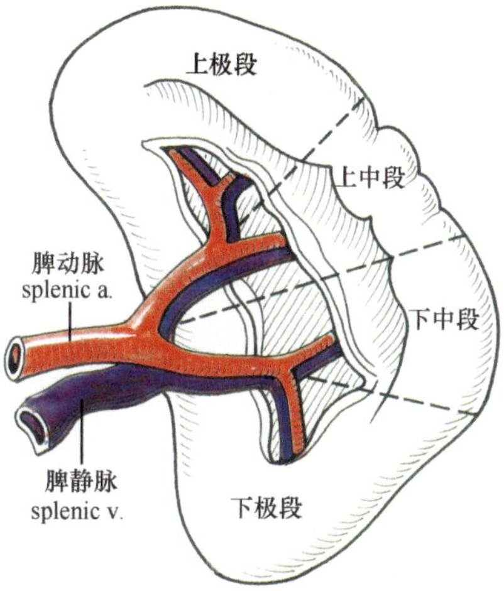

图 6-52　脾的血管

（福建医科大学　王　玮　林如英）

第五节　结 肠 下 区

结肠下区位于横结肠及其系膜与小骨盆上口之间。此区内有空肠、回肠、盲肠、阑尾及结肠等脏器。

一、空肠和回肠

（一）位置与形态结构

空肠jejunum 及**回肠**ileum 占据结肠下区的大部，全长 5～7m，两者间无明显分界。一般近侧的 2/5 为空肠，盘曲于结肠下区的左上部；远侧的 3/5 为回肠，位于结肠下区的右下部，并垂入盆腔。空、回肠均属腹膜内位器官，借肠系膜悬附于腹后壁，故总称**系膜小肠**。

（二）肠系膜

肠系膜mesentery 由双层腹膜及其间走行的血管、神经、淋巴管等组成，肠系膜将空、回肠悬附于腹后壁，其在腹后壁的附着处称**肠系膜根**radix of mesentery。肠系膜根从第 2 腰椎左侧斜向右下，至于右骶髂关节前方，长约 15cm（图 6-53）。肠系膜的肠缘连于空、回肠的系膜缘，与空、回肠全

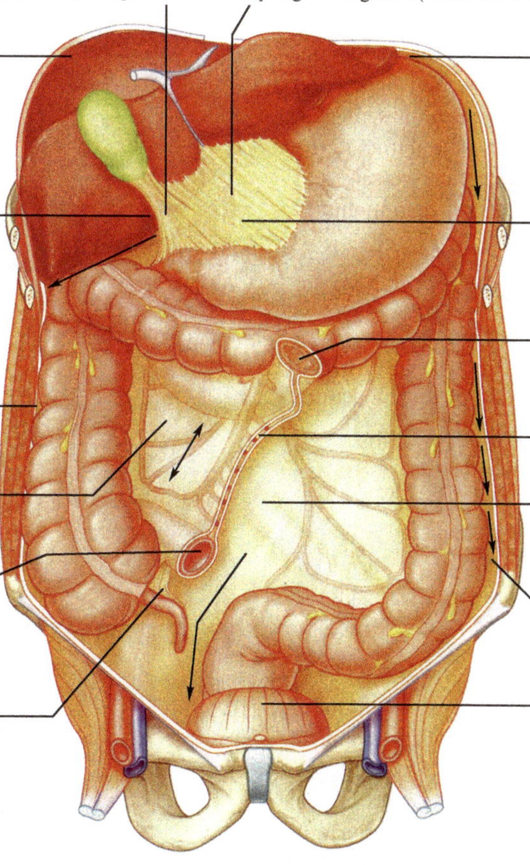

图 6-53　腹后壁腹膜配布和腹膜腔的交通

长相等。肠系膜由于根短而肠缘长，因此整体呈扇状，并随肠袢形成许多折叠（图6-54）。肠系膜内的血管、淋巴管和神经在小肠的系膜缘处进出肠壁。系膜缘处的肠壁与两层腹膜围成**系膜三角**，此处肠壁无浆膜，术后不易愈合，小肠切除吻合术时应妥善缝合，以免形成肠瘘。

肠系膜窦mesenteric sinuses 为肠系膜与升结肠、横结肠及其系膜、降结肠等围成的间隙。肠系膜窦以肠系膜根为界分为左、右肠系膜窦（图6-53）。**左肠系膜窦**介于肠系膜根、横结肠及其系膜的左1/3部、降结肠、乙状结肠及其系膜之间，略呈向下开口的斜方形，窦内感染时易蔓延入盆腔。**右肠系膜窦**位于肠系膜根、升结肠、横结肠及其系膜的右2/3部之间，呈三角形，周围近乎封闭，窦内感染积脓时不易扩散。

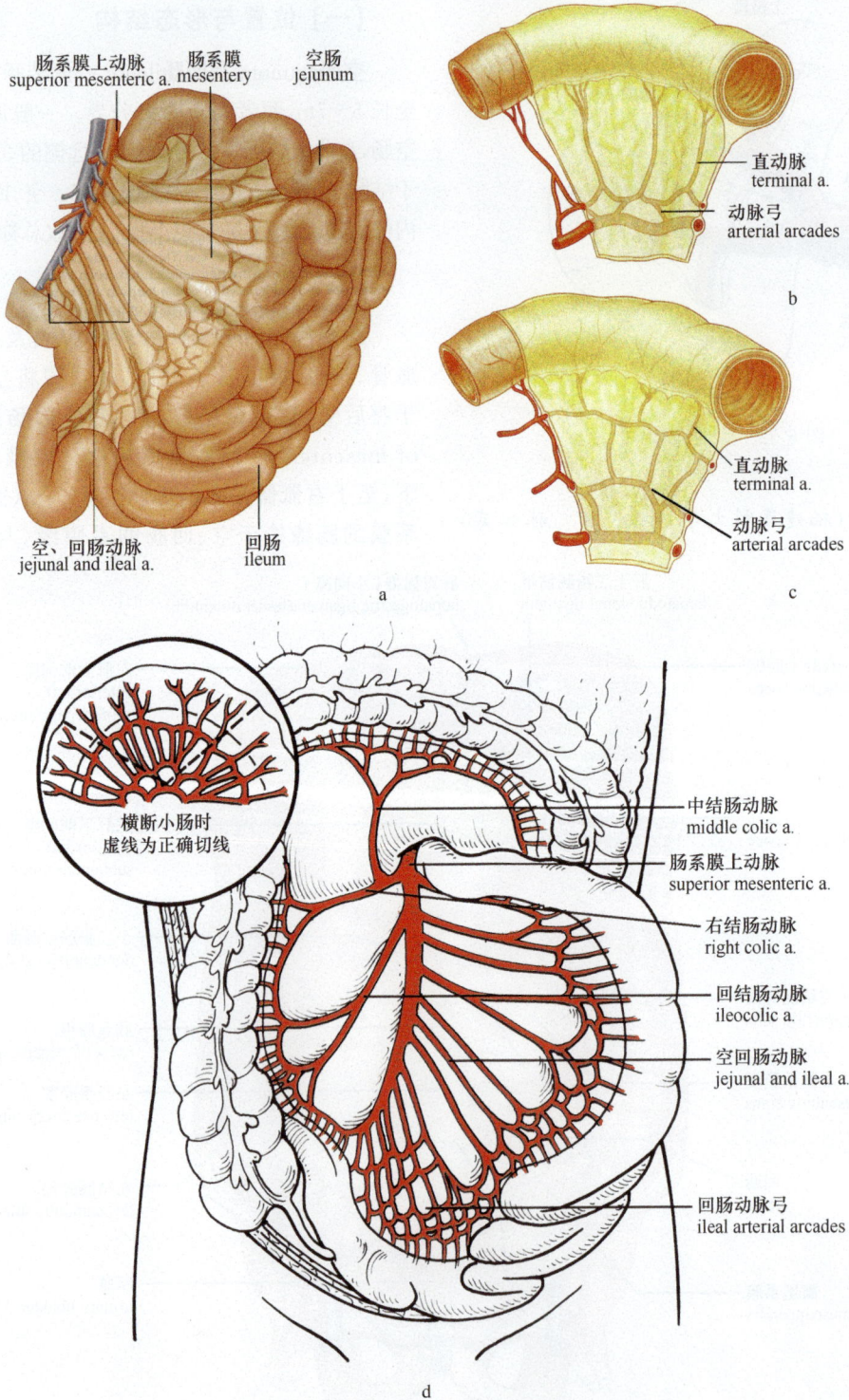

图 6-54　空、回肠的动脉

（三）血管、淋巴及神经

1. 动脉 空、回肠的动脉来自肠系膜上动脉（图 6-54）。**肠系膜上动脉**superior mesenteric artery 多在第 1 腰椎水平起于腹主动脉前壁，向前下由胰颈下缘左侧穿出，跨十二指肠水平部前方，入肠系膜走向右下。此动脉向右发出胰十二指肠下动脉、中结肠动脉、右结肠动脉和回结肠动脉，向左发出约 12～18 条**空、回肠动脉**，于肠系膜内呈放射状走向肠壁，途中分支吻合，形成动脉弓。小肠近侧段一般为 1～2 级动脉弓，远侧段弓数增多，可达 3～4 级，回肠最末段又成单弓。末级动脉弓发出**直动脉**分布于肠壁，直动脉间缺少吻合。肠切除吻合术时肠系膜应作扇形切除，对系膜缘侧的肠壁应稍多切除一些，以保证吻合口对系膜缘侧有充分血供，避免术后缺血坏死或愈合不良形成肠瘘。

2. 静脉 空、回肠静脉与动脉伴行，汇入肠系膜上静脉。肠系膜上静脉伴行相应动脉右侧上行，在胰颈后方与脾静脉汇合，形成肝门静脉入肝。

3. 淋巴 小肠的淋巴管始于小肠绒毛的中央乳糜管，于黏膜下层形成淋巴丛，注入肠系膜淋巴结。其输出管最终汇入肠干注入乳糜池。

4. 神经 空、回肠接受交感和副交感神经双重支配，同时有内脏感觉神经分布，这些神经纤维相互交织共同构成腹腔丛和肠系膜上丛。腹腔丛位于腹腔干根部的周围；肠系膜上丛位于肠系膜上动脉的根部。交感神经抑制肠的蠕动和分泌。副交感神经促进肠的蠕动和分泌。

二、盲肠和阑尾

（一）盲肠

盲肠cecum 为大肠的起始部，居右髂窝，为腹膜内位器官，一般长 6～7cm。盲肠左侧接回肠末端，后内侧壁有阑尾附着，三者合称为**回盲部**，上方延续于升结肠，右侧为右结肠旁沟，后面为髂腰肌，前面邻腹前壁、大网膜。盲肠壁上的 3 条结肠带于下端会聚，续于阑尾根部，是手术时寻找阑尾根部的标志。回肠末端连通盲肠，开口处黏膜有上、下两襞，称为**回盲瓣**ileocecal valve。由于回肠管径小于盲肠，二者衔接处又接近直角，因此回盲部肠套叠较多见。

（二）阑尾

阑尾vermiform appendix 多位于右髂窝内。阑尾

根部附于盲肠后内侧壁、3 条结肠带的会合处，是手术寻找阑尾的重要标志，其体表投影在脐至右髂前上棘连线的中外 1/3 交界处，称**McBurney** 点；也可用左右髂前上棘连线的中右 1/3 交界处**Lanz** 点作为投影点，阑尾炎时投影点常有明显压痛。阑尾属腹膜内位器官，有三角形的阑尾系膜悬附于肠系膜下端，因此阑尾位置可变，其位置不同炎症时产生的症状、体征也不相同。阑尾常见的位置有 5 种（图 6-55）：①**回肠前位**：阑尾在回肠末部前方，尖向左上，炎症时右下腹压痛明显。②**盆位**：阑尾跨腰大肌前面入盆腔，尖端可触及闭孔内肌或盆腔脏器，炎症时可刺激腰大肌致使伸髋时疼痛，或刺激闭孔内肌致屈髋内旋时疼痛，也可出现膀胱、直肠等刺激症状。③**盲肠后位**：阑尾在盲肠后方，髂肌前面，尖端向上，一般仍有系膜为腹膜内位，少数在壁腹膜外与髂肌相贴，盲肠后位阑尾发炎时腹壁体征不明显，但常刺激髂肌，影响伸髋，甚至形成腹膜后间隙脓肿。④**回肠后位**：阑尾在回肠末段后方，尖向左上，炎症时腹壁体征出现较晚，容易引起弥漫性腹膜炎。⑤**盲肠下位**：阑尾在盲肠后下，尖指向右下方。此外，少数尚有高位阑尾（在右肝下方）、盲肠壁浆膜下阑尾以及左下腹位阑尾等。阑尾穿孔时，脓液可积存于右髂窝，可向下达盆腔或向上经右结肠旁沟达肝肾隐窝。

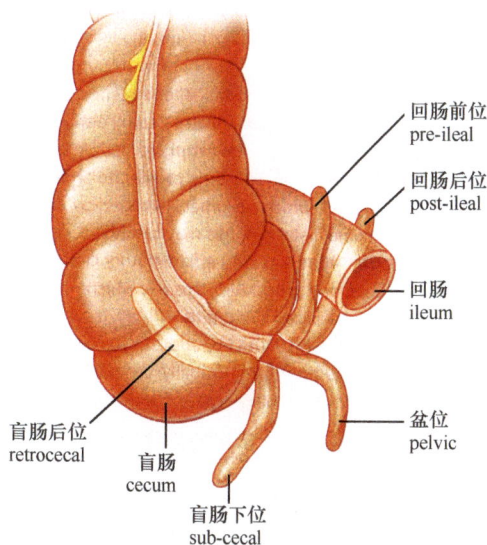

图 6-55　阑尾的常见位置

阑尾动脉appendicular artery 起于回结肠动脉或其分支盲肠前、后动脉，多数为 1 支，少数为 2 支，在回肠末段后方入阑尾系膜内，沿其游离缘走行，分支分布于阑尾（图 6-56）。

阑尾静脉appendicular vein 与动脉伴行，经回结肠静脉、肠系膜上静脉汇入肝门静脉入肝（图 6-57）。因

此,化脓性阑尾炎时细菌栓子可随静脉血流入肝,引起肝脓肿。

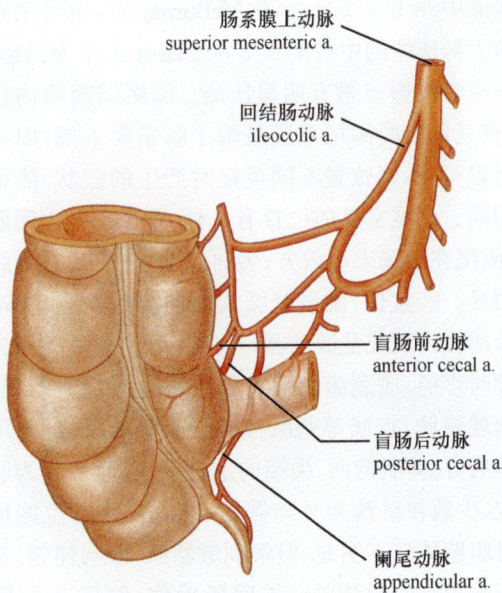

图 6-56 阑尾的动脉

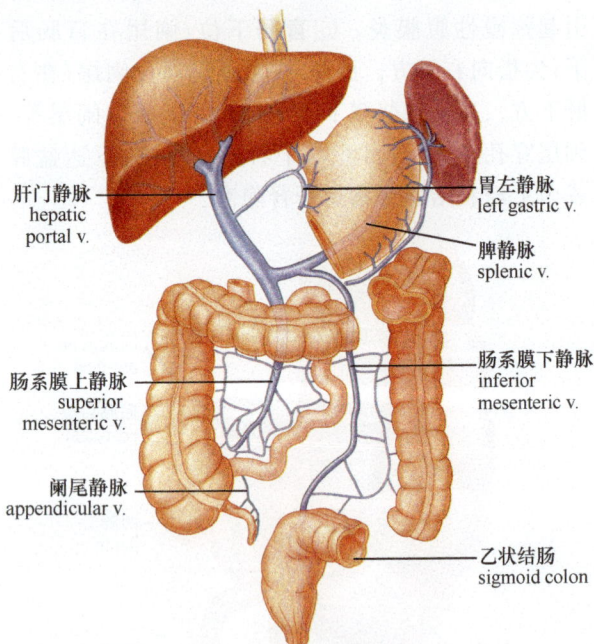

图 6-57 阑尾的静脉

三、结 肠

(一)分部及各部的毗邻

结肠colon 按其行程和部位分为升结肠、横结肠、降结肠和乙状结肠 4 部分。

1. 升结肠 ascending colon 是盲肠的延续,沿腹腔的右外侧区上行,至肝右叶下方转向左前下方移行于横结肠,移行所形成的弯曲称**结肠右曲**。升

结肠一般为腹膜间位,其后面借疏松结缔组织与腹后壁的腰大肌和右肾相贴,内侧为右肠系膜窦及回肠袢,外侧与腹壁间形成**右结肠旁沟**,上通肝肾隐窝,下通右髂窝、盆腔,故膈下脓肿可经此沟流入右髂窝和盆腔,阑尾化脓时也可向上蔓延至肝下(见图 6-53)。

2. 横结肠 transverse colon 于结肠右曲开始,向左呈下垂的弓形横过腹腔中部,至脾前端下极处折转下行续于降结肠,弯曲处称**结肠左曲**。横结肠为腹膜内位器官。横结肠系膜根附着于十二指肠降部、胰与左肾的前面。横结肠上方与肝、胃相邻,下方与空、回肠相邻。

3. 降结肠 descending colon 始于**结肠左曲**,沿腹腔左外侧贴腹后壁向下,至左髂嵴水平续于乙状结肠,属腹膜间位,内侧为左肠系膜窦及空肠袢,外侧与腹壁间为**左结肠旁沟**。由于左膈结肠韧带发育良好,故左结肠旁沟内的积液只能向下流入盆腔(见图 6-53)。

4. 乙状结肠 sigmoid colon 居左髂窝内,自左髂嵴起自降结肠至第 3 骶椎续于直肠,呈乙状弯曲,属腹膜内位器官,借系膜连于骨盆左后壁,当系膜过长时可发生乙状结肠扭转。

(二)血管

1. 动脉 结肠的动脉有起于肠系膜上动脉的回结肠动脉、右结肠动脉和中结肠动脉分布于升结肠、横结肠等,以及起于肠系膜下动脉的左结肠动脉和乙状结肠动脉分布于降结肠、乙状结肠(图 6-58)。

各结肠动脉的分支在结肠内缘均相互吻合,在近结肠边缘形成一个完整的动脉弓,称为**边缘动脉** colic marginal artery。边缘动脉发出许多直动脉,后者又分长、短支,**短支**多起自长支,在系膜带处穿入肠壁,**长支**在浆膜下环绕肠管,至另外两条结肠带附近分支入肠脂垂后,穿入肠壁。结肠动脉的长、短支在穿入肠壁前很少吻合,因此,结肠手术分离、切除肠脂垂时,不可过度牵拉,以免切断长支,影响肠壁供血(图 6-59)。

2. 静脉 结肠静脉基本与动脉伴行。结肠左曲以上的静脉血分别经回结肠静脉、右结肠静脉和中结肠静脉汇入肠系膜上静脉,结肠左曲以下的静脉则经左结肠静脉、乙状结肠静脉汇入肠系膜下静脉,最后均汇入肝门静脉。

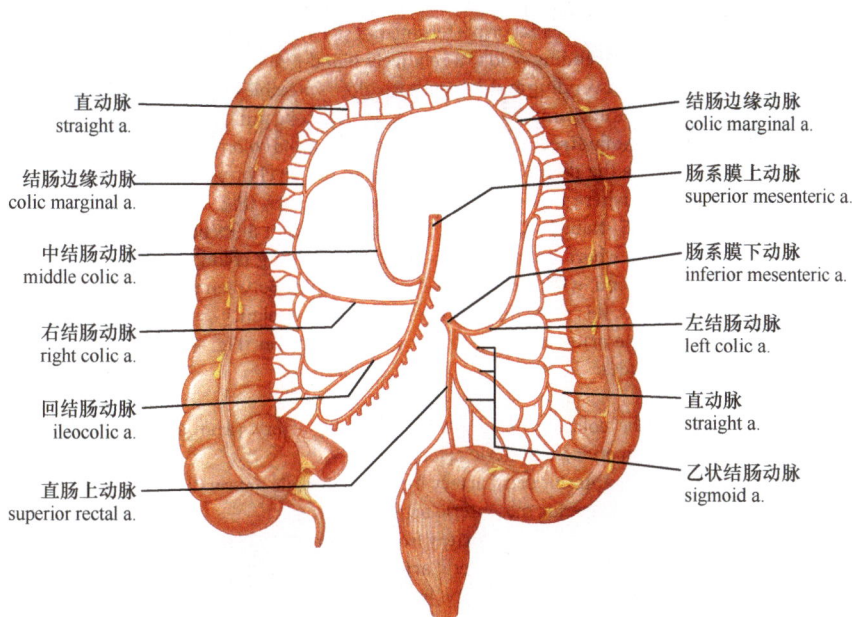

图 6-58 结肠的动脉

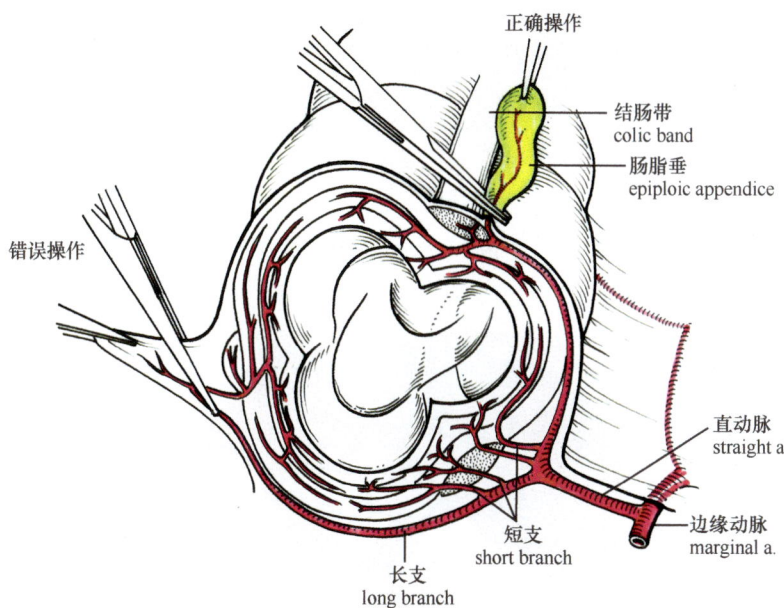

图 6-59 结肠边缘动脉的分支分布

（三）淋巴和神经

1. 淋巴 结肠的淋巴管穿出肠壁后沿相应的血管行走，注入4组结肠淋巴结（图6-60）。①**结肠壁上淋巴结**：位于肠壁浆膜深面；②**结肠旁淋巴结**：沿边缘动脉排列；③**中间淋巴结**：沿各结肠动脉排列；④**肠系膜上、下淋巴结**：分别位于肠系膜上、下动脉的根部。右半结肠的淋巴大部分汇入肠系膜上淋巴结，左半结肠的淋巴大部汇入肠系膜下淋巴结。肠系膜上、下淋巴结的输出管直接或经腹腔干根部的腹腔淋巴结汇入**肠干**，向上注入乳糜池。

2. 神经 结肠由肠系膜上、下丛所支配。肠系膜上、下丛分别盘绕肠系膜上、下动脉及其分支分布至结肠。

四、肝门静脉

肝门静脉 hepatic portal vein 长6～8cm，直径1.0～1.2cm，由肠系膜上静脉与脾静脉于胰颈后方汇合而成，收集除肝以外所有不成对腹腔脏器的静脉血（图6-61）。肝门静脉下段前方邻胰腺和十二指肠上部，因此，胰和十二指肠病变时常累及此段；上段行于肝十二指肠韧带内，其右前方为胆总管，左前方为肝固有动脉,后方隔网膜孔与下腔静脉相邻。肝门静脉行至第一肝门处,分为左支和右支,分别进入左、右半肝。

肝门静脉与一般静脉不同,它的始末均为毛细血管,一端始于胃、肠、胰、脾的毛细血管网,另一端终于肝血窦,而且肝门静脉及其属支均缺乏瓣膜。因此,肝内或肝外肝门静脉阻塞,均可引起血液的逆流,导致肝门静脉高压症。

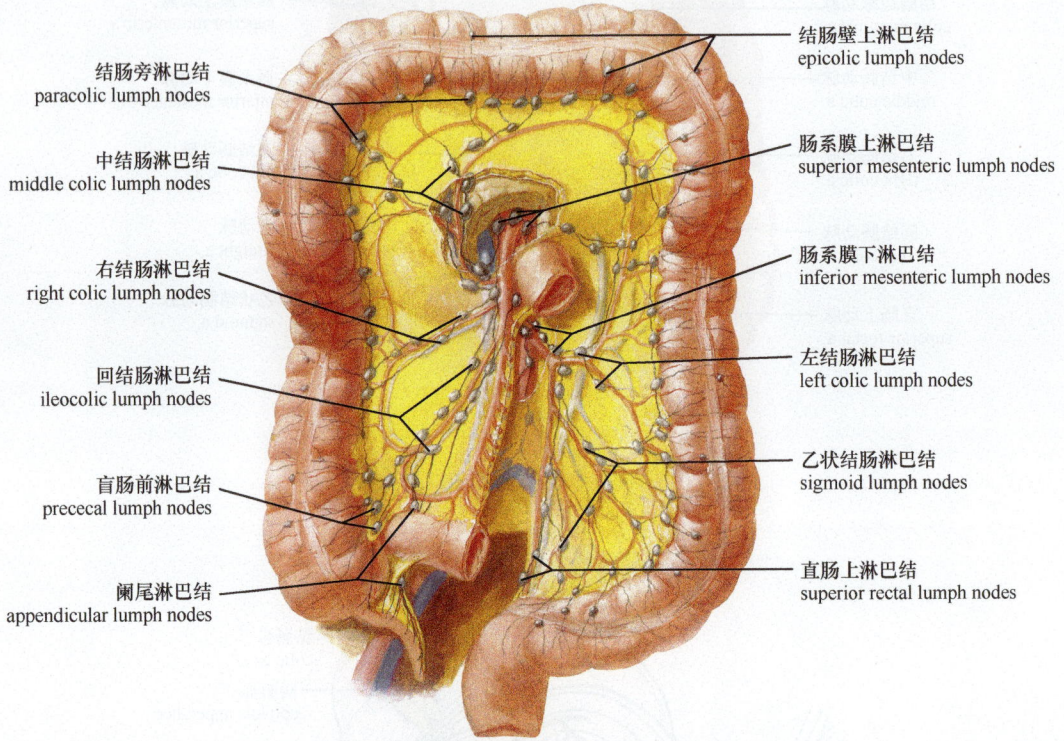

结肠旁淋巴结
paracolic lymph nodes

中结肠淋巴结
middle colic lymph nodes

右结肠淋巴结
right colic lymph nodes

回结肠淋巴结
ileocolic lymph nodes

盲肠前淋巴结
prececal lymph nodes

阑尾淋巴结
appendicular lymph nodes

结肠壁上淋巴结
epicolic lumph nodes

肠系膜上淋巴结
superior mesenteric lumph nodes

肠系膜下淋巴结
inferior mesenteric lumph nodes

左结肠淋巴结
left colic lumph nodes

乙状结肠淋巴结
sigmoid lumph nodes

直肠上淋巴结
superior rectal lumph nodes

图 6-60 结肠的淋巴

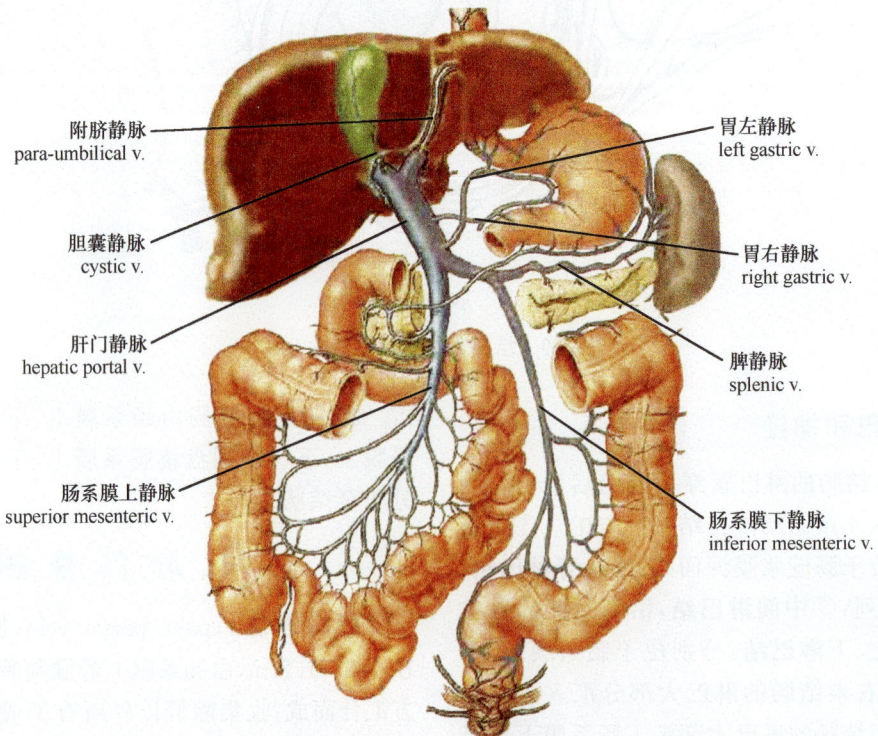

附脐静脉
para-umbilical v.

胆囊静脉
cystic v.

肝门静脉
hepatic portal v.

肠系膜上静脉
superior mesenteric v.

胃左静脉
left gastric v.

胃右静脉
right gastric v.

脾静脉
splenic v.

肠系膜下静脉
inferior mesenteric v.

图 6-61 肝门静脉及其属支

（一）肝门静脉的属支

肝门静脉的属支包括肠系膜上静脉、脾静脉、胃左静脉、肠系膜下静脉、胃右静脉、胆囊静脉和附脐静脉（图6-61）。上述属支，除胆囊静脉、附脐静脉为数条细小静脉外，其他静脉与各自同名动脉伴行。

（二）肝门静脉与上、下腔静脉之间的吻合

肝门静脉系统与上、下腔静脉系统之间存在广泛的侧支吻合。正常情况下，吻合支细小，血流甚少，但当肝门静脉高压症时，则曲张而血流增大，形成侧支循环，使部分肝门静脉系统的血分流至上、下腔静脉，降低肝门静脉的压力。曲张的静脉吻合支，因管壁变薄、内压增高，易于受物理或化学损伤后而破裂，引起大出血。

肝门静脉与腔静脉之间有4个侧支循环途径（图6-62）。

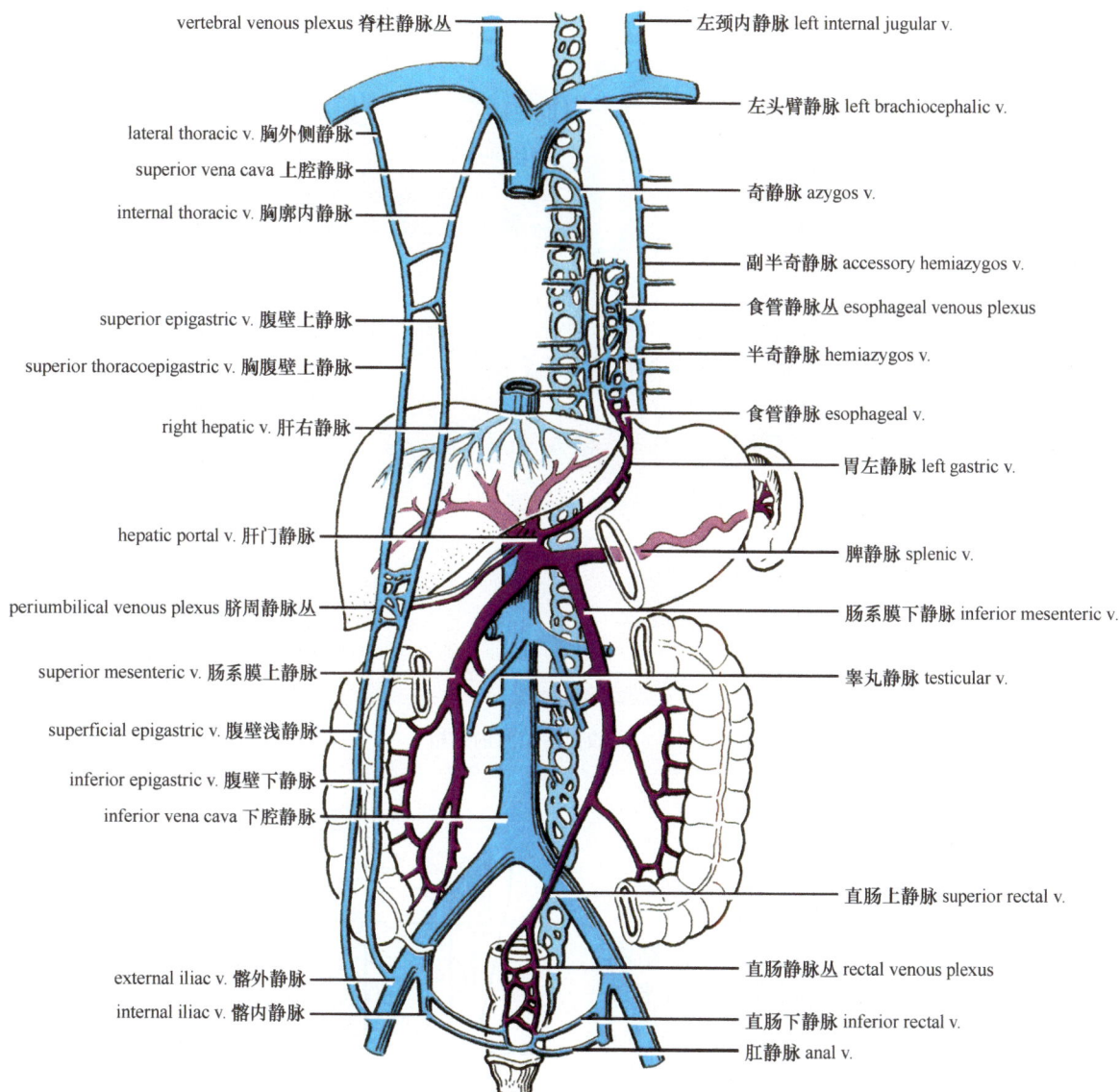

vertebral venous plexus 脊柱静脉丛
左颈内静脉 left internal jugular v.
lateral thoracic v. 胸外侧静脉
左头臂静脉 left brachiocephalic v.
superior vena cava 上腔静脉
奇静脉 azygos v.
internal thoracic v. 胸廓内静脉
副半奇静脉 accessory hemiazygos v.
食管静脉丛 esophageal venous plexus
superior epigastric v. 腹壁上静脉
半奇静脉 hemiazygos v.
superior thoracoepigastric v. 胸腹壁上静脉
食管静脉 esophageal v.
right hepatic v. 肝右静脉
胃左静脉 left gastric v.
hepatic portal v. 肝门静脉
脾静脉 splenic v.
periumbilical venous plexus 脐周静脉丛
肠系膜下静脉 inferior mesenteric v.
superior mesenteric v. 肠系膜上静脉
睾丸静脉 testicular v.
superficial epigastric v. 腹壁浅静脉
inferior epigastric v. 腹壁下静脉
inferior vena cava 下腔静脉
直肠上静脉 superior rectal v.
external iliac v. 髂外静脉
直肠静脉丛 rectal venous plexus
internal iliac v. 髂内静脉
直肠下静脉 inferior rectal v.
肛静脉 anal v.

图 6-62　肝门静脉与腔静脉之间的吻合

（1）胃左静脉、胃短静脉和胃后静脉，与奇静脉属支食管静脉，在食管下段和胃底处相吻合。

（2）肠系膜下静脉的属支直肠上静脉，与髂内静脉的属支直肠中、下静脉，在直肠下段相互吻合。

（3）附脐静脉与腹壁上静脉、胸腹壁静脉和腹壁下静脉、腹壁浅静脉在脐周围相互吻合，而分别与上、下腔静脉之间形成侧支循环。

（4）脾静脉、肠系膜上静脉、肠系膜下静脉的属支与腰静脉、肋间后静脉、膈下静脉及睾丸（卵巢）静脉等，在腹膜后间隙相吻合，形成 Retzius 静脉。

因此，当肝门静脉高压时，肝门静脉血可经胃左静脉至食管静脉、奇静脉而转流进入上腔静脉，导致食管和胃底静脉曲张；经肠系膜下静脉，直肠

上、中、下静脉至髂内静脉,引起直肠下段静脉曲张,形成痔;脐周围的静脉曲张,形成"海蛇头"。

(西安交通大学 刘 军)

第六节 腹膜后间隙

腹膜后间隙retroperitoneal space 位于腹后壁,介于腹后壁腹膜与腹内筋膜之间,上方至膈,下方达骶岬、骨盆上口等处。此间隙上经腰肋三角与后纵隔相通,下与盆腔腹膜后间隙相延续,故腹膜后间隙的感染可向上或向下扩散至胸腔、盆腔。腹膜后间隙内有肾、肾上腺、输尿管腹段、胰、部分十二指肠、腹部大血管、神经和淋巴结等重要结构(图6-63),并有大量疏松结缔组织。上述器官的手术多采用腰腹部斜切口,经腹膜外入路。

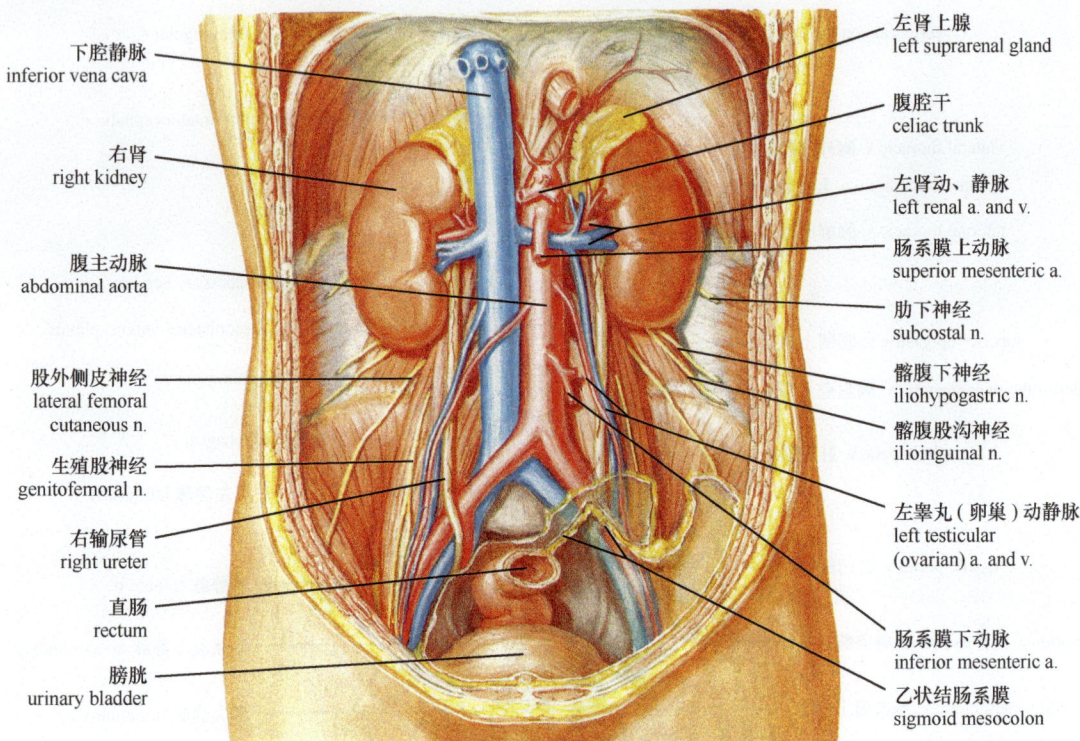

图 6-63 腹膜后间隙的结构

一、肾

(一) 位置与毗邻

1. 位置 肾kidney 位于脊柱的两侧,贴附于腹后壁的上部,由于肝的存在,右肾低于左肾1~2cm,右肾上端平第12胸椎,下端平第3腰椎,右侧第12肋斜过右肾后面的上部;左肾上端平第11胸椎,下端平第2腰椎,左侧第12肋斜过左肾后面的中部。两肾上极相距稍近,肾门相对。

肾的体表投影:在后正中线两侧2.5cm和7.5~8.5cm处各作2条垂线,通过第11胸椎和第3腰椎棘突各作1条水平线,两肾即位于此纵、横标志线所组成的2个四边形内。当肾发生病变时,多在此四边形内有疼痛或肿块等异常表现(图6-64)。

2. 毗邻 两肾的上方隔疏松结缔组织与肾上腺相邻。两肾的内下方为肾盂和输尿管。左肾的内侧

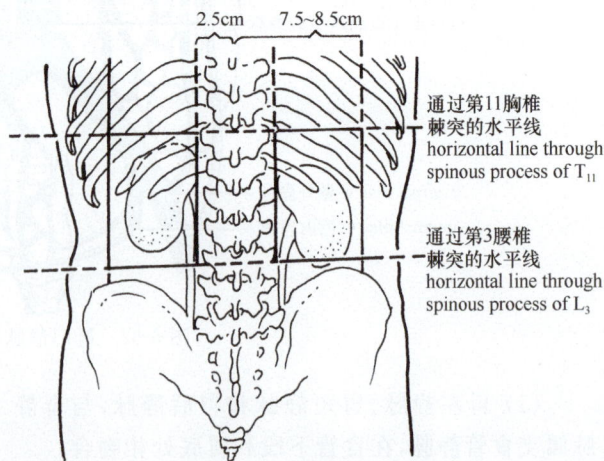

图 6-64 肾的体表投影

为腹主动脉,右肾的内侧为下腔静脉,两肾的内后方分别为左、右腰交感干。由于右肾邻近下腔静脉,故右肾肿瘤或炎症常侵及下腔静脉。因此,当行右肾切

除术时,需注意保护下腔静脉,以免损伤造成难以控制的大出血。左、右肾前方的毗邻不同。左肾的前面上部为胃后壁,中部为胰横过,下部为空肠袢及结肠左曲;右肾的上部前方为肝右叶,下部为结肠右曲,内侧为十二指肠降部(图 6-65)。当行左肾切除术时,注意勿伤及胰体和胰尾;右肾手术时注意防止损伤十二指肠降部。

肾后面第 12 肋以上部分与膈邻贴,借膈与胸膜相邻。当肾手术需切除第 12 肋时,要注意保护胸膜,以免损伤导致气胸。在第 12 肋以下部分,除有肋下血管、神经外,自内向外为腰大肌及其前方的生殖股神经、腰方肌及其前方的髂腹下神经和髂腹股沟神经等(图 6-66)。肾周围炎或脓肿时,腰大肌受到刺激可发生痉挛,引起患侧下肢屈曲。

(二) 肾门、肾窦和肾蒂

1. 肾门 renal hilum 为肾内缘中部的凹陷,约平第 1 腰椎,距中线约 5cm,是肾血管、肾盂、神经和淋巴管等出入肾的部位。肾门的体表投影:在腹前壁位于第 9 肋前端,在腹后壁位于第 12 肋下缘与竖脊肌外缘的交角处,此角称**肾角**或**脊肋角**(图 6-67)。肾病变时,此处常有压痛或叩击痛。

2. 肾窦 renal sinus 肾门向肾实质内延伸并扩大的腔隙称肾窦,被肾血管、肾小盏、肾大盏、肾盂、神经、淋巴管和脂肪占据。肾门的边缘称为肾唇,有前唇和后唇,具有一定的弹性,手术需分离肾门时,牵开前唇或后唇可扩大肾门,显露肾窦。

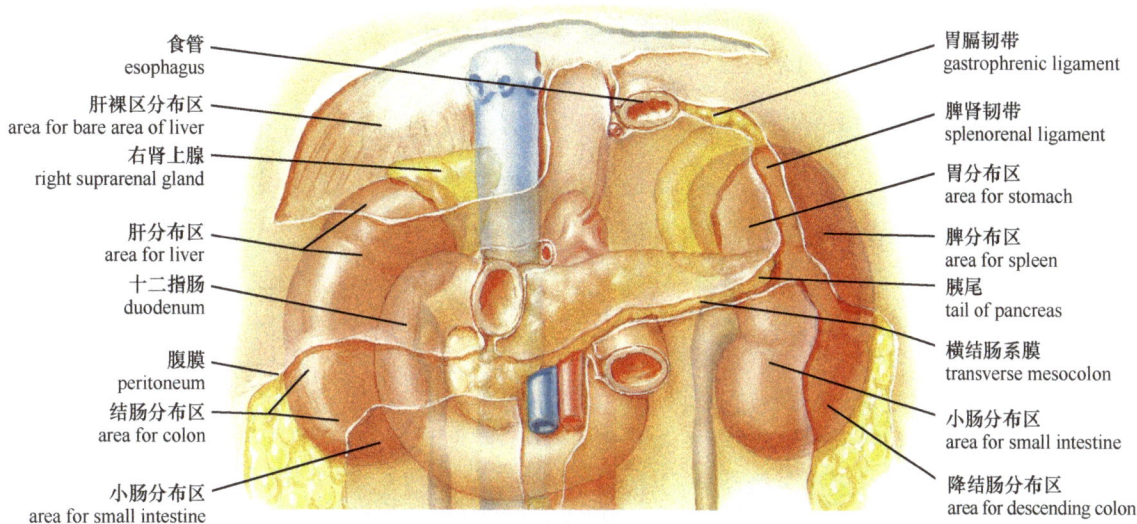

食管 esophagus
肝裸区分布区 area for bare area of liver
右肾上腺 right suprarenal gland
肝分布区 area for liver
十二指肠 duodenum
腹膜 peritoneum
结肠分布区 area for colon
小肠分布区 area for small intestine

胃膈韧带 gastrophrenic ligament
脾肾韧带 splenorenal ligament
胃分布区 area for stomach
脾分布区 area for spleen
胰尾 tail of pancreas
横结肠系膜 transverse mesocolon
小肠分布区 area for small intestine
降结肠分布区 area for descending colon

图 6-65 肾的毗邻(前面观)

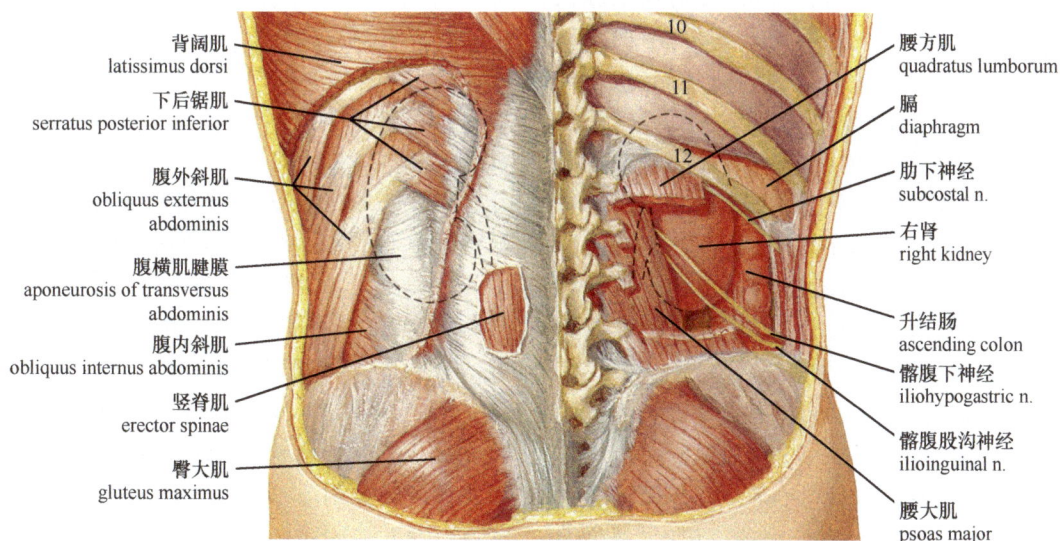

背阔肌 latissimus dorsi
下后锯肌 serratus posterior inferior
腹外斜肌 obliquus externus abdominis
腹横肌腱膜 aponeurosis of transversus abdominis
腹内斜肌 obliquus internus abdominis
竖脊肌 erector spinae
臀大肌 gluteus maximus

腰方肌 quadratus lumborum
膈 diaphragm
肋下神经 subcostal n.
右肾 right kidney
升结肠 ascending colon
髂腹下神经 iliohypogastric n.
髂腹股沟神经 ilioinguinal n.
腰大肌 psoas major

图 6-66 肾的毗邻(后面观)

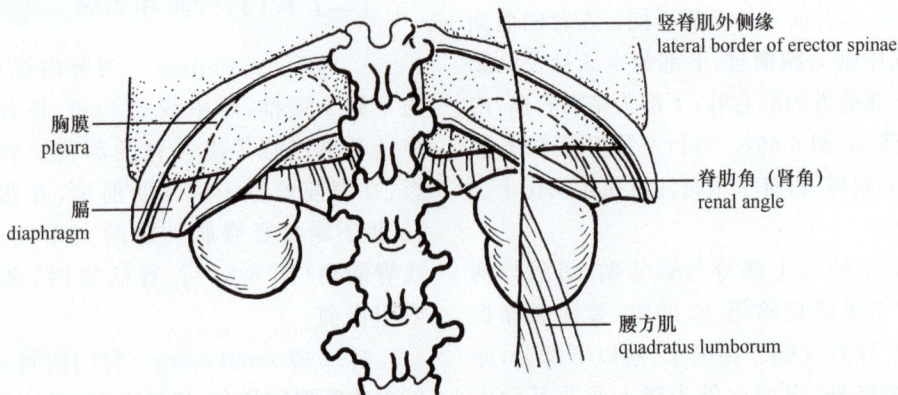

图 6-67　肾角（脊肋角）

3. 肾蒂 renal pedicle　由出入肾门的肾血管、肾盂、神经和淋巴管等结构组成。肾蒂内主要结构的排列有规律，由前向后为肾静脉、肾动脉和肾盂；由上向下为肾动脉、肾静脉和肾盂。

（三）肾的血管与肾段

1. 肾动脉 renal artery　多平第 1~2 腰椎间盘高度起自腹主动脉侧面，于肾静脉的后上方横行向外，经肾门入肾。由于腹主动脉位置偏左，故右肾动脉较左侧的长，并经下腔静脉的后面右行入肾。肾动脉管径较粗，多为 1 支，多支者较少见。肾动脉（一级支）入肾门之前，多分为前、后两干（二级支），由前、后干再分出段动脉（三级支）。在肾窦内，前干走行在肾盂的前方，发出上段动脉、上前段动脉、下前段动脉和下段动脉。后干走行在肾盂的后方，入肾后延续为后段动脉。每条段动脉均有独立供血区域，**上段动脉**供给肾上端；**上前段动脉**供给肾前面中、上部及相应肾后面外侧份；**下前段动脉**供给肾前面中、下部及相应肾后面外侧份；**下段动脉**供给肾下端；**后段动脉**供给肾后面的中间部分。肾动脉的变异比较常见。不经肾门而在肾上端入肾的上段动脉称为**上极动脉** upper polar artery，经肾下端入肾的下段动脉称为**下极动脉** lower polar artery。上极动脉的出现比下极动脉多见。上、下极动脉可起自肾动脉、腹主动脉或腹主动脉与肾动脉起始部的交角处。

2. 肾段 renal segment　为每条段动脉供给的肾实质区域。左、右肾各有 5 个肾段，即上段、上前段、下前段、下段和后段（图 6-68）。肾各段动脉之间无吻合，如某一段动脉阻塞，血流受阻时，相应供血区域的肾实质即可发生坏死。肾段的存在为肾局限性病变的定位及肾段或肾部分切除术提供了解剖学基础。

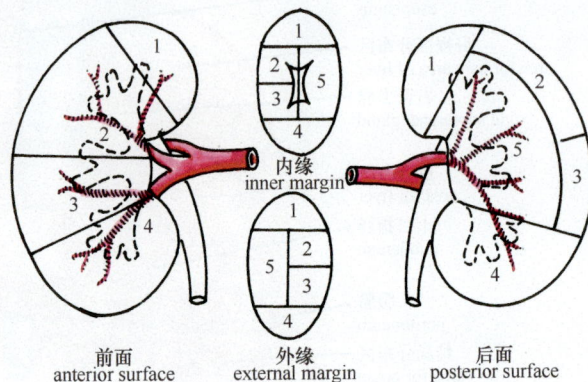

图 6-68　右肾的肾段与肾段动脉

1. 上段 superior segment；2. 上前段 superior anterior segment；3. 下前段 inferior anterior segment；4. 下段 inferior segment；5. 后段 posterior segment

3. 肾静脉 renal vein　肾内静脉在肾窦内汇成 2~3 支，出肾门后则合为一干，走行于肾动脉的前方，横行汇入下腔静脉。肾静脉多为 1 支，少数有 2~3 支，多见于右侧。左肾静脉长于右肾静脉，并横越腹主动脉前方。两侧肾静脉的属支不同。右肾静脉通常无肾外属支；而左肾静脉收纳左肾上腺静脉和左睾丸（卵巢）静脉的血液，其属支与周围静脉有吻合（图 6-69）。肝门静脉高压症时，利用此解剖特点行大网膜包肾术，可建立门-腔静脉间的侧支循环，降低肝门静脉压力。约有半数以上的左肾静脉与左侧腰升静脉相连，经腰静脉与椎静脉丛和颅内静脉窦相通，因此左侧肾、睾丸、卵巢的恶性肿瘤可经此途径向颅内转移。

右、左膈下动脉
right and left inferior phrenic a.

右肾上腺上动脉
right superior suprarenal a.

右肾上腺静脉
right suprarenal v.

右肾上腺中动脉
right middle suprarenal a.

右肾上腺下动脉
right inferior suprarenal a.

右肾动、静脉输尿管支
ureteric branch of
right renal a. and v.

右肾动、静脉
right renal a. and v.

右睾丸(卵巢)动、静脉
right testicular (ovarian) a. and v.

左膈下静脉
left inferior phrenic v.

左肾上腺
left suprarenal gland

腹腔干
celiac trunk

肠系膜上动脉
superior mesenteric a.

左肾上腺静脉
left suprarenal v.

左肾动、静脉
left renal a. and v.

左第2腰静脉与腰升静脉交通
communication of left 2nd
lumbar v. to ascending lumbar v.

左睾丸(卵巢)动、静脉
left testicular (ovarian) a. and v.

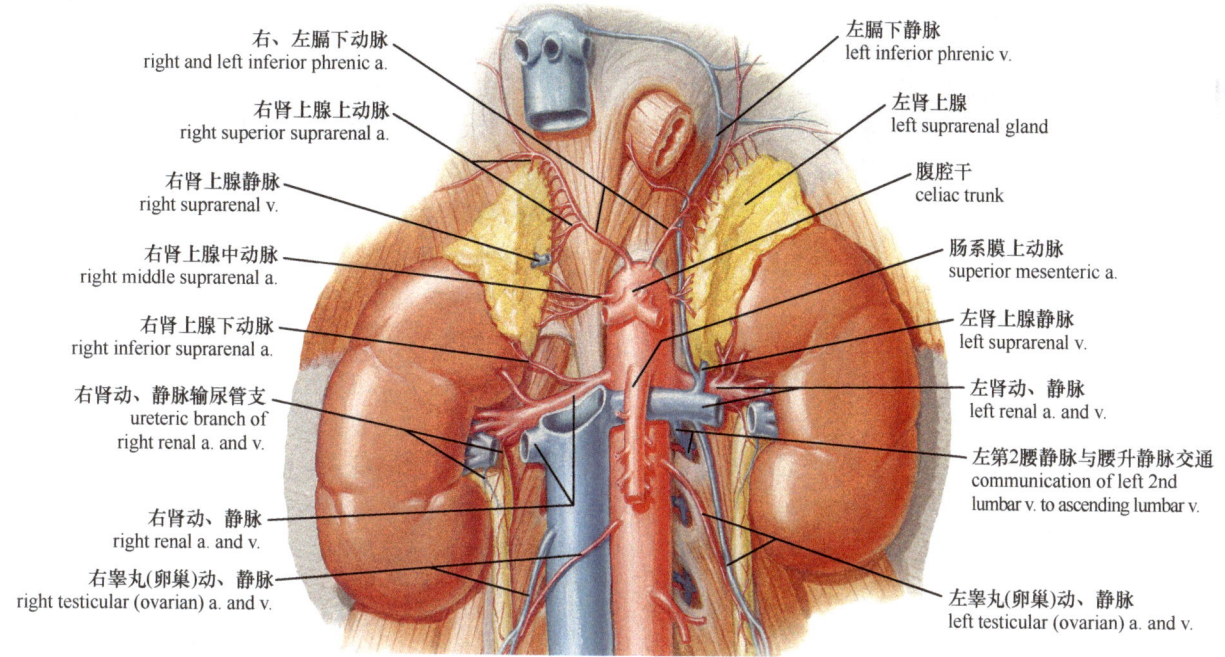

图 6-69　左肾静脉的属支

（四）淋巴与神经

1. 淋巴　肾内淋巴管分浅、深两组。浅组位于肾纤维膜深面，引流肾被膜及其肾脂肪囊的淋巴；深组位于肾内血管周围，引流肾实质的淋巴。浅、深两组淋巴管相互吻合，在肾蒂处汇合成较粗的淋巴管，注入肾盂后方的肾门淋巴结，肾门淋巴结输出管注入腹主动脉和下腔静脉周围的腰淋巴

结。肾癌时这些淋巴结可被累及。

2. 神经　肾接受交感神经和副交感神经双重支配，同时有内脏感觉神经。交感神经来自腹腔丛所分出的肾丛，副交感神经来自迷走神经的分支。

（五）被膜

肾的被膜有3层，由外向内依次为肾筋膜、脂肪囊和纤维囊（图6-70，图6-71）。

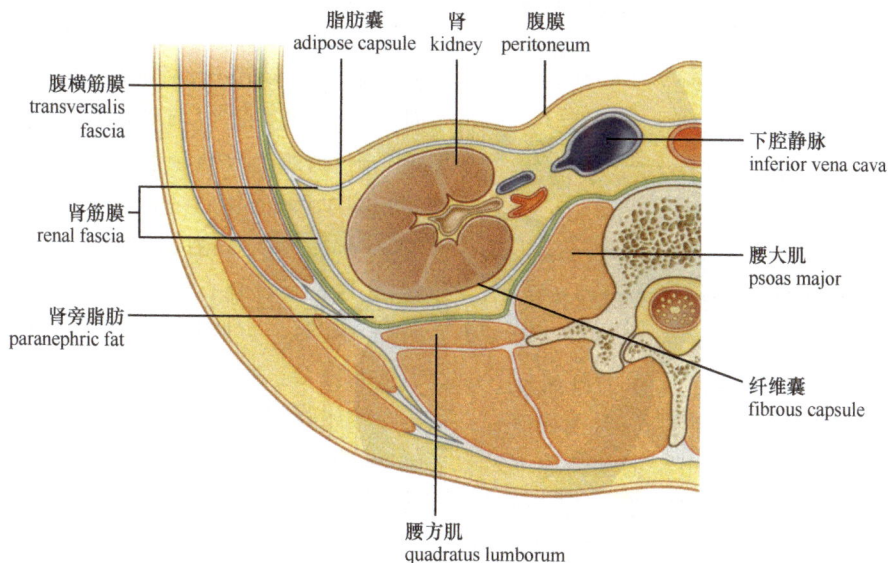

脂肪囊
adipose capsule

肾
kidney

腹膜
peritoneum

腹横筋膜
transversalis
fascia

肾筋膜
renal fascia

肾旁脂肪
paranephric fat

下腔静脉
inferior vena cava

腰大肌
psoas major

纤维囊
fibrous capsule

腰方肌
quadratus lumborum

图 6-70　肾的被膜（水平断面）

1. 肾筋膜 renal fascia　或称Gerota 筋膜，质较坚韧，分为前、后2层，前层为肾前筋膜，后层为肾后筋膜。两层筋膜从前、后方包绕肾和肾上腺。肾筋膜发

出许多结缔组织纤维束，穿过脂肪囊与纤维囊相连，对肾有一定的固定作用。在肾的外侧缘，前、后2层筋膜相互融合，并与腹横筋膜相连接。在肾的内侧，

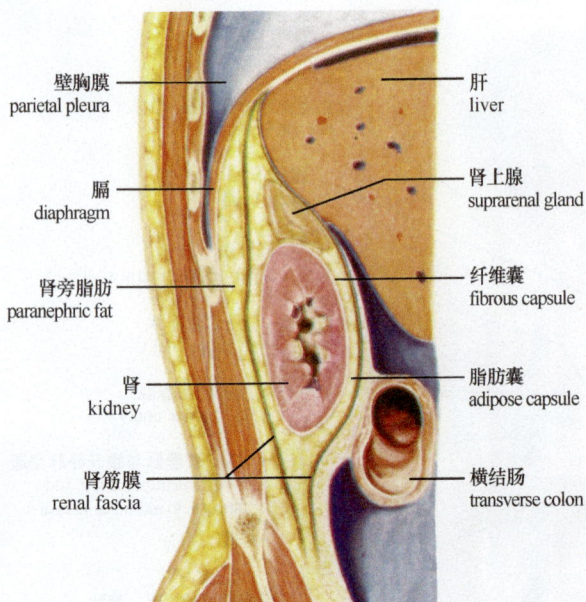

图 6-71　肾的被膜（矢状切面右侧观）

壁胸膜 parietal pleura

膈 diaphragm

肾旁脂肪 paranephric fat

肾 kidney

肾筋膜 renal fascia

肝 liver

肾上腺 suprarenal gland

纤维囊 fibrous capsule

脂肪囊 adipose capsule

横结肠 transverse colon

肾前筋膜越过腹主动脉和下腔静脉的前方，与对侧的肾前筋膜相续。肾后筋膜与腰方肌、腰大肌筋膜汇合后，在内侧附于椎体和椎间盘。在肾的上方，两层筋膜于肾上腺的上方相融合，并与膈下筋膜相延续。在肾的下方，肾前筋膜向下消失于腹膜外筋膜中，肾后筋膜向下至髂嵴与髂筋膜愈着。由于肾前、后筋膜在肾下方互相不融合，向下与直肠后间隙相通，因此可在骶骨前方作腹膜后注气造影。由于肾筋膜的下端完全开放，当腹壁肌薄弱、肾周围脂肪减少或有内脏下垂时，肾可向下移动，形成肾下垂或称游走肾。如果发生肾积脓或有肾周围炎时，脓液可沿肾筋膜向下蔓延。

2. 脂肪囊 adipose capsule 又称**肾床**，为脂肪组织层，在肾的后面和边缘较为发达，成人的厚度可达 2cm。脂肪囊有支持和保护肾的作用。肾囊封闭时药液即注入此脂肪囊内。由于该层为脂肪组织，易透过 X 射线，在 X 线片可见肾的轮廓，对肾疾病的诊断有帮助。

3. 纤维囊 fibrous capsule 又称为**纤维膜**，为肾的固有膜，由致密结缔组织所构成，质薄而坚韧，被覆于肾表面，有保护肾的作用。正常情况下，活体的纤维膜易从肾表面剥离，利用此特点，可将肾固定于第 12 肋或腰大肌上，治疗肾下垂。在行部分肾切除或肾外伤时，应缝合纤维膜，以防肾实质撕裂。

二、肾 上 腺

肾上腺 suprarenal gland 位于腹膜后间隙，脊柱的两侧，平第 11 胸椎高度，紧贴肾的上端，属腹膜外位器官，为成对的内分泌器官。左侧肾上腺为半月形，右侧为三角形。肾上腺与肾共同包在肾筋膜内，左、右侧肾上腺的毗邻不同。左肾上腺前面的上部借网膜囊与胃后壁相邻，下部与胰尾、脾血管相邻，内侧缘接近腹主动脉。右肾上腺的前面为肝，前面的外上部没有腹膜覆盖，直接与肝的裸区相邻，内侧缘紧邻下腔静脉。左、右肾上腺的后面均为膈。两侧肾上腺之间为腹腔丛。肾上腺的动脉有上、中、下 3 支，分布于肾上腺的上、中、下 3 部（见图 6-69）。**肾上腺上动脉**发自膈下动脉；**肾上腺中动脉**发自腹主动脉；**肾上腺下动脉**发自肾动脉。肾上腺的静脉回流主要通过肾上腺静脉，小部分通过与肾周围脂肪囊静脉的交通支。

三、输尿管腹部

输尿管 ureters 输尿管腹部左、右各一，位于腹膜后间隙，其前方有睾丸（卵巢）血管斜过；至小骨盆上口附近，跨越髂总动脉末端或髂外动脉的起始部的前方，移行到盆腔延续为盆部（图 6-72）。右输尿管内侧邻下腔静脉；前方的上部为十二指肠降部，下部有睾丸（卵巢）血管、右结肠血管及回结肠血管越过，在接近骨盆上口时，尚有邻接肠系膜根的下部和回盲部。因女性右输尿管与阑尾及卵巢接近，所以当女性右下腹疼痛时应注意阑尾炎、子宫右侧附件炎或右输尿管结石的鉴别诊断。左侧输尿管前面有左结肠血管、睾丸（卵巢）血管跨过，在左髂窝处经乙状结肠及其系膜的后方，入盆腔时，其外侧邻睾丸或卵巢血管，内侧有乙状结肠系膜根附着，故乙状结肠手术时勿损伤左输尿管。

输尿管腹部的上、下端分别是输尿管的第 1、2 狭窄部，即肾盂与输尿管连接处和输尿管跨越髂血管处，通常是被结石阻塞的部位。右侧输尿管结石的症状有时与盲肠后位及回肠后位阑尾炎的症状极为相似，应注意鉴别诊断。

输尿管的动脉主要来自肾动脉、睾丸（卵巢）动脉、第 1 腰动脉、髂总动脉和髂内动脉等分支供应。输尿管腹部的动脉多从内侧进入管壁，存在吻合薄弱处。因此，手术时应在输尿管的外侧游离，减少血管的损伤。输尿管腹部的静脉与动脉伴行，分别经肾静脉、睾丸（卵巢）静脉、髂总静脉等回流入下腔静脉。

输尿管的淋巴管始于黏膜下、肌层和外膜的淋巴丛。上部的淋巴管回流至主动脉旁淋巴结，下部的注入髂总淋巴结。输尿管的神经来自主动脉丛、肾丛、腹下丛,输尿管丛内有交感和副交感神经纤维,但其功能不明。

四、腹主动脉

腹主动脉 abdominal aorta 与胸主动脉相延续,在第12胸椎下缘前方略偏左侧,经膈的主动脉裂孔

进入腹膜后间隙,沿脊柱的左前方下行,至第4腰椎下缘水平分为左、右髂总动脉(见图6-72)。腹主动脉的前面为腹腔丛、腹腔神经节、主动脉丛、胰体、十二指肠水平部及小肠系膜根等;后面为第1~4腰椎及椎间盘;右侧为下腔静脉;左侧为左交感干腰部。腹主动脉周围还有腰淋巴结、腹腔淋巴结等。

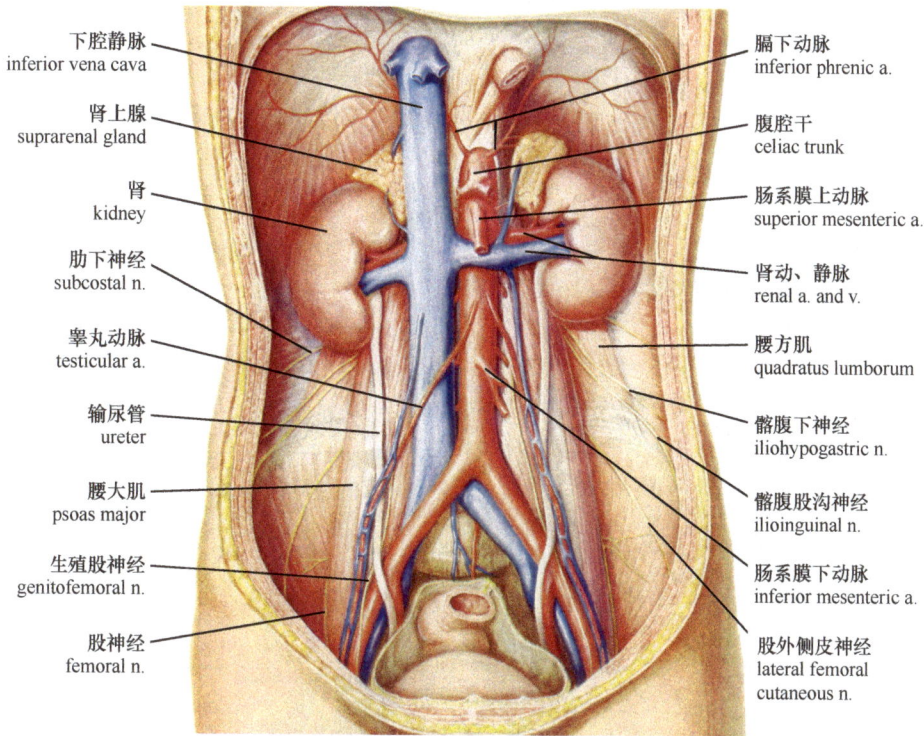

图 6-72　腹膜后间隙的结构

腹主动脉的前壁分别于第1腰椎附近、第1腰椎下缘及第3腰椎水平发出不成对的腹腔干、肠系膜上动脉、肠系膜下动脉。其侧壁上约平第1腰椎、第2腰椎水平和第2腰椎下缘处,分别发出成对的肾上腺中动脉、肾动脉、睾丸(卵巢)动脉。腹主动脉的壁支包括1对膈下动脉、4对腰动脉和1支骶正中动脉,分别于腹主动脉起始处、1~4腰椎及腹主动脉分叉处后上方发出。因十二指肠水平部从肠系膜上动脉与腹主动脉之间的夹角经过,当夹角过小或肠系膜上动脉起始点过低,可压迫十二指肠引起梗阻(图6-73)。

五、下腔静脉

下腔静脉 inferior vena cava 由左、右髂总静脉汇合而成,汇合部位多平第5腰椎,少数平第4腰椎。下腔静脉在脊柱的右前方,沿腹主动脉的右侧上行,经肝的腔静脉沟,穿膈的腔静脉裂孔,开口于右心房(见图6-72)。下腔静脉收集下肢、盆部和腹部的静脉血。

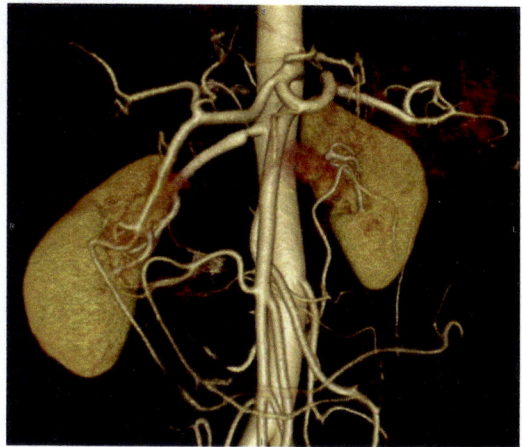

图 6-73　腹主动脉CTA成像示右肾动脉狭窄

下腔静脉的前面为肝、胰头、十二指肠水平部、右睾丸(卵巢)动脉和小肠系膜根越过,后面为右膈脚、第1~4腰椎、右腰交感干和腹主动脉的壁支,右侧与腰大肌、右肾和右肾上腺相邻,左侧为腹主动脉。

下腔静脉的属支有髂总静脉、右睾丸(卵巢)静

脉、肾静脉、右肾上腺静脉、肝静脉、膈下静脉和腰静脉,其中大部分属支与同名动脉伴行(见图6-72)。**左侧睾丸静脉**垂直上升汇入左肾静脉,经左肾静脉再注入下腔静脉,行程较长,回流阻力较大,上行过程中有乙状结肠跨过,易受其压迫,故临床上左侧睾丸静脉曲张较右侧常见。

腰静脉每侧有4~5条,与腰动脉伴行,收集腰部的静脉血,直接汇入下腔静脉。腰静脉与椎外静脉丛有吻合,与椎内静脉丛相通,是沟通上、下腔静脉系统间的侧支循环的途径之一。

六、乳 糜 池

乳糜池cisterna chili 位于第1腰椎体前方,腹主动脉的右后方,有时在腹主动脉与下腔静脉之

间,其上端延续为胸导管,向上经膈的食管裂孔进入胸腔。肠干和左、右腰干汇入乳糜池。

七、腰交感干

腰交感干lumbar sympathetic trunk 由3或4个神经节和节间支构成,位于脊柱与两侧腰大肌之间,表面被深筋膜覆盖,上端连胸交感干,下端接骶交感干。左、右腰交感干之间有横向的交通支。左腰交感干与腹主动脉左缘相距约1cm。右腰交感干的前面除有下腔静脉覆盖外,有时有1或2支腰静脉越过。两侧腰交感干的下段分别位于左、右髂总静脉的后方。左、右腰交感干的外侧有生殖股神经与之平行,腰交感干切除术时应注意对两者的鉴别(图6-74)。

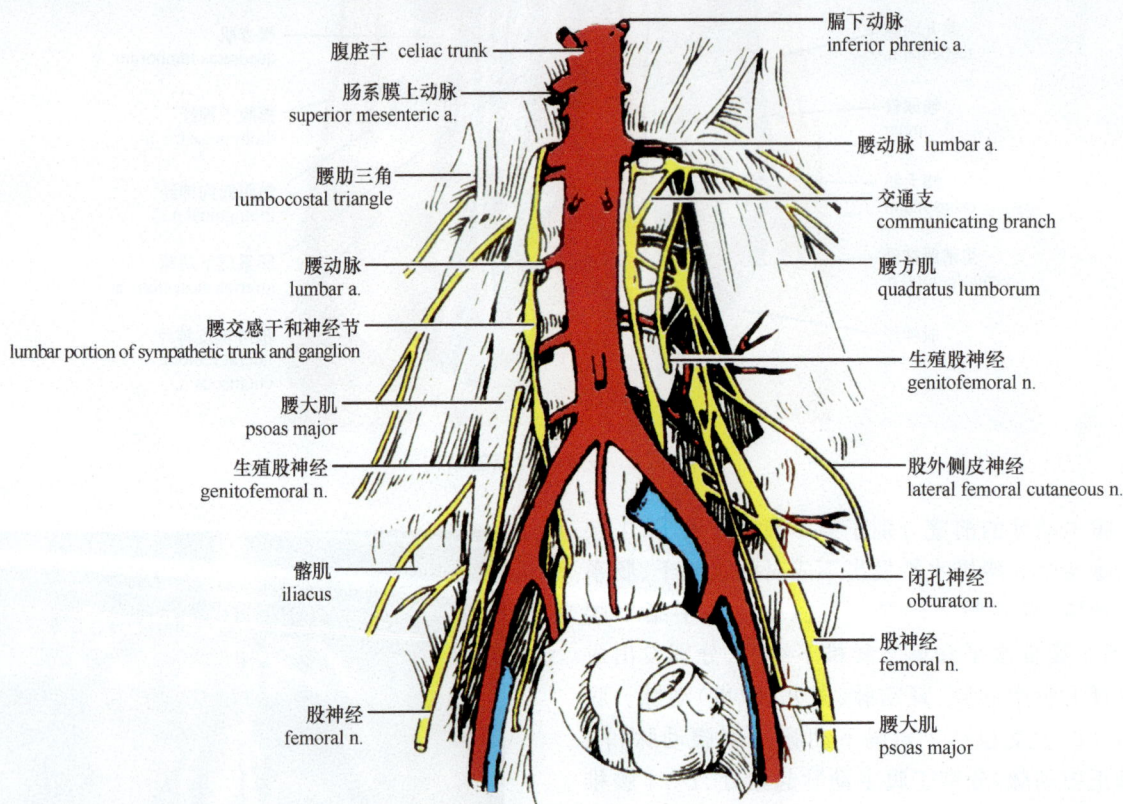

图 6-74 腹膜后间隙的神经、血管

腰交感神经节每侧多为3~4个,借节间支连成腰交感干,在第12胸椎体下半至腰骶椎间盘的范围内。第1、2、5腰交感神经节位于相对应椎体的平面,第3、4腰交感神经节的位置多高于相对应的椎体。第3腰神经节多位于第2~3腰椎间盘平面,第4腰神经节多位于第3~4腰椎间盘平面。当行腰交感干神经节切除术寻找神经节时,可参考以上标志。

八、腰　　丛

腰丛lumbar plexus 位于腰大肌深面或肌质

内、腰椎横突的前方。此丛由第12胸神经前支、第1~4腰神经前支构成。分支有髂腹下神经、髂腹股沟神经、生殖股神经、股外侧皮神经、股神经和闭孔神经等,分布于髂腰肌、腰方肌、腹前壁下部、大腿前内侧部的肌肉和皮肤、小腿与足内侧及大腿外侧的皮肤,以及外生殖器等处。

(西安交通大学　刘　军)

第七节 腹部的断层影像解剖

一、经第二肝门的横断面

经第二肝门的横断面影像解剖，见图 6-75。

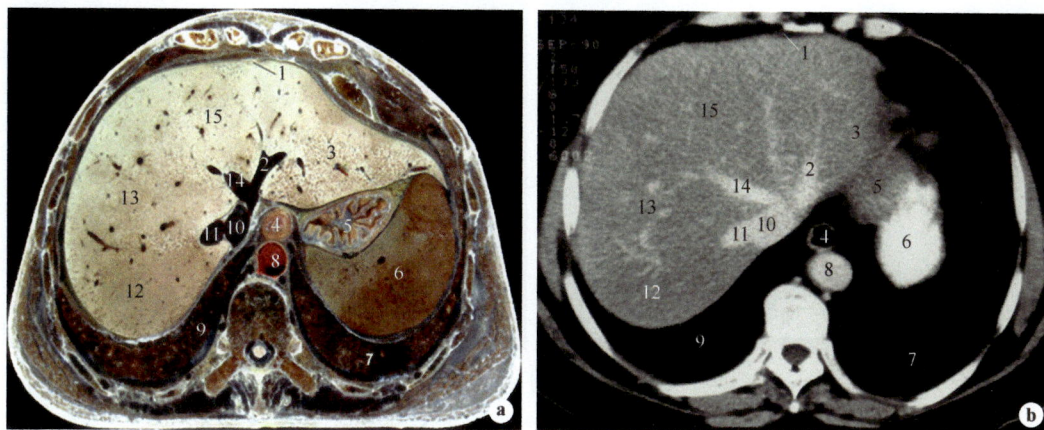

图 6-75 经第二肝门的横断面
a. 断层标本；b. CT

1. 肝镰状韧带 falciform lig. ；2. 肝左静脉 left hepatic v. ；3. 肝左外叶 left lateral lobes of liver；4. 食管 esophagus；5. 胃底 fundus of stomach；6. 脾 spleen；7. 左肺下叶 inferior lobe of left lung；8. 胸主动脉 thoracic aorta；9. 右肺下叶 inferior lobe of right lung；10. 下腔静脉 inferior vena cava；11. 肝右静脉 right hepatic v. ；12. 肝右后叶 right posterior lobes of liver；13. 肝右前叶 right anterior lobes of liver；14. 肝中间静脉 intermediate hepatic v. ；15. 肝左内叶 left medial lobes of liver

二、经第一肝门的横断面

经第一肝门的横断面影像解剖，见图 6-76。

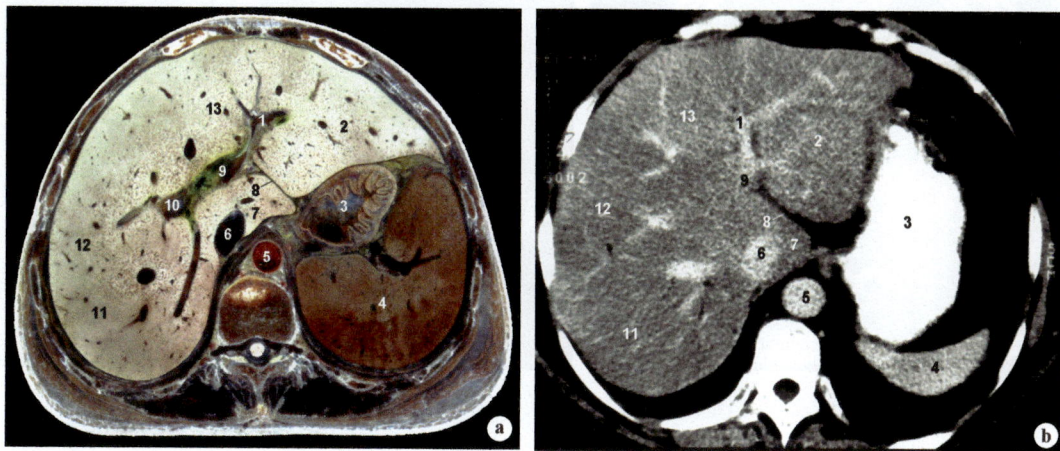

图 6-76 经第一肝门的横断面
a. 断层标本；b. CT

1. 肝门静脉左支囊部 capsule part of left branch of hepatic portal v；2. 肝左外叶 left lateral lobes of liver；3. 胃体 body of stomach ；4. 脾 spleen；5. 胸主动脉 thoracic aorta；6. 下腔静脉 inferior vena cava；7. 肝尾状叶 caudate lobe；8. 静脉韧带裂 fissure of ligamentum venosum；9. 肝门静脉左支 left branch of hepatic portal v. ；10. 肝门静脉右支 right branch of hepatic portal v. ；11. 肝右后叶 right posterior lobes of liver；12. 肝右前叶 right anterior lobes of liver；13. 肝左内叶 left medial lobes of liver

三、经腹腔干的横断面

经腹腔干的横断面影像解剖,见图 6-77。

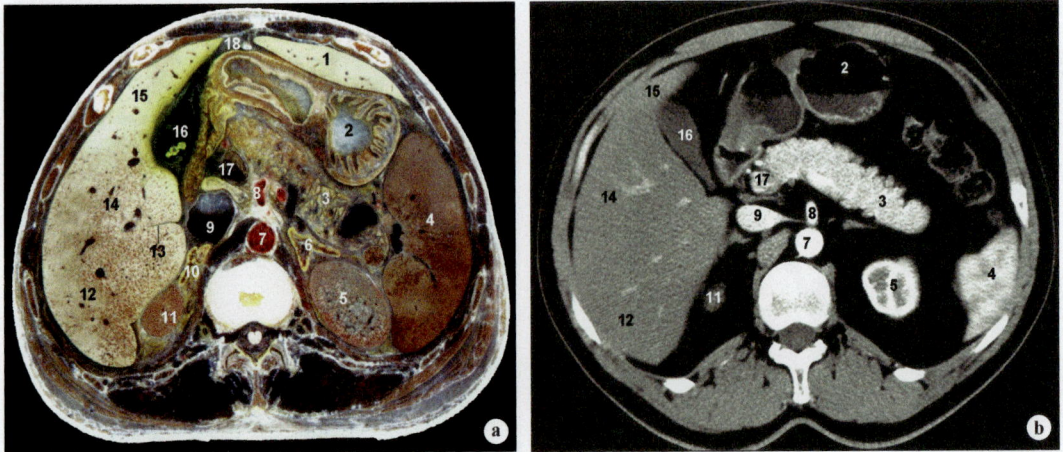

图 6-77 经腹腔干的横断面
a. 断层标本;b. CT

1. 肝左外叶 left lateral lobes of liver ;2. 胃体 body of stomach;3. 胰体 body of pancreas;4. 脾 spleen;5. 左肾 left kidney;6. 左肾上腺 left suprarenal gland;7. 腹主动脉 abdominal aorta;8. 腹腔干 celiac trunk;9. 下腔静脉 inferior vena cava;10. 右肾上腺 right suprarenal gland;11. 右肾 right kidney;12. 肝右后叶 right posterior lobes of liver; 13. 肝门右切迹 right notch of porta hepatis;14. 肝右前叶 right anterior lobes of liver;15. 肝左内叶 left medial lobes of liver;16. 胆囊 gall bladder ;17. 肝门静脉 hepatic portal v. ;18. 肝圆韧带裂 fissure for ligamentum teres hepatic

四、经肠系膜上动脉根部的横断面

经肠系膜上动脉根部的横断面影像解剖,见图 6-78。

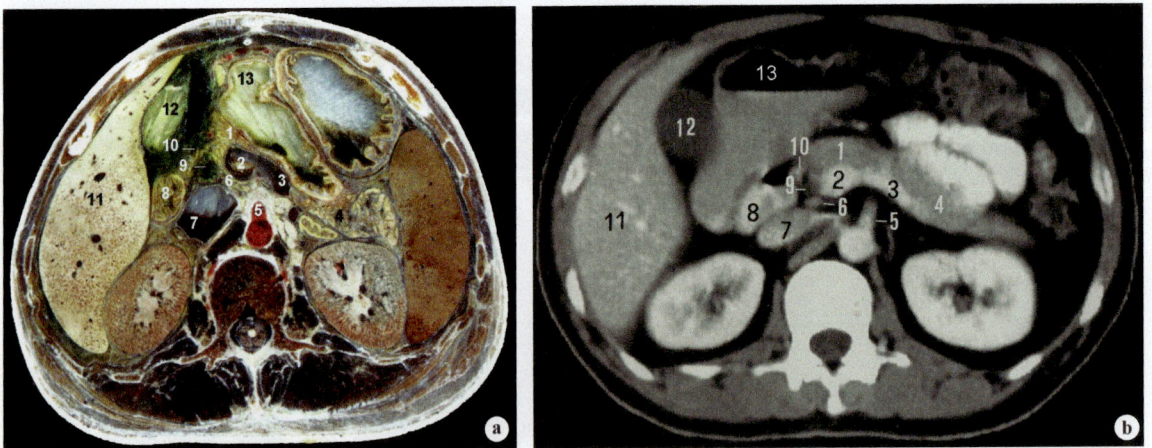

图 6-78 经肠系膜上动脉根部的横断面
a. 断层标本;b. CT

1. 胰颈 neck of pancreas;2. 肠系膜上静脉 superior mesenteric v. ;3. 脾静脉 splenic v. ;4. 胰体 body of pancreas;5. 肠系膜上动脉 superior mesenteric a. ;6. 门腔淋巴结 portal cavity lymph nodes ;7. 下腔静脉 inferior vena cava;8. 十二指肠降部 descending part of duodenum;9. 胆总管 common bile duct;10. 胰十二指肠上动脉 superior pancreaticoduodenal a. ;11. 肝右后叶 right posterior lobes of liver;12. 胆囊底 fundus of gallbladder;13. 胃体 body of stomach

五、经左肾静脉的横断面

经左肾静脉的横断面影像解剖,见图 6-79。

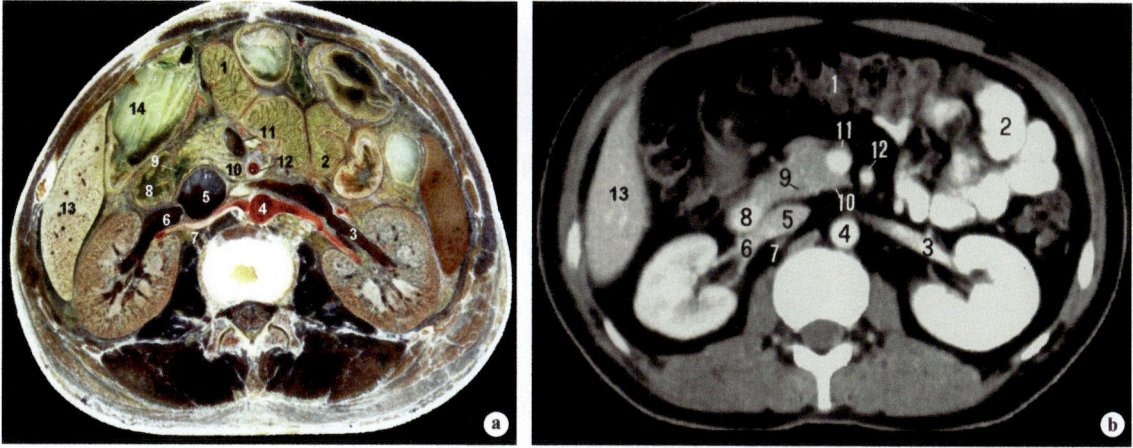

图 6-79 经左肾静脉的横断面

a. 断层标本；b. CT

1. 空肠 jejunum；2. 回肠 ileum；3. 左肾静脉 left renal v.；4. 腹主动脉 abdominal aorta；5. 下腔静脉 inferior vena cava；6. 右肾静脉 right renal v.；7. 右肾动脉 right renal a.；8. 十二指肠降部 descending part of duodenum；9. 胆总管 common bile duct；10. 胰钩突 unciform process of pancreas；11. 肠系膜上静脉 superior mesenteric v.；12. 肠系膜上动脉 superior mesenteric a.；13. 肝右叶 right lobe of liver；14. 胆囊底 fundus of gallbladder

六、腹部正中矢状断面

腹部正中矢状断面影像解剖，见图 6-80。

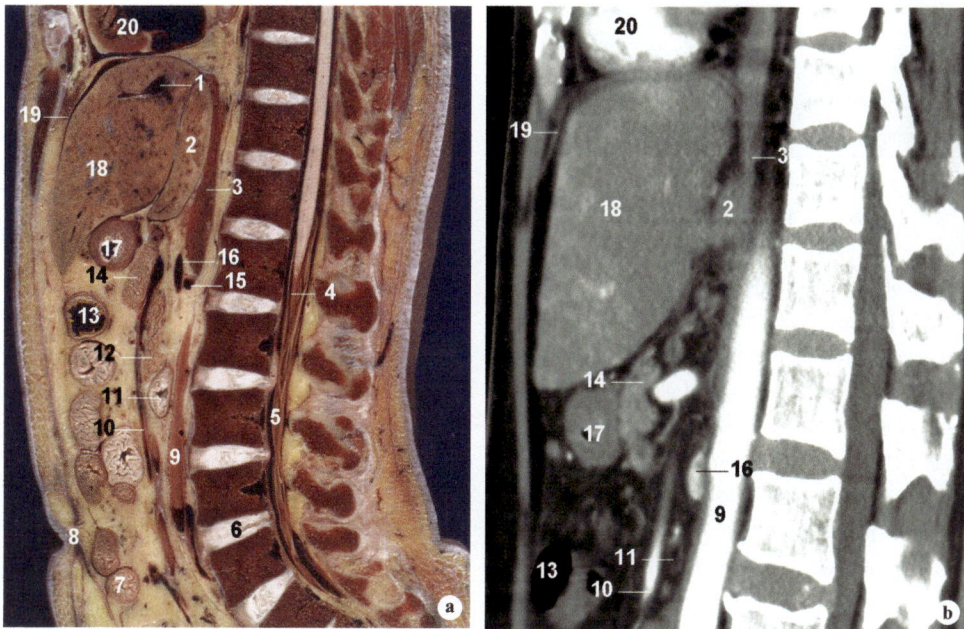

图 6-80 腹部正中矢状断面

a. 断层标本；b. CT

1. 肝中间静脉 intermediate hepatic v.；2. 肝尾状叶 caudate lobe；3. 膈肌右脚 right crus of diaphragm；4. 脊髓圆锥 conus medullaris；5. 马尾 cauda equina；6. 腰 4～5 椎间盘 $L_{4\sim5}$ intervertebral disc；7. 回肠 ileum；8. 脐 umbilicus；9. 腹主动脉 abdominal aorta；10. 肠系膜上动脉 superior mesenteric a.；11. 十二指肠横部 transverse part of duodenum；12. 胰钩突 unciform process of pancreas；13. 横结肠 transverse colon；14. 胰颈 neck of pancreas；15. 右肾动脉 right renal a.；16. 左肾静脉 left renal v.；17. 胃幽门 pylorus；18. 肝左外叶 left lateral lobes of liver；19. 膈右穹隆 right arch of diaphragm；20. 右心室 right ventricle

七、经肝门静脉的冠状断面

经肝门静脉的冠状断面影像解剖，见图 6-81。

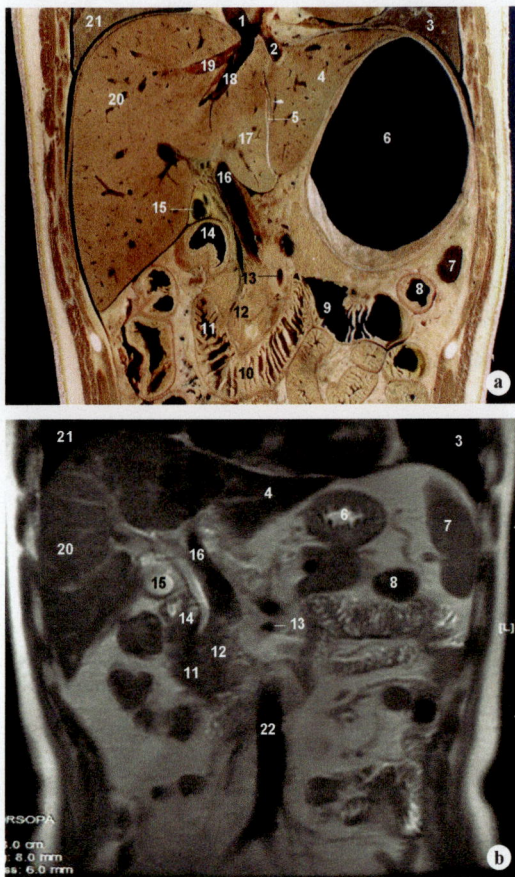

图 6-81　经肝门静脉的冠状断面
a. 断层标本；b. MRI

1. 下腔静脉 inferior vena cava；2. 肝左静脉 left hepatic v. ；3. 左肺下叶 inferior lobe of left lung；4. 肝左外叶 left lateral lobes of liver；5. 肝镰状韧带 falciform lig. ；6. 胃 stomach；7. 脾 spleen；8. 结肠左曲 left colic flexure；9. 十二指肠空肠曲 duodenojejunal flexure；10. 十二指肠横部 transverse part of duodenum；11. 十二指肠降部 descending part of duodenum；12. 胰头 head of pancreas；13. 肠系膜上动脉 superior mesenteric a. ；14. 十二指肠上部 superior part of duodenum；15. 胆囊颈 neck of gallbladder；16. 肝门静脉 hepatic portal v. ；17. 肝尾状叶 caudate lobe；18. 肝中间静脉 intermediate hepatic v. ；19. 肝右静脉 right hepatic v. ；20. 肝右后叶 right posterior lobes of liver；21. 右肺下叶 inferior lobe of right lung；22. 肠系膜上静脉 superior mesenteric v.

（山东大学　李振平）

第八节　腹部的解剖操作

一、腹前外侧壁

（一）皮肤切口

将尸体呈仰卧位，在其腰部下方垫一木枕，以使腹前壁皮肤紧张，便于操作。皮肤切口：①自剑突沿前正中线向下绕脐至耻骨联合做切口；②自剑突沿左、右肋弓，斜向外下方切至腋后线做切口；③自耻骨联合沿耻骨嵴向外侧，在腹股沟韧带稍下方斜向外上方至髂前上棘，再沿髂嵴向后至腋后线做切口；④自前正中线仅剥离皮片并向左、右侧翻起。

（二）层次解剖

1. 浅筋膜与皮神经　人体浅筋膜由疏松脂肪结缔组织组成，呈黄色。约在脐平面以下，腹前壁的浅筋膜分为两层：浅层即 Camper's 筋膜，含大量脂肪组织，又称脂肪层；深层即 Scarpa's 筋膜，为富含弹性纤维的膜样层，通过网状组织疏松地与腹外斜肌腱膜相连。Scarpa's 筋膜，在中线处附着于白线，向下在腹股沟韧带下方约 2cm 处附着于大腿阔筋膜，在左、右耻骨结节间越过耻骨联合向下与浅会阴筋膜（Colles'筋膜）、阴囊肉膜和浅阴茎筋膜相延续。

（1）探查 Camper's 筋膜：此层内含有自胸 2 至腰 1 脊神经前支所发的皮神经，由后外侧斜向内前下方走行，呈阶段性分布，脐平面大约为第 10 胸神经前支的分布区。腹股沟区为胸 12 至腰 1 神经前支的分布区。在腹股沟区找出腹壁浅静脉。

（2）辨认 Camper's 筋膜和 Scarpa's 筋膜：沿髂前上棘至耻骨结节连线的中 1/3 做一斜行切口（切口不要太深），切开浅筋膜，在浅筋膜断面上辨认含脂肪的 Camper's 筋膜及其深面薄膜状的 Scarpa's 筋膜。将示指伸入 Scarpa's 筋膜深面，轻轻地向外、向上、向内和向下方分离，示指向内可至腹白线，向下可至腹股沟韧带下方 2cm 处，在耻骨结节与耻骨联合之间向下可至阴囊和会阴，证实 Scarpa's 筋膜由此向下与阴囊肉膜和浅会阴筋膜相延续。

（3）皮神经：分为前皮支和外侧皮支，呈节段性分布于腹前壁。

1）寻找前皮支：距中线 5cm 从剑突至耻骨联合纵行切开浅筋膜，用手指或刀柄向内分离约 2.5cm，可见第 7 胸神经至第 1 腰神经（$T_7 \sim L_1$）的前皮支，找出 1～2 支即可。在耻骨嵴上方约 4cm 处，找出髂腹下神经（L_1）的前皮支，此支常在腹股沟浅环内侧脚的上方穿出，分布于耻骨上方的皮肤。

2）寻找外侧皮支：观察腹外斜肌以 8 个肌齿起自第 5～12 肋的外面，在肌齿之间，相当于腋中

线处可见 T_7～T_{12} 脊神经前支发出的外侧皮支。每条外侧皮支又分为较细小的后支和较粗大的前支。后支向后越过背阔肌,前支在浅筋膜内,沿腹外斜肌的纤维方向行向内下方,找出 1～2 支前支即可。

2. 腹前壁肌和腹股沟区的解剖 腹股沟管位于腹股沟韧带内侧半的上方,是由外上方斜向内下方的肌筋膜裂隙,长约 4～5cm,自腹股沟管深环(腹横筋膜的裂口)至腹股沟管浅环(腹外斜肌腱膜的裂口),穿过腹壁 3 层阔肌:腹外斜肌(腱膜)、腹内斜肌和腹横肌。男性腹股沟管内有精索、髂腹股沟神经等通过,腹前壁的 3 层阔肌及腹横筋膜延续为精索的被膜。女性的腹股沟管内仅有子宫圆韧带通过。

(1)解剖观察腹外斜肌及其腱膜:修洁腹外斜肌及其腱膜,看清肌束及腱膜的纤维走行方向即可,保留已找到的皮神经,在腹股沟区观察腹外斜肌腱膜形成的结构:①腹股沟浅环:是腹外斜肌腱膜在耻骨结节外上方的一个三角形裂隙,腹外斜肌腱膜在此延续为精索外筋膜。用刀柄钝性分离精索(或子宫圆韧带)的内、外侧,显露浅环的内、外侧脚。浅环内上方的纤维束称内侧脚,附着于耻骨嵴;浅环外下方的纤维束称外侧脚,附着于耻骨结节。浅环尖部的横行纤维称脚间纤维,防止两脚分离。浅环的底为耻骨嵴。②腹股沟韧带:由腹外斜肌腱膜下缘卷曲增厚形成,连于髂前上棘与耻骨结节之间。③精索(或子宫圆韧带):可见髂腹股沟神经在精索的外侧自浅环穿出。此神经发出细支,分布于外生殖器和大腿内侧面。注意不要损伤该神经的近侧端(在下一步解剖时,可将其作为分离腹内斜肌和腹横肌的标志)。

(2)观察腹内斜肌:①在髂嵴上方约 5cm 处沿腹外斜肌肌纤维方向做约 10cm 切口。②将 2 个手指伸入切口内,将腹外斜肌与其深面的腹内斜肌分离。注意腹内斜肌的纤维方向与腹外斜肌不同。③用手指尽量游离腹外斜肌,向内达腹直肌鞘外侧缘。继续沿腹外斜肌腱膜纤维方向,将切口延伸至腹股沟管浅环上方 2.5cm 处。④沿腹外斜肌切口的上端向上至第 5 肋软骨附近切断腹外斜肌。并将其向内翻至腹直肌鞘外侧缘。⑤将游离的腹外斜肌下半部翻向下,充分暴露腹内斜肌的前面。⑥观察腹内斜肌下缘呈弓形,跨过精索后延为腱膜,与腹横肌的腱纤维融合在一起,形成联合腱,止于耻骨嵴和耻骨梳。用探针轻轻分离精索和腹

内斜肌弓状下缘,可见在精索外面有细小肌束连于精索与腹内斜肌之间形成提睾肌。

(3)解剖观察腹横肌:清理观察腹内斜肌及其肌纤维走行方向。于腹内斜肌与腹横肌之间寻找髂腹下神经和髂腹股沟神经。这两条神经可作为分离腹内斜肌和腹横肌的标志。用剪刀在髂腹股沟神经穿出腹内斜肌处(在腹内斜肌下缘上方约 2～3cm 处)沿肌纤维方向分离一个小口,将手指向下分离两肌的下缘,如果两肌的下外侧愈着,则分离困难,进一步观察腹内斜肌和腹横肌形成的弓状下缘及联合腱。

观察腹股沟管深环和腹横筋膜:将腹横肌(或腹内斜肌与腹横肌愈着在一起的下缘)推向前上方,用刀柄或探针伸入腹横肌与其深面的腹横筋膜之间进行分离。腹横筋膜为包裹于整个腹壁内面的略透明的薄膜。透过腹横筋膜,可见淡黄色的腹膜外脂肪和疏松的结缔组织将精索牵向外,观察腹壁下血管穿经腹横筋膜,行向内上方。紧靠腹壁下血管的外侧是腹股沟管深环。用探针沿精索朝腹股沟管深环探查,观察并总结腹股沟管 4 个壁的构成:①前壁:主要为腹外斜肌腱膜,外 1/3 有腹内斜肌起始部。②后壁:为腹横筋膜,内侧 1/3 有联合腱加强。③上壁:为腹内斜肌和腹横肌的弓状下缘。④下壁:为腹股沟韧带和腔隙韧带。腔隙韧带是腹股沟韧带内侧端经精索下方向后外附着于耻骨梳而成。

(4)解剖观察腹直肌:将翻向内的腹外斜肌恢复原位。腹直肌上宽下窄,画出腹直肌的大体轮廓。腹直肌起于耻骨联合和耻骨嵴,向上止于剑突和第 5～7 肋软骨的前面。在腹直肌下部的前面有一个小的三角形的锥状肌。按下述步骤垂直打开腹直肌鞘前层,暴露其内容:在脐以上,距前正中线 2.5cm 做一纵行切口;在脐以下,距前正中线 1.2cm 做一纵行切口;观察腹直鞘前层在 3 条腱划处与腹直肌紧密相连。用剪刀剪开相连部位,将腹直肌拉向内。观察脊神经(T_7～T_{12})的前支从外侧穿过腹直肌鞘,分布于腹直肌。在腹直肌中份横行切断腹直肌,将腹直肌上、下部分别翻向上、下方,在腹直肌下部深面可见较粗大的腹壁下血管,在腹直肌上部深面可见较细小的腹壁上血管。

(5)观察腹直肌鞘和白线:检查腹直肌鞘后层,在脐以下 4～5cm 处辨认弓状线。可见在弓状线水平,腹壁下血管进入腹直肌鞘。

腹直肌鞘由 3 层阔肌的腱膜构成,在弓状线以

上,腹内斜肌的腱膜分为前、后两层,前层与腹外斜肌腱膜形成腹直肌鞘的前层,后层与腹横肌腱膜形成腹直肌鞘后层。在弓状线以下,3层阔肌的腱膜均至腹直肌的前面,腹直肌后面与腹横筋膜相贴。白线由两侧腹直肌鞘的纤维交织而成,脐以上,白线呈宽约2cm的带状;脐以下,由于两侧腹直肌相互靠近而变成线形。在弓状线以下,剔除腹横筋膜、腹膜外脂肪和疏松结缔组织,暴露并辨认灰色的腹膜壁层,但目前不要切开腹膜壁层。

(6) 按下列步骤打开腹前外侧壁

1) 从5~7肋分离腹直肌。剪断腹壁上血管。

2) 在剑突的左侧,距正中线左侧1cm,经白线做长约3cm的纵行切口(保护闭锁的脐静脉)。要小心操作,不要损伤腹腔脏器。

3) 把示指从切口处伸入腹膜腔,将腹前壁向前挑起,加大腹壁与腹腔脏器之间的空隙。

4) 这时向下延伸切口是安全的。绕脐的左侧切开腹壁。在脐以下,尽可能靠近左侧腹直肌鞘,切口距前正中线0.5cm,向下至耻骨联合。

5) 把一只手伸入腹膜腔,分离腹壁与腹腔脏器,另一只手持刀,自剑突左侧沿左肋弓下缘切开腹壁,至腋后线,将腹前外侧壁左侧半翻向下。

6) 在切腹前外侧壁右侧半之前,先确定下列结构:①镰状韧带:连于腹前壁与肝之间。②肝圆韧带:由胎儿时期的脐静脉出生后闭锁而成,它走行于肝镰状韧带的下缘。让操作小组的其他成员看清这两个结构后将其切断,然后翻开腹前壁右侧半。

7) 观察脐区腹膜面,可见胚胎时的遗迹从脐区呈辐射状发出。在脐与膀胱尖之间有脐尿管闭锁后形成的脐正中韧带。其两侧为脐动脉闭锁后形成的脐内侧韧带。向上是脐静脉闭锁形成的肝圆韧带连于肝。

二、阴囊、精索和睾丸

在胚胎发育过程中,睾丸被睾丸引带牵引降入阴囊内。故阴囊与腹前壁的各层次是互相延续的。将手指可以自腹前壁皮下伸入阴囊(在女性则伸入大阴唇)。

(一)解剖精索和睾丸

将示指伸入阴囊,插入睾丸(内侧)与阴囊壁(外侧)之间。

1. 手指仍在原位,在阴囊前外侧壁做一纵行切口至阴囊下缘。切开皮肤和肉膜,将睾丸和精索自疏松结缔组织中进行分离。

2. 在阴囊上部,精索内可触及一稍硬的管状结构,即输精管,该处最易暴露输精管,故为输精管结扎术的常用部位。

3. 剪断将睾丸下端固定于阴囊的结缔组织带,此为睾丸引带。将精索和睾丸从阴囊内游离出来,观察阴囊中隔将阴囊分为左、右两部分。

4. 观察阴囊浅筋膜,由于缺乏脂肪,含平滑肌纤维,故称肉膜。

5. 逐层解剖精索 ①最外层是精索外筋膜,由腹外斜肌腱膜形成;②中层为腹内斜肌和腹横肌形成的提睾肌纤维;③最内层薄膜是由腹横筋膜形成的精索内筋膜。

精索的内容:输精管;睾丸动脉;蔓状静脉丛;神经和淋巴管。

触摸精索内的圆索状结构即输精管。用探针和镊子将其游离出一段。并观察贴附于输精管的输精管动脉。游离睾丸动脉,此动脉较粗大,与蔓状静脉丛伴行。向上追踪输精管进入腹股沟管至腹股沟管深环。可见其绕过腹壁下血管的外侧,注意输精管从睾丸至前列腺的行程较长。

6. 按下列步骤解剖睾丸

(1) 仔细清除黏附于睾丸鞘膜表面的疏松结缔组织。

(2) 用细针头注射器将水或空气注入鞘膜腔内观察(人工膨胀的)鞘膜腔覆盖睾丸的前、内、外侧面(后面没有被覆盖)。

(3) 切开睾丸鞘膜壁层,观察鞘膜脏层,在睾丸的外侧,观察分隔睾丸与附睾的附睾窦。鞘膜脏层覆盖睾丸和附睾头。

(4) 追踪输精管至附睾尾,此处输精管壁薄,易撕破。

(5) 用探针在睾丸上端与附睾头之间游离出数条(共15~20条)极细的睾丸输出小管。

(6) 追踪睾丸的血管。

(7) 在睾丸前面自上而下纵行切开睾丸。注意观察包在睾丸外面较厚的白膜,此膜伸入到睾丸内,形成睾丸小隔,将睾丸分隔成许多睾丸小叶。

(8) 用镊子从睾丸小叶内挑起细如蛛丝的精曲小管。

三、腹膜和腹膜腔

(一)腹膜腔探查

用湿纱布将腹膜腔清理干净,保持腹腔脏器的湿润。此时主要观察腹膜和腹腔脏器的配布和排列,不做解剖。如遇到某些病理变化(例如癌肿、肝大、脾大等),由于炎症引起的脏器之间的粘连(纤维组织条索),可用手指将粘连部位分开。

1. 寻找下列结构

(1)大网膜上缘附着于胃大弯,下缘游离,覆盖于横结肠的前方,并向下延伸,覆盖部分小肠。大网膜的大小和厚薄有个体差异。在消瘦者非常薄;肥胖者由于富含有大量脂肪,故非常厚重。小儿的大网膜则短小。大网膜具有移动性,可包绕发炎部位,限制炎症的扩散。大网膜若有粘连时,可用手指作钝性分离。

(2)膈构成腹腔的顶。

(3)肝被镰状韧带分为左、右两叶,此韧带在中线上连于肝与膈和腹前壁之间。将手伸入肝左、右叶与膈肌之间体会一下肝周间隙。

(4)胆囊位于肝的脏面(下面)。胆囊底多露出于肝的下方。

(5)胃可能明显地膨大或收缩,确定其长而凸的胃大弯,大网膜附着于胃大弯。轻轻地将肝向上抬起,观察胃小弯,胃小弯借小网膜与肝相连。

(6)脾位于胃的后方,与膈相贴,借双层腹膜与胃大弯的左侧部相连。

(7)将大网膜翻向上,盖于肋弓上面,从而暴露下列结构:

1)小肠:可见空、回肠迂曲盘旋形成的肠袢(小肠约长6米),小肠末端突入盲肠。

2)大肠:在右侧为盲肠和升结肠,上方为横结肠,左侧为降结肠和乙状结肠。

2. 仔细查看小肠

(1)十二指肠连于胃的幽门,呈"C"形包绕胰头,十二指肠上部具有移动性。将肝轻轻向上抬起,观察小网膜向下附着于胃小弯和十二指肠上部,向上延续至肝门。小网膜分为两部分:左侧部从胃小弯至肝左叶后部称肝胃韧带;其右侧部连于肝门与十二指肠上部之间,称肝十二指肠韧带。将空、回肠翻向右侧,沿小肠系膜根向左上寻找十二指肠空肠曲。此曲被十二指肠悬肌(Treitz韧带)连于右膈脚。将手指放在十二指肠空肠曲的左侧探查十二指肠旁隐窝,如果此窝扩大,小肠袢可疝入其内。肠系膜下静脉恰好经过探查手指的左侧。隔着壁腹膜触摸十二指肠(此时不做解剖)。

(2)空、回肠:将空、回肠翻向左侧观察,近侧2/5为空肠,远侧3/5为回肠,回肠在右髂窝以回

盲结肠口开口于盲肠。空、回肠由肠系膜连于腹后壁,故其活动性较大,将肠袢拉出,观察肠系膜:肠系膜呈折扇形,其根部很短,从第2腰椎左侧斜向右下方,止于右骶髂关节前方,长约15cm。但其小肠缘却约6米长,致使小肠迂曲盘旋形成肠袢。将手放于肠系膜的两侧,手指向前,双手从肠系膜根向小肠缘移动时,肠系膜局部的皱褶被展平,可辨认肠管的方向。

3. 仔细查看大肠

大肠分为盲肠、阑尾、结肠、直肠和肛管。盲肠和结肠具有:结肠带,由肠壁纵行肌增厚而成,有3条,均起自阑尾根部。在标本上,游离带最易观察;结肠袋,由于结肠带较肠管短,从而使肠管形成许多皱褶,称结肠袋;肠脂垂,为结肠带附近许多含脂肪的小突起。

(1)盲肠:位于右髂窝内,下端呈盲囊状,向上与升结肠相续。其活动度根据其系膜的长度而不同。

(2)阑尾:为一蚓状突起,其根部连于盲肠的后内方,远端游离。阑尾系膜呈三角形,其游离缘内有阑尾血管通过。阑尾的位置变化很大。观察阑尾的位置及根部的体表投影,做阑尾手术时,如何寻找阑尾?

(3)升结肠:无系膜,贴附于腹后壁,至肝右叶下方呈直角弯曲,称结肠右曲。

(4)横结肠:位于结肠右曲和左曲之间,结肠左曲较右曲位置高而深。结肠左曲借膈结肠韧带连于膈。膈结肠韧带同时构成承托脾的支架。横结肠为腹膜内位器官,借横结肠系膜连于胰的下缘。大网膜附着于横结肠。

(5)降结肠:起自结肠左曲,贴附于腹后壁,至左髂嵴处续乙状结肠,其管径较升结肠细。

(6)乙状结肠:为腹膜内位器官,具有系膜,故活动性大。观察乙状结肠系膜。乙状结肠至第3骶椎平面续于直肠。

(7)直肠:部分被腹膜覆盖。

4. 观察肝及其毗邻结构

将大网膜翻向下方,观察腹腔上半部的脏器及其位置排列。

(1)肝:观察肝的膈面和脏面。

1)肝的膈面与膈相贴,宽阔、光滑、隆凸。

2)肝的脏面朝向下后方,与胃、十二指肠、结肠、右肾等结构相贴,其表面凹凸不平,将肝的下缘向上抬起,暴露肝的脏面,观察两个重要结构:①肝门:脏面中间部的横沟为肝门,是肝门静脉、肝固有动脉、肝总管、神经和淋巴管等出入肝的门

户。②胆囊与肝、十二指肠、结肠和腹前壁相邻。

（2）肝十二指肠韧带：连于肝门与十二指肠上部，该韧带内有：肝门静脉，其右前方的胆总管、左前方的肝固有动脉及神经和淋巴管。小网膜游离缘的后方为网膜孔。站在尸体的右侧，将示指伸入网膜孔内达网膜囊，示指的前方即肝十二指肠韧带。

5. 观察网膜囊和腹膜返折

（1）网膜囊：在肝胃韧带中部做一横行切口，注意保护肝十二指肠韧带及其内容物。将手伸入网膜囊内进行探查，向下至胃的后面、胰及横结肠系膜的前方，再向下探查，手指可至大网膜前、后两层之间即网膜囊下隐窝。

将中指向上伸入肝和膈之间的网膜囊上隐窝，触摸该隐窝的境界：中指的后方为膈；上方是肝的尾状叶；左侧是食管的腹部；右侧是下腔静脉。

探查网膜囊的左侧壁：站在尸体的左侧，将右手伸入膈与脾之间直至脾位于右手掌心中，将右手中指伸到脾的后方，触及到脾肾韧带后，将脾自左肾前方向上抬起，再将左手的手指伸入网膜囊内并向尸体左侧探查，可触摸到介于左手指与右手中指之间的脾肾韧带；将右手示指伸至胃大弯和脾之间，触摸介于左手指与右手示指之间的胃脾韧带，体会这两条韧带将脾悬吊于胃与左肾之间。

（2）观察肝的韧带：在近剑胸结合处切断右侧第6、7肋软骨，切开部分膈。首先观察肝镰状韧带，将左手伸入膈与肝右叶之间，右手伸入膈与肝左叶之间，体会右肝上间隙与左肝上前间隙。双手向后上伸可触及冠状韧带的前层。冠状韧带呈冠状位，是肝与膈之间的双层腹膜结构，前、后两层相距较远，两层之间为肝裸区。冠状韧带在肝上面左、右端处，前后两层彼此粘合，形成左、右三角韧带。冠状韧带前层与镰状韧带相延续，后层自膈延至右肾，又称肝肾韧带。肝肾韧带下方的凹陷称肝肾隐窝，为仰卧位时，腹膜腔位置最低处。

（3）观察结肠旁沟和肠系膜窦：小肠系膜和升、降结肠均附着于腹后壁，因此，在腹后壁形成4个窦（沟），成为腹膜腔内的病理性液体（腹水、脓液、血液、胆汁等）从一处流至另一处的交通要道。注意观察：①右结肠旁沟：位于升结肠的右侧，网膜囊的液体可经此沟达盆腔；②左结肠旁沟：位于降结肠的左侧，此沟上端被膈结肠韧带所阻隔；③右肠系膜窦：位于小肠系膜根、升结肠、横结肠及其系膜的右 2/3 部之间，呈三角形，几乎封闭；④左肠系膜窦：位于小肠系膜根、横结肠及其系膜的左 1/3 部、降结肠、乙状结肠及其系膜之间，呈斜方形，向下方可通盆腔。

（二）解剖肝外胆道、腹腔干和肝门静脉

1. 解剖肝外胆道 将示指伸入网膜孔，仔细分离肝十二指肠韧带内的：胆总管、肝固有动脉、肝门静脉、神经和淋巴管。

在肝十二指肠韧带内寻找胆总管，它向上通过胆囊管与胆囊相连，借肝总管连于肝左、右肝管，在胆总管和肝门静脉周围可见肝淋巴结。

2. 解剖腹腔干及其分支 腹腔干为一短干，在膈的下方由腹主动脉发出。其周围被来自腹腔神经节的内脏神经纤维缠绕，并与之伴行。为了使解剖视野清楚，可将其去除。

（1）在肝总管的左侧仔细解剖出肝固有动脉，沿该动脉向下追踪至肝总动脉和腹腔干。肝总动脉在十二指肠上部上缘，分为肝固有动脉和胃十二指肠动脉。

（2）清理肝固有动脉及其分支。肝固有动脉左支：至肝左叶。右支：至肝右叶。胆囊动脉：为一细支，通常起自肝固有动脉右支，经胆囊三角至胆囊。观察胆囊三角由胆囊管，肝总管和肝围成。少数胆囊动脉（12%）起自肝固有动脉左支、肝固有动脉、胃十二指肠动脉、腹腔干，甚至于直接起自腹主动脉或肠系膜上动脉。也可出现双胆囊动脉。胃右动脉：至胃小弯，与胃左动脉吻合。

（3）沿胰上缘清理脾动脉，修洁 2～3cm 即可，其余部分以后追踪。

（4）沿胃小弯向左上方清理胃左动脉及伴行的胃左静脉至贲门处，解剖出胃右动脉的食管支。在贲门前方，仔细分离迷走神经前干。迷走神经前干分出胃前支和肝支，胃前支伴胃左动脉沿胃小弯走行，分支分布于胃前壁。最后于角切迹附近分成"鸦爪"样分支，分布于幽门部的前壁。肝支经小网膜行向右，参加肝丛。在贲门后方找出迷走神经后干，后干分出胃后支和腹腔支，沿胃小弯深部解剖胃后支。

（5）在胃大弯中部下方 1cm 处横行切开大网膜前层，找出胃网膜左、右动脉。二者常吻合成动脉弓。向右清理胃网膜右动脉至幽门后方，可见此动脉是胃十二指肠动脉的分支。向左清理胃网膜左动脉至近脾门处。

（6）保留胃网膜左、右动脉，在动脉的下方横行切开大网膜（胃结肠韧带），将胃翻向上，大网膜

仍与横结肠相连。触摸胃后壁的毗邻（胰、左肾上腺、左肾、脾、横结肠及其系膜即胃床）。助手将脾牵拉向前，继续清理胃网膜左动脉至脾门处的脾动脉。在脾门处，解剖出由脾动脉发出的胃短动脉经胃脾韧带至胃底。

（7）小心翻动胰体和胰尾，在胰体的后面解剖出脾静脉。脾静脉向右与肠系膜上静脉在胰颈后方汇合形成肝门静脉。修洁肝门静脉。追踪胃左静脉和胃右静脉，它们收集食管和胃小弯的静脉血，注入肝门静脉。观察胃网膜左静脉注入脾静脉，胃网膜右静脉注入肠系膜上静脉。

（三）解剖肠系膜上、下血管

1. 肠系膜上动、静脉的解剖　肠系膜上动脉在第 1 腰椎平面起自腹主动脉前壁，主要分布于空肠、回肠、盲肠、阑尾、升结肠和横结肠。

将胰尾和胰体翻向右侧，细心清理肠系膜上动脉起始部。可见围绕在其周围的肠系膜上丛。去除神经丛，追踪肠系膜上动脉，可见其越过十二指肠水平部的前面进入小肠系膜根。注意十二指肠水平部位于肠系膜上动脉与腹主动脉所形成的夹角内，故可对其构成压迫。

将横结肠和大网膜翻向上方，把空、回肠推向左侧，助手牵拉肠系膜使其紧张，手术者在十二指肠空肠曲的右侧可摸到肠系膜上血管，用剪刀或两把镊子将肠系膜上血管分离出来，并加以修洁。寻找肠系膜上动脉的下列分支：

（1）空肠动脉和回肠动脉：有 15～18 条，动脉分支相互吻合成弓，由最后一级动脉弓发出直动脉分布于肠壁。直动脉在肠系膜内无吻合，在两条直血管之间出现缺乏血管的透明区，称"窗"。回肠的动脉弓复杂，直动脉变短。解剖出数条血管弓和直动脉即可。

（2）回结肠动脉：行向右髂窝，发出分支主要分布于盲肠与阑尾，并与右结肠动脉和回肠动脉的分支相吻合。在阑尾系膜的游离缘找出阑尾动脉，向上追踪至回结肠动脉。

（3）右结肠动脉：起自肠系膜上动脉或回结肠动脉，供应升结肠，并与回结肠动脉和中结肠动脉的分支相吻合。

（4）中结肠动脉：在胰下缘附近发出，稍偏右侧进入横结肠系膜。观察其左、右支分别与左、右结肠动脉的终末支相吻合。

（5）在胰颈与十二指肠水平部之间找出胰十二指肠下动脉，它分为两支上行。

（6）肠系膜上静脉居肠系膜上动脉的右侧，与之伴行，追踪其至肝门静脉处。肠系膜内含有大量淋巴结（100～200 个），在大多数情况下，这些淋巴结都很小，但如果生前肠道有炎症或肿瘤，某些淋巴结可肿大变硬。观察沿肠系膜上血管的分支排列的淋巴结，这些淋巴结的输出管注入位于肠系膜上动脉根部的肠系膜上淋巴结。

2. 肠系膜下动、静脉的解剖　将空、回肠翻向右侧，把乙状结肠牵向左下方，在第 3 腰椎左侧透过腹膜可见一圆条状隆起，切开其表面的腹膜，即可找到肠系膜下动脉本干，清理肠系膜下动脉至腹主动脉处，寻找下列分支：

（1）左结肠动脉：行向结肠左曲，分为升、降两支分别与中结肠动脉和乙状结肠动脉的分支吻合。

（2）乙状结肠动脉：2～4 支，行向左下，各分支间相互吻合，形成动脉弓。

（3）直肠上动脉：为肠系膜下动脉的直接延续，分为左、右两支，分布于直肠上部。

（四）详细观察腹腔不成对脏器

1. 观察肝门静脉及其主要属支　肠系膜上静脉；脾静脉；肠系膜下静脉。注意追踪注入肝门静脉的胃和食管的静脉。观察胃和食管的静脉是否曲张。修洁上述静脉至肝门静脉。

2. 观察腹腔干　注意丝线样的内脏神经纤维围绕腹腔干及其分支，这些神经纤维来自腹腔丛。复习并进一步修洁腹腔干的分支：

（1）脾动脉：找出其发出到胰体和胰尾的分支，沿脾动脉寻找胰、脾淋巴结，观察其发出的胃短动脉、胃网膜左动脉。

（2）胃左动脉：追踪观察其在贲门处发出的食管支，其右下方与胃右动脉吻合成动脉弓。

（3）肝总动脉：观察其分为肝固有动脉和胃十二指肠动脉。追踪胃十二指肠动脉，在十二指肠与胰的交角处发出的胰十二上前动脉和胰十二指肠上后动脉，分别与肠系膜上动脉发出的胰十二指肠下前动脉和下后动脉吻合，形成动脉弓。

3. 观察肝外胆道

（1）轻轻翻动十二指肠和胰，使它们的后面易于暴露。追踪胆总管至胰头后面的沟中，用镊子或剪刀，将胆总管自胰腺组织中小心分离出来，至其斜穿十二指肠降部后内侧壁处。在此处，胆总管被少量平滑肌包绕，称胆总管括约肌。注意保护与胆总管末端汇合的胰管，二者汇合后形成略膨大的肝胰壶腹，开口于十二指肠大乳头，在肝胰壶腹周围有肝胰壶腹括约肌（Oddi 括约肌）包绕，所以看起来壁较厚。向左侧追踪胰管约 5cm。可见有许多小叶间导管汇入胰管。

（2）在十二指肠降部前外侧壁中部纵行切开十二指肠约 5cm，观察十二指肠大乳头和十二指肠纵襞。如存在副胰管的话，可在十二指肠大乳头上方 2cm 处看到十二指肠小乳头，为副胰管的开口部位，进一步观察肝外胆道的组成。

（3）观察胆囊的大小和形态，仔细清理胆囊，用镊子或剪刀将胆囊从肝下面的胆囊窝内游离下来，可见很多小静脉自胆囊注入肝，可用放大镜帮助看清这些小静脉。

切开胆囊，检查其内有无胆汁，量有多少；有无胆结石。观察胆囊海绵状的黏膜和胆囊管内的螺旋襞。

4. 观察肝　肝的下缘锐利，分隔肝的膈面和脏面。在肝的后上方，可见一个三角形的粗糙区，称肝的裸区，裸区附着于膈。观察裸区周围冠状韧带返折至膈下面的痕迹。

肝的脏面被"H"形的沟分为 4 个叶：右叶、左叶、方叶和尾状叶。

（1）右纵沟：后部形成腔静脉沟，有下腔静脉通过；前部为胆囊窝，容纳胆囊。

（2）左纵沟：后部容纳静脉韧带，前部容纳肝圆韧带。

（3）横沟：即肝门，复习通过肝门的结构及肝蒂的构成。

（4）观察肝的膈面：在腔静脉沟的上部，肝左、中、右静脉出肝后立即注入下腔静脉，此处称第二肝门。比较肝门静脉与肝静脉有何不同。在腔静脉沟的下部，可见一条粗大的右后下叶静脉直接注入下腔静脉，此处称第三肝门。肝内部的淋巴液汇入肝门处的肝淋巴结，尝试在胆总管和肝门静脉附近找出豆粒大的肝淋巴结，肝淋巴结的输出管注入腹腔干根部的腹腔淋巴结。

（5）在肝门处，清除部分肝实质。观察肝门静脉、肝固有动脉和肝管的分支走行在一起，并被血管周围纤维结缔组织鞘包绕，组成 Glisson 系统。但肝静脉单独走行，没有被鞘包绕。

5. 观察脾　脾的大小、形态和重量变异较大。

（1）脾的膈面平滑隆凸，脏面凹陷，中央称脾门，是脾动、静脉和神经出入的门户。脏面与胃、左肾上腺、胰尾和结肠左曲相邻，脾的上缘锐利，有 2～3 个深陷的脾切迹。

（2）将手伸入脾曾经占据过的左季肋区（现在已成空腔），感受脾与第 9、10、11 肋的位置关系，将一探针自左侧第 9 肋间隙、腋中线后方 2～3cm 处水平刺入，依次可穿过胸膜腔、膈、腹膜腔至脾。

约 10%～20% 的人存在 1 个或数个"副脾"。副脾通常位于脾门或脾血管附近，观察你正在解剖的尸体有无副脾。

6. 观察胃

（1）胃的形态和分部：辨认胃小弯、角切迹、胃大弯、贲门切迹、胃底、胃体、贲门部、幽门部、幽门窦和幽门管。

（2）观察胃的毗邻。

（3）找出供应胃的动脉：胃左动脉、胃右动脉、胃网膜左动脉、胃网膜右动脉、胃短动脉，尝试在胃底后壁附近找出发自脾动脉或其上极支的胃后动脉，此动脉出现率约 72%。

7. 胃、肠道内面观

（1）胃：从食管腹部沿胃大弯切开胃壁至十二指肠上部，用水将胃的内面冲洗干净，观察下列结构：①胃小弯处纵行黏膜皱襞；②幽门窦和幽门管，注意幽门瓣和幽门括约肌，估计一下幽门口的直径。

（2）十二指肠：在正对胆总管穿十二指肠处切开十二指肠约 5cm，观察十二指肠纵襞和十二指肠大乳头，如果存在副胰管的话，在十二指肠大乳头上方可见十二指肠小乳头，观察十二指肠内明显的环状的皱襞。

（3）空肠：将空肠切一小口，冲洗干净，观察其内面密而高的黏膜环状襞。

（4）回肠：在回肠近侧部和距回肠末端 30cm 处各切一刀，观察回肠近侧部黏膜环状襞渐少，远侧部几乎消失。在距离回盲瓣 100～160cm 的回肠壁上，约 20% 的人有长度不等的 Meckel 憩室。

（5）回盲部：切开盲肠，冲洗干净。观察回盲瓣、回盲瓣口和阑尾的开口，注意阑尾的位置，切开阑尾，观察其内面。

（6）结肠：选择横结肠具有典型结肠袋突起的部位切开，冲洗干净，观察在结肠内面相当于结肠袋间的横沟处环形肌增厚、肠黏膜皱折所形成的结肠半月襞。

四、腹膜后间隙

腹膜后间隙位于腹后壁腹膜与腹内筋膜之间，上至膈，下达骶岬、骨盆上口处。腹膜后隙内有肾、肾上腺、输尿管、腹主动脉、下腔静脉、神经和淋巴结等,并有大量疏松结缔组织。

(一) 观察肾和肾上腺

肾位于脊柱两侧,约在 $T_{12} \sim L_3$ 水平,触摸腹主动脉及其分支,主动脉右侧为下腔静脉,在解剖操作之前,先复习腹膜后间隙内脏器前方的重要毗邻。①将手指放在右肾前面的下部,此处与结肠右曲相邻;②右肾前面上 3/4 仍被腹膜覆盖,此处与肝右叶相邻;③将手指放在右肾前面的内侧部,此处与十二指肠降部相邻;④检查左肾及其毗邻,左肾前面的中部与胰尾相邻,上部与胃后壁相邻,下部与结肠左曲相邻。

1. 解剖睾丸(卵巢)的血管　睾丸动脉(男)和卵巢动脉(女)比较细,易被损伤或被破坏,但与其伴行的静脉比较粗大,可观察到这些血管在壁腹膜下发亮。去掉壁腹膜,辨认血管和输尿管。在男性尸体上可见睾丸血管越过输尿管,在解剖过程中注意保护输尿管,不要损伤。在腹股沟管深环处用镊子提起睾丸动脉和静脉进行分离并向上追踪,可见左侧睾丸静脉注入左肾静脉,右侧睾丸静脉注入下腔静脉。左、右睾丸动脉在肾动脉的下方直接起自腹主动脉前壁。在女性尸体上,分离并追踪卵巢动脉和静脉,它们紧贴输尿管跨越髂外血管。

2. 解剖肾及肾上腺　肾的表面自外向内有 3 层被膜包绕:外层肾筋膜分为 2 层,其前层在近腹主动脉和下腔静脉时变得非常薄;后层与腹后壁腰方肌和腰大肌的筋膜相融合。中层为脂肪囊,大部分脂肪位于肾的外侧和后方。最内层为纤维囊,紧贴于肾的表面。用手指剥离肾筋膜和脂肪囊,暴露肾,可见肾的上极借薄层脂肪组织与肾上腺相隔,将手指伸入肾与肾上腺之间仔细分离二者,使所有血管保持原位。注意观察肾呈蚕豆形,成人肾长约 11～12cm,宽约 5～8cm,厚约 3～4cm,重约 120～170g。约 1/400 的病例,可出现畸形的"马蹄肾"。

解剖左肾,步骤如下:

(1) 从下腔静脉至左肾门,修洁左肾静脉。

(2) 观察并清理左肾静脉的属支:左睾丸静脉(女性为左卵巢静脉)和左肾上腺静脉。

(3) 为了充分暴露左肾动脉,紧贴下腔静脉切断左肾静脉,并将其翻向左侧。

(4) 现在可找到左肾动脉,沿左肾动脉追踪至肾门。通常左肾动脉在进入左肾之前分为两支。并通常可见副肾动脉。

(5) 观察左肾动脉发出至输尿管和肾上腺的

细小分支。辨认环绕肾动脉周围丝线样的内脏神经纤维。

(6) 观察左肾盂和输尿管,将左肾翻向右前方,在肾门的最后部,辨认肾盂及其向下延续的输尿管,追踪输尿管,观察输尿管腹部越过腰大肌,斜行经过睾丸动脉(卵巢动脉)的后方。

(7) 输尿管盆部:沿盆壁解剖分离一小段输尿管,其与膀胱的连续部位以后观察。

解剖右肾,步骤如下:

(1) 从下腔静脉至右肾门分离相对较短的右肾静脉。由于左肾静脉已被切断,因此可将下腔静脉翻向右下方,暴露右肾动脉。

(2) 辨认右肾盂和右侧输尿管。观察右输尿管、右睾丸(卵巢)血管和腰大肌的位置关系。

3. 观察腹后壁肌肉　翻转两肾,用力撕去贴于腹后壁的肾脂肪囊和肾筋膜,清理腹后壁,辨认腹后壁的肌肉:腰大肌、腰方肌、腹横肌。辨认膈脚及第 12 肋。右侧第 12 肋平对右肾的上部;左侧第 12 肋约平对左肾的中部。

4. 观察肾的冠状切面　沿左肾外缘冠状切开左肾,注意保留肾的血管和输尿管,观察如下内容:

(1) 纤维囊:易于从肾表面剥离。

(2) 肾皮质:主要位于浅层,伸入到肾锥体之间的部分称肾柱。

(3) 肾髓质:由肾锥体组成。

(4) 肾乳头:2～3 个肾乳头组成一组,突入肾小盏。

(5) 肾小盏:汇合形成 2～3 个肾大盏。肾大盏集合形成肾盂,肾盂出肾门后,移行为输尿管。

5. 观察肾上腺　肾上腺位于肾的内上方,与肾之间仅隔少量脂肪组织。左、右肾上腺的形态及毗邻关系。

(1) 右肾上腺呈三角形,松松地附着于右肾上方、下腔静脉的后方。

(2) 左肾上腺近似半月形,紧邻左肾上端及内侧缘(偶尔可延伸至肾门)。

(3) 肾上腺由数条血管供应,纤细的肾上腺上动脉发自膈下动脉;肾上腺中动脉在腹腔干的上方直接起自腹主动脉;肾上腺下动脉起自肾动脉。左肾上腺静脉注入左肾静脉,右肾上腺静脉直接注入下腔静脉。肾上腺接受众多交感神经纤维支配,切开一个肾上腺,辨认皮质和髓质。

6. 清理并观察腹后壁的肌和神经

(1) 腰大肌:起自腰椎体侧面、横突及椎间盘,在其前面可见长而扁的腰小肌腱和生殖股神经。

(2) 髂肌:扇形,占据整个髂窝。髂肌和腰大肌向下汇合成髂腰肌,止于股骨小转子。

(3) 腰方肌:较厚,连于髂嵴与第12肋和腰椎横突之间。

(4) 腹横肌:水平向后至腰方肌的倾斜边缘。

(5) 腹后壁的神经:仔细去除腹后壁的筋膜,暴露 $T_{12} \sim L_5$ 脊神经的前支。可发现:

1) 肋下神经(T_{12}):位于第 12 肋下方约 1cm 处。

2) 髂腹下神经与髂腹股沟神经(L_1):在腰方肌前方斜行向下。这 2 条神经发自同一神经干,达腹横肌时才分开。辨认髂腹股沟神经,并在腹前壁再找到它。可自腹股沟管浅环处向后追踪其至腹内斜肌和腹横肌之间,追至腹后壁。注意这 2 条神经常有变异。

3) 生殖股神经:穿过腰大肌的前面,分布于腹股沟韧带下内侧一小块皮肤及提睾肌。

4) 股外侧皮神经:在近髂前上棘处经腹股沟韧带深面下行,至大腿的外侧面。

5) 股神经($L_{2\sim4}$):位于腰大肌和髂肌的交角处,经腹股沟韧带深面至大腿前面的肌肉和皮肤。

6) 闭孔神经($L_{2\sim4}$):可先在盆腔内找到闭孔神经,再向上追踪至腰大肌内侧缘。此神经穿出盆腔至股内侧肌群。

7) 腰骶干:由 L_4 前支的一部分和 L_5 前支的全部组成,粗大而扁平。腰骶干紧贴骶骨翼下行,参与骶丛的构成。由于腰大肌的遮盖,所以不易观察到此干。

8) 交感干:从胸腔向下追踪交感干至腹腔。在横断面标本或图上观察交感干的位置。寻找从交感干神经节至腰神经的交通支。

注意:只有去除腰大肌,才能完全暴露腰丛及其分支。而且由于这些分支在不同层次穿过腰大肌,所以,可用手指或镊子,将一侧的腰大肌一点一点剥掉,观察腰丛和腰骶干。保留另一侧腰大肌。

7. 膈　膈的外周是肌性部,中央部分是腱膜,称中心腱,心包附着于此。剥离膈下面的壁腹膜,辨认:

(1) 膈的起始部:①胸骨部起自剑突后面;②肋部起自下 6 对肋,起点与腹横肌相交错;③腰部以左、右膈脚起自上 2～3 个腰椎。辨认右膈脚位于食管裂孔的外侧。寻找向内下方走行的肌

束,此为悬吊十二指肠空肠曲的十二指肠悬肌(Treitz 韧带)的残余部分。辨认左膈脚。

(2) 弓状韧带:内侧弓状韧带为一腱弓,横跨腰大肌的前面;外侧弓状韧带越过腰方肌的上部。

(3) 3 个裂孔:辨认主动脉裂孔、食管裂孔和腔静脉孔及其穿行结构。3 个裂孔的高度(椎骨水平),由后向前位置越来越高。在胸部追踪左、右膈神经进入膈。

(4) 在胸腔,找到一侧的内脏大神经,追踪至穿膈脚处。用一探针与内脏大神经平行穿过膈脚,在膈脚的腹腔面,找到探针和内脏大神经,可见内脏大神经的大部分纤维行向腹腔神经节。

(山东大学　李振平)

第九节　临床应用

1. 关于胃大部切除术的解剖学要点

(1) 由于中结肠动脉紧靠胃大弯的胃后壁,胃切除术游离胃大弯时,要注意避免损伤中结肠动脉。如果边缘动脉细小或缺如,则可能导致横结肠缺血坏死。文献统计约有 1/5 的人边缘动脉弓缺如。

(2) 手术游离胃大弯胃窦部后壁时,须仔细剥开胃胰韧带,才能进一步游离十二指肠。在分离胃胰韧带时,同样注意勿损伤中结肠动脉。

(3) 为保证残余胃的血供和切除范围的需要,在行胃大部切除术时,将胃左动脉第 1、2 分支之间作为在胃小弯侧切断的标志,而在胃大弯侧一般在胃网膜左动脉发出的第 2 分支以下作为标志。

2. 关于肠系膜上动脉压迫综合征的解剖学要点　肠系膜上动脉压迫综合征是指肠系膜上动脉及其伴行的静脉压迫十二指肠水平部,引起十二指肠淤滞,而间歇性发作的上腹痛、呕吐等上消化道梗阻的临床表现。

(1) 肠系膜上动脉以 30°～40°角从腹主动上分支向下,十二指肠的水平部在夹角中。正常人体内,位于肠系膜上动脉起始部的脂肪和淋巴组织可保护十二指肠避免受压迫。

(2) 十二指肠悬韧带将十二指肠空肠曲固定于右膈脚。

(3) 可能导致梗阻的因素:消瘦、身高迅速增长、或十二指肠悬韧带高位附着。

3. 关于经内窥镜逆行胰胆管造影的解剖学要点

（1）十二指肠大乳头距切牙 75～80cm，距幽门 8～10cm。

（2）大乳头开口的部位多在十二指肠降部下 1/3 段近侧的内后侧壁。

（3）胆总管与胰管汇合的解剖学形态对造影有重要的意义。胆总管末端指向上内方，而胰管开口处多在胆总管的内后方，所以插管的方向可决定进入胆总管或胰管：导管由下向上插入大乳头时，可进入胆总管；从正面垂直插入，多进入胰管。

4. 阑尾 阑尾因胚胎发育过程中肠旋转的异常，可出现特殊位置的阑尾。如盲肠下降不全时，阑尾可居于肝的下方，称为**高位阑尾**，发炎时需与胆囊炎相鉴别；移动性盲肠时，阑尾可完全降至盆腔内，有的甚至越过中线而位于左下腹；阑尾部分或全部居腹后壁腹膜的后方，称**腹膜外位阑尾**，手术时只有切开腹后壁腹膜，将盲肠拉向内侧，方能找到阑尾；有的阑尾位于盲肠壁的浆膜下，于盲肠壁上形成条索状突起，此时可沿条索处将盲肠的浆膜切开，找到阑尾。阑尾的位置变化较大，阑尾切除手术时在右髂窝找不到阑尾，应注意在上述特殊位置寻找。无论阑尾位于何处，其总是附于盲肠壁上 3 条结肠带会合处。因此，沿结肠带向盲肠方向追踪，是寻找阑尾的可靠方法。

5. 肝门静脉高压 当肝硬化等疾病导致肝门静脉高压时，可通过肝门静脉及其属支与下腔静脉或其属支吻合，达到肝门腔静脉血的分流，从而降低肝门静脉的压力，如脾肾静脉分流术、肠系膜脉腔静脉分流术等。

6. 肾结石手术 可采用经皮肾镜微创手术，该手术具有创伤小、痛苦小、恢复快等特点，但应注意肾的毗邻关系，避免损伤膈及胸膜导致气胸，右肾手术应该注意避免损伤十二指肠、下腔静脉等。

（福建医科大学 王 玮）

（西安交通大学 刘 军）

【复习思考题】

1. 试述腹前外侧壁浅层结构及特点。

2. 试述 McBurney 切口、腹正中切口、旁正中切口和右肋弓下斜切口的层次结构特点。

3. 腹股沟斜疝和直疝的疝囊各通过哪些途径到达阴囊或大阴唇皮下？分析腹股沟斜疝和直疝的解剖学原因。

4. 试述睾丸下降与腹股沟疝的关系。

5. 试述腹膜与腹、盆腔脏器的不同位置关系，并举例说明。

6. 试述膈下间隙如何划分，网膜囊、肝肾隐窝的位置和意义。

7. 试述胃周围有哪些韧带，各韧带内有何结构？

8. 胃后壁的溃疡穿孔，胃内容物可通过什么途径到达何处？分析胃的大部分切除术的解剖学基础。

9. 试述十二指肠的位置、分部及各部的毗邻。

10. 试述第一、第二、第三肝门的概念，描述进出第一肝门的主要结构的位置关系。

11. 试述肝外胆道的组成及各部的结构特点。

12. 用解剖学知识解释胰头癌时病人出现的黄疸、腹水、下肢水肿和肠梗阻等症状。

13. 作腰部斜切口行肾手术要经过哪些层次？手术中要注意保护哪些结构？

14. 阑尾的体表投影如何画定？化脓性阑尾炎穿孔时，脓液可流向何处？应采取什么措施？作阑尾切除术时，应如何寻找阑尾？

第七章 盆部与会阴

第一节 概　述

　　盆部pelvis与**会阴**perineum位于躯干的下部。盆部由骨盆、盆壁和盆膈构成的盆腔及其中的盆腔脏器、神经和血管等组成；会阴是指盆膈以下封闭骨盆下口的全部软组织及外生殖器官。

一、境界与分区

　　盆部的前面以耻骨联合上缘、耻骨结节、腹股沟和髂嵴前份的连线与腹部分界；后面以髂嵴后份和髂后上棘至尾骨尖的连线与腰区及骶尾区分界。会阴的外侧与股部相连，会阴以两侧坐骨结节之间的连线可分为后方的肛区和前方的尿生殖区。

二、表面解剖

（一）体表标志

　　髂嵴、髂前上棘、髂后上棘、耻骨结节、耻骨嵴和耻骨联合上缘及耻骨弓，坐骨结节及尾骨尖等，这些结构在活体上可以触摸到，是临床上常用的骨性标志。

（二）体表投影

　　髂总动脉及髂外动脉的体表投影：从髂前上棘与耻骨结节连线的中点至脐下2cm处，此线之上1/3段为髂总动脉的投影；下2/3为髂外动脉的投影；上、中1/3交界点为髂内动脉起点。

（苏州大学　吴开云）

第二节 盆　部

一、骨　盆

　　骨盆由两侧的髋骨和后方的骶、尾骨，借骨连接围成。骨盆连接下肢和躯干，起着传递重力，支持和保护盆腔脏器的作用。骶骨岬、弓状线、耻骨梳、耻骨结节和耻骨联合上缘共同围成一个环状的**界线**terminal line，又称**骨盆上口**superior pelvic aperture。它将骨盆分为前上方的**大骨盆**greater pelvis和后下方的**小骨盆**lesser pelvis。大骨盆称假骨盆，属腹部。小骨盆又称真骨盆，其下界为**骨盆下口**inferior pelvic aperture，由耻骨联合下缘、耻骨下支、坐骨支、坐骨结节、骶结节韧带和尾骨尖围成。骨盆的前壁为耻骨、耻骨支和耻骨联合，后壁为骶、尾骨的前面，两侧为髂骨、坐骨、骶结节韧带及骶棘韧带。后两条韧带与坐骨大、小切迹围成坐骨大、小孔。骨盆的前外侧有闭孔，其周缘附着一层结缔组织膜，仅前上方留有一个管状裂隙，称闭膜管。

　　骨盆有明显的性别差异。女性骨盆宽而短，上口近似圆形，下口较宽大；而男性骨盆窄而长，上口为心形，下口窄小。

二、盆　壁　肌

　　覆盖骨性盆壁内面的肌有闭孔内肌和梨状肌。闭孔内肌位于盆侧壁的前份，肌束汇集成腱，出坐骨小孔至臀区。梨状肌位于盆侧壁的后份，穿经坐骨大孔至臀区。它与坐骨大孔之间的梨状肌上孔和梨状肌下孔，有神经血管进出盆腔。

三、盆　膈

　　盆膈pelvic diaphragm又称**盆底**，它由肛提肌和尾骨肌及覆盖其上、下面的筋膜构成。上面的筋膜称为**盆膈上筋膜**superior fascia of pelvic diaphragm,下面的筋膜称为**盆膈下筋膜**inferior fascia of pelvic diaphragm。盆膈封闭骨盆下口的大部分,仅在其前方两侧肛提肌的前内侧缘之间留有一狭窄裂隙,称盆膈裂隙,由下方的尿生殖膈封闭。盆膈有支持和固定盆内脏器的作用,并可与腹肌和膈协同维持腹内压,协助排便、分娩等。

(一)肛提肌

肛提肌levator ani为四边形薄扁肌,起于**肛提肌腱弓**tendinous arch of levator ani,纤维行向内

下,止于会阴中心腱、直肠壁、尾骨和肛尾韧带,左右两肌合成漏斗状(图7-1,图7-2)。

按其纤维起止及排列,肛提肌可分为4部分:①**前列腺提肌**levator prostatae,前部肌束夹持前列腺尖两侧(男);**耻骨阴道肌**pubovaginalis(女),夹持尿道及阴道两侧;②**耻骨直肠肌**puborectalis,起自耻骨盆面的肌束,后行绕过直肠肛管交界处,可拉直肠肛管交界处向前,有肛门括约肌的作用;③**耻尾肌**pubococcygeus;④**髂尾肌**iliococcygeus,止于尾骨侧缘及肛尾韧带,有固定直肠的作用(图7-2)。

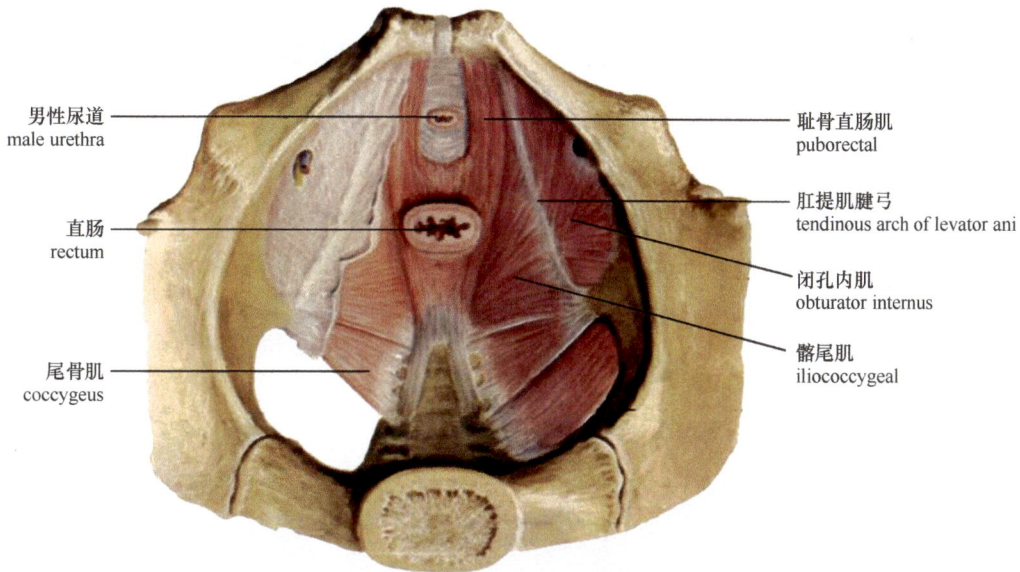

男性尿道 male urethra

直肠 rectum

尾骨肌 coccygeus

耻骨直肠肌 puborectal

肛提肌腱弓 tendinous arch of levator ani

闭孔内肌 obturator internus

髂尾肌 iliococcygeal

图7-1　盆膈肌上面观

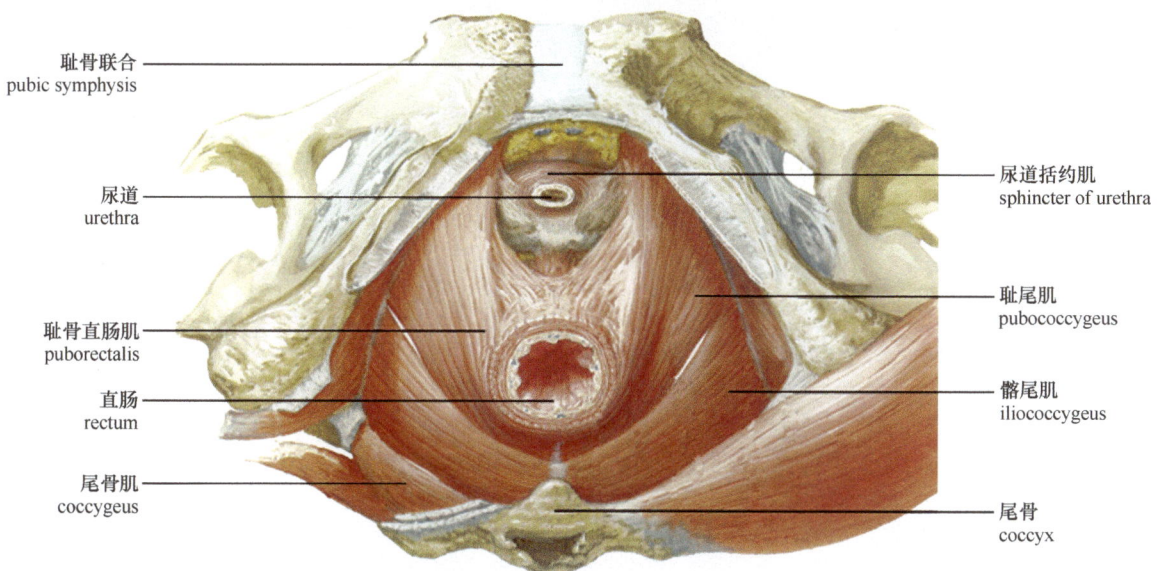

耻骨联合 pubic symphysis

尿道 urethra

耻骨直肠肌 puborectalis

直肠 rectum

尾骨肌 coccygeus

尿道括约肌 sphincter of urethra

耻尾肌 pubococcygeus

髂尾肌 iliococcygeus

尾骨 coccyx

图7-2　盆膈肌下面观

(二) 尾骨肌

尾骨肌coccygeus 位于肛提肌后方,与骶棘韧带一样为三角形,起自坐骨棘盆面,紧贴骶棘韧带的上面,止于尾骨和骶骨下部的侧缘(图 7-2)。

四、盆 筋 膜

盆筋膜pelvic fascia 可分为盆壁筋膜、盆脏筋膜和盆膈筋膜 3 部分(图 7-3):

(一) 盆壁筋膜

盆壁筋膜parietal pelvic fascia 覆盖于盆腔前、后及两侧壁的盆面。向上与腹内筋膜相延续,位于骶骨前方的部分为骶前筋膜(又称 Waldeyer 筋膜);覆盖梨状肌内表面的部分为梨状肌筋膜;闭孔内肌内表面的部分为闭孔筋膜。耻骨体盆腔面到坐骨棘的闭孔筋膜呈线性增厚,称肛提肌腱弓,为肛提肌和盆膈上、下筋膜提供起点和附着处。此筋膜与骶骨附着较紧密,其间有骶前静脉丛。因此,在分离直肠后方时,不能将骶前筋膜剥离,否则极易撕破骶前静脉丛,引起出血。

(二) 盆脏筋膜

盆脏筋膜visceral pelvic fascia 是介于盆腔腹膜之外和盆壁之内的结缔组织膜,在盆腔脏器穿过盆膈或尿生殖膈时,由盆壁筋膜向上返折,呈鞘状包裹脏器形成。包裹前列腺的部分称为**前列腺鞘**fascial sheath of prostate,鞘的前份和两侧部内含有前列腺静脉丛。前列腺鞘向上延续包裹膀胱,形成膀胱筋膜,比较薄弱,紧贴膀胱外表面。包裹直肠的筋膜为直肠筋膜,紧贴直肠外表面,不易剥离。

男性直肠与膀胱、前列腺、精囊及输精管壶腹之间(女性在直肠与阴道之间),有一冠状位的结缔组织膈,称**直肠膀胱隔**rectovesical septum(女性为**直肠阴道隔**rectovaginal septum)。上起自直肠膀胱陷凹(女性为直肠子宫陷凹),下伸达盆底,两侧附于盆侧壁。女性子宫颈和阴道上部的前方与膀胱底之间,还有**膀胱阴道隔**vesicovaginal septum(图 7-3)。

盆脏筋膜也包括一些韧带,它们由血管、神经及周围结缔组织形成,如子宫主韧带和子宫骶韧带,具有维持脏器位置的作用。

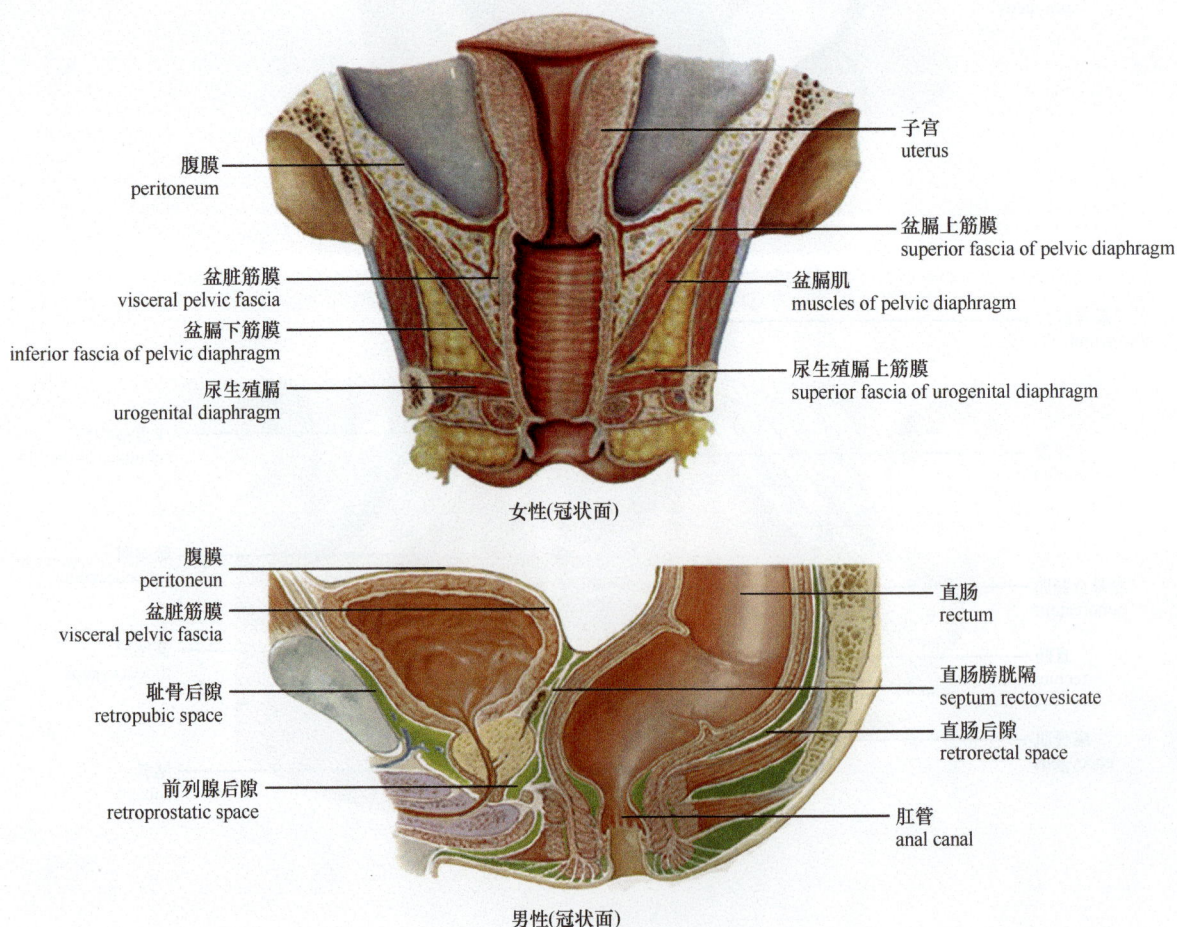

女性(冠状面)

- 腹膜 peritoneum
- 盆脏筋膜 visceral pelvic fascia
- 盆膈下筋膜 inferior fascia of pelvic diaphragm
- 尿生殖膈 urogenital diaphragm
- 子宫 uterus
- 盆膈上筋膜 superior fascia of pelvic diaphragm
- 盆膈肌 muscles of pelvic diaphragm
- 尿生殖膈上筋膜 superior fascia of urogenital diaphragm

男性(冠状面)

- 腹膜 peritoneun
- 盆脏筋膜 visceral pelvic fascia
- 耻骨后隙 retropubic space
- 前列腺后隙 retroprostatic space
- 直肠 rectum
- 直肠膀胱隔 septum rectovesicate
- 直肠后隙 retrorectal space
- 肛管 anal canal

图 7-3　盆筋膜及间隙

（三）盆膈筋膜

为覆盖于盆膈肌上、下面的盆筋膜，分别称盆膈上筋膜和盆膈下筋膜，盆膈上筋膜为盆壁筋膜向下的延续，并向盆内脏器周围移行成为盆脏筋膜。盆膈下筋膜是臀筋膜向会阴的直接延续，并形成坐骨肛门窝的内侧壁。

五、盆筋膜间隙

在盆壁筋膜与盆脏筋膜之间，或相邻的盆脏筋膜之间，构成许多潜在的盆筋膜间隙（图7-3）。这些筋膜间隙有利于手术时分离脏器。脓血和渗液等也易在间隙内聚集。有重要临床意义的盆筋膜间隙主要有：

（一）耻骨后间隙

耻骨后间隙 retropubic space 也称膀胱前隙，前界为耻骨联合、耻骨上支及闭孔内肌筋膜；后界在男性为膀胱和前列腺，女性为膀胱；两侧界为脐内侧韧带；上界为壁腹膜至膀胱上面的反折部；下界男性为盆膈和耻骨前列腺韧带，在女性为盆膈和耻骨膀胱韧带。隙内为疏松结缔组织和静脉丛等。耻骨骨折引起的血肿和膀胱前壁损伤的尿外渗常潴留此间隙内。耻骨上腹膜外引流，膀胱以及子宫下部等手术，均通过此间隙进行，此时应避免伤及腹膜。

（二）直肠旁间隙

直肠旁间隙 pararectal space 又称**骨盆直肠间隙** pelvirectal space，上界为腹膜，下界为盆膈，内侧界为直肠筋膜鞘，外侧界为髂内血管鞘及盆侧壁，前界在男性为膀胱和前列腺，女性为子宫下部、阴道上部和子宫阔韧带，后界为直肠与直肠侧韧带（由盆膈上筋膜和闭孔内肌筋膜包裹直肠下动、静脉及盆内脏神经和淋巴结等构成）。此间隙若有积脓，可经直肠指检，在直肠壶腹下部两侧可触及。如引流不及时，脓液可沿分布于脏器的血管神经束蔓延至脏器周围的间隙。

（三）直肠后间隙

直肠后间隙 retrorectal space 又称骶前间隙，前界为直肠筋膜鞘，后界为骶前筋膜，两侧借直肠侧韧带与直肠旁间隙分开，上界为盆腹膜在骶骨前面的反折部，下界为盆膈上筋膜。直肠后隙的炎症或积脓，向上可沿腹膜后隙蔓延。临床作腹膜后隙空气造影，也通过此隙进行。手术分离直肠后方时，在此间隙作钝性分离可避免损伤骶前静脉丛。

六、盆部的血管、神经和淋巴

（一）动脉

1. 髂总动脉 common iliac artery　在腹主动脉第4腰椎水平分出，经腰大肌内侧行向外下，至骶髂关节前方分为髂内、外动脉（图7-4）。

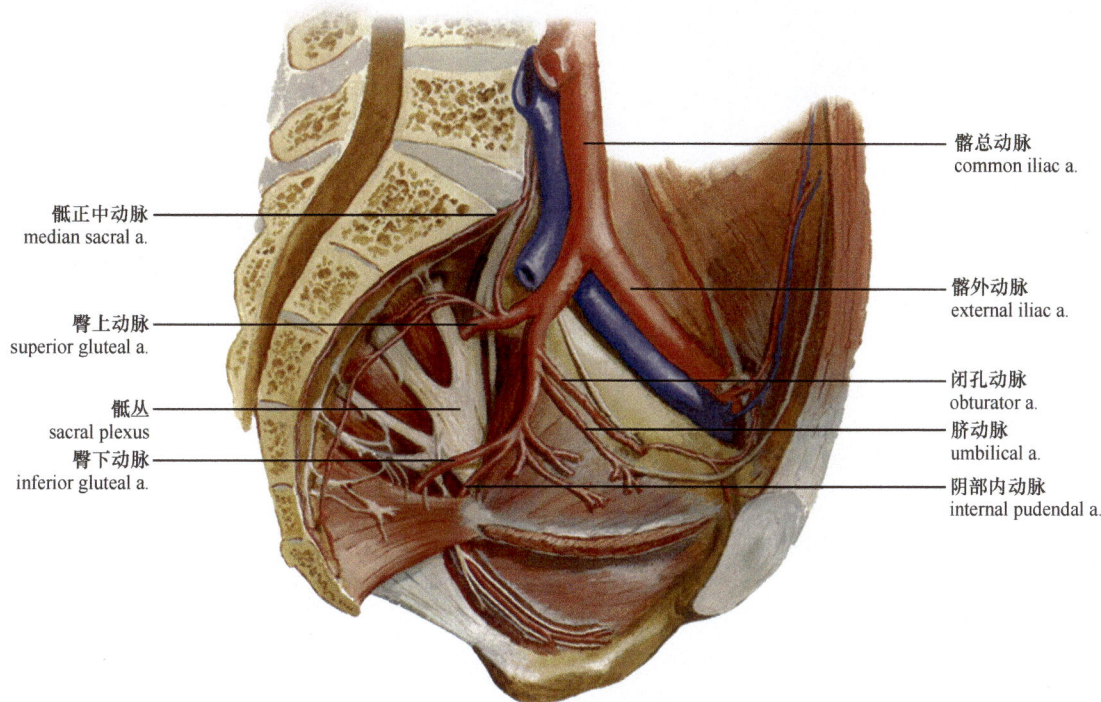

骶正中动脉
median sacral a.

臀上动脉
superior gluteal a.

骶丛
sacral plexus

臀下动脉
inferior gluteal a.

髂总动脉
common iliac a.

髂外动脉
external iliac a.

闭孔动脉
obturator a.

脐动脉
umbilical a.

阴部内动脉
internal pudendal a.

图7-4　盆壁血管

2. 髂外动脉 external iliac artery 沿腰大肌内侧缘下行,经腹股沟韧带中点深面至股前部,移行为股动脉。髂外动脉在靠近腹股沟韧带处,发出旋髂深动脉和腹壁下动脉。

3. 髂内动脉 internal iliac artery 长约4cm,向下越过骨盆上口入盆腔,沿盆后外侧壁下行,至梨状肌上缘处分成前、后两干,前干分壁支和脏支,后干全属壁支。

(1) 髂内动脉前干的分支

1) 壁支:有①**闭孔动脉** obturator artery沿盆侧壁行向内下,穿闭膜管至股部,有同名静脉、神经和淋巴管伴行。闭孔动脉的耻骨支常与腹壁下动脉的耻骨支形成吻合。有时闭孔动脉缺如,由该吻合支取代,此时,闭孔动脉则发自腹壁下动脉,这叫**异常闭孔动脉**,异常闭孔动脉恰位于腔隙(陷窝)韧带的深面,当嵌顿性股疝时,如切开腔隙韧带,应警惕存在异常闭孔动脉,切勿伤及。②**臀下动脉** inferior gluteal artery经梨状肌下孔至臀部。

2) 脏支:有**脐动脉** umbilical artery其远侧段闭锁形成脐内侧韧带,近侧段仍然畅通,从此段发出**膀胱上动脉** superior vesical artery有时可有数支。**膀胱下动脉** inferior vesical artery可有1～2支,或缺如。**子宫动脉** uterine artery和**直肠下动脉** inferior rectal artery(详见各器官的血管)。**阴部内动脉** internal pudendal artery穿梨状肌下孔至臀部,再经坐骨小孔入会阴(图7-5,图7-6)。

(2) 髂内动脉后干的分支:**髂腰动脉** iliolumbar artery **骶外侧动脉** lateral sacral artery和**臀上动脉** superior gluteal artery其中臀上动脉经梨状肌上孔出盆腔至臀部。

(二) 静脉

髂内静脉 internal iliac vein由盆腔内静脉会聚而成,在骶髂关节前方与髂外静脉汇合成髂总静脉。髂内静脉的属支分为脏支和壁支。壁支与同名动脉伴行,收集动脉分布区的静脉血;脏支起自盆内脏器周围的静脉丛。**前列腺静脉丛**包埋于前列腺鞘中,膀胱静脉丛位于膀胱下部周围;**子宫静脉丛**和阴道静脉丛位于子宫和阴道的两侧,它们各自汇合成干注入髂内静脉。**卵巢静脉丛**位于卵巢周围和输卵管附近的子宫阔韧带内,该丛汇集为卵巢静脉,伴随同名动脉上行,左、右侧分别注入左肾静脉和下腔静脉。

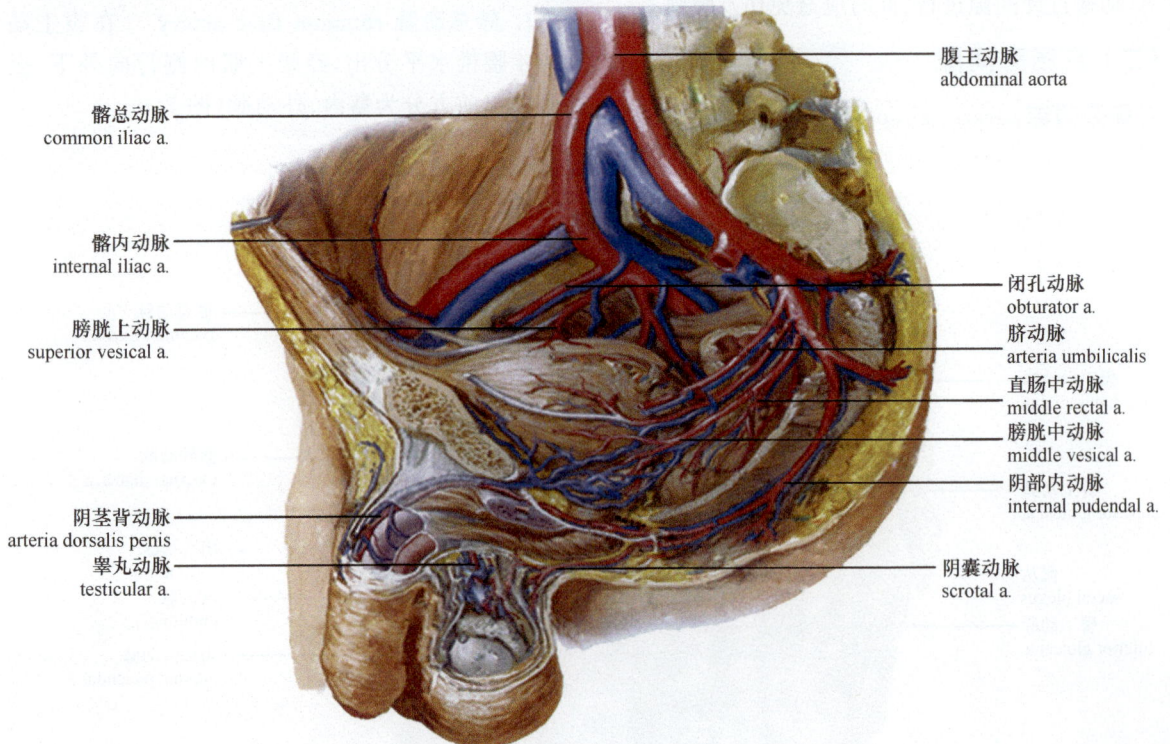

图 7-5 男性盆腔血管

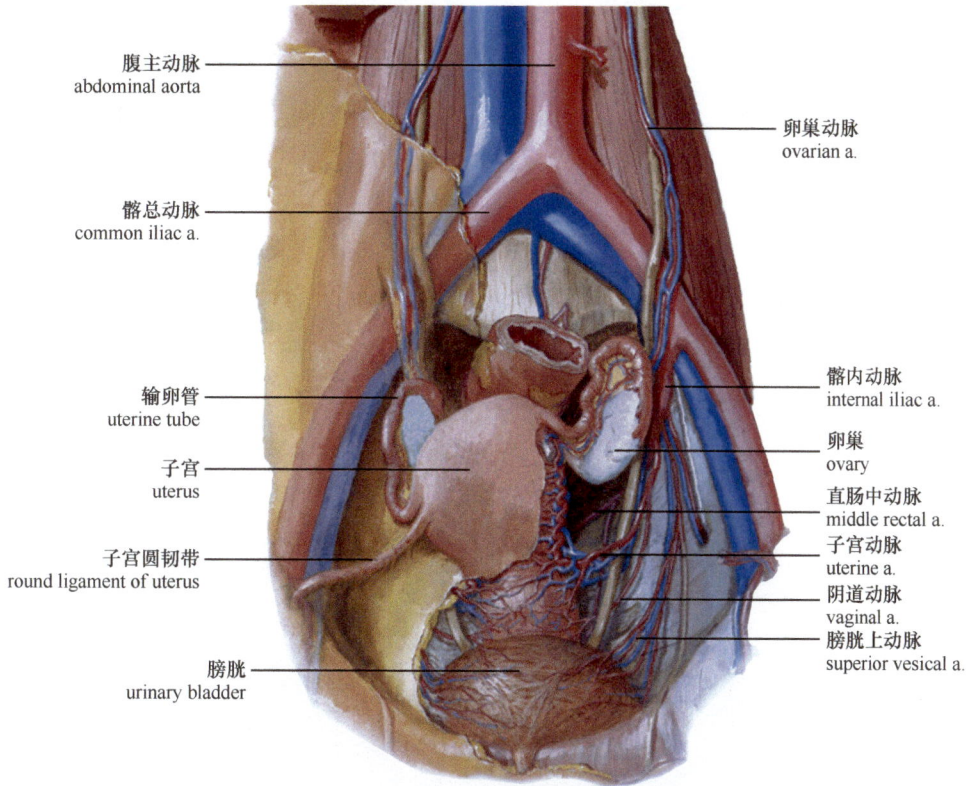

图 7-6 女性盆腔血管

直肠静脉丛可分为内、外两部分:内静脉丛位于黏膜上皮的外层;外静脉丛位于肌层之外。直肠静脉丛的上部主要汇入直肠上静脉,经肠系膜下静脉注入门静脉;直肠静脉丛的下部主要经直肠下静脉和肛静脉回流入髂内静脉。静脉丛之间有广泛的吻合,是肝门静脉系和腔静脉系之间的交通之一。

骶前静脉丛是椎外静脉丛的最低部分,位于骶骨前方的疏松结缔组织内,血液经骶外侧静脉回流至髂内静脉。

盆腔内静脉丛的静脉腔内无瓣膜,各丛之间的吻合丰富,存在广泛的侧支循环途径,有利于血液的回流。

(三) 淋巴

盆部主要的淋巴结群(图 7-7):

1. 髂外淋巴结 external iliac lymph nodes 沿髂外动脉排列,经腹股沟浅、深淋巴结的输出管,收纳下肢和脐以下腹前壁的淋巴,还直接接受膀胱、前列腺和子宫的淋巴。

2. 髂内淋巴结 internal iliac lymph nodes 沿髂内动脉及其分支排列,收纳盆内所有脏器、会阴深部结构、臀部和股后部的淋巴。

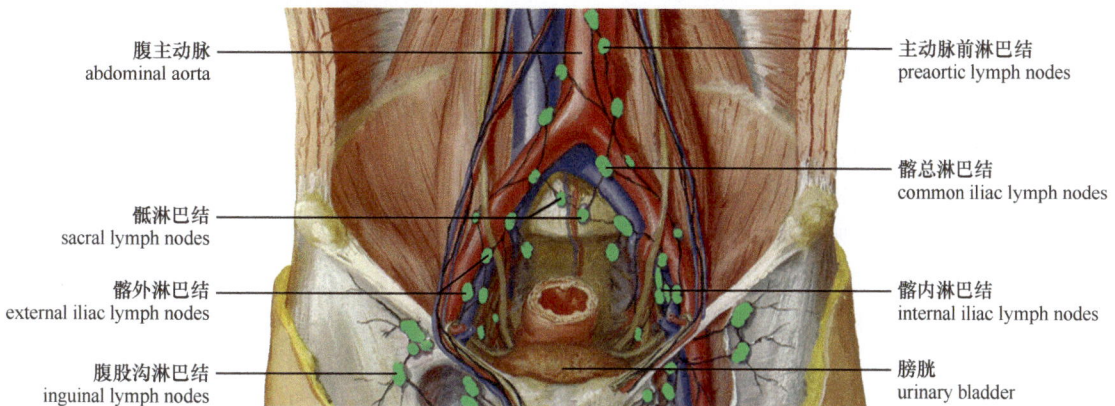

图 7-7 盆腔淋巴结

3. 骶淋巴结 sacral lymph nodes 沿骶正中动脉和髂外侧动脉排列,收纳盆后壁、直肠、子宫颈和前列腺的淋巴。

上述 3 组淋巴结的输出管注入**髂总淋巴结** common iliac lymph nodes。此群淋巴结沿髂总动脉排列,其输出管注入左、右腰淋巴结。

(四)盆部神经

盆部神经包括骶丛、交感干和盆内脏神经等(图 7-8)。

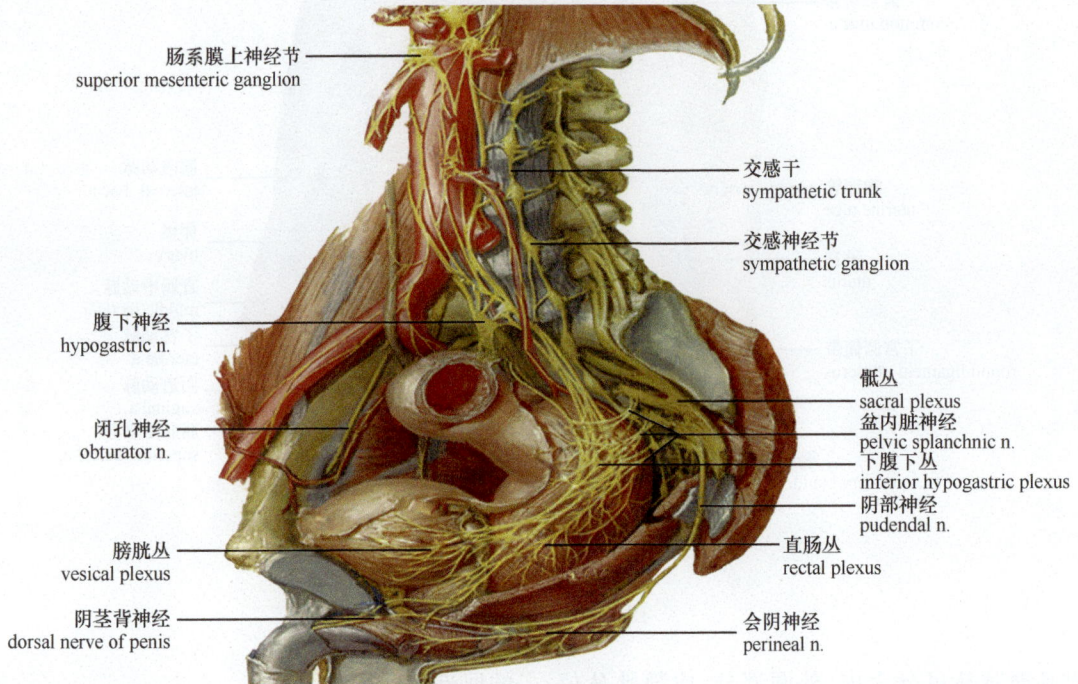

肠系膜上神经节 superior mesenteric ganglion
交感干 sympathetic trunk
交感神经节 sympathetic ganglion
腹下神经 hypogastric n.
骶丛 sacral plexus
盆内脏神经 pelvic splanchnic n.
下腹下丛 inferior hypogastric plexus
闭孔神经 obturator n.
阴部神经 pudendal n.
膀胱丛 vesical plexus
直肠丛 rectal plexus
阴茎背神经 dorsal nerve of penis
会阴神经 perineal n.

图 7-8 盆腔神经

1. 骶丛 sacral plexus 由腰骶干和第 1～4 骶神经前支组成,位于盆后外侧壁,骶骨和梨状肌前面,髂内动脉的后方。其分支经梨状肌上、下孔分布于臀部、会阴及下肢。第 4、5 骶神经前支和尾神经合成小的**尾丛** coccygeal plexus,位于尾骨肌的上面,主要发出肛尾神经,穿骶结节韧带后,分布于邻近的皮肤。

2. 骶交感干 sacral sympathetic trunk 由腰交感干延续而来,沿骶前孔内侧下降,在尾骨前方,两侧骶交感干连接于单一的**奇神经节** ganglion impar。节后纤维参与构成盆丛(下腹下丛)。

3. 上腹下丛 superior hypogastric plexus 和下腹下丛 inferior hypogastric plexus 上腹下丛又称**骶前神经** presacral nerve 位于腹主动脉末端及分叉处,上续腹主动脉丛,向下发出左、右腹下神经,行至第 3 骶椎高度,与盆内脏神经和骶交感节的节后纤维共同组成左、右下腹下丛(又称盆丛 pelvic plexus)。盆丛位于直肠、精囊和前列腺(女性为子宫颈和阴道穹)的两侧,其纤维随髂内动脉的分支到达盆内脏器。盆腔手术淋巴结清扫或直肠癌切除术时,如损伤此丛可导致尿潴留或阳痿。

4. 盆内脏神经 pelvic splanchnic nerve 又称**盆神经**,为副交感神经,主要由第 2～4 骶神经前支中的副交感神经节前纤维组成,加入**盆丛**,随盆丛至所支配的器官附近或器官壁内的副交感神经节换神经元,节后纤维分布于结肠左曲以下消化管、盆腔器官及外阴等处。

七、盆腔脏器

盆腔脏器包括泌尿器、生殖器及消化管的盆内部分。它们的位置关系是:前方为膀胱及尿道,后方是直肠,中间为生殖器。在男性,膀胱、尿道与直肠之间为输精管、精囊及前列腺(图 7-9);在女性,为卵巢、输卵管、子宫及阴道。输尿管盆部沿盆腔侧壁由后向前下行至膀胱底。输精管盆部在骨盆侧壁自腹股沟管内口向后下行(图 7-10)。

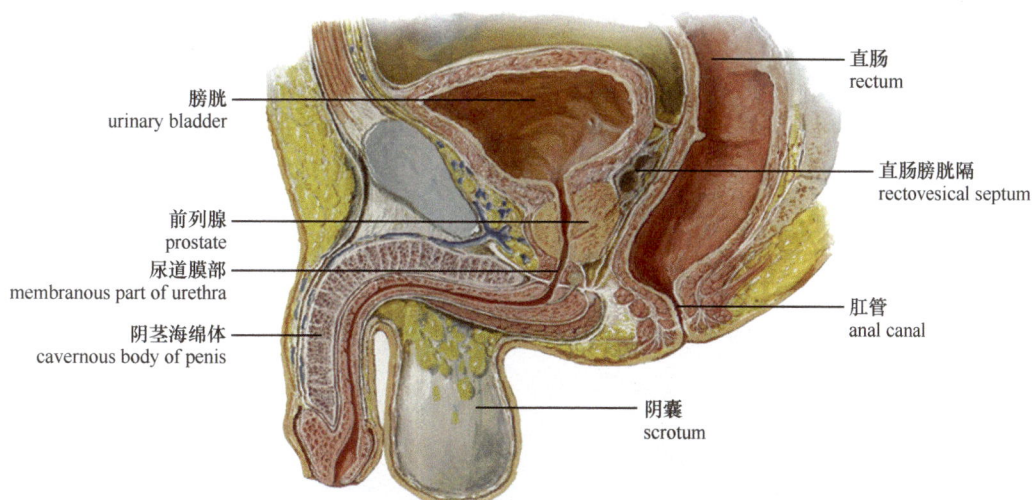

图 7-9 男性盆腔器官

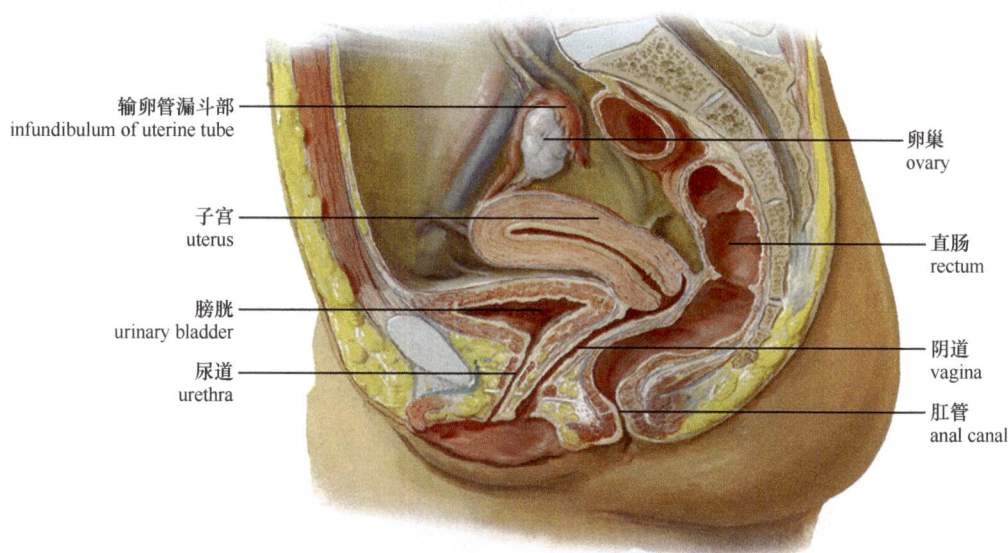

图 7-10 女性盆腔器官

（一）直肠

1. 位置和形态 **直肠**rectum 位于骶骨前方，在第 3 骶椎高度，上续乙状结肠，向下穿过盆膈续为肛管，全长约 12cm。直肠从上向下，由腹膜间位逐渐移形为外位。在直肠上部、两侧及前方均有腹膜包裹，下行至第 4～5 骶椎高度，腹膜仅包被直肠的前面，在男性移于膀胱的后面，覆盖精囊的上部，构成直肠膀胱陷凹；在女性返折至阴道穹后部，形成直肠子宫陷凹。腹膜返折高度男女有差异，女性比男性约低 1.5～2cm。直肠子宫凹陷距肛门 5.5～6cm，直肠膀胱陷凹距肛门 7.5～8cm（图 7-11）。

2. 毗邻 直肠后借疏松结缔组织与骶、尾骨和梨状肌相邻，其间有直肠上血管、骶丛、盆内脏神经和盆交感干等结构。直肠两侧借直肠侧韧带连于盆侧壁，韧带内有直肠下血管和盆内脏神经等结构，韧带后方有盆丛及髂内血管分支。男性直肠前面隔着直肠膀胱陷凹与膀胱底上部、精囊和输精管壶腹毗邻，凹中有回肠和大网膜等，凹底腹膜反折线以下则有膀胱底下部、精囊、输精管壶腹、前列腺和输尿管盆段，它们与直肠之间隔以**直肠膀胱隔**。女性直肠前面隔着**直肠子宫陷凹**与子宫和阴道穹后部相邻，凹内有腹腔脏器，凹底腹膜返折线以下，直肠前面与阴道之间有**直肠阴道隔**分隔。

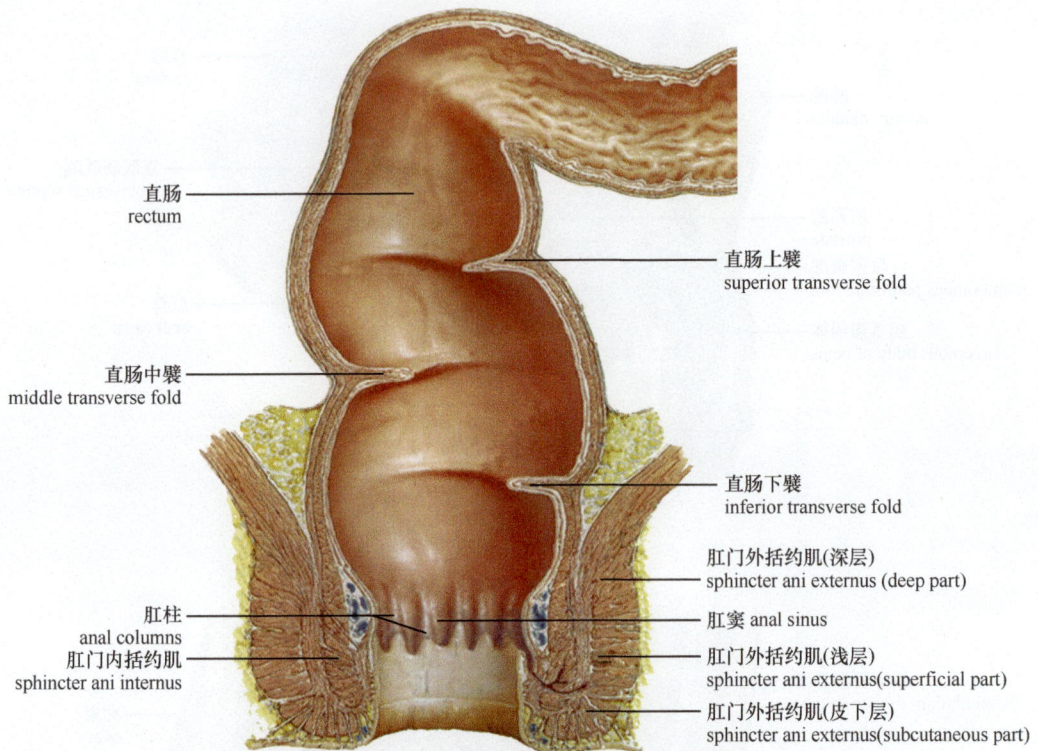

图 7-11 直肠

临床上常用直肠镜检和乙状结肠镜检分别观察直肠或乙状结肠内面和取活检标本。当将窥镜插进直肠时,应顺直肠会阴曲、骶曲及直肠与乙状结肠连接处的弯曲推进,以免产生不适感觉或损伤肠壁甚至造成肠穿孔。

3. 血管、淋巴和神经

(1)**动脉**:直肠由直肠上动脉、直肠下动脉及骶正中动脉分布。**直肠上动脉**为肠系膜下动脉的终支,在乙状结肠系膜内下行至第3骶椎高度,分为左、右支,自直肠侧壁进入直肠。**直肠下动脉**来自髂内动脉,其分支至直肠上部和肛管上部(图 7-12)。骶正中动脉发出分支经直肠背面分布于直肠后壁。

(2)**静脉**:有与同名动脉伴行静脉,这些静脉都来自**直肠肛管静脉丛**(图 7-12),可分为黏膜下及肛管皮下的直肠肛管内丛和位于腹膜内折线以下、肌层表面的直肠肛管外丛。直肠肛管内丛以齿状线为界,分为直肠肛管上丛和直肠肛管下丛。直肠肛管内丛静脉曲张形成痔,齿状线以下为外痔,齿状线以上为内痔。

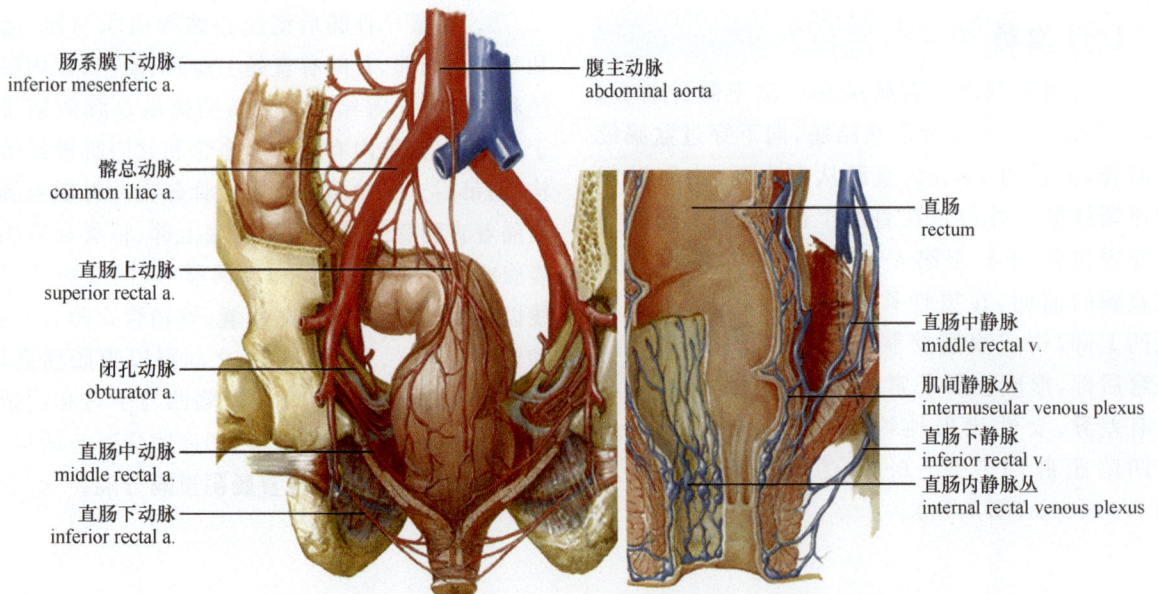

图 7-12 直肠动静脉

（3）**淋巴**：直肠的淋巴多伴随相应的静脉回流。①直肠上部的淋巴管沿直肠上血管，向上至肠系膜下淋巴结；②两侧沿直肠下血管汇入髂内淋巴结；③向下穿肛提肌与坐骨肛门（直肠）窝内淋巴相通，汇入髂内淋巴结；④向后入骶淋巴结。淋巴管是直肠癌主要的扩散途径，手术时彻底清除收纳直肠淋巴液的淋巴结是根治直肠癌的措施之一。直肠癌侵入肠壁越深，环绕肠管周径越广，淋巴转移发生率愈高。在淋巴引流的上、中、下三个方向中，向上转移是主要的，较晚期的直肠癌才向两侧或向下转移。

（4）**神经**：直肠和肛管齿状线以上由交感神经和副交感神经支配。交感神经来自上腹下丛和盆丛，副交感神经是直肠机能的主要调节神经，来自盆内脏神经，通过直肠侧韧带分布于直肠和肛管。

与排便反射相关的传入纤维也经盆内脏神经传入。

（二）膀胱

膀胱 urinary bladder 是储尿的囊状器官，其位置、形状和大小因其盈虚而异。正常成人的膀胱容量为 300～500ml，但随年龄和性别而变化（图 7-13）。

1. 位置与形态　膀胱空虚时位于小骨盆腔内，耻骨联合及耻骨支的后方，充盈时则上升至耻骨联合上缘以上。儿童膀胱位置较高，空虚时也可达耻骨联合上缘以上。膀胱空虚时呈椎体状，可分为尖、体、底、颈四部，各部之间无明显界限。膀胱颈为膀胱的最低点，有尿道内口与尿道相通。膀胱外面可分为上面、后面（即膀胱底）和两个下外侧面。

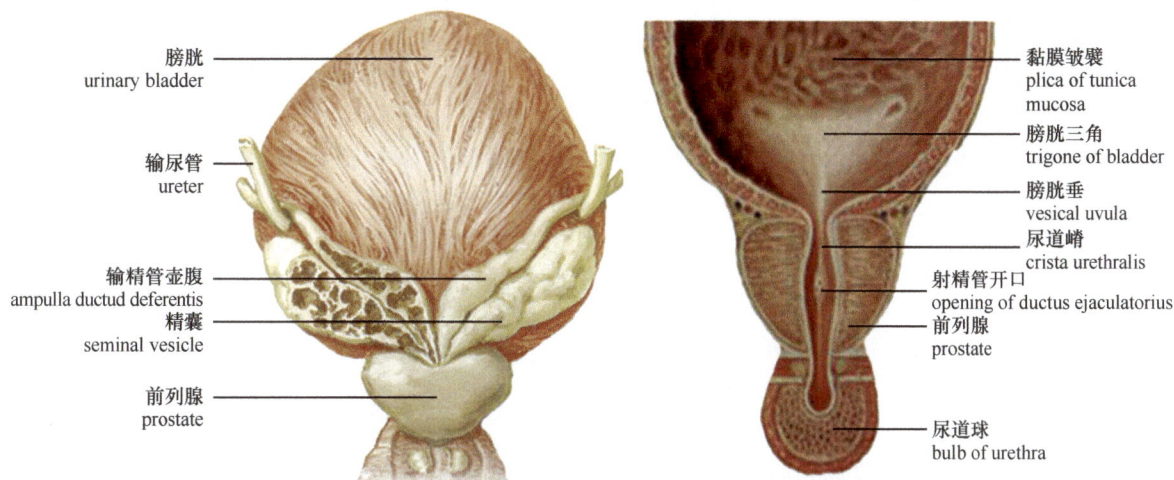

图 7-13　膀胱与前列腺

2. 毗邻　膀胱的前面与耻骨联合和耻骨支接触，其间为耻骨后隙，间隙内有静脉丛。膀胱下外侧面与肛提肌、闭孔内肌及其筋膜相邻，其间充满结缔组织，称膀胱旁组织，其中有至膀胱的动脉、神经以及输尿管盆部穿行。膀胱底的上部有腹膜覆盖，在男性膀胱底上部借腹膜返折形成的直肠膀胱陷凹与直肠隔开；在腹膜返折线以下膀胱底与输精管壶腹和精囊相邻。膀胱底下部，连同输精管壶腹、精囊和前列腺一起，与直肠之间有直肠膀胱隔。在女性膀胱底后面有子宫颈及阴道前壁，其间隔以膀胱阴道隔。男性膀胱颈与前列腺相邻，并借尿道内口与尿道相通；女性膀胱颈则直接与尿生殖膈接触，故尿道内口较男性者低。

膀胱空虚时为腹膜间位器官，充盈时则成为腹膜外位器官，盖于其上面的腹膜反折线也随之上移，以致无腹膜覆盖的膀胱高出于耻骨联合上缘以

上，故沿耻骨上缘刺穿膀胱可不经腹膜腔。进行膀胱肿瘤切除或膀胱切开取石时，如先用无菌生理盐水充盈膀胱，可在腹膜外进行膀胱造口术，不污染腹膜腔。

3. 血管、淋巴和神经

（1）**动脉**：①**膀胱上动脉**发自脐动脉近侧段，分布于膀胱上、中部；②**膀胱下动脉**直接发自髂内动脉，分布于膀胱底，精囊及输尿管盆部下份等处。

（2）**静脉**：膀胱的静脉在膀胱和前列腺两侧形成**膀胱静脉丛**，汇入膀胱静脉，注入髂内静脉。膀胱静脉丛与椎静脉丛之间无瓣膜，当咳嗽、喷嚏或用力而致腹压增高时，下腔静脉受压，会迫使膀胱静脉丛内的静脉血注入椎静脉丛。膀胱或前列腺的癌细胞可通过此途径转移至脊柱，侵犯椎骨，导致继发性癌。甚至直接经椎静脉丛侵入颅内或其他器官。

（3）**淋巴**：膀胱前部的淋巴注入髂内淋巴结；膀胱三角和膀胱后部的淋巴大部注入髂外淋巴结，少数注入髂内淋巴管。

（4）**神经**：膀胱的交感神经由盆丛至膀胱，副交感神经通过盆内脏神经，支配膀胱逼尿肌，抑制尿道内括约肌，与排尿反射有关。意识性控制排尿有关的尿道括约肌是由阴部神经（躯体神经）支配。膀胱的感觉神经纤维也是随盆丛和盆内脏神经传入脊髓。

（三）输尿管盆部

在骨盆上口处，左侧输尿管越过左髂总动脉末端的前方，右侧输尿管越过右髂外动脉起始部的前方入盆腔，沿盆侧壁，经髂内血管、腰骶干和骶髂关节前方，至坐骨棘附近，转向前内，走向膀胱底。

男性输尿管经输精管后外方，输精管壶腹和精囊之间达膀胱底。女性输尿管由后外向前内，经子宫阔韧带至子宫颈外侧约 2cm 处（恰在阴道穹侧部的上外方），子宫动脉从外侧向内侧横越其前上方。子宫切除术中结扎子宫动脉时，切勿损伤输尿管。

（四）前列腺

前列腺prostate 形如栗，质坚实。上部与膀胱颈邻接，前部有尿道穿过，后部两则有射精管穿入，下端与尿生殖膈相接触（图 7-13），前面有**耻骨前列腺韧带**使前列腺筋膜（鞘）与耻骨后面相连。后面正中有一纵行的**前列腺沟**，直肠指检时，向前可扪及前列腺的大小、硬度及前列腺沟。

前列腺血供十分丰富，有来自膀胱下动脉、输精管动脉、直肠下动脉、髂内动脉的前干以及脐动脉等。在前列腺筋膜鞘和囊之间还有**前列腺静脉丛**。在行前列腺摘除时，防止出血尤为重要。

老年男性前列腺良性肥大是引起尿道阻塞的常见原因。肿大的腺体凸向膀胱，抬高尿道内口，使尿道前列腺部变长和变形而妨碍排尿。前列腺中叶增生过快可在尿道内口处形成瓣状机制，当患者用力排尿时可堵住尿道内口阻碍排尿。前列腺肥大或肿瘤需要切除时，有 4 条手术入路：①耻骨上入路：切开膀胱进行纤体摘除；②耻骨后入路：经耻骨后隙，不切开膀胱行腺体摘除；③会阴入路：经会阴尿生殖膈进入前列腺区；④尿道内入路：通过膀胱镜插入电切刀，做前列腺部分切除。

（五）输精管盆部、射精管及精囊

输精管ductus deferens 由腹壁下动脉的外侧转向内下方，越过髂外血管前方进入盆腔。沿盆侧壁至膀胱外侧，跨输尿管至膀胱底。在精囊上端平面以下输精管膨大为壶腹，其末端逐渐变细，并与精囊管以锐角的形式汇合成**射精管**ejaculatory duct。射精管长约 2cm，开口于尿道前列腺部（图 7-13）。

精囊seminal vesicle 为一对长椭圆形的囊状腺体，位于前列腺底的后上方，输精管壶腹的后外侧，前贴膀胱，后邻直肠。

（六）子宫

子宫uterus 是中空的肌性器官，形似倒置的梨形，分为底、体、峡、颈 4 部（图 7-14）。

1. 位置与毗邻 子宫位于膀胱与直肠之间。其位置随直肠和膀胱的充盈状态和体位的不同而变化。正常子宫位置为前倾前屈位。前倾：是指子宫主轴与阴道主轴相交而呈现开放的角，大约为 90°。前屈：是指子宫体与子宫颈之间向前开放的钝角，大约 170°。子宫前面隔膀胱子宫陷凹与膀胱上面为邻。子宫颈阴道上部的前面则借膀胱阴道隔与膀胱底相邻。子宫颈阴道部借尿道阴道隔与尿道相邻。子宫后面为直肠子宫陷凹，子宫颈和阴道穹后部隔此凹陷与直肠相邻。凹陷底适对阴道穹后部，故直肠指检可触到子宫颈和子宫体下部。子宫两侧有输卵管、子宫阔韧带和卵巢固有韧带；子宫颈外侧，在阴道穹侧部上方有子宫主韧带。子宫阔韧带基部有子宫血管。子宫颈阴道部由阴道穹后部和直肠子宫陷凹与直肠前壁分隔，在分娩期间，当儿头抵达子宫颈管外口时，通过直肠指检，就可以比较精确地测定子宫口扩张的程度。

2. 子宫的韧带

（1）**子宫阔韧带**broad ligament of uterus：位于子宫两侧，呈冠状位的双层腹膜皱襞，其上缘为游离缘，内含输卵管；下缘附着于盆底；外侧缘附着于盆侧壁；内侧缘与子宫前、后面的腹膜相续，子宫动脉沿此缘迂曲上行（图 7-14）。阔韧带基部的前、后层分别与膀胱子宫陷凹和直肠子宫陷凹处的腹膜移行，在子宫颈两侧的结缔组织中有输尿管和子宫血管经过。

（2）**子宫主韧带**cardinal ligament of uterus：在子宫两侧，由子宫阔韧带基部返折处的纤维结缔组织和平滑肌纤维构成，沿阴道穹侧部向后外延伸至盆侧壁，下方与盆筋膜相续，是维持子宫正常位置，使其不向坐骨棘平面以下脱垂的主要结构之一（图 7-15）。

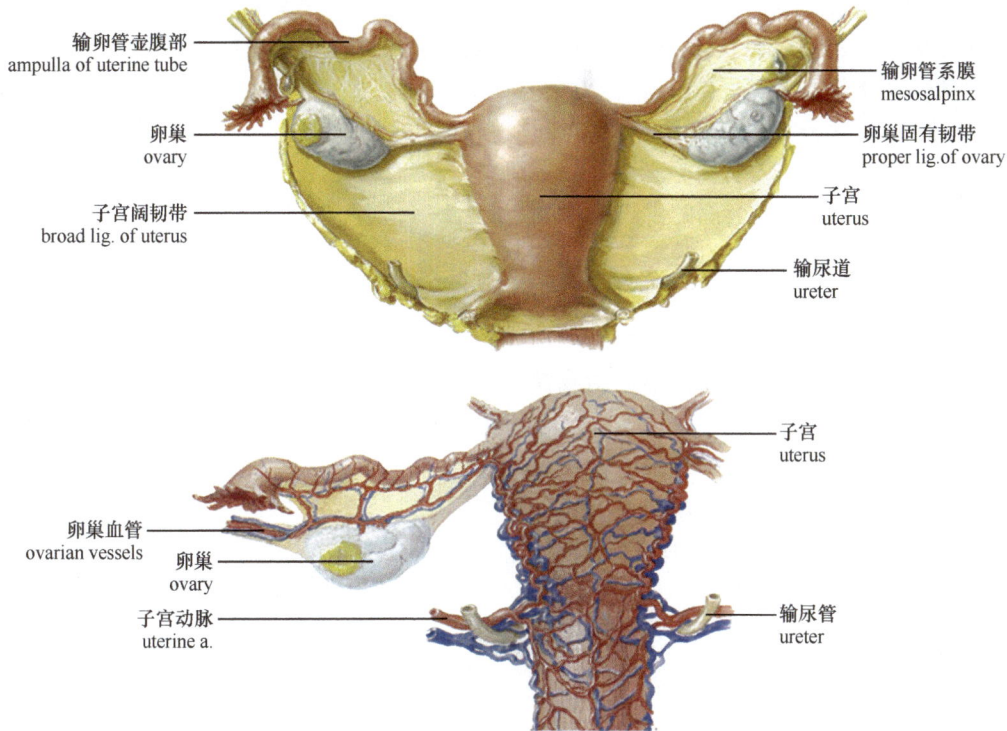

图 7-14 子宫

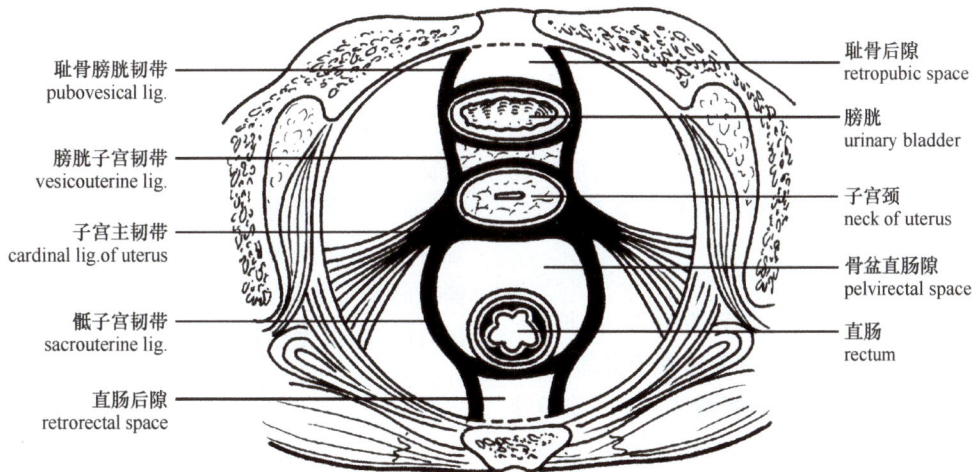

图 7-15 子宫固定装置

（3）**子宫圆韧带**round ligament of uterus：位于子宫阔韧带内，由纤维结缔组织和平滑肌纤维构成，呈圆索状，长 12～14cm，有牵引子宫上份向前的作用。它起自子宫角、输卵管子宫口的前下方，沿盆侧壁向前外行，越过髂外血管及腹壁下动脉，经腹股沟管深环穿腹股沟管全长，止于阴阜和大阴唇皮下。

（4）**骶子宫韧带**sacrouterine ligament：起自子宫颈上部的后面，向后绕过直肠侧面，止于骶骨前面，表面由腹膜覆盖而形成**直肠子宫襞**，有牵引子宫颈向后上的作用（图 7-15）。

子宫脱垂是指子宫位置沿阴道向下移动，使子宫颈低于坐骨棘水平，严重时全部子宫可脱出阴道口外。由于难产等原因损伤了子宫的固定装置和支持结构，如子宫的韧带、盆膈、尿生殖膈和会阴中心腱，可引起子宫脱垂。老年性结缔组织松弛和子宫后倾等，也易使子宫脱垂。

3. 血管、淋巴和神经

（1）**子宫动脉**：发自髂内动脉，沿盆侧壁向前内下行至阔韧带基部，在此韧带两层腹膜间向内行，在距子宫颈外侧约 2cm 处，越过输尿管的前上方，继而在阴道穹侧部上方行向子宫颈（图 7-6）。

沿子宫侧缘迂曲上行,沿途发支至子宫壁,当行至子宫角处,分为输卵管支和卵巢支,分布于输卵管和卵巢,子宫动脉也分布于子宫颈和阴道。

（2）**子宫静脉**：起自**子宫阴道静脉丛**,在平子宫口高度汇合成子宫静脉,汇入髂内静脉。

（3）**淋巴**：子宫底和子宫体上部的淋巴管主要沿卵巢血管注入靠近肾血管的腰淋巴结;子宫附近的淋巴管沿子宫圆韧带注入腹股沟浅淋巴结;子宫体下部和子宫颈的淋巴管在阔韧带下部两侧,一部分注入髂内淋巴结,另一部分注入髂外淋巴结或髂总淋巴结。

（4）**神经**：来自盆丛和盆内脏神经的**子宫阴道丛**（含交感和副交感纤维）位于子宫颈阴道上部外侧的阔韧带基部内。从此丛内发出的纤维分布于子宫和阴道的上部。

（七）卵巢

卵巢ovary 为腹膜内位器官,左、右各一,呈扁椭圆形,其大小、形状和位置随年龄、发育及是否妊娠而异。卵巢位于髂内、外动脉起始部之间的**卵巢窝**内,卵巢由**卵巢悬韧带**连至盆侧壁（图7-14）。卵巢动脉下行至骨盆上口处,跨越髂总血管,向前下经卵巢悬韧带进入阔韧带,分支经卵巢系膜入卵巢。卵巢静脉在骨盆腔内与同名动脉伴行,左侧注入左肾静脉,右侧注入下腔静脉。卵巢的固定装置即卵巢悬韧带和卵巢固有韧带以及卵巢系膜。

（八）输卵管

输卵管uterine tube 位于阔韧带上缘内,长8～12cm。输卵管由内向外分为：①**输卵管子宫部**;②**输卵管峡**;③**输卵管壶腹**;④**输卵管漏斗**4部。输卵管漏斗和壶腹部由卵巢动脉分支供应;输卵管峡和子宫部由子宫动脉的分支供应。输卵管的静脉向外侧汇入卵巢静脉,向内侧汇入子宫静脉（图7-14）。

输卵管结扎术是女性计划生育的有效措施之一。手术中要迅速地找到输卵管,避免错扎其他结构。手术者可沿子宫角向外寻找,须与卵巢固有韧带和子宫圆韧带区别。前者连于卵巢与子宫之间,而后者则在子宫阔韧带前层内走向前外方。

临床上双侧输卵管炎而致管腔阻塞,常引起女性不育。如输卵管腔狭窄,并未完全阻塞,精子可通过狭窄处使卵受精,但受精卵却不能通过狭窄处进入子宫腔而导致输卵管植入,或精子通过输卵管腹腔口而在腹膜腔内使卵受精,则导致腹膜腔植入,以上两种情况称为异位妊娠。其中以输卵管壶腹部妊娠的发生率最高,输卵管妊娠常引起输卵管破裂大出血而危及孕妇的生命。

（九）阴道

阴道vagina 为肌性管道,富有伸展性,上端包绕子宫颈阴道部,下端开口于阴道前庭。阴道前、后壁不等长,前壁较短,长约6cm;后壁较长,约为7.5cm。阴道环绕于子宫颈的部分,与子宫颈形成**阴道穹**fornix of vagina,按其部位分为前部、后部和两个侧部。后部最深,其顶与直肠子宫陷凹接近,临床上可经后部穿刺引流腹膜腔积液。

难产和滞产时,阴道前壁对耻骨弓有一定的压力,长时间受压的膀胱后壁或尿道后壁可能发生压迫性缺血、坏死而导致瘘管产生。根据发生部位不同,有膀胱阴道瘘和尿道阴道瘘之分。一般情况下,子宫颈癌蔓延至阴道,并穿通直肠阴道隔进入直肠时,也会产生瘘管,即直肠阴道瘘。难产时因破坏直肠阴道隔而导致瘘管发生。

（苏州大学　吴开云）

第三节　会　阴

会阴perineum 是指盆膈以下封闭骨盆下口的全部软组织,此即广义的会阴。会阴境界略呈菱形,前为耻骨联合下缘及耻骨弓状韧带,两侧角为耻骨弓、坐骨结节和骶结节韧带,后为尾骨尖。两侧坐骨结节之间的连线将会阴分为前后两个三角区,前方为**尿生殖区**urogenital region,后方为**肛区**anal region（图7-16）。

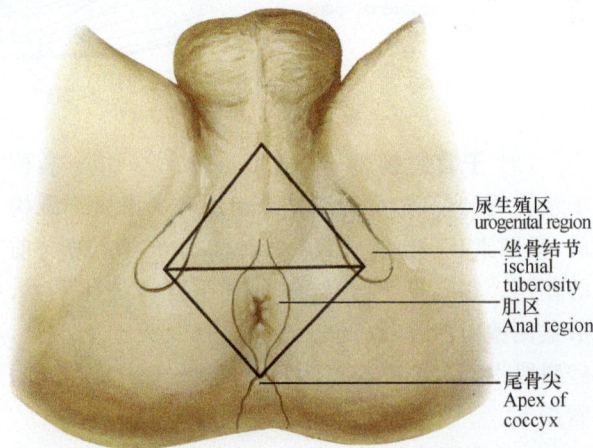

图 7-16　会阴分区

狭义的会阴在男性是指阴囊根部与肛门之间的软组织,在女性是指阴道前庭后端与肛门之间的软组织又称为产科会阴。

一、肛　区

肛区又称**肛门三角**,该区有肛管和坐骨直肠窝,以及该区的神经和血管。

(一) 肛管

肛管anal canal 长约 4cm,是位于盆膈以下的消化管末端,上续直肠,向后下绕尾骨尖终于肛门。肛门 anus 位于会阴中心体的稍后方,肛门周围皮肤形成辐射状褶皱。环绕肛管周围有肛门括约肌,包括肛门内括约肌和肛门外括约肌两部分。

1. 肛门内括约肌 sphincter ani internus　为肛管壁内环行肌层增厚形成,属不随意肌,有协助排便的作用。

2. 肛门外括约肌 sphincter ani externus　为环绕肛门内括约肌周围的横纹肌。按其纤维的位置又可分为:①**皮下部**位于肛管下端的皮下,肌束呈环行;②**浅部**在皮下部之上,肌束围绕肛门内括约肌下部;③**深部**肌束呈厚的环行带,围绕肛门内括约肌上部。

(二) 坐骨直肠窝

1. 位置与组成　**坐骨直肠窝**ischiorectal fossa 位于肛管两侧,为尖朝上方,底朝下的锥形间隙。其内侧壁的下部为肛门外括约肌,上部为肛提肌、尾骨肌及覆盖它们的盆膈下筋膜;外侧壁的下部为坐骨结节内侧面,上部为闭孔内肌及其筋膜;前壁为会阴浅横肌及尿生殖膈;后壁为臀大肌下缘及其筋膜和深部的骶结节韧带。窝尖由盆膈下筋膜与闭孔筋膜汇合而成,窝底为肛门两侧的浅筋膜及皮肤。坐骨肛门窝向前延伸至肛提肌与尿生殖膈之间,形成**前隐窝**;向后延伸至臀大肌骶结节韧带与尾骨肌之间,形成**后隐窝**。坐骨肛门窝内除血管、淋巴管、淋巴结及神经外,尚有大量的脂肪组织,称**坐骨肛门窝脂体**(图 7-17),排便时利于肛管扩张,并具有弹性垫的作用。坐骨直肠窝内脂肪的供血欠佳,又邻直肠和肛管,感染时容易形成脓肿或瘘管。

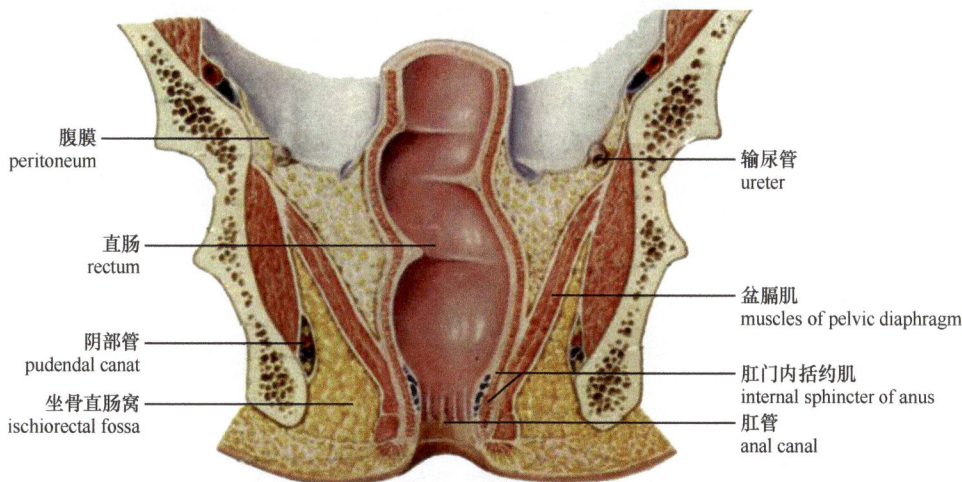

图 7-17　坐骨直肠窝

2. 血管、神经和淋巴　**阴部内动脉**internal pudendal artery 起自髂内动脉前干,经梨状肌下孔出盆,绕过坐骨棘,穿坐骨小孔至坐骨直肠窝。主干沿此窝外侧壁上的**阴部管**pudendal canal(又称 Alcock 管)前行。在管内,阴部内动脉发出 2~3 支**肛动脉**,分布于肛管以及肛门周围的肌和皮肤。行至阴部管前端时,阴部内部动脉分为**会阴动脉**和**阴茎动脉**(女性为**阴蒂动脉**)进入尿生殖区(图 7-18)。**阴部内静脉**internal pudendal vein 及其属支均与同名动脉伴行。

阴部神经pudendal nerve 由骶丛出发,与阴部内血管伴行,在阴部管内的行程、分支和分布皆与阴部内血管相同。由于阴部神经在行程中绕坐骨棘,故会阴手术时,常在坐骨结节与肛门连线的中间,经皮刺向坐骨棘下方,进行阴部神经阻滞。

肛管、肛门外括约肌、肛门周围皮下的淋巴汇入腹股沟浅淋巴结,也有部分坐骨直肠窝的淋巴沿肛血管和阴部内血管汇入髂内淋巴结。

二、尿生殖区

尿生殖区又称**尿生殖三角**,男、女性外生殖器有所不同,因而两者的尿生殖区的层次结构也有区别(图 7-19)。

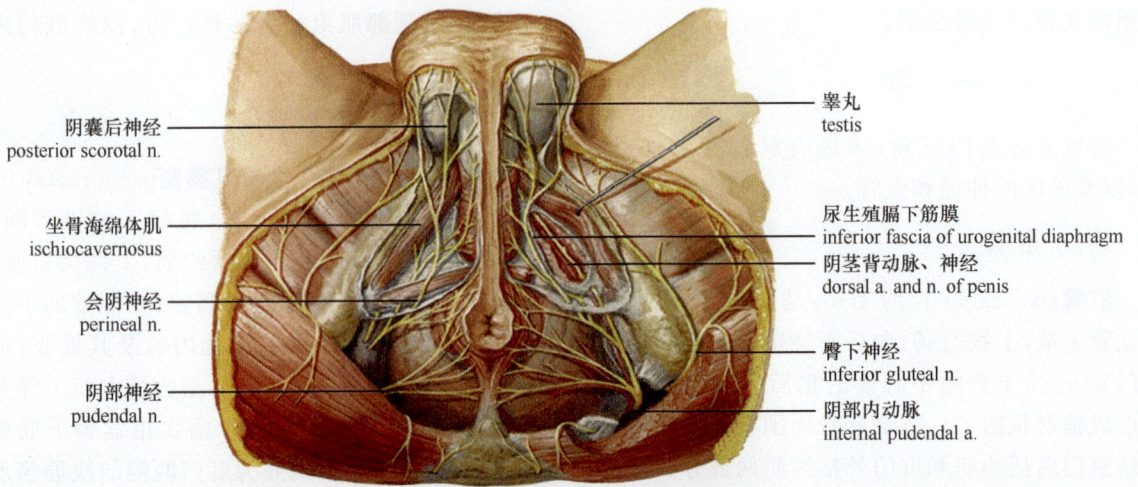

图 7-18 会阴血管神经

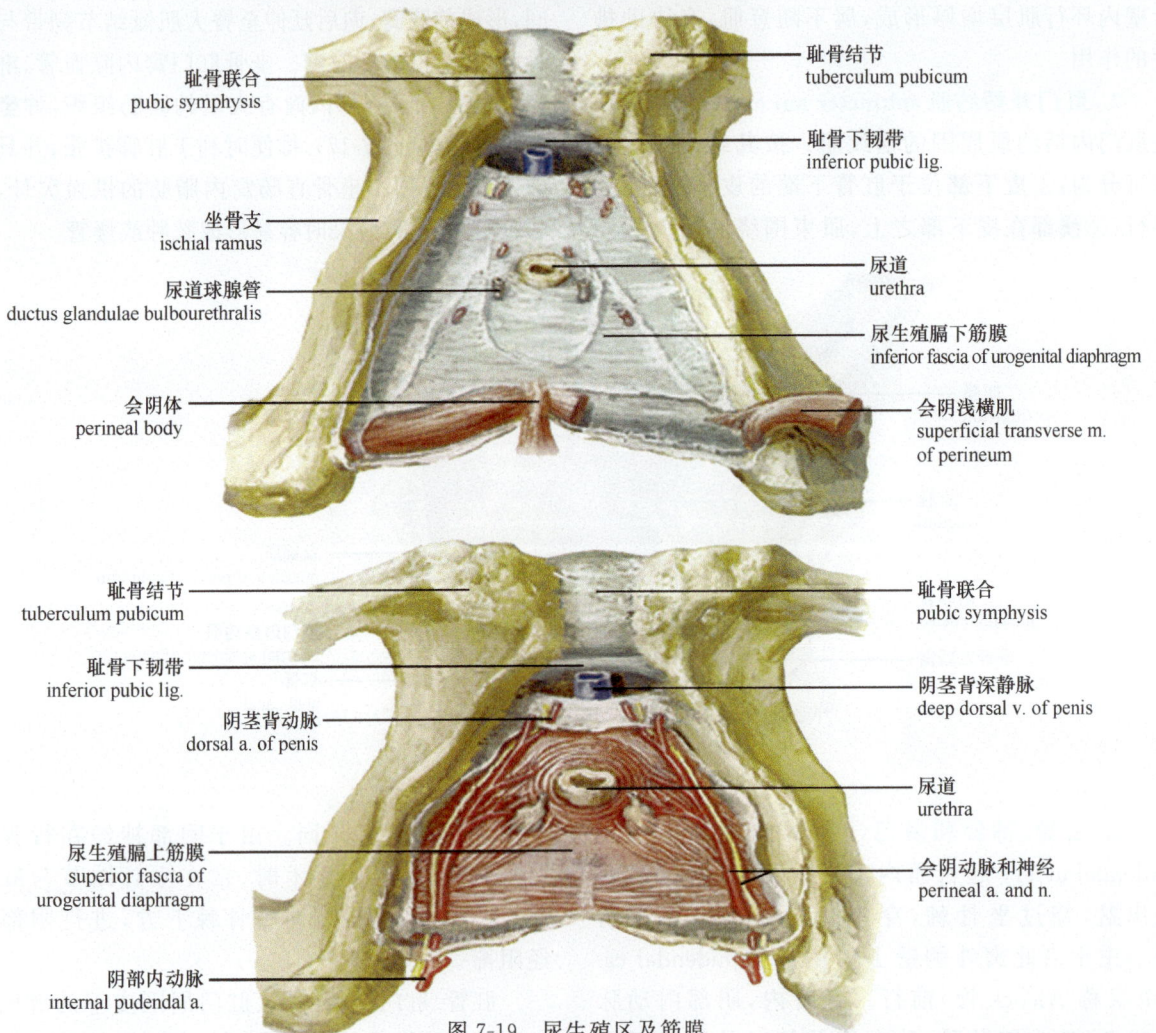

图 7-19 尿生殖区及筋膜

（一）男性尿生殖区

1. 会阴筋膜 男性尿生殖区的会阴浅筋膜分浅、深两层，浅层即脂肪层，深层又称**会阴浅筋膜** superficial fascia of perineum 或 Colles 筋膜。会阴浅筋膜前接阴囊肉膜、阴茎浅筋膜及腹前壁的浅筋膜深层（Scarpa 筋膜），两侧附着于耻骨弓和坐骨结节。此筋膜终止于坐骨结节的连线上，并与尿生殖膈下、上筋膜相互愈着，正中线上还与会阴中心腱相愈着。会阴深筋膜可分为浅层的**尿生殖膈下筋膜** inferior fascia of urogenital diaphragm（又称**会阴膜** perineal membrane）和深层的**尿生殖膈上筋膜** superior fascia of urogenital diaphragm。两层筋膜皆为三角形,几乎呈水平位展开,两侧附着于耻骨弓。它们的后缘终于两侧坐骨结节的连线上,并与会阴浅筋膜三者相互愈着;它们的前缘在耻骨联合下相互愈着,并增厚形成**会阴横韧带**transverse perineal ligament。会阴横韧带与耻骨弓状韧带之间有一裂隙,有阴茎(或阴蒂)背深静脉穿过(图7-19)。

会阴浅筋膜与尿生殖膈下筋膜之间为会阴浅隙。由于会阴浅筋膜与阴囊肉膜、阴茎浅筋膜、腹前壁浅筋膜深层相延续,会阴浅隙向前上开放,与阴囊、阴茎和腹壁相通。尿生殖膈下、上筋膜之间为会阴深隙,因两层筋膜在前后端都愈合,会阴深隙为一封闭的间隙。

2. 会阴浅间隙 superficial perineal space 又称**会阴浅袋**。是由会阴浅筋膜与尿生殖膈下筋膜之间构成(图7-20)。在浅隙内,两侧坐骨支和耻骨下支的边缘上有阴茎海绵体左、右脚附着,脚表面覆盖一对坐骨海绵体肌。尿道海绵体后端(尿道球)在正中线上,贴附于尿生殖膈下筋膜的下表面。尿道球的下表面有球海绵体肌覆盖。一对狭细的**会阴浅横肌**superficial transverse perineal muscle 位于浅隙的后份,起自坐骨结节的内前份,横行向内止于会阴中心腱。此外,浅隙内还有会阴血管和神经。

3. 会阴深间隙 deep perineal space 又称**会阴深袋**。由尿生殖膈下、上筋膜之间构成(图7-20)。深隙内的主要结构为一层扁肌,张于耻骨弓。前面的大部分围绕尿道膜部称为**尿道括约肌**sphincter urethrae,后面的纤维起自坐骨支内侧面,行向内附着于会阴中心腱,称为**会阴深横肌**deep transverse perineal muscle 尿道括约肌和会阴深横肌与覆盖它们上、下面的尿生殖膈上、下筋膜共同构成**尿生殖膈**urogenital diaphragm。

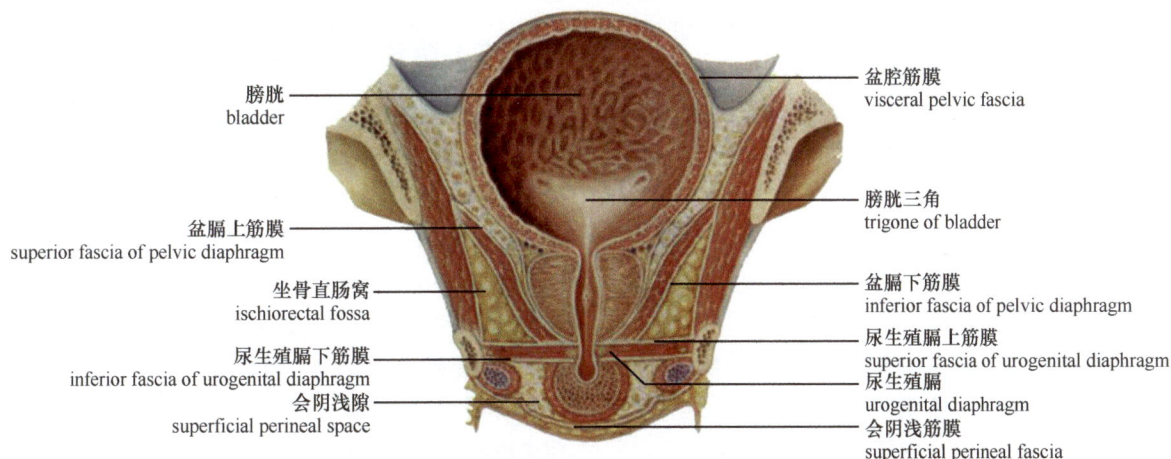

图 7-20 会阴浅深隙

膀胱
bladder

盆膈上筋膜
superior fascia of pelvic diaphragm

坐骨直肠窝
ischiorectal fossa

尿生殖膈下筋膜
inferior fascia of urogenital diaphragm

会阴浅隙
superficial perineal space

盆腔筋膜
visceral pelvic fascia

膀胱三角
trigone of bladder

盆膈下筋膜
inferior fascia of pelvic diaphragm

尿生殖膈上筋膜
superior fascia of urogenital diaphragm

尿生殖膈
urogenital diaphragm

会阴浅筋膜
superficial perineal fascia

阴茎动脉进入会阴深隙后,发出尿道球动脉和尿道动脉,穿尿生殖膈下筋膜,进入尿道海绵体。其主干分为阴茎背动脉和阴茎深动脉,从深隙进入浅隙,分别行至阴茎的背面和穿入阴茎海绵体。与阴茎动脉和分支伴行的有阴茎静脉和属支,阴茎背神经也与阴茎背动脉伴行至阴茎背面。

(二)女性尿生殖区

女性尿生殖三角的层次结构基本与男性相似,女性的两个间隙因尿道和阴道通过,被不完全分隔开,故没有男性尿外渗那样的临床意义。前庭球和球海绵体肌也被尿道和阴道不完全分开,但前庭大腺位于会阴浅隙内。

女性尿生殖三角内血管神经的来源、行程和分布,也基本与男性一致,仅阴茎和阴囊的血管神经变为阴蒂和阴唇的血管神经。

三、男性外生殖器及尿道

(一)阴茎

阴茎penis 的层次由浅入深为皮肤、浅阴茎筋膜、深阴茎筋膜及白膜,各层间有血管、淋巴管和神经等结构穿行(图7-21)。

1. 皮肤 薄而有伸缩性。

2. 阴茎浅筋膜 superficial fascia of penis 疏松无脂肪,内有阴茎背浅静脉及淋巴管。该筋膜四周分别移行于阴囊肉膜、会阴浅筋膜及腹前外侧壁的浅筋膜膜层。

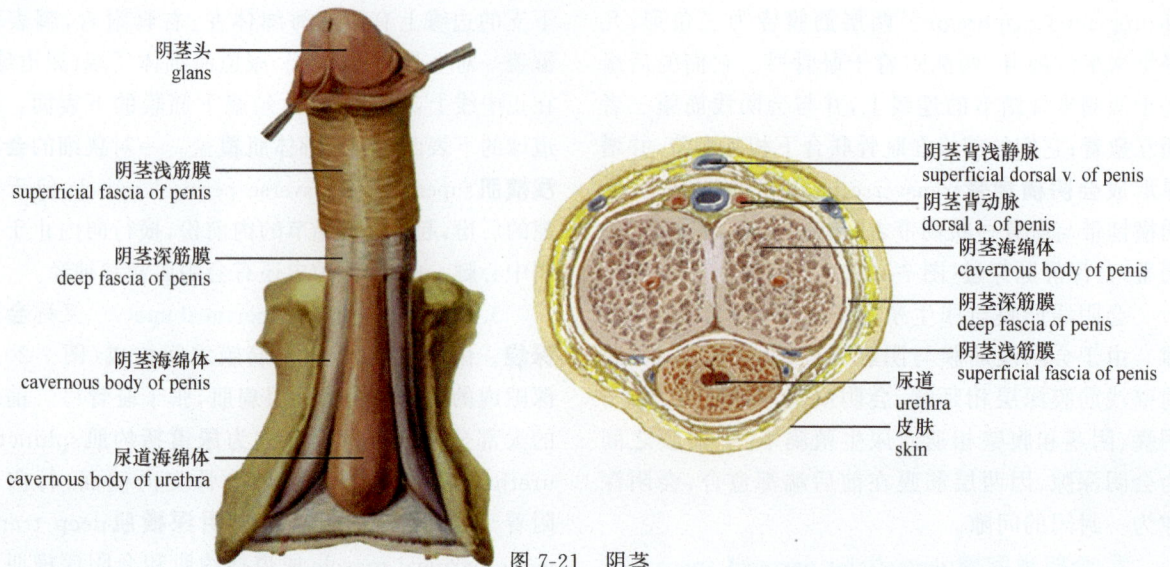

图 7-21 阴茎

3. 阴茎深筋膜 deep fascia of penis 又称 Buck 筋膜,包裹阴茎的 3 条海绵体,前端始于冠状沟,后续于腹白线,在耻骨联合前面有弹性纤维参加形成阴茎悬韧带。此筋膜深面与白膜之间有阴茎背深静脉(正中)和阴茎背动脉及阴茎背神经(两侧)。故做包皮切除术或阴茎手术,可在阴茎根背面两侧施行阴茎背神经阻滞麻醉。

4. 白膜 albuginea 分别包裹 3 条海绵体,阴茎海绵体部略厚,尿道海绵体部较薄,左、右阴茎海绵体之间形成阴茎中隔。

阴茎的血供主要来自阴茎背动脉和阴茎深动脉。阴茎背动脉穿行于阴茎深筋膜与白膜之间,阴茎深动脉则经阴茎脚进入阴茎海绵体。

阴茎有阴茎背浅静脉和阴茎背深静脉,前者收集阴茎包皮及皮下的小静脉,经阴部外浅静脉汇入大隐静脉;后者收集阴茎海绵体和阴茎头的静脉血,向后穿过耻骨弓状韧带与会阴横韧带之间进入盆腔,分左、右支汇入前列腺静脉丛。

(二)阴囊、睾丸和精索

阴囊 scrotum 是容纳睾丸、附睾和精索下部的囊,悬于耻骨联合下方,两侧大腿前内侧之间。阴囊皮肤薄,有少量阴毛。**肉膜** dartos coat 是阴囊的浅筋膜,含平滑肌纤维,与皮肤组成阴囊壁,并在正中线上发出**阴囊中隔** scrotal septum,将阴囊分成左、右两部。肉膜深面由外向内依次为:**精索外筋膜** external spermatic fascia、**提睾肌** cremaster **精索内筋膜** internal spermatic fascia 和**睾丸鞘膜** tunica vaginalis of testis。睾丸鞘膜不包裹精索,可分为脏层和壁层,脏层贴于睾丸和附睾的表面,在附睾后缘与壁层相移行,两层之间为鞘膜腔。**精索** spermatic cord 始于腹股沟管深环,止于睾丸后缘。其上部位于腹股沟管内,下部位于阴囊内(图 7-22)。

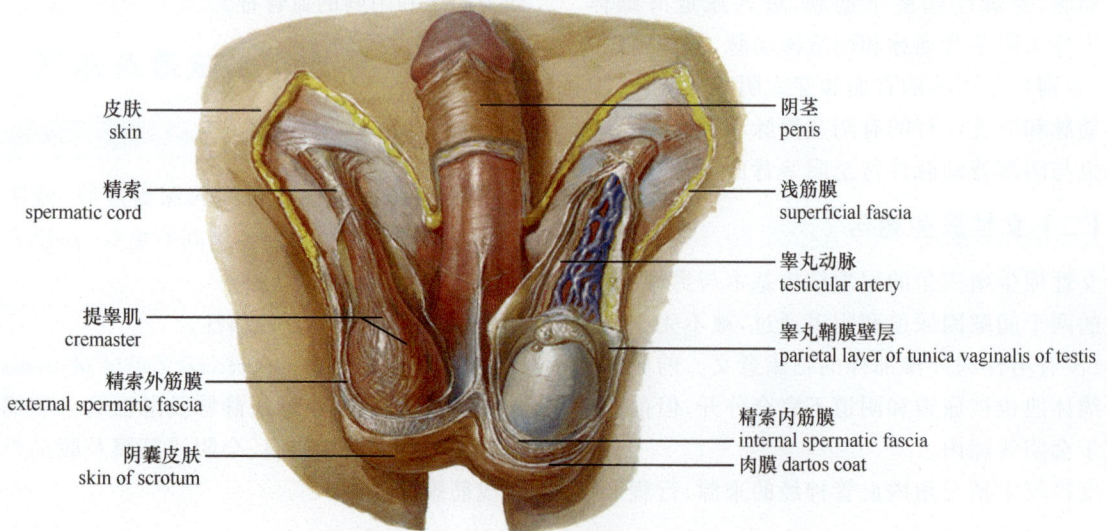

图 7-22 阴囊

阴囊的动脉有：股动脉的阴部外浅、深动脉，阴部内动脉的阴囊后动脉和腹壁下动脉的精索外动脉。阴囊的神经有：髂腹股沟神经、生殖股神经的生殖支、会阴神经的阴囊后神经和股后皮神经的会阴支。

（三）男性尿道

男性尿道male urethra 分为前列腺部、膜部和海绵体部，分别穿过前列腺、尿生殖膈和尿道海绵体。临床上将海绵体部称为**前尿道**，膜部和前列腺部称为**后尿道**（图 7-9）。

男性尿道因破裂的部位不同，尿外渗的范围也不同。如仅有尿道海绵体部有破裂，阴茎深筋膜完好，渗出尿液可局限在阴茎范围。如阴茎深筋膜也破裂，尿液则可随阴茎浅筋膜蔓延到阴囊和腹前壁。如尿生殖膈下筋膜与尿道球连接的薄弱处破裂，尿液可渗入会阴浅隙，再进入阴囊、阴茎，并越过耻骨联合扩散到腹前壁。如尿道破裂在尿生殖膈以上，尿液将渗于盆腔的腹膜外间隙内。

四、女性外生殖器与尿道

女性外生殖器又称**女阴**female pudendum。耻骨联合前面的皮肤隆起为**阴阜**mons pubis，青春期长出阴毛，皮下富有脂肪。阴阜向两侧后外延伸为**大阴唇**greater lip of pudendum。位于大阴唇内侧的皮肤皱襞，光滑无毛，为**小阴唇**lesser lip of pudendum。两侧的小阴唇后端借阴唇系带连接。**阴蒂**clitoris的游离端为**阴蒂头**，为圆形小结节。左右小阴唇之间为**阴道前庭**vaginal vestibule，前庭中央有阴道口，口周围有处女膜或处女膜痕。阴道口后外侧左右各有一前庭大腺的开口，尿道外口位于阴道口的前方，阴蒂后方 2cm 左右（图 7-23）。

女性尿道female urethra 短而直，向前下方穿过尿生殖膈，开口于阴道前庭。尿道后面为阴道，两者的壁紧贴在一起。

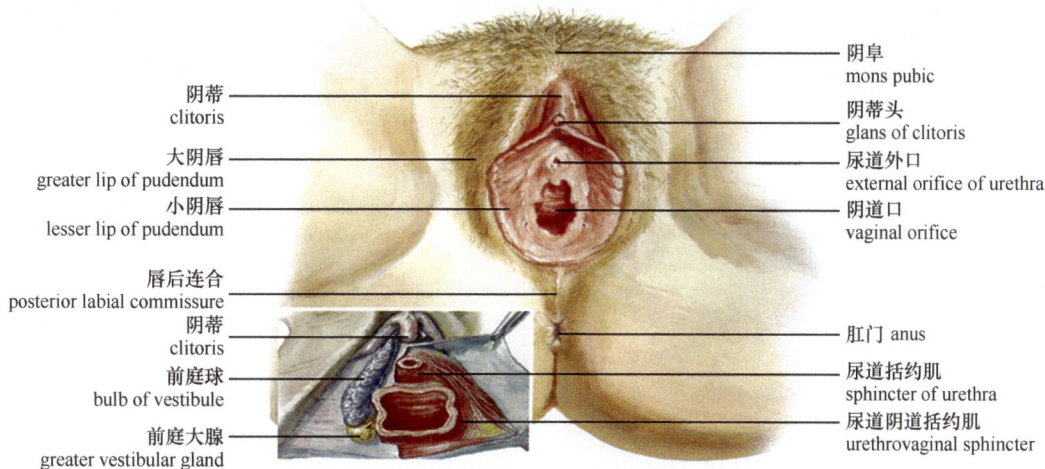

图 7-23　女性外生殖器

五、会阴中心腱

会阴中心腱perineal central tendon 又称**会阴体**perineal body，男性位于肛门与阴囊根之间，女性位于肛门与阴道前庭后端之间，在矢状位上，呈楔形，尖朝上，底朝下，深约 3～4cm。附着于此处的肌有：肛门外括约肌、球海绵体肌、会阴浅横肌、会阴深横肌、尿道阴道括约肌（男性为尿道括约肌）和肛提肌。会阴中心腱具有加固盆底承托盆内脏器的作用，分娩时此处受到很大的张力而易于破裂，所以要注意保护。

（苏州大学　吴开云）

第四节　盆部的断层影像解剖

一、经膀胱精囊角的横断面

经膀胱精囊角的横断面影像解剖，见图 7-24。

二、经前列腺的横断面

经前列腺的横断面影像解剖，见图 7-25。

三、经卵巢的横断面

经卵巢的横断面影像解剖，见图 7-26。

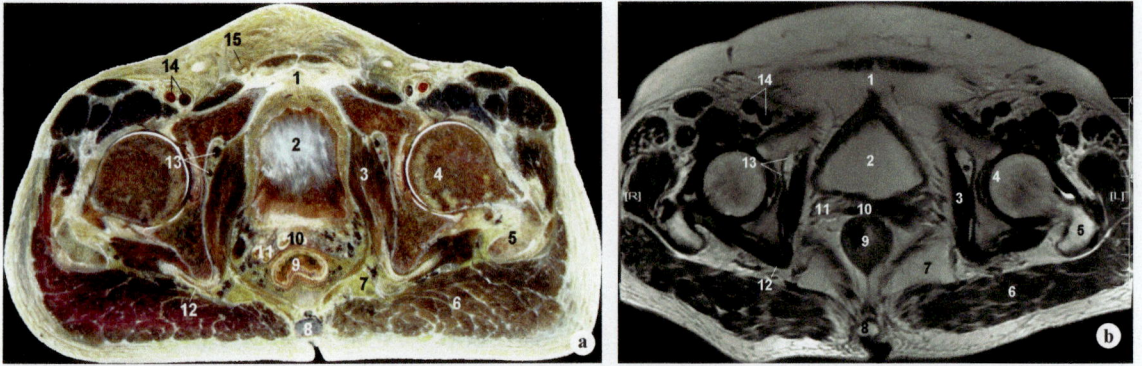

图 7-24 经膀胱精囊角的横断面

a. 断层标本；b. MRI

1. 耻骨联合 pubic symphysis；2. 膀胱 urinary bladder；3. 闭孔内肌 obturator internus；4. 股骨头 head of femur；5. 大转子 greater trochanter；6. 臀大肌 gluteus maximus；7. 坐骨肛门窝 ischioanal fossa；8. 尾骨 coccyx；9. 直肠 rectum；10. 输精管壶腹 ampulla of deferent duct；11. 精囊 seminal vesicle；12. 坐骨小孔 lesser sciatic foramen；13. 闭孔血管、神经 obturator vessel/n. ；14. 股动、静脉 femoral a. /v. ；15. 精索 spermatic cord

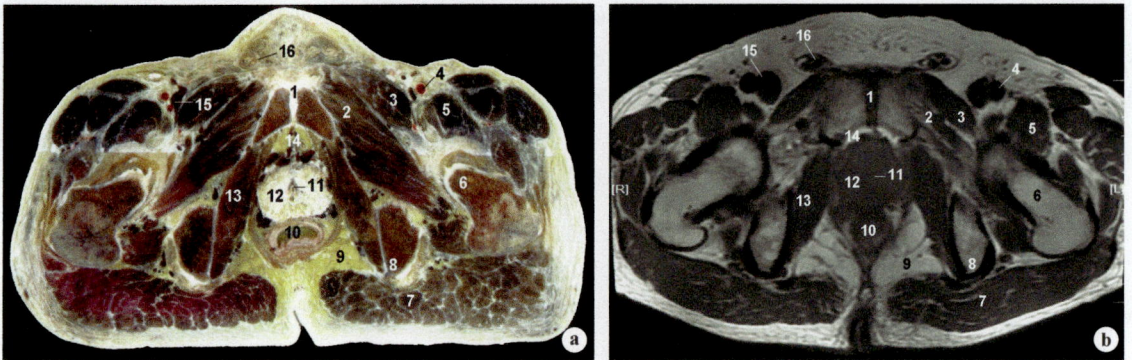

图 7-25 经前列腺的横断面

a. 断层标本；b. MRI

1. 耻骨联合 pubic symphysis；2. 闭孔外肌 obturator externus；3. 耻骨肌 pectineus；4. 左股动脉 left femoral a. ；5. 髂腰肌 iliopsoas；6. 股骨颈 neck of femur；7. 臀大肌 gluteus maximus；8. 坐骨结节 ischial tuberosity；9. 坐骨肛门窝 ischioanal fossa；10. 直肠 rectum；11. 尿道 urethra；12. 前列腺 prostate；13. 闭孔内肌 obturator internus；14. 耻骨后间隙 retropubic space；15. 右股静脉 right femoral v. ；16. 精索 spermatic cord

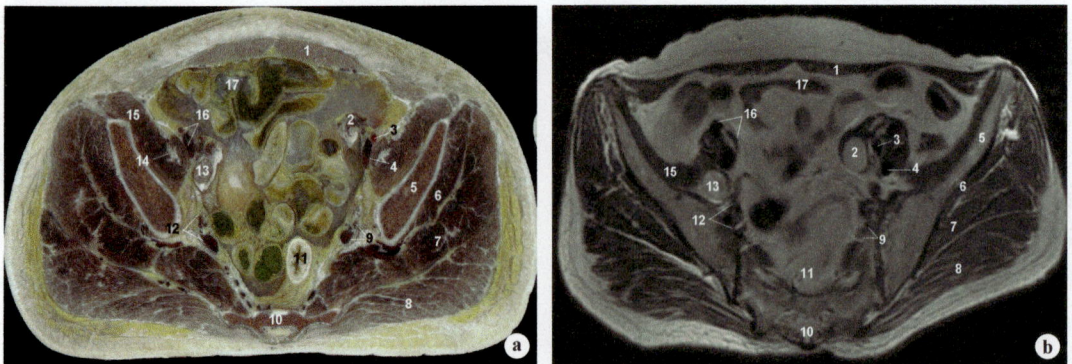

图 7-26 经卵巢的横断面

a. 断层标本；b. MRI

1. 腹直肌 rectus abdominis；2. 左卵巢 left ovarian；3. 左髂外动脉 left externa iliac a. ；4. 左髂外静脉 left external iliac v. ；5. 髂骨 ilium；6. 臀小肌 gluteus minimus；7. 臀中肌 gluteus medius；8. 臀大肌 gluteus maximus；9. 左髂内动、静脉 left internal iliac a. / v. ；10. 骶骨 sacrum；11. 乙状结肠 sigmoid colon；12. 右髂内动、静脉 right internal iliac a. / v. ；13. 右卵巢 right ovary；14. 右股神经 right femoral n. ；15. 髂腰肌 iliopsoas；16. 右髂外动、静脉 right external iliac a. / v. ；17. 回肠 ileum

四、经阴道穹后部的横断面

经阴道穹后部的横断面影像解剖，见 7-27。

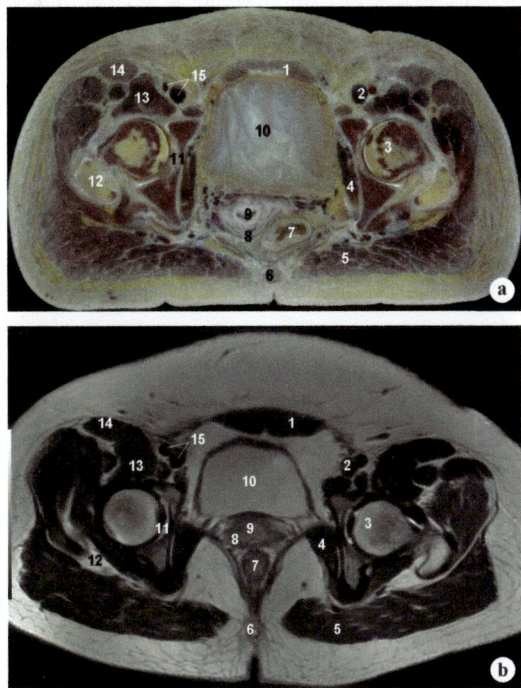

图 7-27 经阴道穹后部的横断面
a. 断层标本；b. MRI

1. 腹直肌 rectus abdominis；2. 左髂外静脉 left external iliac v.；3. 股骨头 head of femur；4. 闭孔内肌 obturator internus；5. 臀大肌 gluteus maximus；6. 尾骨 coccyx；7. 直肠 rectum；8. 阴道穹后部 posterior part of vaginal fornix；9. 子宫颈 cervix uterus；10. 膀胱 urinary bladder；11. 股骨头韧带 ligament of head of femur；12. 大转子 greater trochanter；13. 髂腰肌 iliopsoas；14. 缝匠肌 sartorius；15. 右髂外动、静脉 right external iliac a./v.

（山东大学 李振平）

第五节 盆部解剖操作

一、辨认盆部体表标志

尸体取仰卧位，用手摸认骶岬、弓状线、耻骨梳、耻骨结节、耻骨联合、耻骨下支、坐骨支、坐骨结节、骶结节韧带和尾骨尖。

二、观察盆腔脏器与腹膜的配布

1. 男性盆腔的观察 腹膜进入盆腔后，覆盖膀胱的上面及底的上份、精囊和输精管壶腹的上部，继而向后下返折，覆盖直肠中部的前面及上部的两侧面和前面（直肠下部无腹膜覆盖），再向上移行为乙状结肠系膜，并与盆后壁和腹后壁的壁腹膜相续。膀胱上面的腹膜向两侧移行为盆侧壁腹膜。在直肠和膀胱之间的腹膜移行处是盆腔（也是腹膜腔）的最低部位，称直肠膀胱陷凹，其两侧各有一条腹腔皱襞起自膀胱后面，绕过直肠两侧，向后直达骶骨前面，称直肠膀胱襞，该襞深面为直肠膀胱韧带。

2. 女性盆腔的观察 盆部腹膜覆盖膀胱、直肠和乙状结肠的情况与男性相似，但腹膜不覆盖膀胱的后面，而是从膀胱底直接折转至子宫体前面，绕过子宫底至子宫体、子宫颈和阴道穹后部后面，返折至直肠。由膀胱返折至子宫体处形成膀胱子宫陷凹；由子宫体、子宫颈向下经阴道穹后部后面返折至直肠处形成直肠子宫陷凹，是女性腹膜腔的最低处。此凹两侧界为直肠子宫襞，其内为骶子宫韧带。子宫前、后壁的腹膜在其两侧缘会合成双层腹膜皱襞，向两侧延至骨盆侧壁，即子宫阔韧带。

三、解剖盆部的主要血管、神经

1. 解剖直肠上动脉 在左髂窝处将乙状结肠牵向左侧，沿乙状结肠系膜右侧划开并剥离腹膜，找到肠系膜下动脉，修洁其终末的直肠上动脉，追踪其入盆腔。将直肠牵向前，修洁该动脉营养直肠的分支。将直肠推向前沿骶骨前面中部再次确认骶正中动脉，观察沿血管排列的骶淋巴结。

2. 解剖髂内动脉的分支 将盆部从正中矢状面切开。自髂内动脉主干开始向下追踪，撕去盆壁的腹膜，清理髂内动脉各分支，必要时可除去静脉及属支。在腰骶干与第一骶神经之间出盆的是臀上动脉，经二、三骶神经之间出盆的是臀下动脉和阴部内动脉。在盆壁沿闭孔神经伴行的是闭孔动脉。试辨认膀胱上、下动脉和直肠下动脉，它们的起始部位不太恒定，可根据其分布范围确定之。在女性，于子宫颈两侧找到与输尿管交叉的子宫动脉并向近端追踪它的起源。

3. 解剖骶丛 将盆腔器官向正中线推，沿腰大肌内侧深面的腰骶干向下追踪，清理出骶丛，观察其组成，可见骶神经前支从骶前孔穿出，交织形成骶丛。

4. 解剖骶交感干和盆神经丛 骶交感干位于骶前孔内侧，由腰交感干延续而来。干上膨大的部位即骶交感干神经节。两侧骶交感干在尾骨前方联合形成单一的神经节，即奇神经节。在第 5 腰椎体前面，再次确认上腹下丛。上腹下丛自腹主动脉分叉处向下延续而成，进而向下延至直肠两侧续于盆丛(下腹下丛)。

5. 解剖闭孔神经　在腰大肌内侧缘找出闭孔神经。追查闭孔神经至闭膜管。注意观察它的行径毗邻关系,闭孔神经经髂总动脉后方进入盆腔,沿盆侧壁行于输尿管外侧,居同名血管上方,向前穿闭膜管至股部。

解剖男性盆腔时,沿精索内动脉向下清理,追查到腹股沟管深环。在骶髂关节前方找到髂内动脉,辨认其前、后干及分支。前干直达腹前壁,为胚胎时期的脐动脉,其远侧段闭塞,形成索状的脐内侧韧带。前干发出的壁支有闭孔动脉和臀下动脉;脏支有膀胱下动脉、直肠下动脉和阴部内动脉等。后干的分支均为壁支,有臀上动脉、髂腰动脉和骶外侧动脉。修洁前、后干及其分支,清除其伴行静脉。修洁脏支时应一直追踪至所分布的脏器。清理血管时,注意观察随血管分部的淋巴结。

解剖女性盆腔时,在子宫阔韧带后层腹膜处找到卵巢和连于盆腔侧壁的卵巢悬韧带。确认在腹部已剖出卵巢动脉,向下追查直至卵巢悬韧带和卵巢。沿腹部已解剖出的输尿管向下追查至膀胱。在子宫颈外侧,切开子宫阔韧带,找出子宫动脉,观察该动脉与输尿管的交叉关系。修洁子宫动脉至其发出处,追踪子宫动脉在子宫侧缘的分支。女性盆部其他动脉,参考男性盆部的解剖内容。

四、观察男性盆腔脏器及其毗邻关系

1. 膀胱　膀胱分尖、体、底、颈 4 部。注意位于耻骨后方的膀胱下外侧面和膀胱底无腹膜覆盖,再次探明膀胱与耻骨联合和耻骨上支之间的耻骨后间隙。观察膀胱与前列腺,膀胱底与输精管壶腹和精囊的关系,以及膀胱底上份与直肠之间的直肠膀胱陷凹。将 3 个开口连接起来即围成膀胱三角,注意此处黏膜与膀胱其他部分黏膜的区别。

2. 直肠与肛管　观察直肠(直肠盆部)和肛管(直肠肛门部)的分界及直肠骶曲和直肠会阴曲。在直肠骶曲后面与骶前筋膜(骶骨前方)之间,找到直肠后间隙。继而观察直肠前面的毗邻。直肠借直肠膀胱陷凹与膀胱底、精囊和输精管壶腹分开,注意在腹膜返折线以下,其前面与哪些器官结构相邻。注意直肠借直肠侧韧带连于盆侧壁,此韧带组成直肠后隙的前界。在直肠内面标本,观察直肠壶腹黏膜形成的 3 条直肠横襞,注意中直肠横襞的位置及其与盆内最低返折线平面的关系。在标本上,用中指插入直肠内,测定此襞与肛门的距离。

3. 前列腺　前列腺底朝上,与膀胱颈邻接,尖向下止于尿生殖膈上面。在通过尿道的前列腺切面上,可见尿道从腺中穿过,称为尿道前列腺部。在尿道后方者为腺中叶和后叶,两者间可见射精管穿过,开口于该段尿道。在尿道前方者为腺前叶。

4. 精囊和输精管盆部　在矢状切盆腔标本的膀胱底后面,找到呈不规则囊袋样的精囊及其内侧的输精管壶腹。精囊排泄管与输精管末端汇合成射精管。此管穿过前列腺,开口于尿道前列腺部。由输精管壶腹逆行追踪至其越过输尿管的前上方,并观察输尿管盆部。

五、观察女性盆腔脏器及其毗邻关系

1. 膀胱　注意观察膀胱底与子宫颈的关系。注意子宫俯伏于膀胱上面,其间由膀胱子宫陷凹分隔。

2. 直肠　直肠借直肠子宫陷凹与子宫颈和阴道穹后部分开。注意在腹膜返折线以下,直肠前壁与阴道毗邻。

3. 子宫、输卵管和卵巢　在腹膜完整的盆腔标本上观察子宫的位置和形态,正确理解前倾、前屈的含义;观察子宫底、体、峡、颈四部。由于子宫颈下 1/3 段突入阴道,故子宫颈分为子宫颈阴道上部和子宫颈阴道部两段。观察腹膜覆盖子宫的情况,注意子宫哪些部分没有腹膜覆盖。在子宫侧缘处,观察子宫前、后面移行而来的腹膜,向外侧延伸至盆侧壁而构成的子宫阔韧带。辨认其游离上缘的输卵管,观察输卵管的子宫部、峡部、壶腹部和漏斗 4 部及其腹腔口和子宫口。找到阔韧带后层腹膜所包裹的卵巢,在其上端找到连于盆侧壁的卵巢悬韧带(为阔韧带的延伸部),从中找到卵巢血管,追踪至卵巢为止。仔细辨认位于阔韧带内而分别与子宫角相连的 3 结构,即输卵管、子宫圆韧带和卵巢固有韧带(连于卵巢下端)。按正常位置将它们区分开来,再根据子宫、输卵管和卵巢与阔韧带的覆盖关系,分辨阔韧带的 3 个组成部分,即子宫系膜、输卵管系膜和卵巢系膜。从阔韧带的腹膜前层处找到子宫圆韧带,追踪其经盆侧壁向前外行,至腹股沟管深环处为止。验明阔韧带基部与盆底腹膜相续后,在剥去盆底腹膜的标本或模型上,在子宫颈两侧找到向后外侧延伸至盆侧壁的子宫主韧带。在直肠子宫陷凹两侧的直肠子宫襞深面,找到骶子宫韧带,在子宫颈外侧,子宫主韧带上方,找到跨越输尿管盆部上方的子宫动脉,观察其在子宫侧缘迂曲上行的情况。

4. 阴道　阴道前、后壁相贴,上端围绕子宫阴道部,二者共同形成环形的阴道穹。试比较阴道穹前部、侧部和后部的深度,注意阴道前壁与膀胱底和尿道之间有膀胱(尿道)阴道隔;后壁则借直肠阴道隔与直肠分隔。

5. 输尿管盆部　在髂血管前方找到输尿管,向下追至子宫外侧。在子宫颈外侧,有子宫动脉从前方跨过。

六、观察盆筋膜间隙

1. 直肠后间隙　又称骶前间隙(在盆腔正中矢状切面标本上观察),是直肠骶曲后面与骶前筋膜之间的疏松结缔组织间隙。用手指伸入此间隙探查,向上可与腹膜后间隙相通。其内有脂肪、骶丛、奇神经节、直肠上血管及骶淋巴结等。

2. 耻骨后间隙　又称膀胱前隙(在盆腔正中矢状切面标本上观察),即耻骨联合后面与膀胱之间的疏松结缔组织间隙。用手指伸入此间隙探查,上界为腹膜返折部(腹前壁腹膜移行于膀胱上面处),下界为尿生殖膈。其内有脂肪和静脉丛。

七、观 察 盆 膈

盆膈由肛提肌、尾骨肌和盆膈上、下筋膜共同组成(在标本或模型上观察)。

1. 肛提肌　一对,起自耻骨联合后面、盆筋膜腱弓(又称肛提肌腱弓)和坐骨棘。两侧肌纤维向后下在中线会合,呈尖向下的漏斗状,止于尾骨、肛尾韧带和会阴中心腱。在两侧肌的后缘则与尾骨肌邻接。在直肠后方,左、右肛提肌有部分肌纤维会合形成"U"形肌束,袢绕直肠后壁,参与组成肛门直肠环。

2. 尾骨肌　三角形,起自坐骨棘,肌纤维呈扇形扩展,附着于骶骨和尾骨侧缘,此肌上缘接梨状肌,下缘邻接肛提肌,参与构成盆膈的后部。

3. 盆膈上、下筋膜　覆盖盆腔各壁的筋膜即盆筋膜,其连于耻骨联合后面与坐骨棘之间的局部增厚的索状即盆筋膜腱弓。可见盆筋膜向下延续至盆筋膜腱弓处分为两层,覆盖盆膈的上面和下面,分别为盆膈上筋膜和盆膈下筋膜(用显示完整盆筋膜的正中矢状切面的盆腔标本)。

八、观察盆壁肌

1. 闭孔内肌　观察闭孔内肌起自闭孔盆面周围的骨面和闭孔膜,肌束向后集中成腱,绕过坐骨小切迹出坐骨小孔,止于股骨的转子窝(可用显示闭孔内肌的特制标本)。

2. 梨状肌　覆盖盆侧壁后部,起自骶前孔外侧和骶结节韧带,肌束穿坐骨大孔,止于股骨大转子。

闭孔内肌和梨状肌均有外旋髋关节的作用。

(苏州大学　吴开云)

第六节　会阴解剖操作

一、尸位与皮肤切口

1. 尸位　尸体仰卧,屈髋、屈膝,悬吊下肢使之分向两边。也可利用已经解剖完下肢和臀部的标本,取仰卧位,垫高耻骨联合部,进行会阴部解剖和观察。

2. 皮肤切口

(1) 从尾骨尖沿会阴缝,环行绕过肛门和阴囊(小阴唇)至耻骨联合下缘,作中央纵行切口。

(2) 再自尾骨尖经左、右坐骨结节折向耻骨联合前缘,作"<"形切口。

(3) 将会阴皮肤翻向耻骨联合前面。

二、解剖肛区(肛门三角)

1. 解剖观察坐骨肛门窝　肛门周围有丰富的脂肪,用剪刀和镊子分离清除坐骨结节内侧(即坐骨肛门窝内)的脂肪组织,注意不要伤及横过此窝的肛血管和肛神经。

2. 解剖阴部内血管和阴部神经　在坐骨结节内侧3～4cm处,坐骨肛门窝的外侧壁,前后方向切开由闭孔筋膜形成的阴部管,显露其中的阴部内血管和阴部神经。切开骶结节韧带下端,向上翻起,将这些血管和神经追踪至坐骨小孔处,观察它们经坐骨小孔进入坐骨肛门窝的情况。解剖出它们分出的肛血管、肛神经、会阴神经和会阴血管。

3. 解剖肛门外括约肌　该肌环绕肛门周围,肛门外括约肌的皮下部与皮肤紧密相连。

4. 观察坐骨肛门窝各壁　注意保留窝前界会阴浅横肌及会阴深横肌后面的筋膜。在修洁坐骨肛门窝内、外侧壁时,要注意观察覆盖于肛提肌、肛门外括约肌和闭孔内肌的筋膜。辨认肛门外括约肌的皮下部、浅部和深部。最后再检查坐骨肛门窝的形态,注意其前隐窝伸向尿生殖膈上方,后隐窝伸向臀大肌的深面,直至骶结节韧带。

三、解剖尿生殖区(尿生殖三角)

1. 解剖阴囊　从阴囊缝将阴囊皮肤纵行切

开,观察深层的肉膜。从阴囊后方的肉膜中,将刀柄向后外方插入,探查会阴浅隙。从阴囊根部向坐骨结节切开会阴浅筋膜(即 Colles 筋膜),将肉膜和会阴浅筋膜翻向外侧。用手指伸入会阴浅隙,探查会阴浅隙筋膜和阴囊肉膜向后越过会阴浅横肌与尿生殖膈下筋膜后缘相连,在两侧附着于耻骨弓。用刀柄向腹膜外侧壁的方向探查,可顺利地越过耻骨联合前面,伸到腹壁浅筋膜深层(Scarpa 筋膜)的深面。会阴浅筋膜两侧附于耻骨弓,后方与尿生殖膈下筋膜的后缘愈着,向前与阴茎浅筋膜、阴囊肉膜及腹前外侧壁浅筋膜深层相延续。会阴浅筋膜深方的会阴浅隙向前开放,通向腹前外侧壁、阴茎和阴囊。

2. 解剖会阴浅隙　剥去 Colles 筋膜,显示会阴浅隙的内容。解剖阴部神经的分支:在坐骨结节内侧的前方,找出阴部神经分出的会阴神经皮支(阴囊或阴唇后神经),以及与其伴行的会阴动脉的分支。解剖会阴浅隙内的 3 对小肌:①会阴浅横肌,位于尿生殖膈三角后缘处,其肌束由坐骨结节行向会阴中心腱(会阴体);②球海绵体肌,位于尿生殖三角中央,肌纤维呈羽毛状,包绕尿道球和尿道海绵体后部,其最前份的纤维终止于阴茎背面;在女性,该肌围绕阴道前庭两侧,并覆盖在前庭球和前庭大腺表面,又名阴道括约肌;③坐骨海绵体肌,位于尿生殖三角的两侧,附着于耻骨下支和坐骨支,并覆盖在阴茎(蒂)脚上。追踪会阴神经发出至上述 3 肌的肌支。解剖尿道球或前庭球:用解剖刀从中线切开球海绵体肌和坐骨海绵体肌,翻向外侧,显露其深面的尿道球(或前庭球)和尿道海绵体以及阴茎(蒂)脚。在女性,前庭球的后端,解剖出前庭大腺。其腺管开口于小阴唇和处女膜间的浅沟内。解剖尿生殖膈:切断尿道膜部,将尿道球(在女尸可剥下前庭球和前庭大腺)与尿生殖膈下筋膜分离,显露尿生殖膈下筋膜。可见阴茎(蒂)背神经和动脉在此筋膜的前缘处穿出,至阴茎(蒂)背部。将阴茎(蒂)脚从耻骨弓向下剥离,可见阴茎(蒂)深动脉在阴茎(蒂)脚深面进入阴茎(蒂)海绵体内。

3. 解剖会阴深隙　切开尿生殖膈下筋膜的两侧缘和后缘,将其翻向前,剖查会阴深隙。会阴深横肌位于会阴浅横肌的深面,它们之间有尿生殖膈下筋膜隔开,并有支配阴茎(蒂)的动脉和神经经过。在男性,找出围绕尿道膜部周围的尿道(膜部)括约肌(又称尿道外括约肌)和阴部内动脉至阴茎的动脉。找到尿道球动脉,沿此动脉找出埋藏于深横肌

内的尿道球腺。该腺有豌豆粒大小,被尿道括约肌覆盖,常难以确认。找出阴茎背神经伴行的阴茎背动脉,在它们的外侧,找出穿尿生殖膈下筋膜而来的阴茎(蒂)深动脉。在女性,会阴深隙内有会阴深横肌和尿道阴道括约肌等结构,男女两性相似。

(苏州大学　吴开云)

第七节　临床应用

1. 膀胱穿刺术的解剖学要点　膀胱穿刺术是用穿刺针在耻骨联合上缘经皮刺入膀胱,以解除尿道梗阻所致的尿潴留,由于膀胱充盈,腹膜上移,穿刺针可不通过腹膜腔。因此,穿刺前要确定膀胱内有一定量的尿液,针尖切勿向后下穿刺,以免刺伤耻骨联合后方的静脉丛,也勿向上后穿刺,以免进入腹膜腔。

2. 导尿术的解剖学要点　男性尿道有 3 处狭窄、3 处扩大和 2 个弯曲。因此,导尿时将阴茎抬起与腹壁成 60°角,以消除耻骨前弯,然后将导尿管慢慢插入尿道,特别经过狭窄和弯曲处要慢,进入 16～20cm,有尿液流出时再深入 2cm,切忌插入过深和反复抽动导管。女性尿道短,插入约 6cm 即可。由于女性尿道口较小,经产妇和老年女性因会阴部肌松弛,尿道回缩,常看不清尿道外口而误将导尿管插入阴道。

3. 产科会阴的保护的要点　产科会阴为一狭窄区域,深层为会阴中心腱。会阴中心腱有诸多肌肉附着,有加固盆底的作用。此腱具有韧性和弹性,在分娩时有重要意义。分娩时由于此区承的压力较大,易发生撕裂,助产时要注意保护。如会阴撕裂应及时缝合,以免畸形愈合。

(苏州大学　吴开云)

【复习思考题】

1. 直肠子宫陷凹(Douglas 腔)的形成、位置及临床意义?

2. 子宫切除术时,如何寻找和分离子宫动脉?应注意哪些?

3. 盆腔筋膜隔有哪些?如何形成?有何临床意义?

4. 齿状线上、下结构有哪些不同?有何意义?

5. 膀胱、子宫手术在什么情况下可在腹膜腔外做?为什么?

6. 子宫的固定装置有哪些?它们如何形成?

7. 根据你学到的知识,尿道破裂如何诊断破裂部位?

第八章 脊柱区

下界为尾骨尖；两侧界从上至下依次为：斜方肌前缘、三角肌后缘上份、腋后襞与胸壁交界处、腋后线、髂嵴后份、髂后上棘至尾骨尖的连线。

2. 分区　可分为项区、胸背区（背区）、腰区和骶尾区。

（1）项区：上界是枕外隆凸和上项线，下界为第 7 颈椎棘突至两侧肩峰的连线。

（2）胸背区：上界即项区下界，下界为第 12 胸椎棘突、第 12 肋下缘、第 11 肋前份的连线。胸背区外上份的肩胛骨及附于其前、后面的结构为肩胛区（详见上肢）。

（3）腰区：上界即胸背区下界，下界为两侧髂嵴后份及两髂后上棘的连线。

（4）骶尾区：为两髂后上棘与尾骨尖 3 点间所围成的三角区。

二、体 表 标 志

1. 棘突 spinous process　在后正中线上可摸到大部分椎骨棘突。第 7 颈椎棘突较长，常作为计数椎骨序数的标志；胸椎棘突斜向后下，呈叠瓦状；腰椎棘突呈水平位；骶椎棘突融合成骶正中嵴。

2. 骶管裂孔 sacral hiatus　沿骶正中嵴向下，由第 4、5 骶椎背面的切迹与尾骨围成的孔为骶管裂孔，是椎管的下口（图 8-1）。

3. 骶角 sacral cornu　骶管裂孔两侧向下的突起为骶角，体表易于触及，是骶管麻醉和骶管注射进针的定位标志（图 8-1）。

第一节 概 述

脊柱区是指脊柱及其后方和两侧软组织所配布的区域。

一、境界与分区

1. 境界　脊柱区上界为枕外隆凸和上项线；

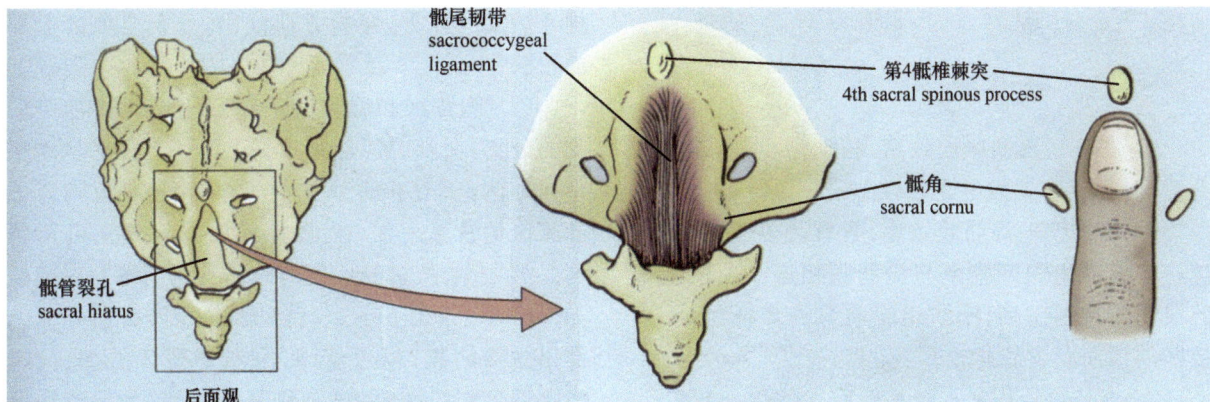

图 8-1　骶管裂孔和骶角

4. 尾骨 coccyx 由 4 块退化的尾椎融合而成，位于骶骨下方，肛门后方，有肛尾韧带附着。

5. 髂嵴 iliac crest 是髂骨翼的上缘，两侧髂嵴最高点的连线平对第 4 腰椎棘突。

6. 髂后上棘 posterior superior iliac spine 是髂嵴后端的突起，两侧髂后上棘的连线平对第 2 骶椎棘突（图 8-2）。

7. 肩胛冈 spine of scapula 为肩胛骨背面隆起的骨嵴。两侧肩胛冈内侧端连线，平第 3 胸椎棘突。肩胛冈的外侧端为肩峰，是肩部最高点。

8. 肩胛骨下角 inferior angle of scapula 是肩胛骨的最低点，当上肢自然下垂时易于触及，平对第 7 肋或第 7 肋间隙。两肩胛骨下角的连线，平对第 7 胸椎棘突。

9. 第 12 肋 在竖脊肌外侧可触及此肋。但有的个体第 12 肋过短，易将第 11 肋误认为第 12 肋，以致腰部切口过高，有损伤胸膜的可能。

10. 竖脊肌 erector spinae 在棘突两侧可触及的纵行隆起（图 8-2）。该肌外侧缘与第 12 肋的交角称脊肋角，肾位于该角深部，是肾囊封闭常用的进针部位。

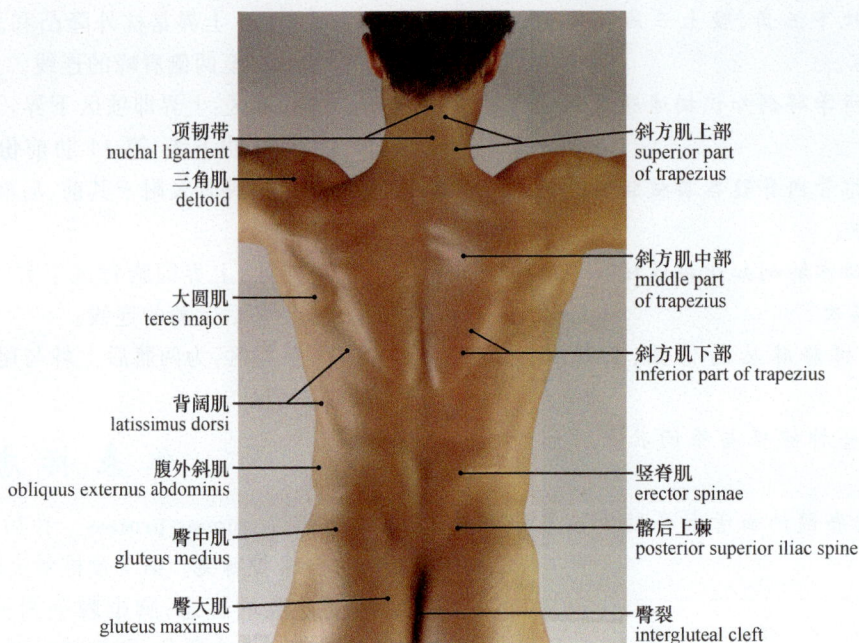

图 8-2　脊柱区体表标志

第二节　层 次 结 构

脊柱区由浅入深有皮肤、浅筋膜、深筋膜、肌层、血管神经等软组织和脊柱、椎管及其内容物等结构。

一、浅 层 结 构

1. 皮肤 皮肤厚而致密，移动性小，有丰富的毛囊和皮脂腺，易发生化脓性感染。

2. 浅筋膜 浅筋膜致密，含有较多脂肪，并通过许多结缔组织纤维束与深筋膜相连。项区上部的浅筋膜特别坚韧，脂肪组织中有许多纤维隔，而腰区的浅筋膜含脂肪较多。

3. 皮神经 均来自脊神经后支（图 8-3）。

（1）项区：来自颈神经后支，其中较粗大的皮支有枕大神经和第 3 枕神经。

1）**枕大神经** greater occipital nerve 是第 2 颈神经后支的分支，在斜方肌的起点、上项线下方浅出，伴枕动脉的分支上行，分布至枕部皮肤。

2）**第 3 枕神经** third occipital nerve 是第 3 颈神经后支的分支，穿斜方肌浅出，分布至项区上部的皮肤。

（2）胸背区和腰区：皮神经来自胸、腰神经后支的分支，在棘突两侧浅出。上部分支几乎呈水平位向外侧走行；下部分支斜向外下，分布至胸背区和腰区的皮肤。第 12 胸神经后支的分支可至臀区。第 1～3 腰神经后支的外侧支组成**臀上皮神经** superior clunial nerve，行经腰区，于竖脊肌外侧缘穿出胸腰筋膜，越过髂嵴，分布于臀区上部皮肤。当腰部急剧扭转时，该神经易被拉伤，是导致腰腿痛的常见原因之一。

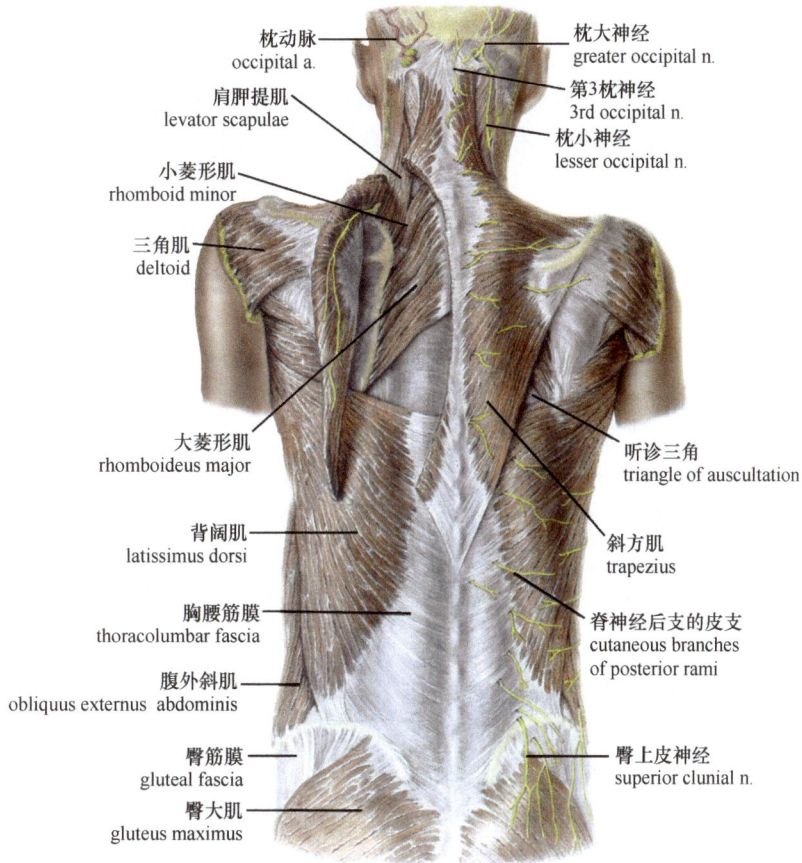

图 8-3　背肌及皮神经

枕动脉 occipital a.
肩胛提肌 levator scapulae
小菱形肌 rhomboid minor
三角肌 deltoid
大菱形肌 rhomboideus major
背阔肌 latissimus dorsi
胸腰筋膜 thoracolumbar fascia
腹外斜肌 obliquus externus abdominis
臀筋膜 gluteal fascia
臀大肌 gluteus maximus

枕大神经 greater occipital n.
第3枕神经 3rd occipital n.
枕小神经 lesser occipital n.
听诊三角 triangle of auscultation
斜方肌 trapezius
脊神经后支的皮支 cutaneous branches of posterior rami
臀上皮神经 superior clunial n.

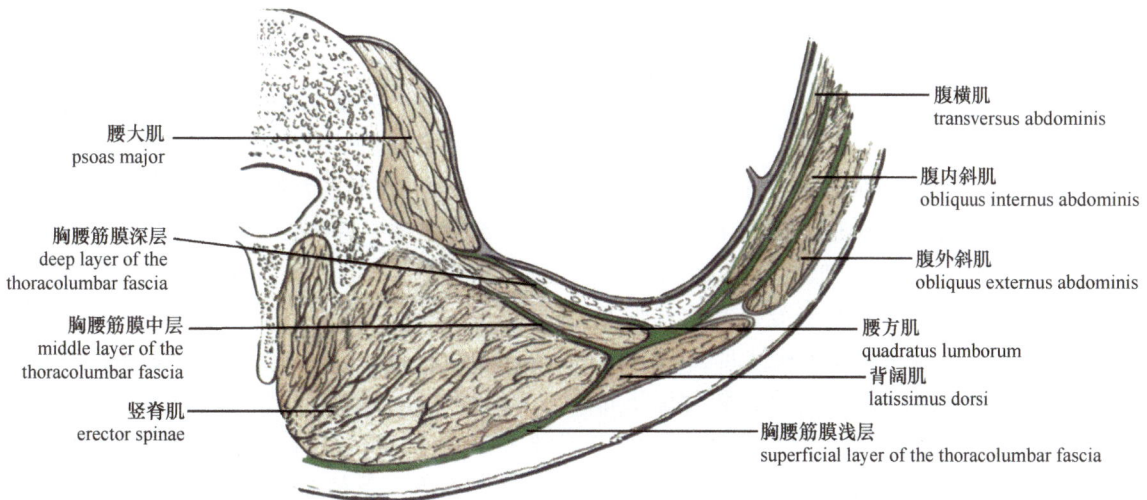

图 8-4　胸腰筋膜

腰大肌 psoas major
胸腰筋膜深层 deep layer of the thoracolumbar fascia
胸腰筋膜中层 middle layer of the thoracolumbar fascia
竖脊肌 erector spinae

腹横肌 transversus abdominis
腹内斜肌 obliquus internus abdominis
腹外斜肌 obliquus externus abdominis
腰方肌 quadratus lumborum
背阔肌 latissimus dorsi
胸腰筋膜浅层 superficial layer of the thoracolumbar fascia

（3）骶尾区：皮神经来自骶、尾神经后支的分支，穿臀大肌起始部浅出，分布至骶尾区皮肤。其中第1～3骶神经后支的分支组成**臀中皮神经** medial clunial nerve。

4. 浅血管　项区的浅动脉主要来自枕动脉、颈浅动脉和肩胛背动脉等的分支；胸背区的来自肋间后动脉、肩胛背动脉和胸背动脉等的分支；腰区

来自腰动脉的分支；骶尾区来自臀上、下动脉等的分支。各动脉均有伴行静脉。

二、深　筋　膜

项区深筋膜分浅、深两层，浅层即封套筋膜，包裹斜方肌，深层位于斜方肌深面，称项筋膜。胸背区和腰区的深筋膜也分为浅、深两层，浅层薄弱，位

于斜方肌和背阔肌的表面;深层较厚,称胸腰筋膜。骶尾区深筋膜较薄弱,与骶骨背面骨膜愈着。

1. 项筋膜 nuchal fascia 位于斜方肌深面,包裹夹肌和半棘肌,内侧附于项韧带,上方附于上项线,向下移行为胸腰筋膜后层。

2. 胸腰筋膜 thoracolumbar fascia 在胸背区较薄弱,覆于竖脊肌表面,向上续项筋膜,内侧附于胸椎棘突和棘上韧带,外侧附于肋角,向下至腰区增厚,分为浅、中、深3层(图8-4)。浅层最厚,位于竖脊肌表面,与背阔肌和下后锯肌腱膜愈着,向下附于髂嵴,内侧附于腰椎棘突和棘上韧带,外侧在竖脊肌外侧缘与中层愈合,形成竖脊肌鞘;中层位于竖脊肌与腰方肌之间,内侧附于腰椎横突尖和横突间韧带,外侧在腰方肌外侧缘与深层愈合,形成腰方肌鞘,并作为腹横肌起始部的腱膜,向上附于第12肋下缘,向下附于髂嵴。中层上部张于第12肋与第1腰椎横突之间的部分增厚,形成**腰肋韧带**lumbocostal ligament,肾手术时,切断此韧带可加大第12肋的活动度,以扩大手术入路便于显露肾;深层较薄,位于腰方肌前面,又称腰方肌筋膜,内侧附于腰椎横突尖,向下附于髂腰韧带和髂嵴后份,上部增厚形成内、外侧弓状韧带。

由于项、腰部活动度大,在剧烈活动中,项筋膜和胸腰筋膜均可被扭伤,尤以腰部的胸腰筋膜损伤更为常见,是腰腿痛的原因之一。

三、肌 层

由背肌和部分腹肌组成。从浅至深大致分为4层:第1层有斜方肌、背阔肌和腹外斜肌后部;第2层有夹肌、肩胛提肌、菱形肌、上后锯肌、下后锯肌和腹内斜肌后部;第3层有竖脊肌和腹横肌后部;第4层有枕下肌、横突棘肌和横突间肌等。

1. 背阔肌latissimus dorsi 位于胸背区下部和腰区浅层宽大的扁肌,由胸背神经支配。血供主要来自胸背动脉和节段性的肋间后动脉和腰动脉的分支。以肩胛线为界,线的外侧由胸背动脉分支供血,线的内侧由节段性肋间后动脉供血。

2. 斜方肌 trapezius 位于项区和胸背区上部的扁肌,由副神经支配。血供主要来自颈浅动脉和肩胛背动脉,其次来自枕动脉和节段性的肋间后动脉。由于血供丰富,临床上此肌可做肌瓣或肌皮瓣移植。

3. 夹肌 splenius 和半棘肌 semispinalis 位于斜方肌深面。半棘肌在颈椎棘突的两侧。夹肌在

半棘肌的后外方。

4. 竖脊肌 erector spinae 是背肌中最长的肌,纵列于全部棘突的两侧。下端起于骶骨背面和髂嵴后部,向上延伸分为3列:外侧列为髂肋肌、中间列为最长肌、内侧列为棘肌,分别止于肋骨、横突、棘突、颞骨乳突等处。由脊神经后支支配。

5. 肌间三角

(1) **听诊三角** triangle of auscultation:又称肩胛旁三角(图8-3)。其内上界为斜方肌的外下缘,外侧界为肩胛骨脊柱缘,下界为背阔肌上缘。三角的底为薄层脂肪组织、深筋膜和第6肋间隙,表面覆以皮肤和浅筋膜,是背部听诊呼吸音最清楚的部位。当肩胛骨向前移位时,该三角的范围会扩大。

(2) **枕下三角** suboccipital triangle:位于枕下、项区上部深层,是由枕下肌围成的三角。其内上界为头后大直肌,外上界为头上斜肌,外下界为头下斜肌。三角的底为寰枕和寰椎后弓,顶借致密结缔组织与夹肌和半棘肌相贴。三角内有枕大神经、枕下神经和椎动脉经过。椎动脉穿寰椎横突孔后转向内侧,行于寰椎后弓上面的椎动脉沟内,再穿寰枕后膜进入椎管,最后经枕骨大孔入颅。颈椎的椎体钩骨质增生、头部过分旋转或枕下肌痉挛都可压迫椎动脉,使脑供血不足。枕下神经是第1颈神经的后支,在椎动脉与寰椎后弓间穿出,行经枕下三角,支配枕下肌(图8-5)。

(3) **腰上三角** superior lumbar triangle:位于背阔肌深面,第12肋的下方。三角的内侧界为竖脊肌外侧缘,外下界为腹内斜肌后缘,上界为第12肋。部分个体下后锯肌下缘也可参与进来,这时上述4结构则共同围成1个四边形区域。腰上三角的底面是腹横肌腱膜,该腱膜表面有肋下神经、髂腹下神经和髂腹股沟神经,这3条神经都与第12肋下缘平行走行。腱膜前方有肾和腰方肌。肾手术的腹膜外入路必经此三角。当切开腱膜时,应注意保护上述3条神经。第12肋前方与胸膜腔相邻,为扩大手术野,常需切断腰肋韧带,将第12肋上提,此时应注意保护胸膜,以免损伤造成气胸。肾周围脓肿时,可在此处切开引流。腰上三角是腹后壁的薄弱区之一,腹腔器官可经此三角向后突出,形成腰疝(图8-6)。

(4) **腰下三角** inferior lumbar triangle:位于腰区下部,腰上三角的外下方。由髂嵴、腹外斜肌后缘和背阔肌前下缘围成。三角的底为腹内斜肌,表面仅覆以皮肤和浅筋膜。此三角表面无肌层覆盖,

为腹后壁又一薄弱区,也可形成腰疝。腰区深部脓肿可经该三角出现于皮下。右腰下三角前邻阑尾、盲肠,故盲肠后位阑尾炎时,该三角可有明显压痛(图8-6)。

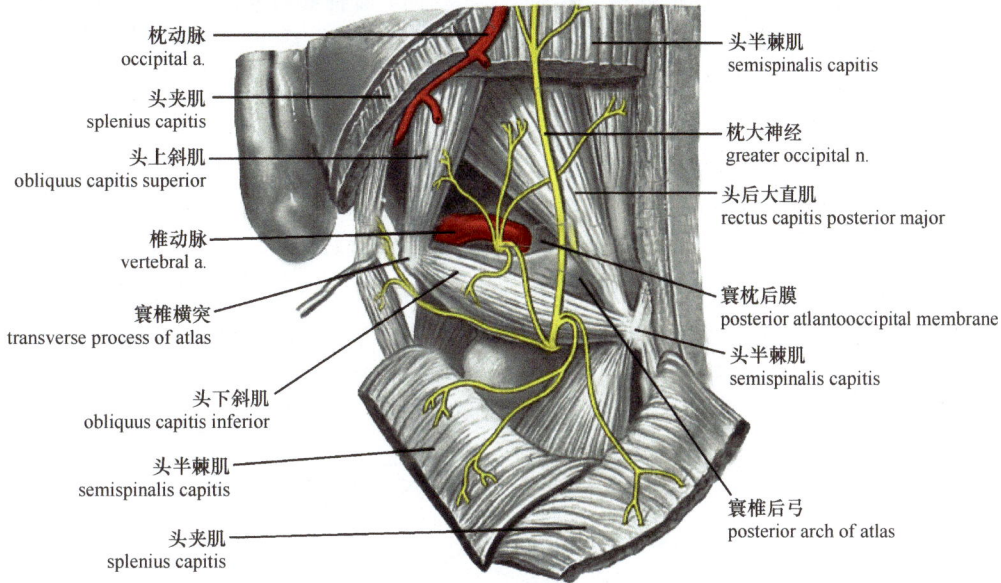

图 8-5 枕下三角

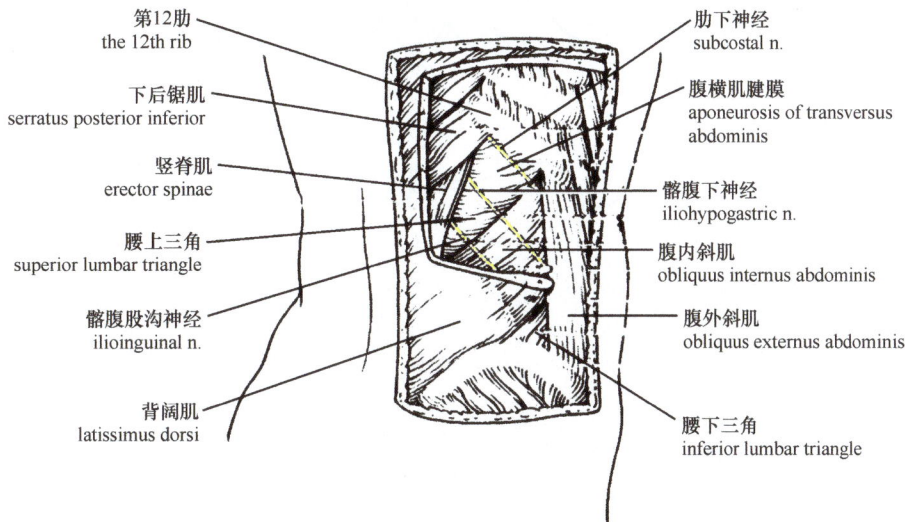

图 8-6 腰上、下三角

四、深部血管与神经

1. 动脉 项区主要由枕动脉、颈浅动脉、肩胛背动脉和椎动脉供血;胸背区由肋间后动脉、胸背动脉和肩胛背动脉供血;腰区由腰动脉和肋下动脉供血;骶区由臀上、下动脉供血。

(1) 枕动脉occipital artery:起自颈外动脉,向后上经颞骨乳突内面进入项区,在夹肌深面、半棘肌外侧缘越过枕下三角分出数支。本干继续向上至上项线高度穿斜方肌浅出,与枕大神经伴行分布至枕部。分支中有一较大的降支,向下分布至项区诸肌,并与椎动脉、肩胛背动脉等分支吻合,形成动脉网。

(2) 肩胛背动脉dorsal scapular artery:起自锁骨下动脉第2段或第3段,向外侧穿过或跨过臂丛,经中斜角肌前方至肩胛提肌深面,与同名神经伴行转向内下,在菱形肌深面下行,分布至背肌和肩带肌,并参与形成肩胛动脉网。

(3) 椎动脉vertebral artery:起自锁骨下动脉第1段,沿前斜角肌内侧上行,穿第6~1颈椎横突孔,继经枕下三角入颅。按其行程分为4段:

第1段:自起始处至穿第6颈椎横突孔以前;

第2段:穿经上位6个颈椎横突孔;

第3段：经枕下三角，穿枕骨大孔前；

第4段：颅内段。

椎动脉周围有静脉丛，向下汇成椎静脉。椎动脉旁有交感神经丛。颈椎骨质增生可使横突孔变小，可导致椎动脉第2段受压而致颅内供血不足，即椎动脉型颈椎病。

2. 静脉　脊柱区的深静脉与动脉伴行。项区的静脉汇入椎静脉、颈内静脉或锁骨下静脉；胸背区者经肋间后静脉汇入奇静脉，部分汇入锁骨下静脉或腋静脉；腰区者经腰静脉汇入下腔静脉；骶尾区者经臀区的静脉汇入髂内静脉。脊柱区的深静脉可通过椎静脉丛，广泛与椎管内外、颅内以及盆部等处的深部静脉相交通。

3. 神经　脊柱区的神经主要来自31对脊神经后支、副神经、胸背神经和肩胛背神经。

（1）**脊神经后支**posterior rami：自椎间孔处从脊神经发出后，绕上关节突外侧后行，至相邻横突间分为后内侧支（内侧支）和后外侧支（外侧支）。

脊神经后支呈明显的节段性分布，由上而下分别为：颈神经后支至项区皮肤和深层肌；胸神经后支至胸背区皮肤和深层肌；腰神经后支至腰区、臀区皮肤和深层肌；骶、尾神经后支分布于骶骨背面和臀区皮肤。因此，手术中如需横断背深层肌，不会引起肌瘫痪。

脊神经后支中以腰神经后支的损伤较多见，是腰腿痛常见原因之一，这与腰神经行程中经过的特殊结构（骨纤维孔和骨纤维管）有关（图8-7）。

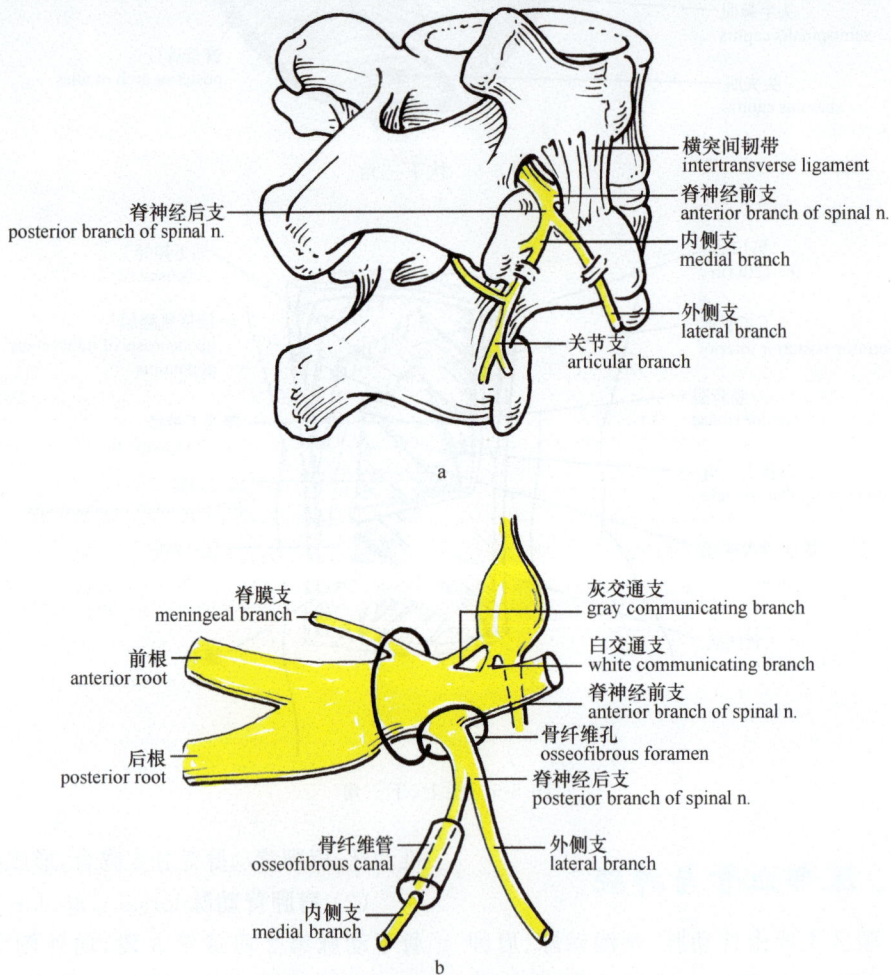

图 8-7　骨纤维孔、骨纤维管
a. 腰神经后支及其分支；b. 骨纤维孔、管和脊神经分支

1）**骨纤维孔**osteo fibrous foramen 又称脊神经后支骨纤维孔，该孔位于椎间孔的后外方，开口向后，与椎间孔的方向垂直。上外侧界横突间韧带的内侧缘，下界为下位椎骨横突上缘，内侧界为下位椎骨上关节突外侧缘。在第1腰椎平面后正中线外侧

2.3cm与第5腰椎平面后正中线外侧3.2cm两点做一连线，骨纤维孔即投影于同序数腰椎棘突外侧该两点的连线上。骨纤维孔内有腰神经后支通行。

2）**骨纤维管**osteo fibrous canal 又称腰神经后支内侧支骨纤维管。该管位于腰椎乳突与副突间的骨

沟处,自外上斜向内下,有前、后、上、下4壁。前壁为乳突副突间沟,后壁为上关节突副突韧带,上壁为乳突,下壁为副突。管的前、上、下壁为骨质,后壁为韧带,故称为骨纤维管。部分个体后壁韧带可骨化,从而形成完全的骨管。于第1腰椎平面后正中线外侧2.1cm与第5腰椎平面后正中线外侧2.5cm两点做一连线,骨纤维管即投影于同序数腰椎棘突下外方该两点的连线上。骨纤维管内有腰神经后内侧支通过。

腰神经后支自腰神经分出后向后行,经骨纤维孔至横突间肌内侧缘分为后内侧支和后外侧支。后内侧支在下位椎骨上关节突根部的外侧斜向后下进入骨纤维管,向后至椎弓板后面转向下行,分布至背深肌和脊柱的关节突关节等。第1~3腰神经的后外侧支参与组成臀上皮神经,跨髂嵴后部达臀区上部,如因外伤等因素,可引起腰腿痛。第5腰神经后内侧支经腰椎下关节突的下方,向内下行;后外侧支则在下位横突背面进入竖脊肌,在肌的不同部位穿胸腰筋膜浅出,斜向外下。

（2）**胸背神经**thoracodorsal nerve:起自臂丛后束,与同名动脉伴行,沿肩胛骨外侧缘下行,支配背阔肌。

（3）**肩胛背神经**dorsal scapular nerve:起自臂丛锁骨上部,穿中斜角肌斜向外下至肩胛提肌深面,与肩胛背动脉伴行下降于肩胛骨内侧缘,支配肩胛提肌和菱形肌。

（4）**副神经**accessory nerve:自胸锁乳突肌后缘上、中1/3交界处斜向外下,经枕三角至斜方肌前缘中、下1/3交界处(或锁骨上方2横指斜方肌前缘附着处)深面进入该肌。支配胸锁乳突肌和斜方肌。

五、椎管及其内容物

1. 椎管 vertebral canal　是游离椎骨的椎孔和骶骨的骶管及相关骨连结构成的骨纤维性管道,向上经枕骨大孔通颅腔,向下终于骶管裂孔。

（1）**椎管壁的构成**:前壁由椎体后面、椎间盘后缘和后纵韧带构成,后壁为椎弓板、黄韧带和关节突关节,侧壁为椎弓根和椎间孔。骶段椎管由骶椎的椎孔连成,为骨性管道。构成椎管壁的任何结构发生病变(如椎体骨质增生、椎间盘突出以及黄韧带肥厚等因素),均可使椎管管腔变形或狭窄,压迫其内容物引起相应症状。

（2）**椎管腔的形态**:横断面观,各段椎管腔的形态和大小不完全相同。颈段上部近枕骨大孔处近似圆形,往下为三角形(矢径短,横径长);胸段近似呈圆形;腰段上、中部呈三角形,下部呈三叶形;骶段呈扁三角形。由于腰神经根行走于侧隐窝内,故腰椎间盘突出、关节突关节退变和椎体后缘骨质增生等引起侧隐窝狭窄的因素,均可压迫腰神经,造成腰腿痛。椎管腔以第4~6胸椎处最狭小,颈段以第7颈椎较狭小,腰段以第4腰椎较小。

2. 椎管内容物　椎管内容有脊髓、脊髓被膜、脊神经根、血管、神经、淋巴及少量结缔组织等。

（1）**脊髓的被膜及其腔隙**

1）脊髓被膜:脊髓表面被覆3层被膜,由外向内为硬脊膜、脊髓蛛网膜和软脊膜(图8-8)。

硬脊膜spinal dura mater 由致密结缔组织构成,厚而坚韧,形成一长筒状的硬脊膜囊。上方附于枕骨大孔边缘,与硬脑膜相续;向下在第2骶椎高度形成盲端,并借终丝附于尾骨。硬脊膜囊内有脊髓和31对脊神经根,每对脊神经根向两侧穿硬脊膜囊时被其包被,硬脊膜则延续形成神经外膜。神经外膜与椎间孔周围的结缔组织紧密相连,起固定作用。

脊髓蛛网膜spinal arachnoid mater 薄而半透明,上与蛛网膜相续,下于第2骶椎高度成一盲端。此膜发出许多结缔组织小梁与软脊膜相连。

软脊膜spinal pia mater 柔软并富于血管,与脊髓表面紧密相贴。在脊髓的前正中裂和后正中沟处有软脊膜前、后纤维隔与脊髓相连;在脊髓两侧,软脊膜增厚并向外突,形成齿状韧带。

齿状韧带denticulate ligament 为软脊膜向两侧伸出的三角形结构。冠状位,介于脊神经前、后根之间。其外侧缘形成三角形齿尖,与硬脊膜相连。齿状韧带有维持脊髓正常位置的作用。每侧有15~22个,附着部位不一,在颈段位于上下两神经根穿硬脊膜间,胸部以下则不很规则。

2）脊膜腔隙:脊髓各层膜间及硬脊膜与椎管骨膜间均存在腔隙,由外向内依次有硬膜外间隙、硬膜下间隙和蛛网膜下间隙(图8-8)。

硬膜外间隙epidural space 位于椎管骨膜与硬脊膜之间的窄隙,内有脂肪、椎内静脉丛、窦椎神经和淋巴管,并有脊神经根及其伴行血管通过,呈负压。此间隙上端起自枕骨大孔,下端终于骶管裂孔。由于硬脊膜紧密附着于枕骨大孔边缘,故硬膜外间隙不与颅内腔隙相通。硬膜外麻醉即将药物注入此间隙,以阻滞脊神经根。穿刺针穿入硬膜外间隙后因负压而有抽空感,这与穿入蛛网膜下间隙时呈正压并有脑脊液流出不同。

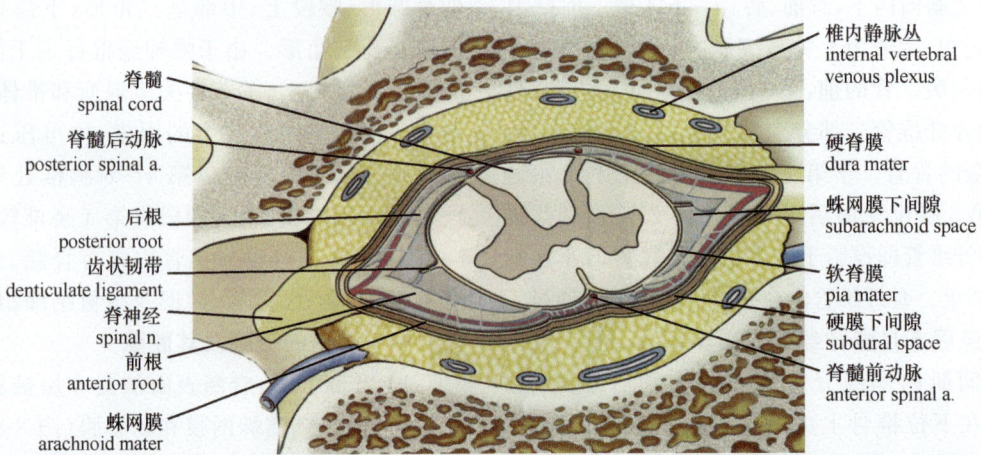

图 8-8　脊髓被膜和脊膜腔

椎静脉丛vertebral venous plexus 可区分为椎内静脉丛和椎外静脉丛（图 8-9）。**椎内静脉丛**internal vertebral venous plexus 密布于硬膜外间隙内，上自枕骨大孔，下达骶骨尖端，贯穿于椎管的全长。**椎外静脉丛**external vertebral venous plexus 位于脊柱外面，紧紧包绕在脊柱周围，主要存在于椎体前方和椎弓及其突起的后方。在寰椎与椎骨之间椎外静脉丛较发达，称枕下静脉丛。椎内、外静脉丛互相吻合交通，管腔内无瓣膜，收集脊柱、脊髓及邻近肌的静脉血，并就近汇入椎静脉、肋间后静脉、腰静脉和骶外侧静脉。椎静脉丛向上与颅内的横窦、乙状窦交通，向下与盆腔的静脉广泛吻合。因此椎静脉丛是沟通颅内、外静脉和上、下腔静脉系的重要通道。当胸、腹、盆腔等部位的器官发生感染、肿瘤或寄生虫病时，可经椎静脉丛侵入颅内或其他远位器官。

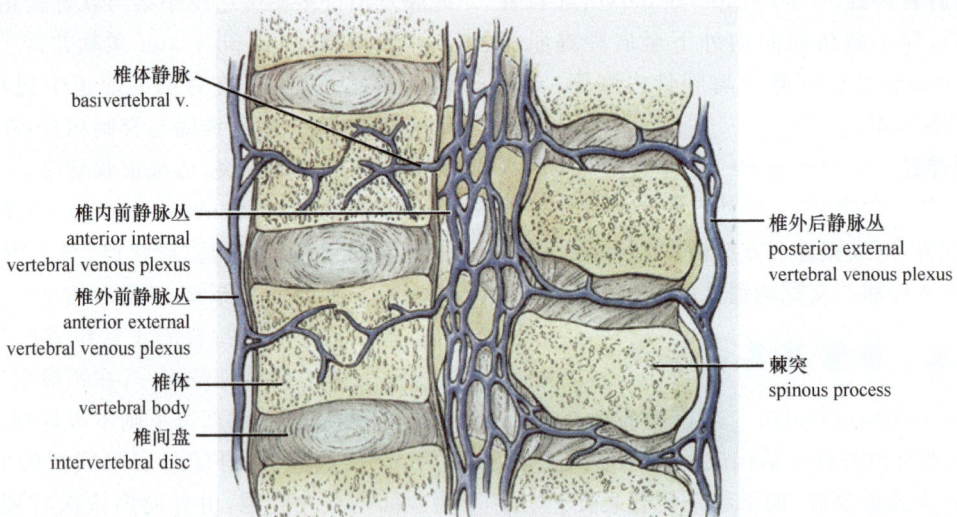

图 8-9　椎静脉丛

硬膜下间隙subdural space 位于硬脊膜与脊髓蛛网膜之间的潜在性腔隙，活体有少量液体。

蛛网膜下间隙subarachnoid space 位于脊髓蛛网膜与软脊膜之间。在活体，该隙内充满脑脊液，向上经枕骨大孔与颅内蛛网膜下隙相通，向下达第 2 骶椎高度，向两侧包裹脊神经根形成脊神经周围隙（活体含脑脊液）。蛛网膜下间隙在第 1 腰椎至第 2 骶椎水平之间扩大，称**终池**terminal cistern，池内有腰、骶神经根构成的**马尾**cauda equina 和软脊膜向下延伸形成的**终丝**filum terminale。

成人脊髓下端平第 1 腰椎下缘，马尾浸泡在终池的脑脊液中，故在第 3～4 或第 4～5 腰椎间进行腰椎穿刺或麻醉时，将针穿至终池，一般不会损伤脊髓和马尾。腰穿时，穿刺针经皮肤、浅筋膜、深筋膜、棘上韧带、棘间韧带、黄韧带、硬脊膜和脊髓蛛网膜到达终池。

小脑延髓池cerebellomedullary cistern 为颅内蛛网膜下间隙众多脑池之一。临床穿刺时应在项部后正中线上枕骨下方或第2颈椎棘突上方进针,经皮肤、浅筋膜、深筋膜、项韧带、寰枕后膜、硬脊膜和蛛网膜到达小脑延髓池。穿刺针穿经寰枕后膜时有阻挡感,当阻力消失,有脑脊液流出时,表明穿刺针已进入小脑延髓池。成人由皮肤至寰枕后膜的距离为4～5cm,穿刺时应注意进针的深度,以免损伤延髓。

3) **被膜的血管和神经**

血管:硬脊膜的血供来自节段性根动脉。根动脉进入神经根前发支至硬脊膜。长的分支可供应几个节段,短支不超过本节段。一条根动脉有两条伴行静脉,动脉与静脉间有较多的动静脉吻合。

神经:硬脊膜的神经来自脊神经的脊膜支,也称**窦椎神经**sinus vertebral nerve 或称 Luschka 神经。窦椎神经自脊神经干发出后,与来自椎旁交感干的交感神经纤维一起,经椎间孔返回椎管内,分布至硬脊膜、脊神经根的外膜、后纵韧带、椎管内动静脉血管表面和椎骨骨膜等结构。窦椎神经有丰富的感觉纤维和交感神经纤维(图8-10)。

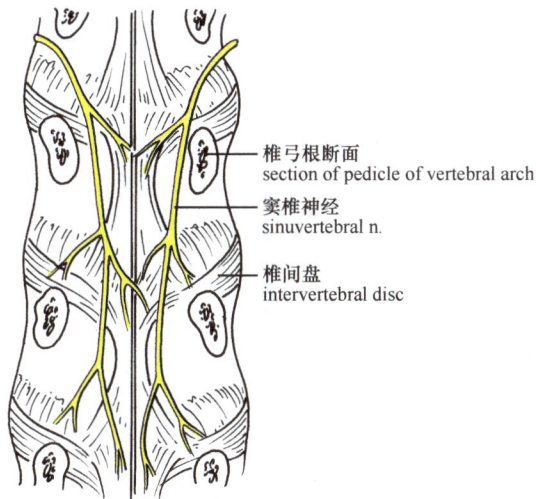

图 8-10 窦椎神经

(2) **脊神经根**

1) **行程及分段**:脊神经根丝离开脊髓后,即横行或斜行于蛛网膜下隙,汇成脊神经前根和后根,穿蛛网膜囊和硬脊膜囊,行于硬膜外隙中。脊神经根在硬脊膜囊以内的一段,为蛛网膜下隙段,穿出硬脊膜囊的一段,为硬膜外段。

2) **脊神经根与脊髓被膜的关系**:脊神经根离开脊髓时被覆以软脊膜,当穿脊髓蛛网膜和硬脊膜时,带出此两膜,形成蛛网膜鞘和硬脊膜鞘。这三层被膜向外达椎间孔处逐渐与脊神经外膜、神经束

膜和神经内膜相延续。

蛛网膜下隙可在神经根周围延伸至脊神经节近端附近,逐渐封闭消失。但有时可继续延伸,因而进行脊柱旁注射时,药液有可能由此进入蛛网膜下间隙内。

3) **脊神经根与椎间孔和椎间盘的关系**:脊神经根的硬膜外段较短,借硬脊膜鞘紧密连于椎间孔周围,以固定硬脊膜囊和保护鞘内的神经根不受牵拉。此段在椎间孔处最易受压。椎间孔的上、下壁为椎弓根上、下切迹,前壁为椎间盘和椎体,后壁为关节突关节和黄韧带,因此,椎间盘向后外突出、黄韧带肥厚、椎体边缘或关节突骨质增生都有可能压迫脊神经根。颈部的椎间孔呈水平位,较长,约1.2cm;腰部的脊神经根需先在侧隐窝内斜向下方行走一段距离后,才紧贴椎间孔的上半出孔。所以,临床上,有时将包括椎间孔在内的脊神经根的通道称为椎间管或神经根管。

(3) **脊髓的血管**(图8-11)

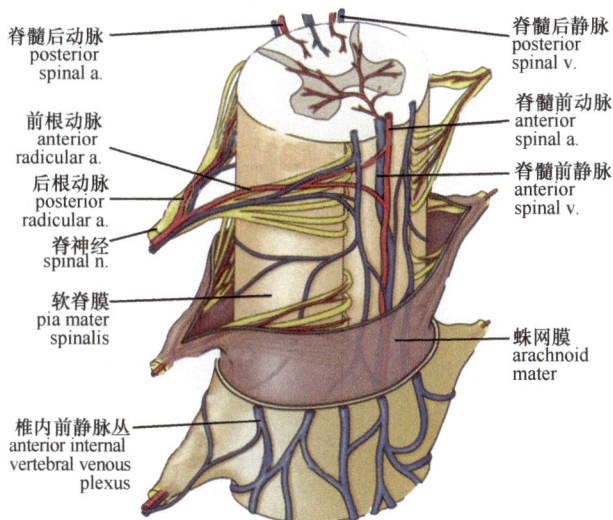

图 8-11 脊髓的血供

1) **动脉**:有两个来源,即起自椎动脉的脊髓前、后动脉和起自节段性动脉(如肋间后动脉等)的根动脉。

脊髓前动脉anterior spinal artery 起自椎动脉颅内段,向内下行一小段即合为一干,沿前正中裂行至脊髓下端,沿途发支营养脊髓灰质(后角后部除外)和侧索、前索深部。行程中常有狭窄甚或中断,供应节段主要是第1～4颈节,第5颈节以下由节段性动脉加强和营养。脊髓前动脉在脊髓下端变细,于脊髓圆锥水平发出走向后并与脊髓后动脉吻合的圆锥吻合动脉。圆锥吻合动脉是脊髓动脉

造影时确定脊髓圆锥平面的标志之一。

脊髓后动脉posterior spinal artery 起自椎动脉颅内段，斜向后内下，沿后外侧沟下行，在下行中有时两动脉合为一干行走一段，沿途分支互相吻合成网，营养脊髓后角后部和后索。

根动脉radicular artery 起自节段性动脉的脊支。颈段主要来自椎动脉和颈升动脉，胸段来自肋间后动脉和肋下动脉，腰段来自腰动脉，骶、尾段来自骶外侧动脉。根动脉伴脊神经穿椎间孔进入椎管，分为前、后根动脉和脊膜支。

A. 前根动脉：前根动脉少于后根动脉，沿脊神经前根至脊髓，发出与脊髓前动脉吻合的分支，并分出升、降支连接相邻的前根动脉。前根动脉供应脊髓下颈节以下腹侧 2/3 区域，数量不等，主要出现在下颈节、上胸节、下胸节和上腰节，其中有两支较粗大，称大前根动脉或 Adamkiewicz 动脉。一支出现在颈 5～8 和胸 1～6 节，称颈膨大动脉，供应颈 1～胸 6 节脊髓；另一支出现在胸 8～12 和腰 1 节，以胸 11 节为多见，称腰骶膨大动脉，主要营养胸 7 节以下的脊髓。在行暴露肾动脉以上的降主动脉或肋间后动脉起始部手术时，应注意保护这些血管，以免影响脊髓的血供。主动脉造影时，如造影剂进入腰骶膨大动脉，可阻断该部脊髓的血液循环，有导致截瘫的可能。

B. 后根动脉：后根动脉沿脊神经后根至脊髓，与脊髓后动脉吻合，分支营养脊髓侧索后部。

C. 动脉冠：在脊髓表面有连接脊髓前、后动脉，前、后根动脉和两条脊髓后动脉间的动脉血管，形成环状，称动脉冠，分支营养脊髓周边部。

营养脊髓的动脉吻合，在胸 4 和腰 1 节常较缺乏，故此 2 段脊髓为乏血管区，易发生血液循环障碍。

2）**静脉**：脊髓表面有 6 条纵行静脉，行于前正中裂、后正中沟和前、后外侧沟内。纵行静脉之间有许多交通支互相吻合，并穿硬脊膜注入椎内静脉丛。

（4）**脊髓**：脊髓表面附有 31 对脊神经，每对脊神经借根丝附于一段脊髓，该段脊髓即称为一脊髓节段。因此，脊髓有 31 个节段，即颈段 8 节，胸段 12 节，腰段 5 节，骶段 5 节和尾段 1 节。

胚胎早期脊髓与脊柱等长，每一脊髓节段与其对应的椎骨高度一致，脊神经根均水平向外经椎间孔出椎管。从胚胎第 4 月开始，脊髓的生长慢于脊柱，因此脊髓比脊柱短。由于脊髓上端位置固定，于枕骨大孔处连于脑，因而脊髓下端逐渐相对上移，在出生时平第 3 腰椎，至成人平第 1 腰椎下缘，故脊髓节段与椎骨原来的对应关系发生了变化，脊神经前、后根需在椎管内下行一段才到达相应的椎间孔（图 8-12）。掌握脊髓节段与椎骨的对应关系，对临床测定麻醉平面和脊髓病变部位有意义。

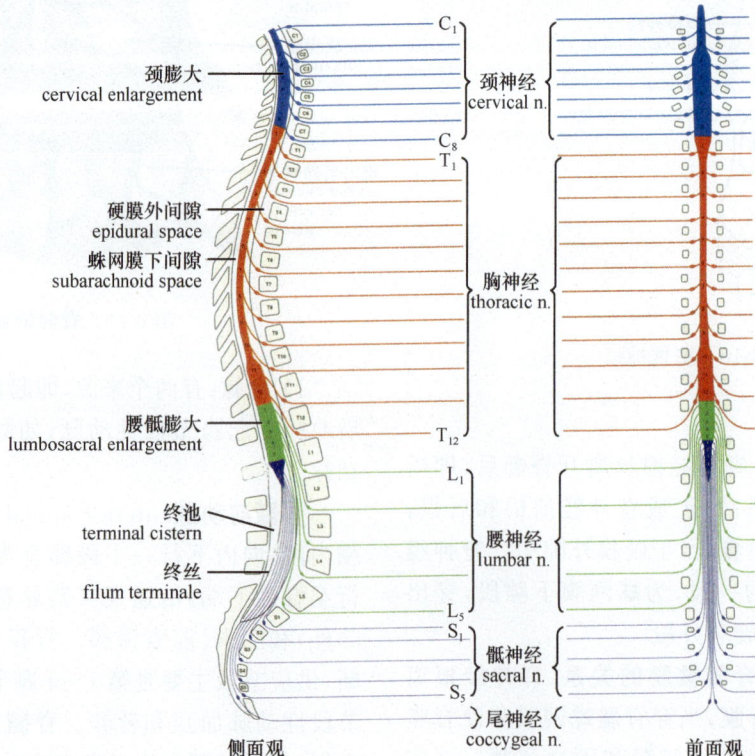

图 8-12　脊髓节段与椎骨的对应关系

脊髓节段与椎骨的对应关系见表 8-1。

表 8-1　脊髓节段与椎体的对应关系

脊髓节段	对应椎体数
上颈髓（$C_1 \sim C_4$）	同序数椎骨
下颈髓（$C_5 \sim C_8$）	-1
上胸髓（$T_1 \sim T_4$）	-1
中胸髓（$T_5 \sim T_8$）	-2
下胸髓（$T_9 \sim T_{12}$）	-3
腰髓（$L_1 \sim L_5$）	第 10～12 胸椎
骶髓（$S_1 \sim S_4$）、尾髓	第 1 腰椎

（第三军医大学　李七渝）

第三节　脊柱的断层影像解剖

一、经 $C_2 \sim C_3$ 椎间盘的横断面

经 $C_2 \sim C_3$ 椎间盘的横断面影像解剖，见图 8-13。

二、经第四腰椎间盘的横断面

经第四腰椎间盘的横断面影像解剖，见图 8-14。

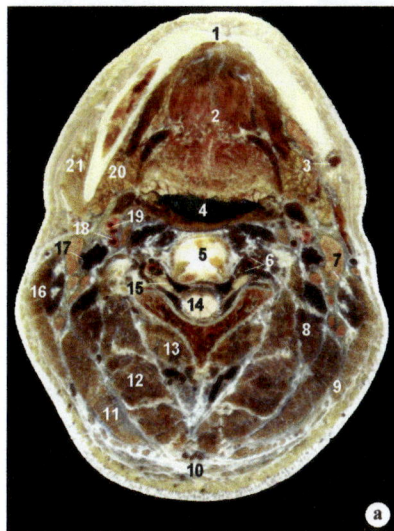

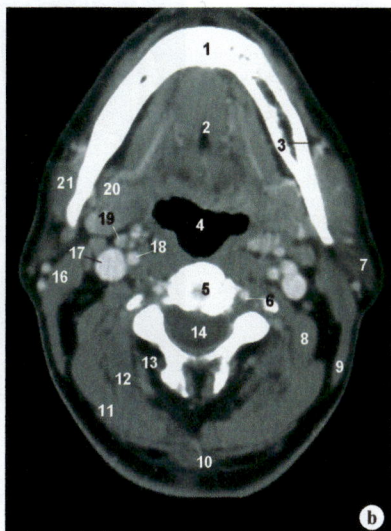

图 8-13　经颈 2～3 椎间盘的横断面
a. 断层标本；b. CT

1. 下颌骨体 body of mandible；2. 颏舌肌 genioglossus；3. 面静脉 facial v.；4. 口咽部 oropharynx；5. 颈 2～3 椎间盘 $C_{2\sim3}$ intervertebral disc；6. 椎动、静脉 vertebral a. /v.；7. 腮腺 parotid gland；8. 肩胛提肌 levator scapulae；9. 斜方肌 trapezius；10. 项韧带 ligamentum nucha；11. 头夹肌 splenius capitis；12. 头半棘肌 semispinalis capitis；13. 颈半棘肌 semispinalis cervicis；14. 脊髓颈段 cervical segment of spinal cord；15. 颈神经 cervical n.；16. 胸锁乳突肌 sternocleidomastoid；17. 颈内静脉 internal jugular v.；18. 颈内动脉 internal carotid a.；19. 颈外动脉 external carotid a.；20. 下颌下腺 submandibular gland；21. 咬肌 masseter

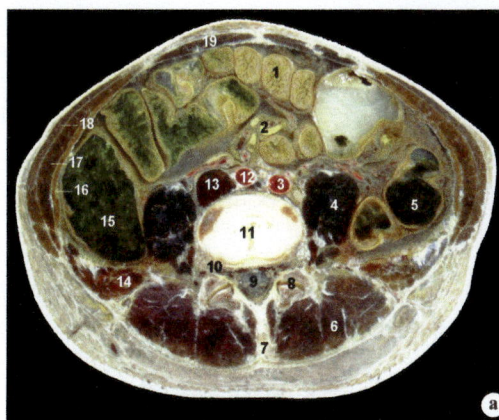

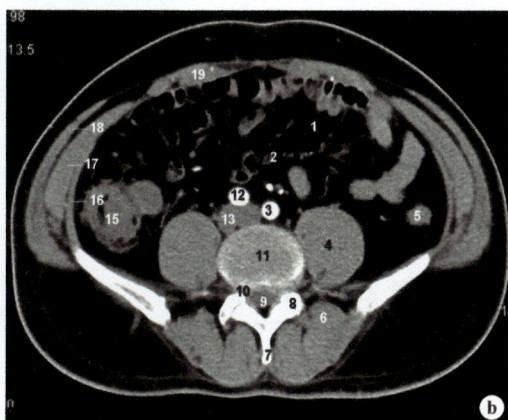

图 8-14　经第四腰椎间盘的横断面
a. 断层标本；b. CT

1. 空肠 jejunum；2. 肠系膜 mesentery；3. 左髂总动脉 left common iliac a.；4. 左腰大肌 left psoas major；5. 降结肠 descending colon；6. 竖脊肌 erector spinae；7. 腰椎棘突 lumbar spinous process；8. 关节突关节 zygapophysial joint；9. 马尾 cauda equina；10. 腰椎间管 lumbar intervertebral tube；11. 第 4 腰椎间盘 4th lumbar intervertebral disc；12. 右髂总动脉 right common iliac a.；13. 下腔静脉 inferior vena cava；14. 右腰方肌 right quadratus lumborum；15. 盲肠 cecum；16. 腹横肌 transversus abdominis；17. 腹内斜肌 obliquus internus abdominis；18. 腹外斜肌 obliquus externus abdominis；19. 腹直肌 rectus abdominis

三、脊柱的正中矢状断面

脊柱的正中矢状断面影像解剖,见图8-15。

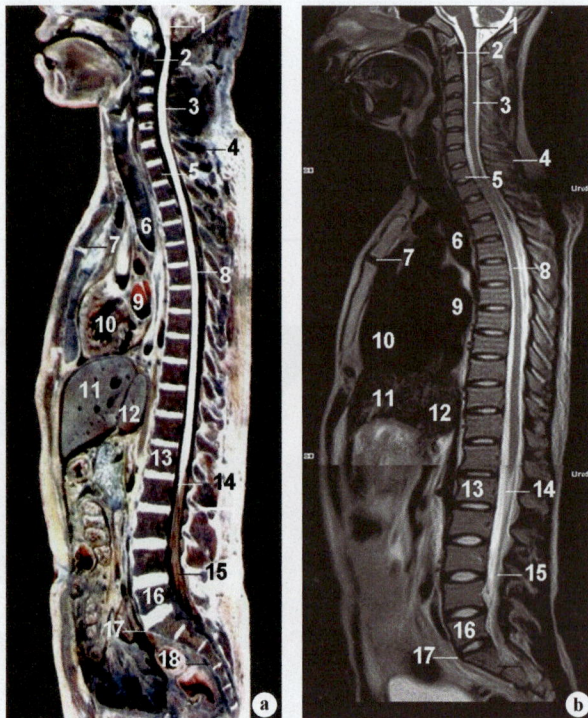

图 8-15 脊柱的正中矢状断面
a. 断层标本;b. MRI

1. 延髓 medulla oblongata;2. 第 2 颈椎体 body of 2nd cervical vertebrae;3. 脊髓颈段 cervical segment of spinal cord;4. 第 7 颈椎棘突 spinous process of the 7th cervical vertebra;5. 第 1 胸椎体 body of 1st thoracic vertebrae;6. 气管 trachea;7. 胸骨角 sternal angle;8. 脊髓胸段 thoracic segment of spinal cord;9. 左心房 left atrium;10. 右心室 right ventricle;11. 肝左外叶 left lateral lobe of liver;12. 肝尾状叶 caudate lobe of liver;13. 第 1 腰椎体 body of 1st lumbar vertebrae;14. 脊髓圆锥 conus medullaris;15. 马尾 cauda equina;16. 第 5 腰椎体 body of 5th lumbar vertebrae;17. 骶骨岬 promontory;18. 第 3 骶椎 the third sacral vertebra

（山东大学 李振平）

第四节 脊柱区的解剖操作

一、尸位及切口

1. 尸位 取俯卧位,颈下垫高,使颈项部呈前屈位。

2. 摸认体表标志 摸认枕外隆突、上项线、乳突、第 7 颈椎棘突、肩胛冈、肩峰、肩胛骨下角、第 12 肋(在竖脊肌外侧可扪及)、髂嵴、髂后上棘、骶角和颈、胸、腰椎棘突等骨性标志。

3. 在尸体上模拟腰椎穿刺 将穿刺针从第 4 与第 5 腰椎棘突之间刺入,进针缓慢,体会针感。穿刺针依次穿过皮肤、浅筋膜、深筋膜、棘上韧带、棘间韧带、黄韧带,进入椎管,再穿通硬脊膜和蛛网膜,进入蛛网膜下隙。穿通黄韧带和硬脊膜时,有明显的突破感。在活体穿刺时,当穿刺针进入蛛网膜下间隙,会有脑脊液流出。

4. 作 5 条皮肤切口

(1) **背部中线切口**:自枕外隆突沿正中线向下直到骶骨后面中部。

(2) **枕部横切口**:自枕外隆突沿上项线向外侧直到乳突;

(3) **肩部横切口**:自第 7 颈椎棘突向外侧直到肩峰,再垂直向下切至肱骨中段三角肌止点,然后向内侧环切上臂后面皮肤。

(4) **背部横切口**:平肩胛骨下角,自后正中线向外侧直到腋后线。

(5) **髂嵴弓形切口**:自骶骨后面中部向外上方沿髂嵴弓状切至腋后线(此切口不可太深,以免损伤由竖脊肌外侧缘浅出在浅筋膜中跨髂嵴行至臀部的臀上皮神经)。

5 条切口将背部两侧的皮肤分为上、中、下 3 片。

二、解剖浅层结构

1. 翻皮 将 3 片皮肤连同背部浅筋膜一起分别自内侧翻向外侧。上片翻至项部侧方;中片和下片翻至腋后线。注意观察背部皮肤的厚薄、质地和活动度。

2. 解剖皮神经和浅血管

(1) 脊神经后支的皮支及伴行的肋间后血管:在背部正中线两侧的浅筋膜中,注意寻找从深筋膜穿出的脊神经后支的皮支及伴随的细小的肋间后血管的穿支。在上部,胸神经后支靠近棘突处穿出;在下部,胸神经后支在近肋角处穿出。

(2)臀上皮神经和腰动脉:第1～3腰神经后支从竖脊肌外侧缘浅出,跨越髂嵴至臀部,形成臀上皮神经,有细小的腰动脉分支伴行。

(3)解剖第2胸神经后支:第2胸神经后支的皮支最长,可平肩胛冈寻找和辨认。

(4)枕大神经和枕动脉:在枕外隆突外侧2～3cm处,斜方肌的枕骨起始部,解剖出枕大神经,它上行至颅后,外侧有枕动脉伴行。

3. 清除浅筋膜 清除浅筋膜暴露出深筋膜。

三、解剖深层结构

1. 解剖背部深筋膜浅层 背部深筋膜浅层包裹斜方肌和背阔肌。在棘突、肩胛冈、肩峰和髂嵴等部位,深筋膜与骨面附着。清除斜方肌和背阔肌表面的深筋膜,修洁斜方肌和背阔肌。修洁肌肉时,要使肌纤维紧张,沿肌纤维方向清除深筋膜。在项部,清理到斜方肌外侧缘时要注意不能再向外剥离,以免损伤副神经和颈丛的分支。在胸背部修洁背阔肌时,注意保留作为背阔肌起始部的腱膜——胸腰筋膜。在腰部外侧,背阔肌前方,修出腹外斜肌的后缘。

2. 观察背浅肌和浅部肌间三角 先观察斜方肌和背阔肌:它们主要起自背部正中线,斜方肌在上方还起自枕骨的上项线。斜方肌止于肩胛冈、肩峰和锁骨;背阔肌止于肱骨的小结节嵴。在斜方肌外下缘、背阔肌上缘和肩胛冈的脊柱缘之间,寻找听诊三角;在背阔肌外下缘、髂嵴和腹外斜肌后缘之间,寻找腰下三角,其深面是腹内斜肌。

3. 解剖斜方肌和背阔肌

(1)解剖斜方肌:从斜方肌外下缘紧贴肌肉深面插入刀柄,钝性分离至胸椎棘突的起始部。沿正中线外侧2cm处由下向上纵行切开斜方肌并向外侧翻起,直至肩胛冈的止点。注意不要伤及其深面紧贴的菱形肌。再沿上项线斜方肌的枕部起点,向下翻起,注意保留枕大神经。翻开斜方肌后,在该肌外上缘深面、肩胛提肌浅面寻找副神经及伴行的颈横动脉深支,清除其周围的结缔组织,保留神经和小动脉。

(2)解剖背阔肌:从背阔肌外下缘紧贴其深面插入刀柄,向内上方钝性分离该肌,注意其深面的下后锯肌,再沿背阔肌肌性部分与腱膜移行线外侧1cm处纵行切开背阔肌,翻向外侧。观察并切断背阔肌在下位3～4肋和肩胛骨背面的起点。接近腋

区可见胸背神经、动脉和静脉进入背阔肌深面,清理并观察。

4. 观察背浅肌深层和腰上三角

(1)背浅肌深层的肌包括:肩胛提肌、菱形肌、上后锯肌和下后锯肌。在肩胛骨上方和内侧修洁肩胛提肌和菱形肌;肩胛提肌位于颈椎横突与肩胛骨上角之间;菱形肌起自第6颈椎至第4胸椎棘突,止于肩胛骨脊柱缘。沿正中线外侧1cm处,切断菱形肌,向外翻开,显露位于棘突和第2～5肋之间的上后锯肌,在肩胛提肌和菱形肌深面寻找肩胛背神经和血管,并修洁之。沿正中线外侧1cm处切断上后锯肌,翻向外侧,显露属于背深肌的夹肌。在胸背部和腰部移行处修洁很薄的下后锯肌,它起自正中线,止于第9～12肋。沿背阔肌的切断线切开下后锯肌,翻向外侧,观察其肋骨的止点。

(2)观察腰上三角:在下后锯肌下缘、竖脊肌外侧缘和腹内斜肌后缘之间观察腰上三角。当下后锯肌与腹内斜肌在第12肋的附着点未接触时,第12肋也参与构成一边,则成四边形。腰上三角表面由背阔肌覆盖,深面是腹横肌腱膜,腹横肌深面有肋下神经、髂腹下神经和髂腹股沟神经斜向外下穿行,这三条神经都与12肋下缘平行走行。腹膜后脓肿常从此突出,也是腰区的肾手术入路。

5. 解剖背部深筋膜深层 切除项筋膜,并修洁夹肌。

解剖并观察胸腰筋膜:胸腰筋膜在腰区特别发达,覆盖竖脊肌,并分为浅、中、深3层。沿竖脊肌的中线,纵行切开胸腰筋膜浅层,翻向两侧,显露竖脊肌;将竖脊肌牵拉向两侧,观察深面的胸腰筋膜中层,体会竖脊肌鞘的组成。在胸腰筋膜中层的深面,还有腰方肌和胸腰筋膜的浅层,暂不解剖。

6. 解剖竖脊肌 竖脊肌纵列于脊柱的两侧,是背部深层的长肌,下方起自骶骨的背面和髂嵴的后部,向上分为3列:①外侧列是髂肋肌,止于各肋;②中间列为最长肌,止于脊椎的横突,上端止于乳突;③内侧列为棘肌,止于脊椎的棘突。小心钝性分离竖脊肌的3列纤维。

7. 解剖枕下三角 在项部与胸背部的移行处沿中线外侧切断夹肌的起点,翻向外上方;将其深面的头半棘肌从枕骨附着部切断,翻向下方。清理并观察枕下三角,其内上界是头后大直肌;外上界是头上斜肌,外下界为头下斜肌。枕下三角内有由外侧向内侧横行的枕动脉,其下缘有枕下神经穿出。

8. 解剖椎管

（1）打开椎管

1）清除软组织：尸体的头部下垂，垫高腹部。清除各椎骨和骶骨背面附着的所有肌肉、筋膜，注意保存部分脊神经的后支，以便观察其与脊髓和脊神经的联系。

2）锯断椎弓板：在各椎骨的关节突内侧和骶骨的骶中间嵴内侧纵行锯断椎弓板，再从上、下两端横行凿断椎管的后壁，掀起椎管后壁，观察其内面椎弓板之间的黄韧带。

（2）观察椎管的内容：观察位于椎管壁与硬脊膜之间的硬膜外间隙，小心清除隙内的脂肪和椎内静脉丛，注意观察硬膜外隙内有无纤维隔存在；沿中线纵行剪开硬脊膜，观察、体会硬脊膜与其深面菲薄透明的蛛网膜之间潜在的硬膜下隙；提起并小心剪开蛛网膜，打开蛛网膜下间隙及其下端的终池。

观察脊髓、脊髓圆锥、终丝和马尾等的结构特征。紧贴脊髓表面有软脊膜，含有丰富的血管。寻找并观察在脊髓两侧脊神经前、后根之间由软脊膜形成的齿状韧带，该韧带呈齿状，其尖端附于硬脊膜上。

最后，用咬骨钳咬除几个椎间孔的后壁，辨认椎间盘、后纵韧带、脊神经节、脊神经根、脊神经和脊神经前、后支。

（第三军医大学　李七渝）

第五节　临床应用

1. 腰腿痛与脊柱的关系　腰神经后支及其分出的后内侧支、后外侧支在各自的行程中，都分别经过骨纤维孔、骨纤维管或穿胸腰筋膜裂隙。在生理状态下，这些孔、管或裂隙有保护通过其内的血管和神经的作用，但由于孔道细小，周围结构坚韧而缺乏弹性，且腰部活动度大，易拉伤；或因骨质增生、韧带增生肥厚致使孔道变形、变窄，从而压迫通过的血管和神经。这些都是导致腰腿痛常见的椎管外原因。

2. 硬膜外麻醉不全的解剖学因素　硬膜外间隙被脊神经根分为前、后部，前隙狭小，后隙较大。中线上，前隙内有疏松结缔组织连于硬脊膜与后纵韧带之间，后隙内有纤维隔连于椎弓板与硬脊膜后面。这些结构在颈段和上胸段出现率较高，有时十分致密，可能是导致硬膜外麻醉有时会出现单侧麻醉或麻醉不全的解剖学因素。

骶段硬膜外间隙呈上大、下小，前宽、后窄的形态，与其他部分不同。硬脊膜紧贴椎管后壁（间距1～1.5mm），骶管麻醉时应注意穿刺针的角度。硬脊膜囊于第2骶椎高度变细，裹以终丝，其前、后方有纤维索将其连于骶管前、后壁上，结合紧密似有中隔作用，且隙内充满脂肪，可能是骶管麻醉有时也会出现单侧麻醉的解剖学因素。

骶管内，硬膜外间隙内的骶神经根包以硬脊膜延伸的神经鞘，并以第1～3骶神经鞘较厚，周围充填有较多脂肪，可能是有时会发生骶神经麻醉不全的解剖学因素。骶管裂孔至终池下端的平均距离为5.7cm。

3. 椎间盘突出相关应用解剖　椎间盘突出时，为了减轻受压脊神经根的刺激，患者常常处于强迫的脊柱侧凸体位。此时，脊柱侧凸的方向，取决于椎间盘突出的部位与受压脊神经根的关系。当椎间盘突出从内侧压迫脊神经根时，脊柱将弯向患侧；如果椎间盘突出从外侧压迫脊神经根时，脊柱将弯向健侧。有时，椎间盘突出患者会出现左右交替性脊柱侧凸现象，其原因可能是突出椎间盘组织的顶点正巧压迫脊神经根。无论脊柱侧凸弯向何方，均可缓解突出椎间盘对脊神经根的压迫。

由于颈脊神经根经相应序数的颈椎上方穿出，所以，当颈部椎间盘突出时，受压的颈脊神经序数应为突出椎间盘序数加1。而腰脊神经根需在腰椎管侧隐窝内先下行一段才至相应序数的腰椎下方穿出，故当腰椎间盘突出时，受压迫的是突出椎间盘序数的下1～2位的腰脊神经。如第4～5腰椎间盘突出，被压迫的是位于第4～5腰椎管侧隐窝内的第5腰神经根或第5腰神经根和第1骶神经根。

（第三军医大学　李七渝）

【复习思考题】

1. 腰椎穿刺和硬膜外间隙穿刺分别需经哪些层次结构？从解剖学分析，术中应注意的问题。

2. 肾手术腰部斜行切口入路的解剖层次？

3. 椎管内有哪些结构？脊神经受压的可能因素有哪些？

主要参考文献

柏树令.2008. 系统解剖学. 第 7 版. 北京:人民卫生出版社

陈尔瑜,张传森.2011. 外科及影像应用解剖学. 第 2 版. 上海:第二军医大学出版社

党瑞山,张传森.2011. 人体局部解剖学实物图谱. 上海:第二军医大学出版社

郭光文,王序.1986. 人体解剖彩色图谱.北京:人民卫生出版社

基思·L·莫尔,阿瑟·F·达利. 李云庆译. 2006. 临床应用解剖学. 第 4 版. 郑州:河南科学技术出版社

靳安民,王华侨.2010. 骨科临床解剖学. 济南:山东科学技术出版社

凌光烈,刘元健,田振国.2008. 徐恩多外科解剖学.第 2 版. 北京:科学出版社

刘学政,金昌洙.2010. 局部解剖学.第 2 版. 北京:科学出版社

刘允怡.2010. 肝切除与肝移植应用解剖学. 北京:人民卫生出版社

马维义.1998. 局部解剖学及解剖方法.北京:北京医科大学中国协和医科大学联合出版社

庞刚,张为龙.2010. 人体血管与血管吻合临床解剖学. 北京:人民卫生出版社

裴国献,王澍寰,钟世镇.1999. 显微手外科学. 济南:山东科学技术出版社

彭裕文.2009. 局部解剖学.第 7 版.北京:人民卫生出版社

全国自然科学名词审定委员会.1991. 人体解剖学名词. 北京:科学出版社

王德炳译.2000. 克氏外科学. 第 15 版. 北京:人民卫生出版社

王根本,金宝纯等编译.1988. 临床解剖学. 北京:人民卫生出版社

王怀经,张绍祥.2010. 局部解剖学. 第 2 版. 北京:人民卫生出版社

王怀经.2004. 局部解剖学. 北京:高等教育出版社

王健本.1985. 实用解剖学与解剖方法.北京:人民卫生出版社

王启华,孙博.1991. 临床解剖学丛书·四肢分册. 北京:人民卫生出版社

王启华,张为龙.2007. 细说临床解剖学(头与颈、背部、胸部及四肢). 台北:合记图书出版社

吴孟超,吴在德.2009. 黄家驷外科学. 第 7 版. 北京:人民卫生出版社

徐达传.2009. 局部解剖学.北京:高等教育出版社

徐恩多.1997. 局部解剖学.第 4 版.北京:人民卫生出版社

徐国成,韩秋生.2003. 局部解剖学彩色图谱. 沈阳:辽宁科学技术出版社

羊惠君.2011. 实地解剖学. 第 2 版. 北京:人民卫生出版社

于金明,左文述. 2006. 现代临床肿瘤学. 北京:中国科学技术出版社

于彦铮.1998. 局部解剖学.上海:上海医科大学出版社

余哲.1998. 解剖学.第 2 版.北京:人民卫生出版社

张朝佑.2009. 人体解剖学.第 3 版.北京:人民卫生出版社

张传森,许家军,羊惠君.2006. 人体局部解剖学. 第 2 版. 上海:第二军医大学出版社

张为龙,钟世镇.1998. 临床解剖学丛书(头颈部分册).北京:人民卫生出版社

赵俊,孙善全.2005. 喉返神经及其分支的变异与临床意义.广州:中国临床解剖学杂志,23(3):374～376

中国解剖学会体质调查委员会.2002. 中国人解剖学数值. 北京:人民卫生出版社

钟世镇.1997. 临床应用解剖学.北京:人民军医出版社

朱治远,韩子玉.1996. 局部解剖学操作.北京:人民卫生出版社

Carmine D. Clemente. 1997. Clemente Anatomy. 4th ed. Baltimore:Williams & Wilkins

Eberhardt K Sauerland. 1999. Grant's Dissector. 12th ed. Baltimore:Lippincott Williams & Wilkins

Frank H Netter. 2003. Atlas of human anatomy. 2nd ed. 北京:人民卫生出版社

Moor KL,Dalley AF. 1999. Clinically Oriented Anatomy. 4th ed. Philadelphia:Lippincott Williams & Wilkins

Richard L Drake, A Wayne Vogl, Adam WM Mitchell. 2010. Gray's Anatomy for Students. 北京:北京大学医学出版社,312～357

Standring S. 2008. Gray's Anatomy:The Anatomical Basis of Clinical Practice. 40th ed. 北京:人民卫生出版社

Sun S-Q, Zhao J, Lu H,et al. 2001. An anatomical study of the recurrent laryngeal nerve:its branching patterns and relationship to the inferior thyroid artery. Surgical Radiologic Anatomy,23:363～369

Susan Standring. 2005. Gray's Anatomy. 39th ed. London:Elsevier Churchill Livingstone

Williams PL. 1995. Gray's Anatomy. 38th ed. New York:Churchill Livingstone

索　引